A TEXTBOOK ON EDTA CHELATION THERAPY

EDTA 킬레이션 치료의 임상적용

EDTA 킬레이션 치료의 임상적용

엘머 크랜턴 | 박강휘 옮김

A TEXTBOOK ON EDTA CHELATION THERAPY

ELMER CRANTON

김영사

EDTA 킬레이션 치료의 임상적용

1판 1쇄 인쇄 2023. 6. 14.
1판 1쇄 발행 2023. 6. 27.

지은이 엘머 크랜턴
옮긴이 박강휘

발행인 고세규
편집 윤정기 디자인 조명이 마케팅 윤준원 홍보 최정은
발행처 김영사

등록 1979년 5월 17일 (제406-2003-036호)
주소 경기도 파주시 문발로 197(문발동) 우편번호 10881
전화 마케팅부 031)955-3100, 편집부 031)955-3200 | 팩스 031)955-3111

값은 뒤표지에 있습니다.
ISBN 978-89-349-1100-5 93510

홈페이지 www.gimmyoung.com 블로그 blog.naver.com/gybook
인스타그램 instagram.com/gimmyoung 이메일 bestbook@gimmyoung.com

좋은 독자가 좋은 책을 만듭니다.
김영사는 독자 여러분의 의견에 항상 귀 기울이고 있습니다.

킬레이션 요법이란?

- 킬레이션 요법은 합성 아미노산인 EDTA(에틸렌디아민테트라아세트산)를 혈관에 주입하여 혈관 속에 쌓여 있는 불필요한 성분과 활성산소를 흡수해 소변으로 배출시키는 것으로, 신진대사를 향상하고 굳은 혈관벽에 탄력을 증가시켜 혈관계 환자를 고통에서 건져내는 과학적 치료법이다.
- 킬레이션의 어원은 게 또는 가재의 집게발이라는 뜻을 가진 그리스어 'chele'에서 유래했다. 킬레이션 요법은 집게발로 끄집어내듯이 중금속 같은 인체에 해로운 물질을 체외로 배출시키는 방법이다.
- 중금속을 제거하는 데 유용하여 중금속 제독 요법으로 이용되며, 복잡하거나 위험한 수술 없이 간단하고 안전하게 수액 주사로 시술한다.
- 혈류 증가, 간 기능 개선, 콜레스테롤 수치 개선, 혈압 강하, 시력 개선, 협심증에 의한 통증 완화, 알츠하이머병·관절염·파킨슨병 증상 완화, 암 발생률 감소 등의 효과가 있음이 임상에서 널리 보고되고 있다.

일러두기

1. 이 책은 엘머 크랜턴(Elmer M. Cranton)이 쓴 《A Textbook on EDTA Chelation Therapy》(second edition, 2001)를 우리말로 옮긴 것입니다.
2. 옮긴이 주석은 본문 속에서 소괄호로 표기했습니다.
3. 약물의 경우 단행본은 《 》, 논문이나 학술지, 작품 등은 〈 〉으로 표기했으며, 대화나 인용은 큰따옴표(" ")로, 강조는 작은따옴표(' ')로 표기했습니다.
4. 본문의 영문, 한자 병기는 위 첨자를 기준으로 하되, 소제목이나 각주에서는 소괄호로 표기했습니다.

초판 서문

지난 20여 년 동안 나는 영양학과 예방의학 분야를 연구하고 교육하는 데 전념했다. 간단하고 안전하면서 적은 비용으로 인간의 수명과 삶의 질을 개선할 수 있는 방법에 관하여 여러 가지 책을 저술하고 강연을 했다. 최근에 펴낸《건강하게 오래 사는 방법》이라는 책에서 이러한 주제를 상세하게 다루었다. EDTA 킬레이션 요법은 의료에 대한 나의 견해와 잘 들어맞는다.

정의에 따르면, EDTA는 일반적으로 인체에서 생성되지 않기 때문에 분자교정 물질이 아니다. 그러나 킬레이션 요법은 죽상동맥경화증을 치료하기 위한 외과적 수술 방법보다는 훨씬 안전하고 비용도 저렴하다. 미국 의학진보학회에서 승인하고 공표했기 때문에 EDTA의 안전하고 효과적인 관리를 위한 프로토콜을 고수하는 의사들은 나의 연구 결과를 보완하여 킬레이션 프로그램을 완성했다. 이 책에서 이러한 프로토콜을 전부 다루었다. 영양을 개선하고 비타민과 미량원소를 보충하는 일은 전체 킬레이션 프로그램에서 중요한 부분이다.

화학자이자 의학연구자로서 나는 EDTA 킬레이션 요법을 충분히 이해했다. 논리적인 과학적 근거가 있으며 임상적으로도 매우 확실한 효과가 있는 것으로 나타났다. 금속 이온은 죽상경화 플라크plaque 형성에 중요한 역할을 한다. 수술을 하지 않고 EDTA로 이러한 이온들을 비교적 안전하게 제거할 수 있다. 발표된 연구보고서와 많은 임상 경험 결과 EDTA가 죽상경화 플라크를 감소시키고 예방하여 심장과 기타 신체 기관으로 가는 혈액의 흐름을 원활하게 해주는 것으로 나타났다. EDTA 킬레이션 요법을 사용하면 우회로 조성술Bypass Surgery의 필요성이 사라질 수도 있다는 과학적인 증거가 제시되었다. 그리고 킬레이션을 예방치료로 활용할 수 있다는 타당성 있는 근거도 있다.

과거에 정부기관과 보수적인 의학협회는 전문가의 편견에 사로잡혀 학술 문헌을 무시하고 킬레이션을 사용하는 의사들을 푸대접했다.

EDTA 킬레이션 요법에 관한 많은 학술적인 지식을 한 권으로 편찬한 이 책과 같은 참고 서적은 죽상동맥경화증과 노화 질환의 치료 방법으로 부상하고 있는 비수술적 치료법에 대해 더 많이 알고 싶어 하는 의사들에게는 매우 큰 도움이 될 것이다.

1988년 7월,

캘리포니아 주 팰러앨토Palo Alto에서

라이너스 폴링 박사

차례

3장 안전성

4장 내력과 치료 프로토콜

5장 실험 평가

초판 소개

의학박사 엘머 크랜턴

EDTA 킬레이션 요법의 잠재적인 효과에 대한 새로운 연구에 전 세계 임상의들과 학자들이 관심을 갖기 시작했다. EDTA를 사용해 본 의사들은 관련 임상 데이터와 안전한 치료 방법에 관한 지침이 필요했다. 따라서 이러한 문제에 관한 최신 정보를 제공하기 위해 이 책을 편찬했다.

연구조사 허가 신청을 처리하는 동안 FDA(미국식품의약청)는, 일반적으로 시술되고 있는 EDTA 킬레이션 요법에 대한 심각한 부작용을 비롯하여 결함이 있거나 부정적인 결과 보고서를 광범위하게 검색했지만 별다른 증거를 찾을 수 없었다. FDA는 미국 전역의 주[state] 보건 및 규제 기관에 EDTA 킬레이션 요법에 대한 부정적이거나 결함이 보고된 결과 그리고 환자들의 불만에 관한 모든 정보를 FDA로 보내줄 것을 공식적으로 요청했다.

그러나 FDA의 공식적인 요청에 대해 어떠한 형태의 보고도 접수되지 않았다. 따라서 FDA는 시험용 신약[NID]에 대한 임상시험 계획 승인 신청을 검토할 때 올바르게 시술되고 있는 정맥주사 EDTA

의 안전성에 대하여 별다르게 거론하지 않았다. 널리 인정받고 있는 다른 많은 치료법보다도 EDTA가 더 안전하다는 것을 보여주는 많은 연구 결과가 FDA로 제출되었다.

우회로 조성술(Bypass Surgery)에 대한 비판 증가

우회로 조성술을 비판하는 의료 단체들이 점점 더 늘어가고 있다. 워싱턴 의과대학 교수이자 시애틀 퍼시픽 메디컬 센터의 심장학과장인 토머스 프레스턴Thomas A. Preston 박사는 관상동맥 우회로 조성술에 대하여 다음과 같이 말했다. "현재 시술되고 있지만 최종적인 치료 효과는 그다지 좋지 않다. 부끄럽게도 환자를 치료하지 못하는데도 수술이 남용되고 있으며 높은 수익성으로 인해 다른 방법을 사용하지 않고 있다. 10여 년간의 과학적 연구 결과 특정한 상황을 제외하고는 우회로 조성술로는 생명을 구하지 못할뿐더러 심장마비도 예방하지 못하는 것으로 나타났다. 관상동맥 질환으로 고통을 받고 있는 환자들 중에서 수술 이외에 다른 치료를 받은 환자들도 심장 수술을 받은 환자들과 생존율은 동일했다. 그러나 미국의 많은 의사들은 협심증이나 흉통이 나타나는 경우 바로 수술을 처방하고 있다."[1]

1987년 4월, 뉴잉글랜드 의학 저널에 국가 보훈처Veterans Administration의 공동연구 결과가 게재되었다. 이 연구에서는 불안정성 협심증으로 치명적인 죽상경화 심장 질환을 가진 환자 486명을 조사했다. 이 환자들의 절반은 우회로 조성술을 받았고 나머지 절반은 수술을 하지 않고 다른 치료를 받았다. 총 2년간의 생존율은 수술을 받은 환자와 다른 방법으로 치료를 받은 환자들 간에 차이가 나지 않았고 심근경색의 발병률도 크게 다르지 않았다.[2]

심장 박출량이 현저하게 감소한 심장 질환자의 소그룹은 2년 후에 사망률이 약 10% 정도 감소했다. 이러한 결과는 이전에 발표된 CASS(관상동맥수술) 연구[3, 4]와 매우 유사하다. 비록 베타 차단제가 관상동맥수술 환자의 절반에게 투여되었지만, 두 연구는 칼슘 통로 차단제가 사용되기 전에 실시된 것이다. 이러한 유형의 처방 사례에서는 모두 심근경색의 발병률과 관상동맥 질환에서 사망률을 감소시키고 수술을 하지 않고도 협심증을 완화시키는 것으로 나타났다. 따라서 우회로 조성술을 현재의 치료법 및 킬레이션 요법과 비교하는 연구를 실시하지 않고 환자의 상태가 다르거나 더 나아졌다고 결론을 내리기는 어렵다.

1987년 뉴잉글랜드 의학저널에 게재된 다른 보고서에서는 플라크가 생기면 관상혈관이 확대된다고 발표했다. 플라크가 커져서 관상동맥 구경의 50% 정도를 차단했을 때 이를 상쇄하기 위해 동맥도 동시에 커진다. 따라서 질환이 있는 동맥도 건강한 동맥과 동일한 혈류를 유지할 수 있다.[5]

플라크로 인해 관상혈관이 50% 이상 폐색되었을 때만 혈류가 감소한다. 이때 주요 혈관이 완전히 막히는 경우에도 곁순환Collateral Circulation으로 충분한 혈액 공급을 유지한다.

플라크가 75% 정도 차단된 경우에도 상쇄 확장에 의해 건강한 동맥이 50% 차단된 것과 동일한 혈액 순환을 유지한다. 그리고 동물 시험에서도 나타난 것처럼, 극심한 육체적 스트레스에서 정상적인 관상 혈관의 50% 이상이 차단되어야 심기능이 저하된다. 물론 상쇄할 시간도 없이 동맥의 75% 이상이 차단되면 심기능이 정지하여 손상을 초래할 수 있다. 그럼에도 불구하고 플라크로 인한 혈관 폐색율이 75% 이하인 경우에 관상 혈액의 공급과 순환이 충분하게 유지되고 있는데도 우회로 조성술이 적극적으로 권장되었다.

뉴잉글랜드 의학저널에 같이 게재된 사설에서는 "관상동맥 조영술을 시술하는 의사들은 한 가지 중대한 실수를 했다. 동맥 구경의 손상 정도로 표시한 협착증 분류 시스템은 잘못된 것이다. 이러한 분류 시스템의 정확도는 관상조영술로는 얻을 수 없다고 본다."라고 했다. 2차원적인 엑스선 음영으로는 동맥에서 3차원적으로 흐르는 혈액을 정확하게 예측하기는 불가능하다. 이 사설은 플라크가 관상혈관 구경의 75%를 차단한 상태가 되어야 강한 스트레스를 받은 심장이 손상되기 시작하며, 극렬한 육체적인 활동이 없어도 심기능이 저하되려면 75%보다 훨씬 더 많이 좁아져야 한다고 지적했다.[6]

이 보고서에서 내린 결론은 "동맥경화를 관상동맥 조영술로 진단할 때에 커다란 플라크가 있어도 혈관구경의 단면적은 거의 정상을 유지하고 있다는 것을 반드시 감안해야 한다."[5]라는 것이다. 하지만 우회로 조성술로 재정적인 수익을 얻고 있는 의료센터에서는 이러한 권고가 대부분 무시되고 있다.

죽상경화 플라크가 생기지 않아도 협심증통과 심근경색을 유발하는 동맥 경련은 수술을 하지 않고도 치료될 수 있다. 더욱이 조영술을 하는 동안 조영제의 자극과 카테터삽입catheterization으로 인하여 혈액의 산소 운반 기능이 저하되어 가역적 경련이 촉발될 수 있는데 이는 죽상경화 플라크와 매우 흡사하게 보인다.

왜 심기능과 관상 순환을 전반적으로 고려하지 않고 단지 동맥조영상 결과에서 혈관의 75%가 차단되었다는 이유만으로 환자들에게 우회로 조성술을 받아야 한다고 권하는 것일까? 왜 수술을 하기 전에 비침습성 테크네튬technetium과 탈륨thallium 방사성 동위원소 영상으로 심장을 검사하지 않는 것일까? 동맥조영상 결과로는 비정상적인데도 동위원소 영상으로는 심기능이 정상이고 관상 관류도 충분하다고 나타날 수 있기 때문일까? 비침습성 영상이 동맥조영상과 일치하지 않는 결과가 나타난다면 수술이 취소될 수 있기 때문에 동위원소 검사를 거의 하지 않는 것은 아닐까?

동맥조영상은 우회로 조성술과 풍선(혹은 최근의 레이저)혈관성형술을 시술하기 위한 중요한 마케팅 도구이다. 카테터삽입법과 동맥조영상은 환자들에게 지레 겁을 주어 위험하고 불필요한 고가의 수술이나 혈관성형술을 받게 하는 데 자주 사용되었다. 하지만 비수술적 치료 방법은 위험과 비용도 줄이면서 효과도 더 좋을 수 있다. 카테터삽입과 동맥조영술만으로도 환자가 손상을 입거나 사망할 수 있는 위험이 크다. 증세가 심각하고 킬레이션 요법을 포함하여 비수술적 치료로는 효과가 없는 경우에, 다른 모든 방법이 실패했거나 수술과 혈관확장술 결정이 내려진 후에만 동맥조영술을 사용해야 한다.

가능한 한 수술을 피하고자 하는 또 다른 이유는 우회되는 관상동맥에서 죽상동맥경화증이 가속된다고 나타난 최근의 보고서 때문이다. 수술 후에 플라크는 더 빠르게 커진다.[7] 동맥의 고도로 좁아진 부위를 지나 우회시키는 경우에 기존의 좁은 부분과 수술로 이식된 우회 부분 사이에 역류와 혈류 장애 영역이 생성된다. 흔히 나타나는 경우이지만 부분적으로만 막혀 있던 기존의 동맥 부위는 혈전과 폐색이 훨씬 더 쉽게 생길 수 있어서 우회시킨 지점까지 완전히 막히게 되면 혈액순환은 더 얇고 약한 정맥 이식편에 전적으로 의존하게 된다. 이러한 정맥 이식마저 막히는 경우에 환자는 수술 전보다 상태가 더 악화된다.

AMA는 미국의학협회 저널에서 미국의 모든 우회로 조성술의 44%가 부적절한 이유로 시술되고 있다고 밝혔다. 미의회 기술평가

국은 검증되지 않은 우회로 조성술의 특성과 기타 보편적으로 실시되고 있는 의료 방법들을 비판했다.[9] 1980년대 초, 고비용의 위험한 우회로 조성술을 피하기 위한 방법으로 풍선혈관성형술이 도입되었다. 하지만 우회로 조성술의 시술 횟수는 1984년 200,000회에서 1988년 230,000회로 증가했으며 혈관성형술은 46,000회에서 200,000회로 증가했다. 혈관성형술로는 일 년도 지나지 않아 자주 재발하여 재수술을 하게 되는 경우도 많았다. 혈관성형술은 동맥을 손상시켜 교원질이 혈소판 응집과 응괴에 노출되기 때문에 킬레이션 요법과 다른 비수술 치료의 효과를 저해시킬 수 있다.

킬레이션 대체 요법

킬레이션은 비용이 적게 들고 수백 배는 더 안전함에도 환자들은 우회로 조성술이나 혈관성형술을 하기 전에 킬레이션 요법에 대해 듣게 되는 경우가 거의 없다. 설사 물어본다 하더라도 심장 전문의와 우회로 조성술을 하려는 외과의들은 대개 킬레이션 요법을 비난하면서 수익성이 더 높은 카테터삽입술과 우회로 조성술 그리고 혈관성형술을 강요할 것이다.

이 책에서는 죽상동맥경화 심장혈관 질환을 치료하기 위한 EDTA 킬레이션 요법의 임상적 효과를 지지하는 자료들을 보여준다. 임상시험 결과도 이 책에 실어놓았다. 그 결과들은 모두 이 요법을 지지하고 있다.

1960년대 초에는 우회로 조성술이 처음으로 선보여 유행했기 때문에 EDTA 킬레이션 요법에 관한 임상 연구가 침체되기 시작했다. 1980년대까지는 킬레이션 요법에 관한 제한적인 연구마저도 시작되지 않았다. 시간적으로 단지 우연의 일치이겠지만 킬레이션 연구의 중단은 전신 마취의 발견 이래로 외과의들과 병원에는 역사상 가장 큰 횡재로 남을 수 있는 일이다.

1960년대 초 킬레이션 요법의 선도적인 연구자였던 키첼Kitchell 박사는 자신의 최종 재검토 논문에서 EDTA 킬레이션 요법에 매우 우호적인 자료들을 발표했지만, 자료와는 정반대로 부정적인 결론으로 보고서를 마무리했다.[10] 결론에 오류가 있는 이 논문으로 인해 수십여 년 동안 이어온 킬레이션 연구가 종료되었다. 크랜턴Cranton과 프랙켈턴Frackelton이 키첼 박사의 자료들을 면밀하게 분석했으며 그 내용도 이 책에 실어 놓았다.

1989년 학술 문헌들을 자세하게 검색한 결과 EDTA 킬레이션 요법의 유효성을 반박하는 부정적인 데이터는 없는 것으로 나타났다. 반대 보고서는 모두 주관적인 사설이거나 일화적인 사례에 불과했으며 EDTA의 안정성과 임상 효과를 입증하는 많은 증거들을 반박할 수 있는 과학적인 근거를 제시하는 것은 없었다. 경쟁 관계에 있는 치료법으로 기득권을 가지고 있는 개인들이 대부분 킬레이션 요법에 대해 계속 비난하고 있다.

미국 의학진보학회는 이 책의 각 장에서 인용한 많은 자료들을 포함하여 EDTA 킬레이션 요법과 관련한 광범위한 학술 문헌들을 보유하고 있다. 필요시 ACAM에서 사본을 이용할 수 있다.

미국의학진보학회(American colege for Advancement in Medicine)
949-583-7666
23121 Verdugo Drive, Suite 204 1-800-532-3688, U.S.A
Laguna Hills, CA 92653
Fax: 949-455-9679 www.acam.org

2판 소개

의학박사 엘머 크랜턴

본 책의 초판이 발간된 이래로 새로운 정보와 연구가 많이 쏟아졌다. 이번에 새로이 개정된 2판에서는 초판 이후에 시행된 많은 임상 시험 자료들을 추가했다. 일부는 대폭 개정하여 현재의 실무와 이론을 반영했다.

각 장들은 이 분야의 많은 다양한 전문가들이 집필한 것이다. 독자들은 일부 반대 주장도 확인할 수 있을 것이다. 이는 학문적으로 논란이 있는 영역인데, 전문가들의 견해가 해당 전문 분야의 모든 영역에서 일치하는 것은 아니다.

앞으로 새로운 정보를 정기적으로 게시하여 인터넷 웹사이트(http://www.drcranton.com)를 계속 업데이트해나갈 것이다.

이 분야의 교육 과정과 저서 그리고 정보에 관심이 있는 의사들은 킬레이션 요법과 기타 혁신적이고 보완적인 대체 요법에 관한 특별한 관심과 전문 지식을 가지고 있는 전문학회를 참조하면 된다.

미국의학진보학회(American College for Advancement in Medicine)
23121 Verdugo Drive, Suite 204
Laguna Hills, CA 92653
949-583-7666
1-800-532-3688 in the U.S.A.
Fax: 949-455-9679
www.acam.org

이번 2판에 게재된 최근 연구 자료들은 미국 의학진보학회ACAM의 공식 학회지인 의학진보저널에 처음 발표된 것들이다. ACAM 이사회에서는 이 책에 자료들을 게재할 수 있도록 기꺼이 허락해 주었다.

전통적인 주류 의학의 대안으로 대체 의학이 세계적으로 빠르게 확산되고 있다. 현재 의과대학에서는 '대체의학'에 관한 과정과 워크숍을 마련해놓고 있다. 미국 공중보건국Public Health Service의 국립보건원National Institutes of Health은 대체의학 분야의 연구를 전담하는 부서를 설립했다. 그러나 엄밀하게 말하면 정맥주사 EDTA 킬레이션 요법은 대부분의 다른 대체요법과는 다르다고 생각한다. EDTA는 처방약이며 FDA에서 사용을 규제하고 있다. 정맥주사 치료를 진단하고, 처방하고, 시술할 수 있는 자격을 갖춘 의료 전문가들만이 EDTA 킬레이션 요법을 실제로 적용할 수 있다. EDTA 킬레이션은 올바르게 시술되는 경우에는 안전성이 우수하다는 기록을 가지고 있지만 부적절하게 사용되는 경우에는 위험한 부작용이 따른다. 이 책에서는 EDTA 킬레이션 요법의 안전하고 효과적인 사용에 관한 지침을 자세히 제시하고 있다.

연구기금 모금

킬레이션 요법의 임상 연구는 대체로 긍정적이지만 아직까지 마케팅 승인을 요구하는 데 필요한 FDA의 엄격한 기준을 충족하지 못하고 있다. 이러한 연구에는 수백만 달러가 소요된다. 특허권의 혜택을 받을 수 없기 때문에 이러한 거금을 마련하기 위한 유일한 방법은 NIH(미국국립보건원)에 세제 지원 기금을 신청하는 것이다. 지금까지 NIH에 신청한 연구 기금은 거절되거나 차단되었다. EDTA 킬레이션 요법이 대규모 이중맹검법의 위약 조절placebo-controlled 연구로 실시되지 않았기 때문에 의료보험에서는 지불을 거부하며, 주류 의학에서는 죽상동맥경화에 대한 안전하고 효과적인 치료법으로 인정하지 않는다. 100만 명이 넘는 미국인들이 EDTA 킬레이션 요법으로 효과를 보았다. 따라서 NIH가 메디케어(Medicare, 미국의료보장제도-역주)나 기타 보험의 적용 대상 요건을 충족시키는 연구에 왜 자금을 지원하지 않는지를 이해하기 어렵다. 일반 미국인들의 보건과 복지를 위해서는 이러한 세제 지원 연구가 필요하다.

미국 이외 지역에서의 사용

킬레이션 요법은 전 세계적으로 널리 인정을 받고 있다. 현재 미국에서 사용되고 있는 EDTA 킬레이션 요법의 시술을 위한 프로토콜은 최근에 많이 추가되고 완전하게 다듬어졌다. 개발도상국에서는 의사들이 일부 일상적인 의약품들도 구하기가 어렵기 때문에 완전한 프로토콜보다는 약식 프로토콜을 종종 사용한다. 32절에서 설명했듯이 완전한 프로토콜을 적용하면 어느 정도는 전반적으로 더 큰 효과가 나타나지만, 완전한 프로토콜에 필요한 모든 성분이나 공급이 준비되어 있지 않는 경우에는 약식 프로토콜로도 상당한 효과를 발휘할 수 있다.

1950년대 초에서 1980년대 중반까지 수십 년 동안, 완전한 프로토콜에 필요한 모든 성분을 구할 수 없는 국가의 의사들은 5% 포도당액이나 일반 식염수 또는 링거 유산액 500ml에 이나트륨disodium EDTA 3.0g을 첨가한 주사액을 세 시간 이상 주입하는 방법으로 EDTA 킬레이션 요법을 시술했다. 주사 부위의 통증을 방지하기 위해 주사액에 리도카인이나 프로카인을 첨가한다. 비타민과 무기질 그리고 미량원소는 경구로 보충한다. 신장 기능이 정상인 환자를 치료하기 위해서는 최소한의 프로토콜로도 충분하다. 여러 해 동안, EDTA 킬레이션이 성공적이라고 발표한 보고서들은 치료를 위한 간단한 프로토콜을 근거로 한 것이었다.

연구보고서 오류

지난 10여 년 동안, EDTA 킬레이션이 죽상동맥경화 질환을 치료하는 데 효과적이지 않다는 것을 입증했다고 주장하는 세 가지의 이중맹검법 속임약placebo 조절 연구가 의학 문헌에 게재되었다. 이 세 가지 연구를 덴마크 연구와 뉴질랜드 연구 그리고 하이델베르크 연구라고 한다. 이들 연구에서는 긍정적인 효과를 나타낸 데이터를 왜곡하여 결론을 내렸다. 이 가운데 두 가지는 심장혈관 전문의들이 실시한 것이다. 그리고 덴마크 연구를 수행한 외과의들은 솔직하게 자신들의 편견을 인정했으며 애초부터 연구의 목적이 EDTA 킬레이션 요법을 위한 것이었다고 진술했다. 오류가 있고 통계적으로도 입증이 되지 않았지만, 오히려 이 연구들은 EDTA 킬레이션 요법의 사용을 더욱 지지하는 결과를 보여준다. 세 가지 연구에 대해서는 1장에서 자세하게 분석했다. 비록 세 연구에서는 효과가 부정적이라고 보고했지만 연구 데이터를 정확하게 분석해보면 도리어 매우 긍정적이다.

덴마크 연구에서는 애초부터 킬레이션 그룹의 증세가 더 심했지만 위약 그룹보다 두 배나 더 많이 호전되었다.[1,2]

뉴질랜드 연구에서는 위약 그룹과 비교하면 EDTA 그룹 환자들의 다리 동맥박수(맥박 강도 측정)는 통계적으로 유의하게(p〈0.001) 개선되었다.[3,4] 연구에서 위약 환자 중 한 명은 통계학자들이 '이상점outlier'이라고 일컫는 사례였는데, 그룹 내의 다른 환자들과는 너무나 다른 결과를 나타냈다. 이 환자의 도보거리는 위약 치료만으로 거의 500미터가 증가했으며, 환자의 기준 측정치의 재현성을 무효화시키는 것이었다. 위약 그룹에서는 이 환자 한 명이 비정상적으로 특출하게 향상되었기 때문에 전체 평균이 증가한 것으로 나타났다. 이 환자를 제외한다면 위약 그룹의 도보거리는 오히려 약간 감소했다. EDTA 그룹의 도보거리는 25% 증가했으며 통계적으로 매우 유의한 것이었다. 킬레이션 그룹의 각 환자들이 대부분 흡연자였다는 사실 또한 EDTA 킬레이션 요법의 최종 효과를 감소시켰을 것이다.

하이델베르크 연구에도 동일한 오류가 있었으며, 이 역시 EDTA 킬레이션 요법을 더 지지하는 것이었다.[5,6] 치료를 받은 EDTA 그룹의 환자 네 명이 통증 없이 걸을 수 있는 거리는 1,000미터 이상 증가했다. EDTA 치료 그룹에서 도보거리의 평균 증가율은 400%로 위약 그룹의 증가율인 76%의 다섯 배에 이르렀다.

저량(Low-Dose) EDTA

최적의 효과를 나타내는 데 필요한 가장 효과적인 EDTA의 최소량은 아직 정확히 알기가 어렵다. 안전한 최대 주입 투여량은 16.6mg/min으로 알려져 있으며 신부전 정도에 따라 감소한다. 지금까지 대부분의 연구에서는 32절에서 상세하게 기술한 투여량으로 세 시간 이상 주입했다.

임상 경험을 보면 낮은 용량의 EDTA로도 좋은 효과를 나타낼 수 있는 것으로 밝혀졌다. 저량으로 투여한 효과가 고용량으로 투여한 효과와 동일한지는 아직 밝혀지지 않았다. 일반적인 기존의 투여량인 50mg/kg으로 세 시간 이상 치료를 받은 그룹과 저용량으로 치료를 받은 그룹을 비교한 적절한 연구는 한 번도 실시되지 않았다.

한 연구에서 저용량의 EDTA로 동일하거나 더 나은 효과를 나타낼 수 있다고 밝혔지만, 비교를 하기 위해 종점으로 사용한 허혈을 일으킨 쪽 다리의 수축기의 혈압에 오류가 있었다.[7] 처음에 연구자들은 개선의 정도를 나타내기 위해 치료 전후의 도플러 수축기 혈압 측정치를 도표로 정리하여 연구 결과를 제출하였다. 이들은 본문에서 발목/상완 도플러 혈압 비율을 종점으로 한다고 분명하게 언급했지만, 실제로 데이터를 제시하지는 않았다. 단지 다리와 발목의 수축기 혈압만 제시했으며 비교로 할 수 있는 상완 측정치는 없었다. 연구 결과를 의학진보 저널에 게재하기 위해 제출했을 때, 동료 검토peer-review 위원회에서는 발목/상완 도플러 혈압비와 파행에 이르기까지 최대 도보거리를 비교 자료로 제시할 것을 요구했다. 연구자들은 이러한 자료를 제출하는 것을 거절했고, 대신에 동료 검토를 하지 않는 학술지에 제한된 데이터를 게재했다.[8] EDTA 킬레이션은 종종 치료 후 혈압이 현저하게 저하되기 때문에, 저용량 EDTA를 사용한 연구 결과 혈압이 더 높아졌다는 것은, 연구자들의 결론과는 반대로, 오히려 효과가 더 감소되는 것으로 보아야 한다.

우회로 조성술, 혈관성형술, 스텐트(Stent)

협심증에 대한 권위 있는 연구가 최초로 의학 문헌에 게재된 이래로 비교적 최근까지 수세기 동안 의사가 환자를 효과적으로 치료할 수 있는 방법이 거의 없었다.

1940년대 말을 거치면서 니트로글리세린이 협심증 치료법의 표준이 되었지만 장기적인 치료 효과는 거의 없었다. 일견 보기에는 기적과 같은 치료법이 1950년에 개발되었다. 외과의들은 흉벽으로 혈액을 공급할 수 있도록 수술로 혈관을 묶어서 감싸는 속가슴동맥 묶음술internal mammary artery ligation이라고 하는 새로운 수술법을 개발했다. 이러한 동맥은 심장 근처에 있기 때문에서 외과의들은 이와 같은 시술로 관상동맥을 지나는 혈류를 강화시키고 협심증의 통증을 완화할 수 있을 것이라고 가정했다.

결과는 기대 이상이었다. 놀랍게도 환자 가운데 90%가 통증이 완전히 경감했거나 증상이 극적으로 호전된 것으로 보고되었다. 기적과 같은 결과로 찬사를 받은 이 수술은 의학 전문가들에게 많은 지지를 받았다. 열렬한 지원과 관심 속에 협심증 환자들이 줄을 이었으며 수술을 받으려면 3개월 이상을 기다려야 했다. 수술 효과는 몇 개월 이내에 사라졌지만 수술에 대한 이론異論이 제기되지 않아 그 후로 거의 10년 동안 검증되지 않았다. 그러나 현재는 의료계에서 회의적인 반응이 나타난다. 너무나 열렬한 지원을 받아서 모호한 과학적 근거를 가지고도 찬사를 받고 있는 이러한 치료 방법을 일부 의사들이 의구심을 가지고 분석했다. 이러한 회의론자들은 문제가 있는 가정을 시험하기 위해 오늘날의 엄격한 윤리적 기준에서는 용인될 수 없는 연구 계획서를 만들었다.

이들은 수술 지원자를 두 그룹으로 구분했고 각 그룹은 동일한 협심증을 앓고 있는 환자들이었다. 모든 환자들은 묶음 수술을 실시한다는 진단을 받았으며 단 한 가지만 제외하고 나머지는 동일한 병원 치료 계획대로 시술했다. 한 그룹은 실제 묶음 수술을 시술했지만 통제 그룹은 수술실로 옮겨져 마취한 후 가짜 수술sham operation을 했다. 환자들의 흉부를 개복한 다음 봉합하고는 다른 시술은 전혀 하지 않았다. 환자들이 깨어났을 때 두 그룹은 모두 수술이 성공적이었다는 말을 들었다.

두 그룹은 모두 협심 통증이 완화되었으며 운동 내성이 증가했다고 보고되어 전 의료계를 놀라게 했다. 더욱 놀랍게도 가짜 수술을 받은 그룹이 실제 수술을 받은 그룹보다 더 호전되었다.[8, 9] 이는 의학 연구자들이 속임약 효과가 수술까지 확장된다는 사실을 최초로 입증한 것이다. 이 사실이 발표되었을 때는 자연스럽게 수술 횟수가 줄어들었다.

속임약 효과는 즉시 반응을 보이지만 기껏해야 몇 개월만 지속된다. 속임약 효과와는 달리 EDTA 킬레이션 요법을 받은 환자들은 치료가 완료된 후 3개월이 되어서야 비로소 완전한 효과를 보며 그 이후로 나타나는 효과는 수개월 또는 몇 년 동안 지속된다. 이는 지금까지 보고된 다른 속임약 효과와는 완전히 다른 것이다. 속임약 효과가 사라지는 시점에는 킬레이션 요법의 효과는 최고조에 이른다.

현재 미국에서 시행되는 가장 보편적인 주요 수술인 관상동맥 우회로 조성술도, 수술을 받는 상당수의 환자들에게는, 1950년대의 가짜 수술의 현대판이나 마찬가지다. 미국심장학회에 따르면 1995년에 혈관조영술이 1,460만 회 시술되었으며 수술당 평균 비용은 1만 880달러였다고 한다. 그리고 평균 비용 4만 4,820달러의 우회로 조성술이 57만 3,000회, 평균 비용 2만 370달러의 경피경관관상동맥성형술[PCTA]이 41만 9,000회 시술되었다고 한다. 따라서 1995년의 총 수술 비용은 500억 달러로 일일 1억 3,700만 달러, 시간당 570만 달러가 소요되었다. 이는 매우 큰 사업이었다. 미국에서 심장 질환 치료에 소요되는 총 비용은 연간 약 2,740억 달러로 추정된다.

내가 수술과 혈관성형술에 무조건 반대하는 것은 아니다. 수술이 비침습성 치료보다 덜 위험하다고 느껴지는 경우에는 개인적으로 환자들에게 이러한 수술의 방법을 알려준다. 하지만 증세가 안정적이면서 위험스러운 정도로 악화되지 않은 대부분의 환자에게 침습적이며 잠재적인 위험을 내포하고 있는 고가의 치료법을 권하는 것은 즉시 단호하게 반대한다. 이와 같은 경우에는 EDTA 킬레이션 요법으로 먼저 치료해야 한다고 강력하게 주장한다. 이러한 요법을 지지하는 매우 명확한 증거들을 이 책에 실어놓았다.

우회로 조성술이 공세적으로 시술되고 있는데도 협심증의 고통을 완화하는 것 이상 더 큰 효과를 나타냈다고 결정적으로 입증된 것은 없다(전체 환자 가운데 매우 특별한 요건을 갖춘 15% 정도가 예외적으로 우회로 조성술이 필요할 뿐이다). 모든 증상 완화 치료가 그렇듯이 속임약 치료는 실제로 부분적으로 효과를 나타낼 가능성이 있다. 오늘날의 법적 윤리적 상황에서는 속가슴동맥 묶음술을 연구에 적용한 것처럼 '가짜' 수술을 할 수 없기 때문에 우회로 조성술을 속임약 통제 연구로 실시한 적이 없었다.

관상동맥 우회로 조성술은 '외과적 베타 차단제'의 한 종류처럼,

혈관 경련을 촉발하고 심장 수축력을 증가시키는 신경자극을 차단하여 협심증통을 완화시키는 약물 성분과 유사한 작용을 한다. 부분적으로 동맥과 심근에서 베타 수용체를 자극하는 신경을 건드리지 않고 우회로 조성술을 시술하기는 불가능하다. 그리고 수술은 협심증통을 이전하는 신경도 방해한다.

비침습성 치료법과 비교하여 우회로 조성술과 혈관형성술의 효과가 제한적이며 이러한 침습성 방법으로 인한 심각한 합병증이 드물지 않게 나타난다는 연구 결과가 학술 문헌에서 증가하고 있다.

우회로 조성술을 받은 환자 중 23%에서 미세한 뇌 손상이 지속적으로 발생한다.[10] 과연 수술을 하기 전에 이러한 사실을 환자들에게 알려주는 것일까? 로치Roach는 뉴잉글랜드 의학저널에서 "관상동맥 우회로 조성술 후에 대뇌의 역효과는 비교적 흔히 발생하고 심각하다. 이는 중장기 요양 시설과 입원 기간 그리고 사망률의 현격한 증가와 관련이 있다."라고 보고했다. 우회로 조성술 후 5년 동안 환자 가운데 23%가 공간 인지에 어려움을 겪게 되며, 환자의 16%는 단어 기억력이 비정상적으로 감소되는 것으로 나타났다. 또한 이들 중 6.1%는 치매, 마비, 뇌졸중, 간질성 발작 등을 비롯한 더욱 심각한 뇌 손상이 나타난다고 밝혀졌다.

1999년 3월 〈뉴와크스타레저(Newark Star-Ledger, 미국 뉴저지 주의 일간지-역주)〉는 뉴저지 주의 우회로 조성술 합병증으로 인한 사망률은 3.37%이며 일부 병원에서는 8%에 이르렀다고 보도했다.

우회로 조성술에 따르는 장기적 결과에 대한 가장 중요한 연구는 관상동맥수술연구CASS였으며 이 연구에서는 12년 여 동안 780명의 환자를 추적했다. 연구는 11개의 유명한 의료센터에서 실시되었는데, 알라바마대학교, 알라바마 의과대학, 보스턴대학교, 마스필드

(윈스콘신) 클리닉, 메사추세츠 종합병원, 밀워키 보훈병원, 뉴욕대학교, 세인트루이스대학교, 스탠포드대학교, 예일대학교, 몬트리올 심장연구소가 참여했다. 합병증세가 없는 단순 심장 질환이나 증상을 앓고 있는 780명의 지원 환자들은 두 그룹으로 나뉘어졌다. 환자의 절반은 우회로 조성술, 나머지 절반은 내과적 치료를 받았다. 내과적 치료를 받는 그룹은 약물 복용과 더불어 운동을 하고 흡연, 과식, 지방이 함유된 음식은 삼가라는 처방을 받았다. 정부 기금 지원으로 실시된 10년간의 장기 연구 결과는 심장혈관수술 옹호자들에게는 실망스러운 것이었다.

그 후 수년이 지난 현재 결과에 의하면 우회로 조성술을 받은 중증 질환자 가운데 15%만이 실제로 기대 수명이 어느 정도 증가했다. 그러나 이들 가운데에서도 일부는 수술 합병증으로 인한 사망 때문에 수술 후 첫 2년 동안의 사망률이 더 높게 나타났다.[11, 12]

작지만 통계적으로 유의한 효과가 나타난 15%의 환자는 다음과 같은 세 가지 부류로 구분되었다. (1) 좌전하행동맥을 포함하여 폐색 혈관 주위에 적절한 곁순환 없이 좌주간부 관상동맥의 고도 폐색을 보이는 환자 (2) 적절한 곁순환 없이 세 가지 주관상동맥에서 고도 폐색을 보이는 환자 (3) 심장의 펌프 작용이 현저하게 감소된 환자. 결국 이러한 유형 중 효과가 한 가지나 두 가지 이상 복합적으로 나타나는 환자들의 초기 생존율은 조금 증가하게 되었다. 2년 이후부터 5년까지의 사망률은 수술을 받지 않은 환자에 비하면 약 10% 감소했다. 더구나 이러한 효과도 5년이 지난 후부터 점차적으로 사라졌다.

다시 말해 우회로 조성술 환자의 85%는 비수술 치료를 받은 환자와 비교할 때 기대 수명이 증가하지 않았다. 나머지 우회로 조성술 환자의 15%는 5년 차에 사망률이 10% 낮아졌으며, 우회로 조성술 후 사망률은 약 1.5% 감소했다. 그리고 3~8%(병원에 따라 상이)는 수술 합병증세로 즉시 사망했다는 사실을 고려해야 한다. 따라서 우회로 조성술은 수술 후 초기 2년 동안의 사망률을 증가시킨다. 이러한 사망률은 발표된 다른 연구와도 일치했다.

그렇지만 관상동맥 심장 질환으로 인해 일상생활에서 고통을 받고 있는 환자들만 엄선하여 수술을 하는 경우에, 수술 후 지속적인 합병증세 없이 생존한다면 수술이나 풍선혈관성형술로 극적으로 호전된다는 것은 사실이다. CASS 연구 결과, 우회로 조성술이나 혈관성형술을 받지 않은 환자들의 연 사망률은 단지 2%인 것으로 나타났다. 이는 심장 질환이 심각한 환자에게는 낮은 사망률이기 때문에 위험하며 고가인 침습성 방법은 타당하지 않는 것으로 보인다.

6년 후, 수술 환자의 92%와 내과적 치료를 받은 환자의 90%는 생존했다. 연구자들은 매년 약 2만 5,000건의 우회로 조성술을 줄일 수 있다고 결론을 내렸다.

뉴잉글랜드 의학저널에서 하버드 의과대학의 심장학 교수인 유진 브라운발트Eugene Braunwald 박사는 CASS 데이터는 새로운 칼슘 통로 차단제와 개선된 베타 차단제와 같은 새로운 치료법이 출현하기 전에 수집되었기 때문에 연구가 발표되었을 때는 이미 구식이 되어버렸다고 지적했다. 브라운발트 박사는 "비수술 치료가 지난 6년 동안 실시되었지만 아직까지 정립되지 않았다"라고 언급하면서 비수술 심장혈관 치료 분야에서 이룩한 최근의 성과를 제외시킨 결과의 유효성을 문제삼았다. 나는 EDTA 킬레이션 요법을 수술과 비교했었다면 수술로 인한 결과가 훨씬 더 나쁘게 나왔을 것이라고 믿는다.

우회로 조성술이나 혈관성형술이 협심 증세를 완화시킬 수 있고, 내과적 치료로 치유되지 않는 흉통으로 삶의 질이 황폐해진 환자들에게는 적합하다고 널리 인정받고 있다. 하지만 이들은 2%의 사망위험률(대다수 병원에서는 더 높음)과 25%에 이르는 다른 심각하고 지속적인 합병증의 발병률을 기꺼이 감수해야 한다.

1998년 국가 보훈처 공동연구는 불안정 협심증이 있는 중증의 죽상동맥경화성 심장 질환자 486명을 대상으로 실시되었다.[13] 절반은 우회로 조성술을 받았고 나머지 절반은 수술이 아닌 다른 치료를 받았다. 총 2년 생존율은 수술 치료 환자와 비수술 환자 사이에 다르지 않았으며 심장마비 발병률도 크게 차이가 나지 않았다.

심장의 펌프 작용이 급격하게 감소한 극히 일부 환자는 2년 후 사망률이 약 10% 정도 감소했다. 이러한 결과는 이전에 보고된 CASS 연구와 매우 유사했다. 그러나 두 연구 모두 칼슘 통로 차단제의 사용 전에 실시되었다(비록 베타 차단제는 CASS 환자의 절반에게만 투여되었지만). 하지만 이 두 가지 종류의 처방약은 수술을 하지 않고도 심장마비 발병률과 심장 질환으로 인한 사망률을 감소시키기고 협심증통을 완화시키는 것으로 나타났다. 연구 대상 환자들은 아무도 EDTA 킬레이션 치료를 받지 않았다. 따라서 현재 내과적 치료(EDTA 킬레이션 요법을 포함)와 우회로 조성술을 비교하는 연구를 하지 않고서는 수술을 하지 않아도 더 많은 환자가 같은 효과를 나타내거나 오히려 더 나을 수 있다고 추단할 수는 없다.

동맥 경련은 죽상동맥경화 플라크가 없어도 협심증통과 심장마비를 유발할 수 있으며, 이러한 경련은 수술을 하지 않고도 잘 치료할 수 있다. 조영제의 주입과 혈관조영 촬영 동안 산소 운반의 감소로 인해 가역적인 경련이 촉발될 수 있으며, 이는 촬영소견상 플라크에 의한 폐색과 매우 유사하게 보인다. 동맥은 허리를 감싸는 허리띠와 같이 근육 인대로 둘러싸여 있다. 허리띠가 조여지는 것처럼 경련으로 근육이 수축되면 혈류가 차단된다.

심기능이나 전체 혈류를 고려하지 않고 단지 동맥조영상에서 혈관의 75%가 차단되었기 때문에 환자들은 우회로 조성술을 해야 한다는 말을 종종 듣는다. 전반적인 심장 효율과 폐색 주위에 지나는 혈류는 수술을 권고하기 전에 동위원소 영상으로 측정할 수 있다. 동맥조영상 결과는 매우 비정상적인데도, 방사성 동위원소를 사용하여 운동 중인 심장을 촬영한 비침습성 영상에서는 펌프 작용이 효율적이고 측부 혈류를 통한 심근 혈액 공급도 원활하게 이루어지는 모습을 볼 수 있다.

동맥조영상은 우회로 조성술과 풍선혈관성형술을 위한 중요한 마케팅 도구가 되었다(그리고 지금은 레이저 기화법이나 회전날 제거 치료를 위해서도 사용되기도 한다). 카테터삽입법와 동맥조영상의 결과를 보면 환자들은 놀라서 불필요하고 위험한 고가의 수술과 혈관성형술에 동의할 수 있다. 하지만 비수술 치료가 안전하고 비용도 저렴하면서 치료 효과는 동일하거나 오히려 더 좋아질 수 있다. 더구나 사전 카테터삽입법과 동맥조영상으로 인해 환자가 손상을 입을 위험이 크며 심지어 사망에 이를 수도 있다.

거의 30여 년 동안 관상동맥조영상은 혈관 전문의들이 가장 신뢰하고 존중하는 진단 도구였으며 수술이 필요한 증거로 변함없이 사용되어 왔다. 혈관조영상에서 소위 '시한폭탄 동맥(좌주관상동맥이나 주지선, 좌전하행동맥)'이 혈관 구경의 75%가 폐색된 것으로 나타나면 우회로 조성술이 필요하다고 본다. 그러나 국립심폐혈액연구소NHLBI에서는 관상동맥 혈관조영상은 과학이 아니라 단지 기술이라는 견고한 증거를 제시했다. 캘리포니아의 애너하임Anaheim에서 개최된 미국심장학회에서 발표된 국립심폐혈액연구소 보고서는 혈관조영상의 부정확한 평가는 흔한 일이며 경험이 많은 방사선과 의사가 동일한 혈관조영상을 판독하는 경우에도 거의 절반가량은 의견이 상충한다고 밝혔다.

NHLBI는 세 가지 종류의 연구조사를 실시했다. 첫 번째 조사에서는 각기 독립적으로 일하는 세 명의 동맥조영상 전문의가 심장 카테터삽입 시술 후 40일 이내 사망한 환자 28명의 필름을 판독했다. 주동맥에 남은 중요한 폐색의 정도에 대한 이들의 판독을 실제 부검 결과와 비교했을 때 판독이 일치하는 것보다는 다른 것이 더 많았다. 이들의 판단 중 82%는 협착의 정도를 매우 과대 또는 과소평가했다.

연구조사 프로젝트의 두 번째 단계에서 병리가 명확한 필름 30개를 최고 수준의 의료센터 세 곳에 있는 방사선과 의사들에게 회람시켜 동일한 필름을 각각 세 번 판독하게 한 다음 그 결과가 얼마나 많이 일치하는지를 알아보았다. 결과는 실망스럽게도 같은 결론이 두 번 이상 일치한 경우는 61%에 불과했다.

결국 3개월 후 세 번째 연구조사에서 같은 30개 필름을 동일한 방사선과 의사들에게 다시 회람시켰으며, 물론 의사들은 이전에 보았던 필름들을 다시 판독한다는 사실을 알지 못했다. 이 결과 방사선과 의사들 상호 간에 의견이 달랐을 뿐만 아니라 자신들의 의견마저도 예전과 일치하지 않았다! 이 가운데 32%는 첫 번째와 두 번째 판독 결과가 너무나 다르게 나타났다.

이 연구조사에서의 전반적인 결론은 혈관조영상의 정확성은 높아야 실제 동맥폐색의 25% 내외에 불과하다는 것이다. 그럼에도 환자들은 혈관폐색이 75%라는 판독을 기준으로 우회로 조성술을 받게 되는데, 이제 알게 된 것처럼 이는 실제로 50%에 지나지 않을 수 있다. 심장혈관학계에서는 환자들이 오진에 의거하여 수술을 받게 된다는 사실을 명확하게 지적하고 있는 이 연구조사에 대해 어떻게 반응했을까? 반응이 없었을뿐더러 아무것도 변하지 않았다.[14] 그와는 반대로 관상동맥 혈관조영상은 심장혈관 진단의 '시금석'으로 남아 있으며 아직까지 우회로 조성술 여부를 결정하는 데 최종적인 판단 기준으로 고려되고 있다.

동맥폐색은 불가피하다. 성인 대부분은 30세 이전부터 죽상동맥경화 플라크가 형성되어 축적되기 시작한다. 동맥 질환 관련 질병이 없었고 건강했지만 사고로 사망한 성인 남녀들을 부검을 했을 때 동맥이 75% 혹은 그 이상 차단된 것으로 나타났다. 이들의 결순환은 확실히 정상이었지만 어떠한 이유로 관상동맥 혈관조영상을 검사해보았다면 수술을 권고받았을 것이다. 최근 데이터에서는 심근경색 후 증세가 안정되었지만 혈관조영상과 침습성 치료를 받은 환자들을 보전적인 치료를 받은 환자들과 비교해보면 퇴원 시 사망률이 71%, 퇴원 후 30일 이내의 사망률은 60% 그리고 그 후 44개월 내의 사망률은 30% 증가한 것으로 나타났다.[15, 16]

풍선혈관성형술에 대한 최근 연구에서는 환자 1,018명을 무작위로 선정하여 두 그룹으로 나누었다. 한 그룹은 경피관상동맥기구성형술[PTCA]을 받았고 나머지 한 그룹은 내과적 치료를 받았다. 거의 3년 동안 이 환자들을 관찰했다. 연구 결과 협심증이 가장 심각했던 환자들만 통증이 완화되었다고 밝혔으며, 내과적 치료를 받은 그룹과 비교하면 이 또한 PTCA를 받은 후 몇 개월이 지나면서 효과가 사라지기 시작했고 2년째에는 전혀 개선되지 않았으며 오히려

재폐색의 가능성이 있는 것으로 나타났다. 이러한 결론은 호흡곤란 증세, 협심증 정도, 트레드밀운동 시간 등을 근거로 도출한 것이다. 사망 및 치명적이지 않은 심근경색은 PTCA 환자 가운데 6.3%에서 발병했고 내과적 치료를 받은 환자들에서는 3.3%만 나타났다. PTCA 시술 시 1명이 사망하고 7명이 가벼운 심근경색을 나타냈다.[16, 17] 스텐트stent의 출현으로 이러한 결과 비율을 개선할 수 있는지는 앞으로도 살펴보아야 한다.

발표된 다른 많은 연구에서도 유사한 데이터가 포함되어 있으며 실제 결과도 비슷한 양상을 보여주고 있다.[18-23]

1998년판 뉴잉글랜드 의학저널의 사설에서는, 만성 관상동맥 증상의 치료 방법으로 공격적인 침습성 치료와 보전적인 비침습성 치료를 비교한 최근의 대규모 전향 무작위 연구를 검토한 후에, "…연구 결과 보편적인 혈관성형술과 혈관재형성(우회로 조성술 또는 혈관성형술)으로는 치명적이지 않은 심근경색의 발병이나 사망을 감소시키지 못하는 것으로 나타났고…"라고 기술했다.[14] 나아가 공격적인 치료를 받은 환자들에게서 나타나는 부작용이 비슷하거나 오히려 더 크다는 사실에도 불구하고 미국의 의사들은 더 공격적인 침습성 치료 방법을 선택하고 있다고 언급했다. 저자들은, 캐나다에서는 비슷한 환자들에 대해 혈관성형술과 우회로 조성술이 절반 정도밖에 시술되지 않지만, 3년 후의 심근경색의 발병과 사망률을 추적한 결과 별 차이가 없다고 지적했다. 그리고 이 사설에서 질문을 던졌다. "왜 미국에서는 명확한 징후가 없어도 급성 관상동맥 증후군 환자에게 혈관성형술과 혈관재형성(우회 및 풍선혈관확장술)을 빈번하게 시술하는 것일까?"

경구 및 좌약 EDTA

마케팅 회사들은 경구 킬레이션이라고 하는 EDTA를 함유하고 있는 영양보충제를 판매하기 위해 일반 대중을 대상으로 대규모 홍보 및 우편 광고를 실시했으며, 이러한 제품을 지지하기 위해 정맥주사 EDTA의 연구 데이터를 기만적으로 이용했다. 최근에는 이러한 움직임이 직장 좌약 EDTA의 판매를 위한 공세적인 마케팅으로 전파되고 있다. 이러한 영업 방식은 기만적이며 잠재적으로도 위험하다. 효과가 있다는 사실에 대한 통계적으로 유의한 과학적 근거가 없다. EDTA는 경구나 직장 경로로는 충분하게 흡수가 되지 않는다. 발표된 데이터 가운데 정맥주사 EDTA의 효과만이 통계적으로 유의하다. 경구로도 잘 흡수되는 킬레이션 약물인 DSMA는 죽상동맥경화와 노화 질환에 대해 정맥주사 EDTA와 같은 효과를 나타내지 못한다.

경구 킬레이션이란 무엇인가?

경구로 투여된 EDTA는 흡수가 잘 되지 않는다. 음식과 영양 요법에 함유되어 있는 필수영양 무기질과 미량원소와 단단히 결합하여 흡수가 차단되어, 95%는 소화관에 남는다. 아연, 구리, 망간, 크롬 등을 비롯한 주요 무기물은 EDTA와 확실히 결합하여 대변으로 배출된다. 그리고 몇 달 동안 이어서 섭취하면 심각한 영양 결핍을 초래할 수 있다.

최근 들어 EDTA를 함유한 경구용 제품에 대한 공격적인 마케팅과 광고가 급증하고 있는데, 이들 제품에는 마늘정제와 비타민 보충제가 첨가되어 있다. 이러한 제품을 1년 이상 동안 매일 복용한다면 정맥주사 킬레이션 요법으로 받을 수 있는 EDTA의 총량과 동일할 수 있다. 그러나 문제는 경구 EDTA의 95%는 소화관에 남게 되며 영양 무기질 성분과 단단히 결합되어 흡수가 차단된다는 점이다. 이는 위험할 수 있다.

정맥주사 EDTA는 많아야 연간 30 내지 45회 투여된다. 투여 당일에는 인체의 필수 영양소가 손실되지만 이는 쉽게 보충될 수 있다. 일 년 가운데 EDTA를 투여하지 않는 약 300일 이상은 체내 흡수를 저해하거나 손실을 유발하는 EDTA가 없기 때문에 이 기간 동안 손실된 필수 영양소를 보충한다.

정맥주사 EDTA는 주입 당일 100% 흡수되며 전체 치료 과정은 30일 내지 45일이 소요되기 때문에 치료는 몇 개월에 걸쳐 진행된다. 경구 EDTA는 흡수가 잘 되지 않아 몇 개월 또는 몇 년 동안 매일 꾸준히 복용해야 하므로 손실을 보충할 겨를이 없다.

따라서 경구로 EDTA를 섭취하는 경우에는 미량원소와 무기물을 보충하기는 불가능하다. 비타민, 항산화제, 아미노산, 킬레이트화 된 무기질 등을 함유하고 있는 고효능High-potency 처방제들이 때로는 '경구 킬레이션'이라며 광고된다. 음식에 함유된 비타민 C와 일부 아미노산이 미약한 킬레이트제라는 것은 사실이지만, 이들은 저렴하게 구입할 수 있는 제품인데도 '경구 킬레이션'이라는 이름을 붙여 고가에 판매되고 있다. 킬레이드화될 수 있는 영양소들은 세포의 신진대사에 의해 다른 물질로 전환되면서 인체 내에서 빠르게 소진된다. 이러한 영양소들은 그대로 흡수되지 않기 때문에 정맥주사 EDTA의 작용처럼 소변을 통해 불필요한 금속 성분을 배출시키지 못한다.

사람들은 자연히 고효능 비타민 제제를 복용하는 동안 증세가 호전된 것을 느끼지만 이는 킬레이션 요법이 아니다. 이러한 제품의 사용 후기를 보면 EDTA가 아닌 다른 성분으로 인한 기대 효과와 관계가 있다. 경구 EDTA로 인한 결핍은 서서히 나타나지만 고효능 비타민의 효과는 신속하게 나타난다. 이로써 소비자에게 '경구 킬레이션'으로 효과를 얻기 시작하고 있다는 착각을 일으킬 수 있다.

보충제로 사용되는 무기질과 영양 미량원소는 흡수가 잘될 수 있도록 주로 아미노산과 킬레이트 결합을 시킨 것이다. 그래서 표지에는 '킬레이트화chelated'라고 표시될 수 있다. 이는 EDTA와 같은 불활성 킬레이트제를 혈관에 주입하여, 소변을 통해 매우 빠르게 배출시켜 인체에서 금속 성분을 제거하는 킬레이션 요법의 정반대 과정이다. 경구용 EDTA는 이를 강화하는 대신에 흡수를 차단한다. '경구용 킬레이션'이라고 기만적으로 판매되고 있는 대부분의 제품들은 본질적으로 복합 비타민/무기질 보충제이며 가격만 지나치게 비싸다.

오랜 기간 동안 대규모 집단을 대상으로 경구 EDTA의 영양 결핍이 발생하는 정도를 파악하기 위한 연구가 실시된 적은 한 번도 없다. 따라서 치료를 목적으로 경구 EDTA를 몇 달 동안 이어서 매일 복용했을 때 안전하다고 단언할 수는 없다. 안전성을 주장하기 전에 지속적인 경구 EDTA 치료 동안 사전 및 사후 아연 함유량, 구리와 망간 상태 등을 조사하는 연구가 필요하다. 나는 이러한 연구 자료와 데이터를 한 번도 본 적이 없으며 있다고도 생각하지 않는다.

EDTA가 마요네즈와 같이 일부 식품에서 보존제로 사용되고 있지만, 매일 섭취를 하더라도 매우 소량이어서 별 다른 문제는 되지 않는다. '경구 킬레이션'이라는 제품들은 훨씬 더 많은 양의 EDTA를 함유하고 있다.

주기적인 정맥 주입과 비교하여 매일 경구 EDTA를 복용하면 현저한 효과가 나타난다는 근거는 없다. 따라서 마케팅 차원에서 주장하는 것은 어떠한 과학적 근거로도 입증되지 않은 것이다. 이는 주로 영업 이익을 위해 기업들이 선전하는 입증되지 않은 광고로서, 과학적이고 객관적인 데이터에 근거를 두지 않은 일부 전문가들의 추천을 근거로 한다. 이것도 주로 제품의 다단계 판매 구조에서 이익을 누리게 되는 사람들이 추천하는 것들이다.

나는 임상에서 10년 동안 매일 200mg EDTA(내가 처방한 것은 아니고)를 투여한 환자를 알고 있다. 그 환자는 복용 기간 동안 심장질환이 더 악화되었다. 치료를 시작했을 때는 상당히 건강했다. 하지만 매일 보충제를 고단위로 투여했음에도 무기질과 미량원소의 결핍 정도가 더욱 심해졌다. 결국 경구 EDTA 복용을 중단했고 대신에 EDTA를 정맥으로 30회 주사했다. 반복된 시험 결과 심장은 정상으로 회복된 것으로 나타났다. 심장비대는 역전되었고, 관상동맥폐색으로 인해 운동 시 나타나던 심벽 운동 부전은 정상으로 회복되었다.

심장 질환, 죽상동맥경화증 그리고 기타 노화 관련 질환의 치료와 예방을 위해 경구 EDTA를 장려하는 것은 기만적이고 무책임하며 위험하기까지 하다.

그러나 수은 중독을 치료하기 위한 경구 DMSA(다이머카프토수신산)는 매우 안전하고 효과적인 경구 킬레이트제이다. 또한 납에 대해서도 효과가 매우 크다. EDTA는 체내의 수은을 효과적으로 제거하지 못하지만 DMSA는 그렇지 않다. 이러한 DMSA는 허가받은 의료 전문가만이 처방할 수 있다. 상표명은 케메트Chenmet이며 성분명은 숙시머succimer이다.

EDTA 좌약

좌약으로는 EDTA가 흡수되지 않는다는 연구에도 불구하고, EDTA 직장 좌약도 정맥주사 킬레이션의 대용으로 광고되고 있다. 이 약품을 임상에 적용할 경우 안전성에 대한 의문점이 있다.

발표된 자료에 따르면 결장은 EDTA를 거의 흡수하지 못한다.[24] 크롬이 첨가된 EDTA는 잘 흡수되지 않기 때문에 창자 투과성의 증가를 면밀하게 연구하기 위한 표지자로 사용되었다. EDTA 식염수액을 관장제로 사용했으며 결장으로 스며들어간 EDTA 가운데 7%만이 여섯 시간 후 소변으로 배출되었다. 연구자들은 정맥주사한 EDTA의 85%는 여섯 시간 후에 소변에서 발견되었다는 자료를 제시했다. 따라서 관장제로 결장 전체에 주입해도 EDTA는 거의 흡수되지 않는데, 좌약으로 직장에 넣는 경우에는 오히려 흡수율이 더 떨어진다.

EDTA 좌약의 안정성을 지지하기 위해 또 다른 연구를 인용했지만 잘못된 것이었다.[25] 이 연구에서 EDTA 0.5% 용액 250ml 관장제를 개에게 주입하는 경우 직접적인 문제가 발생하지 않는다고 주장했지만, EDTA 용액으로 인해 실험 대상 개 가운데 절반은 결장에서 점막출혈이 나타났다. EDTA를 좌약으로 주입하게 되면 관장제보다 더 작은 부위에 집중하게 되어 몇 시간 동안 흡수되지 않고 남아 있게 된다. EDTA를 희석한 관장제는 결장의 전 표면으로 퍼져나간다. 따라서 좌약보다는 관장제의 EDTA 국소 집중도가 적다. 하지만 그조차도 흡수율은 7%에 불과하다.

직장암이 보기 드문 질환은 아니다. 과산소디스뮤타제[SOD]는 암에 대한 중요한 방어수단이며, 이 금속효소가 제 기능을 발휘하기 위해서는 아연, 구리, 망간 등이 절대적으로 필요하다. EDTA는 이러한 세 가지 금속 성분과의 친화력이 매우 크다. EDTA가 좌약으로 직장 점막 세포 주변에 방출되면 과밀한 국소 집중으로 인해 이러한 금속 성분과 쉽게 결합될 수 있어 세포내 점막 SOD와 다른 필수 금속 효소들을 불활성화시킨다. 직장암의 잠복기에는 양성에서 악성 세포로 전이하는 데 몇 년이 걸릴 수 있다. 따라서 직장 EDTA의 반복적인 사용이 안전하다는 것을 입증하기 위해서는 상당한 장기간의 연구가 필요하다.

1장

과학적 근거

1. 죽상동맥경화와 노화 질환을 치료하기 위한 EDTA 킬레이션 요법의 과학적 근거

의학박사 엘머 크랜턴과 제임스 프랙켈턴*

개요 : 일반적으로 널리 인정받고 있는 노화의 자유라디칼(Free－Radical) 이론은 EDTA 킬레이션 요법과 영양 보충으로 얻을 수 있는 다양한 효과에 대한 논리적이고 통합적인 과학적 근거를 제시하고 있다. 이 장에서는 가장 먼저 자유라디칼 이론을 논의하고자 한다. 아포프토시스(apoptosis, 세포자멸사) 개념과 결합한 새로운 세포노화모형은 이론을 보강하고 영양 보충과 더불어 EDTA 킬레이션 요법에 대한 보다 폭넓은 과학적 근거를 제시하고 있다. 그러나 제시한 치료법이 타당성을 얻기 위해서는 치료 효과는 몇 개월이 지나야 나타나고 치료가 완료되고 한참이 지난 후에 병세가 호전되어 가는 이유를 설명해야 한다. 치료 효과는 금속 이온에 따라 기능이 달라지는 효소의 재활성이나 자유라디칼 촉매제인 금속 성분의 제거 이론으로 어느 정도 설명할 수 있다. 영양 상태가 결핍되면 미량원소가 필요한 산화방지 효소의 기능이 약화된다. 미량영양소 보충제와 산화방지제는 이 요법의 필수적인 요소이다. 영양을 보충하고 건강 유해 습관을 개선하면서 EDTA 킬레이션 요법을 시술하면 여러 가지 흔한 노화 질환을 예방하고 증세도 어느 정도 호전시킬 수 있다.

* 엘머 크랜턴 박사는 미국 의학진보학회의 회원이자 전직 회장이었으며 미국 가정의학회 특별회원, 그리고 미국 킬레이션요법협회의 명예 회원이다. 현재 워싱턴주 옐름에서 킬레이션 요법으로 노화를 방지하기 위한 치료를 하고 있다. 제임스 프랙켈턴 박사는 미국 킬레이션요법협회 부회장이며 미국 의학진보학회의 킬레이션 요법 위원이자 강사이고, 오하이오 주 클리브랜드의 페어뷰(Fairview) 종합병원의 가정의학과과장을 역임했다.

서론

죽상동맥경화를 치료하기 위해 EDTA(에틸렌디아민테트라아세트산)를 정맥주사하는 킬레이션 요법이 전 세계적으로 증가하고 있다. 이 치료법은 시작된 지 40년이 넘었으며 해마다 점점 더 많이 사용되고 있다. 발표된 많은 연구 결과에서 폐색죽상동맥경화성 질환과 노화와 관련된 퇴행성 질환을 치료하기 위한 EDTA 정맥 주사의 안전성과 효과를 입증하고 있다.[1-89] 이 요법의 과학적 근거에 대한 매우 중요한 토대는 바로 임상을 통해 그 효과가 지속적으로 검증되어 왔다는 사실이다. 이 책의 32절에 명시했듯이 100만 이상의 환자들이 2,000만 번이 넘는 주사 치료를 받았으며, 승인된 프로토콜에 따라 처치되는 경우에는 심각한 부작용이 없는 것으로 나타났다. 그러나 몇 년 전에는 EDTA의 과도한 투여량을 너무나 빠르게 주입한 결과(50mg/Kg/day 이상, 16.6mg/min보다 빠르게 주입)로 신장 손상과 기타 부작용이 보고된 적이 있었다.

특히 기존의 신장 질환이나 중금속 중독이 발현되어 있는 경우에는 과도한 투여량이 신장독성의 원인이 되기도 한다.[64-74] 하지만 현재 승인된 프로토콜에 따라 정확히 주사하는 경우에 이러한 부작용이 나타났다고 보고된 사실은 없다.[72, 73, 74]

동물 시험 연구 결과는 EDTA 킬레이션 요법의 효과를 확실하게 입증하고 있다.[77-83]

명확한 데이터가 부정적으로 잘못 해석된 보고서는 있었지만, 권위 있는 과학적 연구에서는 EDTA 킬레이션의 효과를 보여주고 있다. 현재 승인된 프로토콜에 따라 실시한 EDTA 킬레이션 요법에 대한 부작용이나 부정적인 보고서는 이 요법의 반대론자들이 기술한 사설적인 논평이거나 주로 자신들의 편향성을 솔직하게 인정하고 킬레이션을 애써 평가절하하려는 심장혈관 전문의들의 왜곡과 데이터의 비과학적인 해석에 의한 것이다.[75, 84-89]

지난 10년 동안, 심장혈관 질환을 치료하는 데 EDTA 킬레이션 요법이 효과적이지 않다는 것을 입증하기 위해 소규모 클러스터 연구가 진행되었고 그 결과는 의학 문헌에 게재되었다. 결함이 있고 완전하지 않지만, 실제로는 이러한 연구가 오히려 킬레이션 효과에 대한 긍정적인 결과만 제시했다. 아울러 부정적인 연구 결과들도 데이터에 의해 도출된 것이 아니었다.

덴마크 연구

가장 논란이 많고 자주 인용되는 연구 유형은 덴마크에서 실시된 것이다. 이 연구는 킬레이션에 대한 선입견을 가지고 있다고 인정한 덴마크 심장혈관 전문의 그룹이 실시한 것이다. 연구 결과는 두 개의 의학 저널, 〈내과학회지Journal of Internal Medicine〉와 〈미국외과저널American Journal of Surgery〉에 게재되었다. 이들의 부정적인 결론은 뉴스 매체를 통해서도 널리 알려졌다.[84, 85]

이들은 간헐성 파행증상으로 고통받고 있는 153명의 환자들을 조사했다. 환자들은 심각한 말초 순환기 장애를 가지고 있어 통증으로 인해 한 블록도 걷지 못하고 멈추어 서기도 했다. 이 연구를 위해 측정된 종단점endpoint은 환자들의 최대 도보거리MWD로서, 파행의 고통으로 멈추기 전까지 걸을 수 있는 최장 거리이다. 그리고 환자들을 동일하게 EDTA 집단과 속임약placebo 집단으로 구분했다. 치료 전 단계에서 EDTA 집단은 통증으로 멈추기 전까지 평균 119미터를 걸을 수 있었고, 속임약 집단은 평균 157미터로 시작부터 조건이 다소 유리했다.

치료는 환자들의 집단별로 이나트륨disodium EDTA를 20회 정맥 주사하거나 식염수를 20회 주입했다. 연구는 이중맹검법double-blinded으로 실시되었지만(환자뿐만 아니라 연구자까지도 누가 위약을 받았는지 아니면 EDTA를 받았는지에 대해 전혀 알지 못하도록 실시하는 것이 원칙), 연구자들은 치료 후 최종 평가를 하기 전에 그 규정을 어겼다고 나중에 시인했다.

두 집단 모두 개선된 것으로 나타났지만, 연구자들은 개선의 정도가 통계적으로 중요하지 않다고 결론을 내렸다. 이 덴마크 연구로 많은 사람이 킬레이션에 대해 반대로 돌아섰지만, 한편으로는 연구 방법의 타당성에 대한 의구심을 불러 일으켰다. 연구자들이 이중맹검법을 위반했다는 사실이 알려졌다. 이들은 연구가 끝나기 전에 누가 EDTA를 받고 속임약을 받았는지를 알았을 뿐만 아니라, 많은 시험 대상 환자들에게도 이러한 정보를 알려 주었다. 연구가 끝나기 전에 대상 환자들 가운데 64% 이상이 자신이 받은 치료의 종류를 알고 있었다. 이는 윤리적으로나 과학적으로 매우 미심쩍은 일이었다.

덴마크 연구의 한 가지 중요한 사실은 놀랍게도 EDTA 치료를 받은 환자들은 속임약 환자들보다 통증이 더 심한 상태였다는 것이다. 따라서 EDTA 집단을 치료하기가 더 어려웠다. 연구자들은(이들은 덴마크 정부가 킬레이션 치료비 지원을 하지 않아도 되는 명분을 만들기 위해 연구를 실시했다고 솔직하게 인정했다) 그러한 측면을 전혀 감안하지 않았을 뿐 아니라 밝히기도 꺼려했다. 치료 전 MWD(최대 도보거리)는 EDTA 집단이 119미터 그리고 속임약 집단은 157미터로 나타났다.

더욱 중요한 것은 표준편차였다. EDTA 환자들에 대한 SD(표준편

차) ±38미터와 속임약 집단에 대한 SD ±266미터를 비교하면 도보 능력에서 현저한 편차를 나타내는 것으로 속임약 집단에 상당히 유리하도록 편중되었다. 이러한 표준 편차는 속임약 집단의 일부 환자들은 약 800미터를 더 걸어갈 수 있다는 것을 의미한다. 따라서 속임약 집단의 파행은 심하지 않았고 EDTA 집단의 증세가 더 심각했다. 따라서 연구는 시작단계부터 EDTA 킬레이션에 대하여 확실히 편견을 가지고 계획되었다.

그러나 6개월간의 연구가 완료되었을 때 EDTA 집단에서의 평균 MWD는 119에서 180미터로 51.3% 향상되었고, 반면에 속임약 집단의 평균 MWD는 157에서 194미터로 불과 23.6%만 증가했다. 따라서 시작부터 그 증세가 현저하게 악화되어 있었지만, 킬레이션 집단은 속임약 집단보다 두 배 이상 많이 향상되었다. 이는 긍정적인 연구 결과로서 EDTA 킬레이션 요법의 유효성을 입증하는 것이다. 이 같은 데이터로는 연구자들이 발표한 부정적인 결론을 입증할 수가 없다.

뉴질랜드 연구

덴마크 연구 후 2년 뒤 뉴질랜드 더니든Dunedin의 오타고Otago 의과대학에서 혈관 전문의들이 또 다른 연구를 실시했다. 이 연구의 대상도 간헐적 파행 환자였다. 환자들을 EDTA 집단과 대조군의 두 집단으로 구분했다. 연구는 EDTA를 20회 주사하거나 속임약을 투여한 후 3개월까지 실시되었다. 연구자들은 EDTA 킬레이션의 효과가 없었다고 결론을 내렸다. 다르게 말하면 연구 데이터에 따라 내린 결론이 아니었다.[86, 87]

EDTA 집단의 절대적인 도보거리의 증가율은 25.9%였으며 반면에 속임약 집단은 14.8%에 그쳤다. 이 차이는 통계적으로 중요하다고 고려되지 않았다. 그러나 연구에서 속임약 집단의 환자는 불과 17명이었다. 속임약 집단 환자 가운데 한 명은 통계적으로 '이상점'이라 할 수 있었는데, 이 환자의 결과는 같은 집단 내의 다른 환자들과는 현저한 차이가 났다. 이 환자의 도보거리는 거의 500미터나 증가했다. 속임약 집단의 통계적인 증가는 모두 이 한 명의 독보적인 결과 때문이었다. 이 환자가 없었더라면 속임약 집단의 도보거리는 실제적으로 감소했을 것이다.

이는 소규모 연구의 위험성을 보여주는 것이다. EDTA 집단의 25% 증가는 속임약 집단의 무변화와 비교하면 통계적으로 매우 유의한 것이었다.

더욱이 뉴질랜드 연구자들은 EDTA 집단 환자 다리의 맥박세기가 통계적으로 유의하게 개선되었다고 인정했다($p<0.001$).

도보거리가 25.9% 증가한 것은 결코 작은 것이 아니며 치료제가 특허를 받기 위한 약물이었다면 관심을 받았을 것이다. 하지만 킬레이션 치료를 받은 파행 환자에게서 통상적으로 나타난 효과에 비하면 이 정도의 증가는 상당히 미흡한 것이다. 이 연구에서 개선 정도가 예상보다 낮게 나타난 것은 흡연 때문이라고 할 수 있다. 킬레이트 치료를 받은 환자 가운데 86%는 흡연자들이었다. 이들은 연구가 시작되기 전에 금연할 것을 지시받았지만 과연 몇 명이나 실제로 이를 실천했는지 여부는 알려지지 않았다.

하이델베르크 연구

잘못된 방법으로 부정적인 결론을 내린 또 다른 연구는 1980년대 초에 실시된 '하이델베르크 실험Heidelberg Trial'으로, 독일의 제약회사 타이먼Thiemann AG에서 연구기금을 지원했다. 간헐적인 파행을 앓고 있는 환자 집단에 EDTA를 20회 주사하고 이를 타이먼 사의 혈관확장 활성 및 혈소판응집 방지제인 벤사이클랜bencyclan을 실제로 투여한 '속임약' 집단과 비교했다.

영리를 추구하는 기업의 관점에서 타이먼 사의 시도는 특이했다. 시험에서 EDTA의 효과가 더 좋다고 나타났다면 타이먼 사의 훌륭한 약품은 타격을 받을 것이다. 그럼에도 시험이 진행되었고, 1985년 호주 멜버른에서 개최된 제7회 국제 죽상동맥경화 질환 회의에서 결과가 발표되었다.[87] EDTA를 20회 주사한 시험 대상 환자가 통증 없이 바로 걸을 수 있는 거리는 70% 증가한 반면에 벤사이클랜을 투여받은 환자들의 도보거리는 76% 증가했다. 이러한 두 결과의 차이는 통계학적으로는 의미가 없지만 다른 결과가 중요했다. 일련의 주사를 다 주입한 뒤 12주가 경과한 후 EDTA 치료 환자들이 통증 없이 걸을 수 있는 평균 도보거리는 지속적으로 향상되어 182%나 증가했다. 하지만 벤사이클랜을 투여받은 환자들은 더 이상 호전되지 않았다. 이러한 결과가 알려졌지만 전혀 발표되지 않았다.[87]

타이먼 사의 비공식 보고서에서는 단지 70%와 76%라는 수치만 언급했다. 언론 보도에서는 킬레이션이 속임약보다 효과가 나은 것은 아니라고 했지만 '속임약'이 간헐성 파행의 치료에 효과가 있는 약품이라는 것이라고 밝히지는 않았다. 타이먼 사는 연구 결과에 따른 하이델베르크 시험의 실제 데이터를 발표하지는 않았지만, 이를 검토한 일부 독일 학자들은 자신들이 목격한 기만에 당황했으며 손대지 않은 원래 데이터들을 미국 의학계 회원들에게 공개하기로 결정했다.

수정하지 않은 원래 데이터에서는 EDTA 집단의 환자 4명은 치료를 받은 후 통증 없이 걸을 수 있는 거리가 1,000미터 이상 증가한 것으로 나타났다. 이들 환자 4명에서 확보한 이러한 중요한 자료는 이상하게도 최종 결과가 발표되기 전에 사라졌다. 타이먼 사는 계약 조건에 따라 법적 권리를 가지고 있어서 자신들에게 유리한 방식으로 최종 결과를 편집하고 데이터를 해석했다. 이 4명의 환자를 제외하고도 다른 데이터를 분석한 결과, EDTA 치료를 받은 집단의 평균 도보거리가 400% 증가한 것으로 밝혀졌으며 이는 벤사이클랜을 투여받은 집단의 76% 증가와 비교하면 무려 다섯 배에 이른다.[89]

키첼-멜처(Kitchell-Meltzer) 재검토

1963년에 키첼 박사와 멜처 박사가 EDTA 킬레이션에 대한 자신들의 지지를 재평가하는 논문을 공동 저술한 때는 킬레이션 연구의 암흑기였다.

1963년에는 킬레이션이 광범위하게 사용되고 있지 않았지만 그렇다고 논란이 되지도 않았다. 디트로이트 프로비던스Providence병원의 노만 클라크Norman Clarke 박사와 그의 동료들은 1953년부터 관상동맥 질환을 치료하는 데 EDTA 킬레이션을 사용하기 시작했다. 1956년에 이들은 협심증을 앓고 있는 환자 20명을 치료했다. EDTA 치료를 받은 환자 20명 가운데 19명은 병세가 '현저하게 호전'되었다.[1]

곧이어 다른 의사들도 관심을 가지게 되었으며, 필라델피아 장로교Presbyterian병원의 키첼과 멜처 박사도 관심을 가졌다. 1959년부터 1963년까지 키첼과 멜처는 EDTA의 심장혈관 질환 치료 효과를 보

고했다. 이들의 초기 보고서는 모두가 매우 긍정적이었다.[7, 10, 14]

그리고 EDTA 킬레이션 치료에 우호적인 마지막 보고서를 발표한 직후, 1963년 4월에 키첼과 멜처는 미국 심장학회지에 킬레이션 효과에 대한 의문을 제기한 '재검토' 논문을 게재했다.[75]

재검토 논문에서 이들은 심장혈관 질환으로 자신들이 치료한 최초 환자 10명과 더불어 이어서 바로 치료했던 28명의 환자에 대해 보고했다. 이 연구에서 환자들은 모두 중증이었다. 연구자들은, "…우리는 심각한 협심증으로 진료를 요청한 환자 가운데 10명을 선정했다. 가장 널리 인정받고 있는 방법으로 환자들을 치료했지만, 치료 결과 이 치료법은 효과적이지 않다고 결론을 내렸다. 치료를 시작하기 전부터 환자들은 장애가 있는 것으로 나타났다"라고 언급했다. 따라서 이들은 위험성이 높은 매우 중증의 환자였으며 다른 종류의 치료 방법으로도 호전되지 않았다.

치료를 받은 환자의 71%는 증세가 자각적으로 호전되었고, 64%는 킬레이션 치료를 20회 받은 지 3개월이 경과한 후 운동 능력을 측정한 결과 객관적으로 개선되었으며, 46%는 심전도 파형 진단 결과 좋아진 것으로 나타났다. 키첼과 멜처는 치료 후에 결국 다시 악화된 일부 환자들 때문에 킬레이션의 효과가 없는 것으로 결론을 내렸다. 그러나 환자들의 열악한 건강 상태를 고려하면 일부의 최종적인 악화는 다른 어떠한 치료 방법으로도 예상할 수 있는 것이었다. 치료 후 18개월이 지나도 환자의 46%는 호전된 상태를 유지했다. 이러한 결과는 두 연구자들의 결론과는 달랐지만 매우 긍정적이고 희망적인 것이었다.

키첼과 멜처의 재검토 논문은 심장혈관 질환을 치료하기 위해 킬레이션을 사용한 임상 및 학술 연구를 중단시키는 데 상당한 원인 제공을 했다. 많은 의사는 스스로 데이터를 분석하기보다는 잘못된 결론을 단순히 액면 그대로 수용했다. 과연 무엇 때문에 초기 연구자들이 그렇게 갑작스럽게 자신들의 입장을 바꾸었는지는 전혀 알 수가 없다. 우회로 조성술의 출현이 최종적인 해결책이 될 것이라는 비현실적인 기대 때문이라고 추측할 뿐이다.

노화의 세포노화 모형(Cell-Senescene Model of Againg)

노화의 세포노화 모형(끝분절telomere이론이라고도 함)은 거의 모든 면에서, 현재 죽상동맥경화 심장혈관 질환을 비롯하여 노화 질환의 원인이 되고 있는 것으로 여겨진다.[90-92] 세포는 계속해서 소멸하여 딸세포로 대체되기 때문에 유전자 발현의 정확성은 점차적으로 떨어진다. 세포 분열과 DNA 복제로 생성되는 대체 세포는 점차적으로 약화된다. 각각의 복제로 정확성이 떨어지고 다음 세대의 세포는 약화된다.

각각의 연속적인 세포 분열로 짧아진 염색체의 끝분절은 결국에는 소멸된다. 세포 분열을 50회 하게 되면 세포는 헤이플릭Hahflick 한계에 도달하여, 끝분절은 완전히 고갈되며 이러한 고갈된 세포는 분열할 수 있는 능력을 상실한다. 끝분절을 대체하는 것이 없으면 세포는 죽게 된다.

여기에는 더 많은 이론이 있다. 끝분절의 단축도 세포 노화와 관련이 있어서, 딸세포가 다세대를 거치는 동안 점차로 황폐가 진행된다. 세포가 황폐되어 신체 기관의 기능이 저하되는 결과로 노화 질환이 발생한다. 끝분절의 길이가 완전히 닳게 되는 세포 분열의 절대 한계만 중요하다는 것이 예전의 견해였다. 지금은 세포가 분열하여 끝분절이 짧아지면 DNA 복제의 부정확성이 누적되고 따라서 유전자 발현이 계속해서 악화된다는 사실을 알고 있다. 이것을 세포 노화라고 한다. 세포는 분열되며 이러한 분열이 반복됨에 따라 치유는 더욱 늦어진다.

노화되지 않는 두 가지 종류의 세포는 생식세포와 암세포이며, 모두가 끝분절을 복원하는 끝분절효소 텔로머레이즈telomerase라는 효소를 가지고 있다. 따라서 이런 세포를 불멸의 세포라고 한다. 섬유아세포처럼 다른 종류의 세포가 배양 시에 유전인자를 변형시켜 끝분절효소를 함유하게 되는 경우에는 이러한 세포도 노화되지 않고 불멸한다. 세포노화는 되돌릴 수 있을 뿐만 아니라 세포 분열이 400회 이상 일어난 후에도 끝분절효소를 생산하는 세포는 노화가 중단된다.[93]

혈관벽의 내피세포는 말단소립이 부족하여 세포 분열이 이어지면 퇴화한다.[94] 말단소립이 지속적으로 단축되어 세포 분열과 치환이 늦어지며 치유 과정도 지연된다. 대체 세포도 분열을 거듭하면서 약화되고 손상된다. 빈번하게 충격과 손상을 받은 세포들은 더 자주 분열하여 더욱 빠르게 노화한다. 내피 세포는 스트레스를 받으면 분열하게 되므로 죽상동맥경화가 만연하는 시점에서 분열의 빈도가 최고조에 이르게 된다. 내피 세포가 손상을 입어 주변 세포로 교체되는 경우에는 그 틈을 메우기 위해 딸세포가 생성된다. 고혈압, 감염, 독소, 흡연 부산물, 고혈당, 산소 라디칼, 산화 LDL(저밀도 지질단백질) 콜레스테롤, 자가 면역 과정 등이나 혈관의 갈림 지점bifurcation에 가해지는 단순한 압력으로 내피에 손상이 발생한다. 그래서 세포노화 모형이 알려진 죽상동맥경화의 모든 위험 인자에 대해 폭넓게 설명할 수 있다.

노화된 내피 세포들은 분열되는 속도가 점차적으로 느려지며 동맥벽의 갈라진 틈을 메꾸는 효과가 점점 감소한다. 벗겨진 내피밑층 조직이 계속해서 노출되면, 현재의 인과설과 일치하는 일련의 작용이 발생하는데 단핵세포와 혈소판이 손상된 부위에 유착된다. 단핵세포는 대식세포로 형질이 변환된다. 사이토카인cytokine과 혈소판 유래 성장인자platelet derived growth tactor를 비롯한 다양한 영양 요소와 세포 분열 인자가 국소적으로 방출된다. 평활근세포는 증식한다: 산화 지질은 대식세포에 축적된다. 결국 이렇게 확대된 플라크는 석회화되거나 궤양화된다. 이러한 연쇄 작용으로 인해 내피세포가 자주 분열되는 곳에서 내피세포의 끝분절이 점차적으로 단축된다고 가정할 수 있다. 이와 같은 작용이 손상되기 쉬운 동맥 부위에서 발생하여 플라크를 형성한다.

일생을 통해 빈번하게 분열하는 세포의 종류들은 정확히 노화와 관련하여 쇠퇴하는 세포들이다. 선천성 조로증 가운데 한 가지 질환을 앓고 있는 아이들은 짧은 끝분절을 가지고 태어난다. 이러한 세포들은 빠르게 노화하여 세포 분열의 헤이플릭 한계에 도달한다. 피부세포와 모낭세포는 일생동안 자주 교체된다. 악화되는 모습을 육안으로도 명확하게 확인할 수 있으며 언뜻 보아서도 연령을 거의 정확하게 추정할 수 있다. 일생 동안 자주 분열되며 예측가능한 속도로 노화하는 이러한 종류의 세포로는 연골세포, 섬유모세포, 각질형성세포kerationcytes, 미세아교세포microglia, 간세포, 림프구 등이 있다. DNA 돌연변이와 면역 기능의 저하로 인해 암이 발생할 수 있다.

신경세포 분열의 희소나 부재는 이러한 이론과는 모순되는 것처럼 보이는데, 뇌기능은 노화와 더불어 더 저하되기 때문이다. 그러나 뇌의 별아교세포astrocytes는 일생 동안 지속적으로 분열하며 알츠하이머 치매의 초기 염증 단계에서 두드러진다. 신경세포neurons는 뇌세포 가운데 불과 10%만을 차지한다.

세포노화 모형은 세포 분열과 끝분절 단축이 세포 노화의 핵심이며 이로 인해 노화 질환이 발생한다고 설명한다.

세포노화 모형으로 EDTA의 작용을 설명하기 위해서는 수많은 금속효소에 의존하고 있는 세포 분열과 복제에 필요한 기나긴 생화학적 경로를 고려해야 한다. 세포 복제의 초기 단계에 관여하는 효소인 DNA 의존형 RNA 중합효소는 아연에 의존한다. 복제에 필요한 다른 효소들은 모든 종류의 필수 영양 무기질과 미량원소를 필요로 한다. EDTA의 알려진 효과는 금속 이온들을 결합하고 재분배하거나 제거하는 것이다.

최근의 데이터를 통해 필수 미량원소가 손상된 조직에 축적된다는 사실을 알 수 있다. 미량원소가 과잉되면 독성을 내포할 수 있다. 젊고 건강한 심근 세포와 비교해보면 허혈성 심근에는 여러 가지 필수 영양 미량원소가 과량 함유되어 있는데, 코발트는 500%, 크롬은 520%, 철분은 400% 그리고 아연은 280% 더 증가한 것으로 나타났다.[95] 금속 미량원소의 정상 수준과 중독 수준의 간격은 상당히 좁다. 이렇게 서너 배에 이르는 세포 속의 금속 원소의 증가로 인해 물질대사가 파괴될 수 있다. 그리고 독성이 강한 금속 성분도 역시 허혈성 심근 속에 증가하지만 필수 요소들에 비하면 적은 편이다. 인체 내 필수 금속 성분들을 정상적인 분포로 회복시킴으로써 EDTA 킬레이션 요법의 효과를 보일 수가 있다. 이러한 조치는 독성 금속을 신장을 통해 배출하는 것보다 더 중요할 수 있다. 그러나 현재로서는 알지 못할 뿐이다.

아포프토시스(세포자멸사)

세포 간의 스트레스가 위험 수준에 도달하면 미토콘드리아 세포막의 투과성 전이공permeability transition pore이 열리면서 홀로시토크롬-Cholocytochrome-C를 방출한다. 홀로시토크롬-C와 d-ATP가 결합하면 세포가 손상되거나 파괴된다. 이러한 과정을 아포프토시스apoptosis라고 한다. 세포는 연속적인 DNA 복제와 세포 분열로 아포프토시스에 점차로 취약해지는데 이는 위에서 소개했던 세포노화 모형을 뒷받침하는 근거가 된다. 자유 산소라디칼이 일정 수준에 도달하면 아포프토시스가 발생한다. BAX 단백질이라고 하는 특수한 단백질의 형성도 PTP(투과성 전이공)를 열어 아포프토시스를 촉발한다.[96, 97] BAX 단백질의 합성에는 미량원소와 같은 보조인자를 함유하고 있는 효소가 필요하다. 아포프토시스의 전 과정에는 금속 성분의 효소가 관여하며 EDTA는 바로 이러한 금속 성분에 대해 작용하는 것으로 알려져 있다.

퇴행성 질환의 자유라디칼(Free-Radical) 요인

자유라디칼 개념은 상반되는 역학 및 임상적 기록을 설명하고, 죽상동맥경화, 치매, 암, 관절염, 그리고 기타 노화 관련 질환과 같은 장기적인 장애와 사망의 주요 원인을 예방하고 치료하기 위한 추가적인 과학적 근거를 제시하는 데 도움이 된다.[98-107] 자유라디칼을 감지하고 측정하는 일은 최근에 들어서 가능해졌다.[108-110] 생화학의 자유라디칼 이론은 세균학설이 미생물학에 기여한 것처럼 의학에서 그 의미는 혁명적이고 심오한 것이었다. 자유라디칼 병리학 분야에서 최근에 발견된 세포노화 모형과 아포프토시스 이론의 결합으로 많은 연구 보고서에서 발표한 EDTA 킬레이션 요법의 효과를 과학적으로 일관되고 명확하게 설명할 수 있게 되었다.

임상영양학의 적용과 건강 유해 습관의 개선과 더불어 정맥주사 EDTA를 적절하게 시술하면 자유라디칼 손상 예방에 상승적 효과를 보여줄 수 있다.

자유라디칼이란 무엇인가?

자유라디칼은 원형 궤도 바깥에서 짝짓지 않은 전자를 가진 원자단으로서 불안정하고 산화 반응이 잘 이루어지며 주변에 다른 물질이 있으면 즉각적으로 반응한다.[111, 112] 생물학적으로 활성 자유라디칼의 반감기는 100만분의 1초 단위로 측정된다.[100] 자유라디칼은 100만분의 몇 초 이내로 반응하여 분자와 세포막 주변을 손상시킬 수 있다. 이러한 반응은 다양한 효과를 나타내는 자유라디칼의 폭발적인 연속 작용을 유발하는데, 말 그대로 손상의 연쇄 반응을 일으킨다.[98, 101, 102, 113, 114]

자유라디칼은 다른 분자와 공세적으로 반응하여 변종의 화합물을 생성한다. 광량자가 궤도 쌍전자를 자극할 때 살아 있는 조직에서 생성되는 자유라디칼에 의해 위험 효과가 있는 고에너지 전리방사선(자외선, X선, 감마선, 핵방사선, 우주방사선 등)이 유발된다.[105, 115-119] 세포막의 자유라디칼은 지질 과산화물, 산화아라키돈산 oxyarachidonate, 산화콜레스테롤 생성물 등과 같은 유해 성분을 생성한다.[98, 119-122] 산화된 콜레스테롤은 독성이 있으며 죽상동맥경화의 원인이 된다. 지질 과산화물은 연쇄 반응을 일으켜 유해한 자유라디칼 반응을 가속화한다. 식이요법, 보충제, 인체 내부의 산화방지제 등으로 자유라디칼 손상으로부터 보호할 수 있다.[98, 99, 101-103, 106, 121, 123, 124]

정상적인 세포 신진대사에서 진행 중인 자유라디칼 반응은 인체 내 모든 세포에서 지속적으로 발생하며 건강을 위해서도 필요하다.[98-103, 105-107, 125-128]

미토콘드리아의 산화인산화oxidative phosphorylation는 산소에서 에너지가 생성되어 저장ATP되는 동안 자유라디칼을 생성한다. 이러한 정상적이고 필연적인 자유라디칼 반응을 억제하고 적절한 산화방지 방어기제가 가능하다면 손상을 예방할 수 있다. 건강한 인체 세포 내에서는 히드록실 라디칼과 과산화 라디칼이 생성된다. 그리고 들뜬excited 상태나 단일항 상태의 산화 라디칼과 같은 매우 반응적인 자유라디칼도 지속적으로 생성된다. 이들을 통틀어 일반적으로 '자유산소라디칼' 또는 더 간단하게 '자유라디칼'이라고 부른다.[99-107] 자유라디칼이 인체 내에서 반응하는 경우에는 과산화수소, 지질 과산화물, 기타 과산화물 등을 비롯한 고반응성 분자들을 차례로 생성한다. 과산화물도 준안정이고 고반응성인 부식성 분자이며 신속하게 반응하기 때문에 조직 주위에서 추가적으로 유기 자유라디칼을 생성한다.[111, 112]

자유라디칼의 무절제한 전파를 막기 위해 일반적으로 세포는 12개가 넘는 산화방지 조절 시스템을 가지고 있으며 자유라디칼의 생성을 조절한다.[98-106, 109, 110, 116, 121, 123, 129-134] 이러한 조절 작용으로는 카탈라아제catalase, 과산소디스뮤타제superoxide dimutase, 글루타티온 과산화효소glutathione peroxidase 등과 같은 내성 효소가 있다. 그리고 자유라디칼의 규제는 비타민C와 E, 베타카로틴beta-carotene, 조효소Q-10, 미량원소 셀레늄selenium 등과 같은 영양성 산화방지제에 따라 달라진다. 실제로 비타민B를 비롯한 거의 모든 비타민은 산화방지제 기능을 수행한다. 제 기능을 적절하게 발휘하는 경우에는 산화방지시스템이 과도한 자유라디칼 생성을 억제하여 세포나 분자의 손상 없이 산화 에너지 신진대사가 이루어질 수 있다. 이러한 조절 시스템이 약화되는 경우에 통제를 벗어난 자유라디칼이 핵연쇄 반응처럼 번식하여 세포막을 교란하고, 효소에 손상을 주며, 세포막을 통과하는 모든 능동 및 수동 수송을 방해한다. 그리고 핵DNA에 돌연변이성 손상을 야기한다. 이것은 암을 발생시키는 한 가지 원인이다.[102, 109, 113, 114, 120, 121, 135, 136]

포유류에서 자유라디칼 조절 효소와 과산소디스뮤타제SOD, superoxide dismutase의 농도는 수명과 직접적으로 비례한다. 그중에서도 인간의 SOD 농도가 가장 높다. SOD는 인체에서 다섯 번째로 많은 단백질이다.[101, 102] 코끼리와 앵무새와 같이 장수하는 동물들도 이 농도가 높다. 따라서 기대 수명은 자유라디칼의 효과적인 규제에 따라 달라지는 것으로 보인다.

비효소적 자유라디칼 청소제scavenger가 자유라디칼을 억제하여 중화시키는 경우에 화학량적으로 일대일 비율로 소모된다. 여기에는 베타카로틴(프로비타민A), 비타민E, 비타민C, 글루타티온glutathione, 시스테인cysteine, 메티오닌methionine, 티로신tyrosine, 콜레스테롤, 코르티코스테로이드corticosteroid, 셀레늄 등이 해당한다. 자유라디칼을 제거한 후 산화방지 작용을 복원하려면 적정량의 다른 비타민과 효소들이 있어야 한다.

자유라디칼 방어에 관여하는 효소는 단백질이지만 조효소로서 영양성 금속 미량원소나 비타민B도 필요하다. 예를 들면, 구리, 아연, 망간 등은 SOD 작용에 필수적이고, 셀레늄은 글루타티온 과산화효소에 필요하며 아연은 카탈라아제와 일부 과산화효소에 필요하다. 인체 내 수만 종에 이르는 다양한 효소는 비타민과 미량원소 그리고 무기질에 의존한다. 따라서 자유라디칼을 조절하고 노화 관련 질환을 예방하기 위해서는 이러한 영양소를 섭취해야 한다. 최근 역학 연구에 따르면 별도의 영양 보충을 하지 않고 음식만으로 이러한 영양소를 필요한 최적의 양만큼 충당하기는 어렵거나 불가능하다고 나타났다.

자유라디칼 확인

자유라디칼은 항정상태steady-state 농도가 매우 낮기 때문에 직접 분석하기가 어렵다.[98,102] 조직에서 자유라디칼 손상의 정도와 중요도를 확인할 수 있는 정교한 장치는 최근에 와서야 사용할 수 있게 되었다. 전자 상자성 공명 분광학EPR, Electron paramagnetic resonance spectroscopy은 현재 사용되고 있는 기술 중 한 가지 유형이다.[109, 110] 기체 크로마토그래피chromatography, 질량 분광법, 고성능 액체 크로마토그래피 등을 사용하여 자유라디칼 반응의 최종 생성물을 분석함으로써 자유라디칼을 매우 편리하고 더욱 정확하게 측정할 수 있다. 분자 간의 교차결합cross-linkage, 손상된 아교질collagen, 지질 과산화물, 산화아리키돈산oxyrachidonate, 산화콜레스테롤, 리포푸신lipofuscin(지방갈색소), 세로이드ceroid, 색소의 증가 등은 모두 자유라디칼 반응으로 야기된 것이다. 이러한 물질들은 쉽게 측정할 수 있다.[98, 101, 102, 110, 137, 138]

소멸되는 자유 산소라디칼에 이어 남겨진 분자 잔해를 걸러냄으로써 진행 중인 자유라디칼 반응의 유형과 정도를 간접적으로 측정할 수 있게 되었다. 예를 들면, 뇌와 중추신경계CNS에서 자유라디칼 손상은 콜레스테롤 감소율로 확인할 수 있다. 콜레스테롤은 자유라디칼 손상이 아니고는 중추신경계에서 물질대사 작용을 하지 않는다. 중추신경계에서 콜레스테롤을 감소시키는 유일한 방법은 자유라디칼에 의한 산화를 통해서이다. 이 과정에서 콜레스테롤이 소모되면서 산화방지제와 같은 작용을 한다.[101, 102, 139, 140]

콜레스테롤 물질대사

자유라디칼 제거제로서 콜레스테롤은 인체 내 세포벽과 지질막을 통해 자유롭게 분배된다. 콜레스테롤은 유해하다는 일반적인 인식과는 달리, 잠재적으로 유해한 자유라디칼을 무력화하는 과정에서 산화되지 않는다면 실제로는 세포막을 보호한다.[110, 139] 비산화 콜레스테롤은 인체의 중요한 산화방지제 방어기제 중 하나이다. 당질코르티코스테로이드glucocorticosteroid, 디히드로에피안드로스테론DHEA, dehydroepiandrosterone, 프레그니놀론pregnenolone, 테스토스테론testosterone, 프로게스테론progesterone, 에스트로겐estrogen 등을 포함한 일부 콜레스테롤 유도 스테로이드 호르몬은 모두 자유라디칼 청소제로서 작용한다.[110] 이러한 물질은 나이가 들어감에 따라 점차적으로 감소하며, 노화와 관련된 질환이 증가하는 것과 관련이 있다.

콜레스테롤은 비타민D의 전구체이다. 일반적으로 비타민D는 콜레스테롤이 태양 광선의 자외선에 노출되면서 피부에서 생성된다. 콜레스테롤이 없으면 비타민D가 결핍된다. 자외선은 전리방사선의 한 형태로 피부에서도 자유라디칼을 생성하여 일광화상sunburn이나 피부암을 일으킨다. 비산화 콜레스테롤과 기타 산화방지제는 피부 보호 작용을 한다.

인체의 전체 콜레스테롤(콜레스테롤 혈중 농도를 측정하여 추정)은 섭취하는 음식이 아니라 주로 간에서 콜레스테롤 합성으로 생성된다.[102] 콜레스테롤 혈중 농도는 자유라디칼 스트레스로 증가한다.

혈중 콜레스테롤의 증가는 자유라디칼에 과도한 노출과 죽상동맥경화와 아포프토시스 위험의 증가를 나타내는 지표일 수 있다. 그리고 저밀도 지질단백질LDL 콜레스테롤의 형태로 콜레스테롤이 산화되어감에 따라 간이나 다른 부위에 위치한 LDL 수용체가 어디에서든지 변화되어 콜레스테롤의 간 합성을 증가시킨다. 콜레스테롤의 증가는 자유라디칼 스트레스에 대한 당연한 생리학적 반응일 수 있다. 콜레스테롤은 필요한 경우에 인체에서 합성되며, 위험에 직면하면 이를 억제하기 위해 더 많이 합성된다. 죽상동맥경화, 암, 그리고 기타 자유라디칼 매개 질환이 만연하는 서구 문화에서는 일반적으로 혈중 콜레스테롤 수치가 나이에 따라 증가한다.

자유라디칼을 중화시킨 후 콜레스테롤 분자는 LDL 콜레스테롤로 산화한다. 산화 LDL 형태의 콜레스테롤은 혈관벽에 유해한 독성을 지닌다. 산화방지 방어기제가 감소하거나 자유라디칼 생성이 허용치를 초과하게 되면 산화 LDL 콜레스테롤이 증가하며 이는 죽상동맥경화증의 원인이 된다.

최근에 세계보건기구의 기금으로 실시한 유럽 여러 나라의 연구 결과, 관상동맥 심장 질환의 징후로서 비타민E의 낮은 혈중 농도가 혈중 콜레스테롤의 고농도보다 통계적으로 100배 더 중요하다고 나타났다.[141] 다른 연구 보고서에서는 콜레스테롤 혈중 농도와 죽상동맥경화 플라크의 상관관계를 밝히려고 한 발표된 모든 부검 연구결과를 검토했다. 우회로 조성술 시에 잘라낸 수술표본들도 분석했다. 유전적으로 콜레스테롤 혈중 농도가 극도로 높은(400mg/dL 이상) 일부 데이터를 제외하고 나니 혈중 콜레스테롤 농도와 죽상동맥경화증의 정도 간에는 특별한 상관관계가 없는 것으로 나타났다.[142] 연구자들은 과거의 연구에서 치명적인 유전자 돌연변이로 인한 극도의 높은 콜레스테롤을 가진 사례를 제외하지 않고 결론을 내린 것이 잘못되었다고 보았다.

전체 인구 가운데 0.5% 이하가 위험한 수준의 높은 콜레스테롤 수치를 나타내는 유전적인 특징을 가지고 있다. 유전 질환을 가진 환자들의 혈중 콜레스테롤 농도는 400mg/dL이다. 이들은 대개 혈중 콜레스테롤 수치를 낮추기 위한 공격적인 약리적 치료에도 불구하고 죽상동맥경화로 인해 조기에 사망하게 된다. 본 장에서 주장하는 내용은 이러한 범주의 사람들에게는 해당되지 않는다.

자유라디칼은 콜레스테롤을 산화시켜 다양한 분해 작용 생성물을 만든다.[98, 100, 101, 102, 110, 143, 144] 산화된 콜레스테롤은 선택적으로 LDL 콜레스테롤이라고 하는 저밀도 지질단백질에 결합되는 반면에 비산화(산화방지제) 콜레스테롤은 고밀도 지질단백질인 HDL과 결합한다.[101, 102] 저밀도의 지질단백질 분자와 결합한 산화 콜레스테롤은 특히 세포에 유해하다.

클리블랜드Cleveland 클리닉의 실험연구에서는 EDTA와 산화방지제 글루타티온 모두가 LDL 콜레스테롤의 독성화를 방지한다는 것을 입증했다.[143]

산화 콜레스테롤은 다양한 독성을 가지고 있다.[98, 102, 143-146] 일부 산화 콜레스테롤은 비타민D 작용을 하게 되어 조직과 대식 세포에서 비타민D 독성이 축적될 수 있다.[144] 조직과 혈관벽에서 칼슘이 비정상적으로 축적되는 것은 어느 정도까지는 비타민D가 독성 수준으로 증가하는 것에 대한 반응일 수 있다. 자유라디칼도 세포막 유지에 손상을 주어 세포벽에서 누출이 생기며, 효소의 세포벽 운반 펌프에 손상을 주어 조직 석회화를 유발한다. 칼슘 펌프가 약화되거나 세포벽이 손상을 입으면 칼슘 펌프 안에서 누출이 생기게 되어 칼슘을 이동시킬 수가 없게 된다. 세포 내에 칼슘이 축적되어 기능 부전을 일으키고 결국에는 세포가 파괴된다. 일반적으로 노인들의 엑스선에서는 뼈 모양이 나타나지 않는 연부 조직에 칼슘 침전물이 밀집된 것을 볼 수 있다. 이와 비슷한 세포벽 나트륨 펌프의 약화는 세포 내 나트륨의 농도를 증가시켜 세포가 팽창하게 되어 결국에는 용해된다.

혈중 콜레스테롤을 감소시키기 위해 콜레스테롤 섭취를 제한하는 식이요법과 처방약은 콜레스테롤의 산화방지 기능을 광범위하게 고려하지 못하기 때문에 여러 가지 면에서 역효과를 가져온다. 자연적인 비산화 콜레스테롤은 죽상동맥경화, 암 그리고 기타 자유라디칼로 인한 질환을 예방하는 요소로서 세포막에 널리 퍼져 있다. 이러한 형태의 콜레스테롤은 우리가 알고 있는 유해 물질이 아니다. 콜레스테롤은 지방이며 식이 콜레스테롤은 지방질 음식으로 섭취된다. 식이 콜레스테롤을 제한하면 그에 따라 전체 지방섭취가 감소한다. 연구 결과에 따르면 저콜레스테롤 음식에서 얻는 효과는 주로 가공식품에 들어 있는 과지방과 지질 과산화물 그리고 산화 콜레스테롤을 줄이는 것과 같은 정도의 효과밖에는 안 된다고 한다.

콜레스테롤 강하 약품이 산화방지와 항혈소판 기능을 가지고 있다는 사실은 잘 알려지지 않았다.[147] 이러한 약품은 상당한 독성도 유발하며 산화 방지 영양 보충제보다 훨씬 비싸다.

자유라디칼은 산화로 독성을 유발한다. 지방, 특히 불포화지방은 산화되기 쉽기 때문에 요리 지방과 기름은 스토브에서 불이 쉽게 붙는다. 쉽게 점화되며(산화되며) 연소가 잘 된다. 모든 세포와 세포 내 기관들은 산화되기 쉬운 불포화지방층으로 둘러싸여 있다. 자유라디칼에 의해 손상되는 세포막과 세포내막의 지방의 산화는 다음의 세 가지 방법으로 방지할 수 있다.

1. 영양성 산화방지제로 지질막 '연소방지'
2. 식이 지방을 부분적으로 제한하여 지방의 연소 박탈
3. EDTA 킬레이션 요법으로 자유라디칼을 증식하는 금속 촉매 제거(아래에서 상세히 기술)

이러한 세 가지가 함께 작용하면 노화 질환을 역전시키고 지연할 수 있다.

혈중 콜레스테롤의 저농도와 암 발생 위험의 증가 간에 통계적인 상관관계가 보고되었다.[148] 암의 한 가지 원인으로 핵 물질과 염색체에 대한 자유라디칼 손상을 들 수 있다. 자유라디칼은 악성으로 변화시키는 주요 기폭제이자 조촉매로써 작용한다. 적합한 비산화 콜레스테롤이 없어 핵막과 DNA의 산화방지 작용을 하지 못한다면 돌연변이와 암을 방지할 수 있는 중요한 방어기제가 상실된다. 지질 과산화물이 높은 고지방 음식은 암의 위험을 증가시키는 것으로 알려졌다.[98, 101, 102] 하지만 산화방지 방어기제가 강화되면 식이 지방은 유해한 산화로부터 보호될 수 있고 에너지 변환을 위해 유용하게 전환될 수 있다.

호모시스테인(Homocysteine) 물질대사

호모시스테인은 여러 가지 방법으로 죽상동맥경화증의 원인이 될 수 있다. 호모시스테인의 수치가 높을수록 위험도도 증가한다. 호모시스테인 물질대사가 이루어지는 동안 자유라디칼이 생성되고 산화적 스트레스가 발생한다.[149-153] 호모시스테인은 메티오닌 물질

대사의 산물로서 자유라디칼에 의해 산화되어 세포성장과 증식의 강력한 자극제인 호모시스테인산homocysteic acid이 된다.[154] 이러한 과정에서 호모시스테인의 산화 분해 작용은 동맥혈관벽 평활근 세포의 증식을 유발하고 죽상동맥경화 플라크의 성장을 촉진한다.[155] 혈관벽을 손상시키는 호모시스테인 물질대사를 보면 과산화수소, 과산화 라디칼 생성과 글루타티온 과산화물의 억제 등이 있다.[156] 그리고 호모시스테인은 혈액 응고성향을 증대시킨다.[157] 또한 호모시스테인은 콜레스테롤의 산화를 증가시키고 작고 조밀한 저밀도 LDL 입자와 결합하여 대식세포에 흡수되어 플라크의 포말세포가 된다.[158]

호모시스테인의 상승으로 인해 혈관벽이 손상되면 플라크 성장이 가속화되고 콜레스테롤과 지질이 쌓이게 된다. 임상과 역학 연구 결과, 인체에 만연한 죽상동맥경화는 호모시스테인의 혈중 농도와 상호 관련성이 있는 것으로 밝혀졌다. 호모시스테인 상승은 독립적인 막강한 위험 인자이며, 문헌으로 입증된 다른 위험 인자들보다 더 강력하다.[150-152]

다행히도 비타민 보충이라는 간단한 해결책이 있다. 호모시스테인은 효소에 의해 물질대사 작용을 하는데 비타민B-6, B-12 그리고 보조인자로서 엽산을 필요로 한다.[160-161] 이러한 비타민의 섭취는 호모시스테인과 죽상동맥경화증과 반비례한다.[162, 169] 엽산 800mcg(μg)과 비타민B-6 5mg 이상, 그리고 비타민B-12 50mcg(μg) 이상을 함유하고 있는 비타민 B 복합체를 매일 보충하면 호모시스테인 수치가 높은 가족력을 가지고 있는 사람들도 관련된 문제들을 예방할 수 있다.[162-166]

필수적 자유라디칼 반응

잘 조절된 자유라디칼 반응의 균형 없이는 생명을 유지할 수 없다. 이러한 이유로 산소를 접하는 생명체는 산화방지 방어기제가 필요하다. 세포가 호흡하려면 세포 속 미토콘드리아막을 지나 전자가 이동을 해야 한다. 미토콘드리아막을 가로지르는 모든 전자에서 과산화 라디칼superoxide radical이 생성된다. 이 과정에서 산화방지제는 세포 내 구조의 치명적인 손상을 방지한다. 인간은 세포의 지속적인 산화환원 반응 없이는 섭취한 음식을 에너지원으로 이용할 수 없으며, 반응의 부산물로 자유라디칼이 생성된다. 산소는 폐를 통해 호흡되어 혈액을 통해 인체의 모든 세포로 전달되며 여기서 발생하는 산화반응으로 생명을 유지하는 에너지를 생성한다. 적혈구는 헤모글로빈hemoglobin으로 산소와 이산화탄소를 결합하여 방출하는 동안에도 자유라디칼을 생성한다.

ATP의 산화 인산화반응oxidative phosphorylation 동안에 초과산화 라디칼이 방출된다. 망간 함유 효소인 미토콘드리아의 SOD는 초과산화 라디칼로부터 세포를 보호한다. 미국인의 일반적인 식단은 망간 함유량이 부족하다.[170] 세포질의 SOD가 활동하기 위해서는 아연과 구리가 필요하다. 이러한 미량원소들 또한 미국인들의 보편적인 식단에서 결핍되어 있다.[170] 적절한 SOD로 세포막이 보전되지 않는 경우라면 세포막 내에 있는 다른 필수 효소들의 기능도 손상된다.[171]

처방약, 인공 색소와 향신료, 석유화학 제품, 공기방향제 등을 비롯한 많은 화학제품의 물질대사는 간세포와 기타 기관의 세포질 그물endoplasmic reticulum에서 일어난다. 해독 과정에서 수산기 자유라디칼과 과산화물을 방출한다.[98, 101, 102, 125-127] 유해한 자유라디칼의 연쇄반응을 방지하기 위해서는 적정량의 글루타티온 과산화효소, 비타민C, 그리고 산화방지제가 지속적으로 공급되어야 한다. 이러한 이유로 약물과 기타 화학제품에 노출되면 자유라디칼의 생성을 증가시켜 산화방지제 방어기제의 한계를 넘어설 수 있다.[98, 101, 102] 이로 인한 자유라디칼의 과잉은 연쇄반응으로 더욱 증가하여 손상의 정도는 수백만 배 이상 커진다.[98, 102]

그리고 불포화지방산으로부터 프로스타글란딘prostaglandin과 류코트리엔leukotriene의 합성은 자유라디칼의 방출을 초래한다.[102, 106, 128] 산화방지 방어가 충분하지 않으면 프로스타글란딘 생성으로 불균형을 이루게 된다. 예를 들면, 지질의 과산화물과 접하면 트롬복산thromboxane이 증가하고 프로스타사이클린prostacycline이 감소될 수 있다.[98, 101, 102] 트롬복산은 죽상동맥경화와 관련이 있는 반면에 프로스타사이클린은 동맥 플라크의 생성을 방지한다.

백혈구와 대식세포는 정상적으로 자유라디칼을 생성한다. 포식작용 동안 질환을 유발하는 세균을 먹어서 자유라디칼로 파괴한다. 백혈구는 침입하는 적을 공격하기 위한 '총알'처럼 자유라디칼을 사용한다.[172, 173] 산화방지제는 자유라디칼에 의한 손상을 한 곳에 집중시켜 제한한다. 산화방지제 보호 기능이 부적절한 경우 자유라디칼은 인근 조직으로 이동하여 염증을 유발함으로써 발적, 발열, 통증, 부기 등이 발현된다.

산화방지제 효소가 없다면 상당히 빠르게 죽음에 이르게 될 것이다.[98, 101, 102] 산화방지 방어기제가 노화로 인해 저하되어 노화과정이 가속화된다. 노화 가속화의 극단적인 사례로는 조로증을 들 수 있는데, 이는 유전적으로 자유라디칼 방어 효소가 없어서 발생하는 것이다. 출생 후 10~15세 이전에 조로 환자는 유전적 돌연변이로 인해 주름, 건조, 피부 늘어짐, 대머리, 골격의 휨, 신체 쇠약, 관절염, 그리고 심장혈관 질환의 발현 등을 포함한 모든 노화 과정을 겪게 된다. 노화방지제는 조로증을 효과적으로 지연시켰다. 자유라디칼이 유발하는 질환에 대한 저항력은 사람의 유전 형질에 따라 다르다. 따라서 자유라디칼 생성을 증가시키는 식생활과 생활 스트레스에 대한 내성은 매우 다양하다.

산소 독성

자유라디칼의 병리적 과정은 흔히 '산화 스트레스'라고 일컬어진다. 기저 상태나 비여기unexcited 상태의 산소는 자유라디칼 발생기이자 동시에 청소기의 두 가지 특성을 다 가지고 있다.[98, 102, 174, 175] 햇볕이 화창한 날의 대기 공기 1리터는 약 10억 개가 넘는 수산기 자유라디칼을 함유하고 있지만,[122] 살아 있는 조직 내의 일반적인 생리학적 산소 농도는 생성되는 것보다 더 많은 자유라디칼을 중화하여 무력화시킨다.[176] 산소 농도가 동맥 질환과 허혈이 발생할 때와 같이 일반적인 수준 아래로 떨어지는 경우, 산소는 자유라디칼 생성의 근원이 된다.[101, 102, 177]

고농도의 산소가 오래 지속되면 자유라디칼로 폐와 뇌에 손상을 주어 독성을 유발하거나 사망에 이를 수도 있다. 하지만 적절한 여건에서는 고압 산소실에서 잠시 동안 간헐적인 고압 산소로 치료하는 것이 효소 산화방지제인 세포 내 SOD의 증가를 촉발할 수 있다.[175, 178] 산소의 과다와 과소는 똑같이 유해할 수 있다. 따라서 유해한 영향을 주지 않고 산화방지제 방어 효과를 촉진하기 위해 고농도 산소를 쓰려면 노출 시간을 짧게 박동적으로 해야 한다.

산소 자유라디칼에 대한 방어

조직에 정상적인 산소 공급은 자유라디칼에 대항하는 방어를 강화시킨다. 유산소 운동은 혈류를 자극하고 산소 이용도를 개선하여 모세혈관바탕의 산소 공급을 증가시킨다. 따라서 운동하는 동안 증가된 조직의 산소 공급은 자유라디칼에 대한 방어 작용을 하고 자유라디칼과 관련한 질환을 감소시킨다.

미량원소는 산화방지제 금속 효소의 필수 성분이다. 미토콘드리아 SOD의 한 분자는 세 개의 망간 원자를 가지고 있다. 세포질 SOD의 한 분자는 아연 원자 두 개와 구리 원자 한 개를 함유하고 있다. 글루타티온 과산화제 한 분자는 셀레늄 원자 네 개를 가지고 있다. 카탈라아제와 과산화제는 철을 함유하고 있다. 화학원소 셀레늄은 효소 보조인자로서 독립적으로 작용하는 일종의 산화방지제이다.[102]

인체는 자체적으로 파괴적인 자유라디칼 전구체인 여기상태의 단일항 산소execited state singlet oxygen에 대항하는 방어기제가 부족하다. 초과산화 라디칼이 SOD로 중화될 수 있는 농도를 초과하는 경우 자연적으로 단일항 산소로 전환된다. 타르와 담배 연소 생성물에서 발견되는 다핵 방향족 탄화수소와 알데히드aldehyde는 인체에서 단일항 산소를 비롯하여 자유라디칼을 생성한다. 단일항 산소를 방어할 수 있는 가장 중요한 방법은 비타민A의 전구체 형태인 베타카로틴을 식이 섭취하는 것이다.[179-183] 식이 베타카로틴을 많이 섭취할수록 암 발생률이 감소한다는 것이 역학적으로 입증되었다. 그러나 완전 활성 비타민A는 이와 같은 효과가 없다.[101, 102]

베타카로틴은 자유라디칼에 의해 비활성화되므로 비타민C 등과 같은 다른 산화방지제로 재활성화해야 한다. 비타민C는 이 과정에서 비활성화된다. 담배 연기는 비타민C를 고갈시킨다. 흡연자에게 베타카로틴을 투여하게 되면 산화된 베타카로틴은 비타민C와 다른 산화방지제를 더욱 고갈시킨다. 따라서 산화방지 작용의 전 과정에 관련되는 모든 종류의 산화방지제와 미량영양소를 동시에 보충해 주는 것이 중요하다. 한 연구에서는 흡연자에게 베타카로틴만을 투여했을 때 폐암이 증가했다고 보고했다. 베티카로틴과 비타민C가 동시에 보충되지 않는다면 베타카로틴만으로는 기존의 비타민C 결핍을 오히려 악화시킬 수 있다. 베타카로틴 보충으로 암이 증가할 수 있다는, 겉으로 보기에 모순적인 보고서를 이와 같이 이해할 수 있다. 다양한 많은 산화방지제가 조화를 이루며 작용한다. 한 가지 산화방지제가 자유라디칼을 만나 불활성화되면 다단계를 거치는 연쇄반응을 통해 다음 산화방지제에 의해 차례로 재활성화되어야 한다.[184-187] 최적으로 방어하기 위해서는 모든 산화방지제가 동시에 있어야 한다.

비타민E(토코페롤tocopherol), 비타민C(아스코르브산ascorbate), 베타카로틴, 글루타티온과산화효소의 셀레늄, 환원 글루타티온의 아미노산 시스테인cycteine, 리보플라빈riboflavin, 니아신niacin, 그리고 다른 종류의 산화방지제 등 모두가 자유라디칼을 억제하는 재순환과정과 관련되어 있다. 이러한 모든 산화방지제가 최적량으로 존재하고 있다면 자유라디칼에 의해 불활성화된 후에도 지속적으로 활성화 형태로 복원된다.

그 과정은 다음과 같다. 비타민E나 베타카로틴은 토코페롤 퀴논quinone이나 산화 베타카로틴으로 산화되면서 자유라디칼을 중화시킨다. 토코페롤 퀴논과 산화 베타카로틴은 비타민C에 의해 산화 비타민E(토코페롤)나 환원 베타카로틴으로 재순환되며 이때 비타민C

는 디히드로아스코르브산dehydroascorbate으로 산화된다. 흥미롭게도 디히드로아스코르브산에 대한 아스코르브산염의 비율은 나이가 들면서 점차적으로 감소하고 어떠한 동물도 그 비율이 일대일 밑으로 떨어지는 경우에는 생존할 수가 없다.[102] 이는 보충을 통해 교정할 수 있다.

비활성 비타민C는 글루타티온 과산화효소(셀레늄을 반드시 함유하고 있어야 한다)에 의해 활성 비타민C로 환원된다. 글루타티온 과산화효소는 환원 글루타티온을 산화시키면서 활성화 형태로 복원된다. 비타민B-2(리보플라빈) 의존효소인 글루타티온 환원 효소는 산화 글루타티온을 활성화 형태로 환원시킨다. 글루타티온 환원 효소가 비타민B-3(니아신) 의존 효소인 NADH에 의해 재활성화되면, NADH(NAD의 환원형-역주)는 산화되어 NAD(니코틴아미드 아데닌 디뉴클레오티드, Nicotinamide Adenine Dinucleotide-역주)로 된다. NAD는 전자전달계electron transport system에서 물질대사에 의해 변환되어 여러 단계를 거쳐 카르복시산(크레브스Krebs) 회로로 이동한다. 자유라디칼에서 비롯된 파괴성을 지닌 에너지가 유용한 신진대사로 전송되는 것이다. 이어지는 에너지 물질대사 단계에서는 모든 영양소 비타민, 무기물, 미량원소 등이 필요하다.

이러한 산화 환원 경로의 단계적인 연쇄반응은 각각의 성분이 반응 고리에 필요한 다른 모든 성분의 적합한 공급에 따라 달라진다는 것을 보여준다.[124] 연결 고리의 강도는 가장 약한 결합의 강도에 의해 결정될 뿐이다. 이러한 상호 의존성으로 단 한 가지의 산화방지제를 사용한 임상 시험이 보고한 애매한 결론에 대한 설명이 된다. 여러 해 동안 과학자들은 비타민E, 베타카로틴, 셀레늄, 비타민C 등과 같은 몇 가지 보충제로만 연구를 실시했다. 결과는 때로 긍정적이기도 했지만,[180-182] 모든 종류의 필수 영양소가 동시에 보충되었다면 효과는 더 컸을 것이다.[184-188] 인체의 자유라디칼 생성이 이러한 시스템의 중화 용량을 초과한다면 세포막과 단백질 분자 그리고 핵물질DNA 등에 심각한 손상을 초래한다.[98, 101, 102, 111, 119, 121, 123]

자유라디칼 방어기제를 종합적으로 이해하면 다양한 종류의 복합 비타민과 미량원소를 안전한 용량과 생리적으로 적합한 비율로 보충해야 하는 근거를 제시할 수 있다. 수용성 비타민의 많은 양은 빠르게 배설되지만 섭취 후 조직에서는 바로 일시적인 증가가 나타나는데 이는 이러한 조직들을 포화시켜 자유라디칼을 부가적으로 방어하고 신진대사 기능을 강화시킨다.[102]

로스앤젤레스 캘리포니아 대학교의 연구자들이 수천 명을 대상으로 18년간 실시한 영양학 연구에서는 최소한 500mg 이상의 비타민 C를 함유하고 있는 복합 비타민 무기물 보충제를 매일 섭취하는 경우 평균 기대 수명을 6년까지 연장할 수 있는 것으로 나타났다.[189]

자유라디칼 생성 증가

살아 있는 조직에서 자유라디칼이 안전한 수준을 초과하는 경우에는 그 결과로 세포 파괴, 악성 돌연변이, 종양 성장, 효소 손상, 염증 등이 발생한다. 이러한 증세는 임상적으로 노화 관련 만성 퇴행성 질환으로 나타난다. 제어되지 않는 각 자유라디칼은 핵폭발과 같은 연쇄반응으로 수백만 배 증식할 수 있는 잠재력을 가지고 있다.[98, 101, 102, 111, 119, 121, 123]

식이 지방, 특히 다중 불포화지방은 병리적인 자유라디칼의 주요 발원지이다. 불포화지방산의 이중 결합은 산소와 매우 쉽게 결합하여 지질 과산화물을 생성할 수 있다. 이는 섭취한 후에도, 섭취하기 전 산소에 노출되는 동안에도 발생한다.

지질 과산화는 지방과 기름이 대기에 노출될 때 시작되어 가열되는 경우에 더욱 가속화된다. 지방과 기름의 산화는 금속 이온, 특히 유리 철free iron과 구리의 촉매작용으로 인해 어마어마하게 가속화된다. 예를 들어 땅콩버터를 만들기 위해 분쇄한 땅콩에는 철분과 구리가 모두 풍부하며 땅콩이 분쇄될 때 불포화 기름으로 유리된다. 철과 구리는 강력한 지질 과산화 촉매이며 땅콩기름의 산패도를 백만 배까지 증가시킨다. 산화된 지방과 기름을 산패유rancid라고 일컫는다. 그러나 산패한 악취나 맛이 나지 않는 일부 기름에서도 광범위한 과산화가 있을 수 있다. 지질 과산화는 많은 식품과 식용유의 제조 과정에서 발생한다.[102]

지방산에 불포화가 많을수록 과산화는 더욱 쉽게 발생한다. 과산화 비율은 각각의 지방산 분자에서 불포화 결합수의 제곱에 비례한다. 과산화율을 더욱 증가시키는 요인으로는 열, 산소, 빛, 그리고 결합하지 않은 극미량의 금속원소 등을 들 수 있다.[102, 119] 순수 질소 대기 상태의 어두운 곳에서 비타민E와 같은 지용성 산화방지제를 첨가하여 저온에서 만든 기름은 최고의 영양소가 된다.[102] 상업적으로 이러한 기름이 가능하지는 않다. 대안으로는 견과류와 구근과 같이 오일 함유 식품을 분쇄하지 않고 자연 상태 그대로 씹거나 삼켜서 섭취하는 것이다. 충분한 양의 산화방지제가 들어 있는 식이로 보충하면 산화 지방과 오일을 섭취하는 경우에도 인체에서 자유라디칼 손상을 방지하는 데 도움을 줄 수 있다.

불포화 식물성 기름은 보통 극미량의 철과 구리를 함유하고 있으며 음식을 튀길 때 열과 산소에 항상 노출된다. 이러한 결합은 최악의 상황이다. 따라서 기름에 튀긴 음식은 삼가는 것이 바람직하다.

마요네즈와 같이 샐러드드레싱을 만드는 데 사용된 유지는 대개 고농도 지질 과산화물을 함유하고 있다. 일반적으로 상품으로 나오는 식품은 품질이 매우 낮은 기름을 사용하는 경우가 많은데, 진한 조미료를 써서 산패한 냄새를 감출 수 있기 때문이다.[102]

마가린과 쇼트닝을 제조하는 동안 식물성 기름의 과산화와 수소화는 시스cis-와 트랜스trans- 이성체화를 초래한다. 트랜스 이성체화는 식이 지방산 분자의 3차원 배열을 정상적인 '시스' 코일에서 직선의 '트랜스' 배열로 변경시킨다. 그리고 트랜스 지방산은 자연적으로 시스 상태로 존재하는 세포막의 지방으로 합일해서 막구조를 약화시키고 세포막에 박혀 있는 인지질 의존 효소의 기능을 떨어 뜨린다.[101, 102, 218, 219] 세포막을 합성하는 효소에 의한 기질인지는 이 두 가지 형태를 구별하지 못하기 때문이다.[102]

이미 설명했듯이 세포막을 구성하는 인지질은 자유라디칼에 의해 쉽게 손상된다. 과산화 지방을 식이로 섭취하면 이러한 손상이 발생한다. 이 과정에서 가스크로마토그래피로 측정해보면, 프로스타글란딘 전구물질인 아라키돈산과 리놀레산linoleic acid이 고갈된다.[101, 102] 트랜스 지방을 함유하고 있는 세포막은 유동성이 저하되고 투과성이 증가되어 나트륨, 칼륨, 칼슘, 마그네슘, 그리고 다른 기타 물질의 이동을 방해한다. 인슐린과 기타 호르몬 수용체가 방해를 받는다.[98, 101, 102] 지방산의 트랜스 이성체화로 인한 손상은 지질 과산화물이 있으면 더 커지게 된다.[98, 101, 102]

일반적으로 식이 지방과 기름의 품질에 대해서는 그다지 관심을 기울이지 않고 있다. 지질 과산화물과 트랜스 이성체화와는 관련이 없는 포화지방산과 불포화지방산의 비율만을 강조하고 있다. 기존의 인식과는 반대로 불포화지방은 포화지방보다 독성이 강하며 더 유해하다.[102] 마가린은 버터보다 과산화물과 트랜스 지방산을 더 많이 함유하고 있다. 모든 지방과 기름을 적절히 소비하는 것이 바람직하다.[102] 역학적으로도 마가린 소비는 예방적인 효과가 있다는 광고와는 반대로 심장 질환의 위험요인으로 알려졌다.[192]

식이 지방의 양과 질은 불포화와 포화지방산의 비율보다 오히려 더 중요하다.[98, 101, 102] 식이 지방과 기름을 신선한 미가공 음식 형태로 섭취한다면 산화가 최소화되어 정상적인 시스 지방산 배열을 가진 건강한 세포막을 형성할 것이다. 그러면 프로스타글란딘의 균형도 정상으로 유지된다. 완전 포화지방은 쉽게 산화되지는 않지만 모든 동물의 지방은 일부 불포화지방산과 콜레스테롤을 가지고 있으며 이 두 가지는 산화에 민감하다. 동물실험에서 식이 콜레스테롤의 단 1%만이 산화 형태로 섭취되더라도 죽상동맥경화증의 원인이 될 수 있다고 나타났다. 산화방지제의 보충이 이러한 위험을 감소시킨다.[144, 145, 193]

그러면 위험을 초래하지 않는 범위에서 허용되는 식이 지방과 기름의 양은 어느 정도인가? 입증된 자료에 의하면 식이 칼로리의 25~35% 정도의 지방은, 위에서 언급했듯이 지방의 출처와 질에 대해 주의를 기울이고, 비타민과 무기물 미량원소를 보충한다면 안전하고 영양적인 것으로 나타났다.[101, 102] 지방이 더 많이 산화될수록 허용치는 더욱 낮아진다. 미국에서 식이 칼로리의 평균 45%가 지방으로 소비되며 대부분 질이 낮고, 산패도나 트랜스 이성체화를 고려하지 않고 있다고 한다. 이런데도 인구의 절반은 영양 보충제를 거의 섭취하지 않는다. 냉동시킨 음식은 지질 과산화가 더욱 천천히 발생한다.[102]

자유라디칼 손상은 노망과 치매 그리고 알츠하이머와 파킨슨 증후군을 비롯한 기타 신경계통 질환의 원인이 된다. 모든 기관 중에서 뇌와 척수는 가장 고농도의 지방을 함유하고 있다. 신경계 지방은 불포화 아라키돈산과 도코사헥사노산docosahexanoic acid, DHA이 많이 들어 있다. 지질 과산화 비율은 불포화 탄소 이중결합의 수에 따라 증가하기 때문에 도코사헥사노산과 아라키돈산은 대부분의 다른 지질보다 더욱 쉽게 과산화된다. 따라서 뇌와 척수는 추가적인 산화방지제 보호가 필요하다.

추가적인 보호 작용을 위해 혈액뇌장벽의 물질대사적인 활성 펌프를 통해 뇌에서 비타민C가 응축된다. 아스코르브산염은 다른 기관보다 뇌와 척수에서 100배 더 응축되어 있다.[102] 두 개의 아스코르브산염 펌프가 순차적으로 작용한다. 첫 번째는 혈액에서 뇌척수액까지 농도를 열 배 증가시킨다. 두 번째 펌프는 뇌척수액과 경막하강 사이에 다른 인자에 의해 열 배로 비타민C를 응축한다. 뇌척수액에서 비타민C의 소실률로 허혈과 외상성 신경증에 따른 중추신경계에 대한 지질 과산화와 손상의 정도를 알 수 있다.[194, 195]

자유라디칼 방어에 의한 치료 효과를 입증하기 위해 척추가 손상된 동물을 대상으로 실험했다. 척수의 경미한 타박상으로 인해 신경전달 경로를 둘러싸고 있는 불포화지방산층이 급속하게 파괴된다. 타박상에 이어 모세혈관에서 혈액이 누출된다. 적혈구가 용혈이 되어 유리 철분과 구리를 방출한다. 이러한 금속성분은 강력한 촉매이며 산소와 반응하여 지질 과산화율을 대규모로 증가시킨다.[102] 동물실험에서 산화 손상과 염증의 연쇄 반응은 다음과 같은 두 가지 방식으로 소멸되었다. 1) 척수를 노출시켜 다이메틸설폭시화물DMSO, dimenthyl sulfoxide과 같은 자유라디칼 청소제로 세척했다. 2) EDTA를 함유하는 킬레이션 솔루션으로 손상 부위를 세척함으로써 철과 구

리 촉매를 불활성화시켰다.[102, 109, 140, 191, 196-198]

DMSO를 정맥주사로 대량 투여하면 척수와 뇌 손상 환자의 마비와 영구 장애를 예방할 수 있는 것으로 보고되었다. 초기 30분 이내, 늦어도 두 시간 이내에 치료가 시작되는 경우에 그 효과는 예상한 것과는 달리 기대 이상으로 호전된 것으로 나타났다.[199-214]

식이 지방의 제한과 함께 EDTA 킬레이션 요법은 다발성 경화증[MS]의 진행을 완화시키거나 일시적으로 역전시킨다고 밝혀졌다.[34, 215, 216] 다발성 경화증 환자는 뇌와 척수의 신경로를 다발성 경화증의 원인 결과의 고리에서 일부에 불과하지만, 때로는 절연하는 지방 미엘린[myelin]층의 변성을 겪게 된다. 지질 과산화는 다발성 경화증의 원인 결과의 고리에서 일부에 불과하지만 때로는 자유라디칼 병리를 감소시키는 치료 방법을 사용하여 이러한 파괴적인 질환을 지연시킬 수 있다.

흡연과 음주

상습적인 흡연과 과도한 음주는 질환을 유발하고 수명을 단축시킨다. 알코올은 간에 손상과 경화를 일으키고 구강과 소화기관에 암을 유발한다.[217] 알코올은 물질대사를 통해 강력한 자유라디칼 전구물질인 아세트알데히드[acetaldehyde]로 변환된다. 아세트알데히드는 포름알데히드[formaldehyde](방부처리액)와의 관련성이 크며, 자유라디칼 반응에 의해 결합 조직의 교차결합을 유발한다(마치 가죽을 무두질하는 것처럼).[101, 102, 218, 219] 따라서 알코올성 간경변은 문자 그대로 죽기 전에 미리 하는 방부처리인 셈이다.

담배 연기에는 자유라디칼의 강력한 전구물질인 다핵의 방향족 탄화수소가 함유되어 있다. 이러한 물질은 인체의 자유라디칼 방어

기제를 압도하고 암, 죽상동맥경화증 그리고 기타 노화 관련 퇴행성 질환의 발현을 촉진할 수 있다.[220] 가공 담배는 납보다 독성이 열 배나 강한 중금속인 카드뮴을 함유하고 있으며 이는 자유라디칼 반응의 촉매로 작용하여 금속 활성 효소에 들어 있는 아연을 제거한다.

세포막 물질대사

인체 내의 모든 세포는 양극형태의 지방인 인지질 막으로 둘러싸여 있다. 이러한 막에는 주요 단백질, 효소, 분자 펌프, 여러 가지 호르몬과 펩티드peptide의 수용체 등이 있다. 세포막은 물질대사적으로 매우 활성적이고 점성 액체의 특성을 갖고 있다. 그리고 끊임없이 변화한다. 세포막은 세포의 내외에서 물질을 유지하기 위해 일방향 투과성을 가지고 있다. 수용성 인지질 분자의 끝은 수용액에 젖은 세포막의 표면의 내외에 줄지어 결속되어 있다. 지용성 무극성 후미는 막의 중심을 향하며, 반대 표면에서부터 확장되는 유사한 분자의 지방 꼬리와 결합하여 세포벽막의 내부를 가로지른다. 막 인지질은 꾸불꾸불한 정상적인 시스 배열로 서로 꼬이면서 결합되어 있고 세포벽 단백질, 효소, 그리고 기타 막 구성 성분을 통제하기 위해 적절한 위치에 자리 잡고 있다. 건강한 지질의 시스 만곡률은 세포막의 보전과 물질대사 작용에 반드시 필요하다.[98, 101, 102]

비산화 콜레스테롤은 세포막 내에 널리 분포되어 있으며 산화방지제로서 작용한다.[102] 음식의 가공 과정에서 생성된 산화 식이 콜레스테롤은 이러한 방어기제를 제공하지 않으며 동맥경화를 유발한다.[102, 144] 자유라디칼이 세포 주변에서 생성될 때 손상을 방지하기 위해서 비산화 콜레스테롤, 비타민C, 비타민E, 조효소 Q-10 그리고 전체적인 산화방지제 방어기제의 배열이 필요하다.

세포막의 두께는 거대 효소 단백질로 완전하게 채워지며 물질대사적으로 능동적인 '펌프'로서 작용한다. 외부는 원형질에 잠겨 있으며 세포 내의 세포질까지 이어져 있다. 그중 한 가지 펌프는 강력한 확산의 기울기에 대항하여 나트륨 이온은 세포 밖에, 칼륨 이온은 세포 안에 붙잡아 둔다. 또 다른 펌프는 세포 밖에 칼슘은 세포 안에 마그네슘 이온을 붙잡아 둔다. 미토콘드리아, 리소좀, 소포체, 골지체, 핵DNA 등을 비롯한 세포기관들은 유사 양극 지질막으로 둘러싸여 있는데, 이는 또한 에너지 의존 이동 작용기전을 많이 가지고 있다. 미토콘드리아막은 안전한 에너지 생성을 위해 필요한 산화방지제인 조효소 Q-10으로 보호된다. 미토콘드리아는 세포의 발전소이며 산화 인산화반응의 과정에서 전자가 이동하는 동안 자유라디칼을 지속적으로 생성한다. 미토콘드리아가 손상을 입으면 노화가 일찍 오게 된다. 자유라디칼에 의한 미토콘드리아의 손상을 방지하기 위해서는 여러 가지 산화방지제가 필요하다.[98, 101, 102]

신경전달 물질의 세포막 수용체, 인슐린, 수백 가지의 올리고펩티드oligopeptide 조절인자, 호르몬 등도 자유라디칼에 의해 손상되기 쉽다. 노화로 인해 칼슘-마그네슘 펌프와 나트륨-칼륨 펌프가 약화되어 유해한 수준의 칼슘과 나트륨이 세포로 유입된다. 자유라디칼은 핵공과 염색체 변형을 동반하는 핵막 손상을 일으켜 돌연변이를 유발하여 단백질 합성과 세포 복제의 손상을 초래한다. 자유라디칼에 의한 DNA의 돌연변이는 조절 불가능한 세포 분열과 암을 초래할 수 있다.

자유라디칼은 구아닐산 시클라아제guanylate cyclase의 작용을 증가시켜 조절 불가능한 세포 증식을 자극할 수 있다. 림프 조직은 불포화지방산이 매우 풍부해서 자유라디칼 손상은 면역체계를 쉽사리 비정상적으로 만들 수 있다.[102] 따라서 면역체계는 자가 면역 질환을 일으키거나, 병원균과 암세포를 인지하여 파괴시키는 능력이 약화된다.[98, 101, 102, 106]

칼슘 물질대사

자유라디칼이 칼슘-마그네슘 펌프 작용을 손상시키면 칼슘이 세포로 과도하게 확산된다. 칼슘은 정상적으로 세포 안에서보다 세포 밖에서 만 배 이상 농축되어 있다. 칼슘 펌프는 이러한 농도 기울기에 대항하여 지속적으로 작용해야 한다. 마그네슘의 경우는 그 반대이다. 펌프가 칼슘이 세포로 유입되는 것을 막지 못하고 마그네슘의 유출을 방어하지 못하면 세포는 독성으로 오염되어 곧 죽게 된다.

칼슘은 포스포리파제phospholipase-A2를 활성화시켜, 세포막 인지질에서 아라키돈산을 잘라낼 수 있게 한다. 아라키돈산 수치가 정상보다 증가하면 프로스타글란딘과 류코트리엔이 불균형을 이루어 이러한 과정에서 자유라디칼은 더 많이 생성된다.[101, 102] 류코트리엔은 강력한 염증 매개체로서 백혈구를 유인한다. 앞에서 언급했듯이, 백혈구는 포식작용을 하는 동안 자유라디칼을 분비한다. 류코트리엔의 자극을 받은 백혈구는 국부적인 산화방지제 방어를 압도하여 부적절한 염증을 유발하고 조직 주변을 손상시킨다.[101, 102, 227] 작은 모세혈관과 세동맥이 팽창하여 부종을 일으키고 혈관벽을 통해 적혈구를 유출시킨다. 혈소판은 미세혈전을 만든다. 적혈구는 용혈되어 유리, 구리와 철을 방출한다. 이는 산화 작용을 촉진하여 주변 조직을 손상시킨다. 이로 인해 염증성 연쇄 반응이 일어나게 되고 정상적인 조절 기능을 할 수 없게 된다.

자유라디칼 손상으로 인해 동맥혈관의 평활근 세포로 칼슘이 유출된다. 칼슘은 칼모듈린calmodulin과 결합하여 미오신 키아나제myosin kinase를 활성화시키고 이는 다시 미오신을 인산화시킨다. 미오신과 액틴actin이 수축되어 근육세포가 수축하게 된다. 이러한 작용으로 동맥혈관의 평활근 세포 내에 칼슘이 과도하게 축적되어 경련이 일어난다. 심근 세포에서도 동일한 현상이 발생한다. 동맥을 감싸고 있는 근섬유가 수축하면 혈류가 감소한다. 칼슘 통로 차단제가 칼슘의 비정상적인 세포 유입을 지연시켜 증상을 완화시키지만, 자유라디칼이 세포막을 파괴시킨 근본적인 문제를 바로잡지는 못한다.[101, 102, 222]

심근세포는 세포 내 과도한 칼슘으로 약화되어 산소 이용 효율이 감소하고 이미 손상된 관상동맥계에 추가적인 부담을 준다. 관상(또는 다른) 동맥이 죽상동맥경화 플라크로 부분적으로 폐색되는 경우에는 기존의 부분적 차단 때문에 경미한 경련으로도 쉽사리 허혈이 발생할 수 있다. 관상동맥에 플라크가 전혀 없이 경련만으로도 심근경색이 발생할 수 있다.[223] 자유라디칼을 만나면 혈소판은 트롬복산과 세로토닌serotonin을 방출한다.[101, 102] 트롬복산과 세로토닌도 동맥 경련을 일으킨다.

세포 내에 칼슘 과잉의 원인은 여러 가지가 있다.

물질대사적으로 단백질과 결합하지 않은 이온화된 원형질 칼슘은 나이가 들면서 서서히 증가한다. 세포 바깥에 이온화된 칼슘의 농도가 높을수록 과도한 칼슘이 쏟아져 들어오는 것을 방지하기 위해 더 열심히 칼슘 펌프가 작동해야 한다. 자연적으로 발생하는 칼슘 통로 길항제는 칼슘의 유입을 완만하게 지연시킬 수 있다. 이러한 길항제로는 식이 마그네슘, 망간, 칼륨 등이 있다. 일반적인 미국인의 식단에서 마그네슘과 망간 섭취량은 충분하지가 않다.[170] 음식으로 칼륨이 결핍되지는 않지만, 일반적으로 칼륨에 비해 식이 나트륨의 비율이 지나치게 높아서 나트륨이 과도하게 세포로 유입되어 신진대사를 약화시킨다. 이뇨제 치료로 인한 칼륨과 마그네슘의 손실은 이러한 문제를 심화시킨다.

에너지 물질대사의 효율은 스트레스로 저하될 수 있다. 스트레스는 순환 카테콜아민catecholamine을 증가시키고 에이티피아제ATPase의 생성을 억제한다. 칼슘과 나트륨 펌프 작용 모두 에이티피아제를 필요로 한다. 스트레스를 받으면 마그네슘-칼슘 에이티피아제와 나트륨-칼륨 에이티피아제 모두가 상대적으로 억제되기 때문에 세포는 칼륨과 마그네슘을 잃고 칼슘과 나트륨을 많이 보유하게 된다.

카테콜아민은 물질대사 작용을 할 때 자유라디칼을 생성한다.[101, 102] 중추신경계에서 자유라디칼이 방어기제를 초과하면 스트레스 관련 카테콜아민이 신경세포 수용체를 손상시킨다. 이를 통해 스트레스성 신경장애를 부분적으로 설명할 수 있다. 도파민dopamine의 분해 생성물인 카테콜아민 신경전달 물질은 또한 뇌의 신경세포 수용체 부위에 자유라디칼 손상을 초래할 수 있다. 이는 파킨슨 증후군과 일부 정신분열증 형태의 한 가지 요인으로 간주된다.[224] 노르에피네프린norepinephrine에 대한 신경세포 수용체도 자유라디칼로 손상될 수 있으며 이때 우울증이 발생한다. 카테콜아민 유도 자유라디칼로 인해 심장 질환이 나타난다는 것도 밝혀졌다.[225]

최근의 동물실험에서 스트레스를 받는 영장류는 보호하는 음식을 섭취하는 동안에도 죽상동맥경화증의 발병이 증가하는 것으로 나타났다. 카테콜아민 물질대사의 증가로 인한 자유라디칼 증가가 이를 설명해준다.

일부 전문가들은 알츠하이머 유형의 치매는 자유라디칼에 의한 뇌세포의 파괴로 유발된다고 생각하고 있다.[204] 철분 킬레이션 제재인 디페록사민deferoxamine으로 치료한 후에는 이러한 치매 증세가 억제되거나 개선되었다고 밝혀졌다.[226] EDTA는 철과 알루미늄 성분도 매우 효과적으로 제거한다. 결합상태가 아닌 유리 철분은 강력한 지질 과산화 촉매이다. 파킨슨과 알츠하이머 질환이 걸린 뇌에서는 지질이나 단백질 분해 색소와 결합한 알루미늄이 축적되어 있는 것이 발견된다. 하지만 이러한 것이 동맥 플라크에 축적된 칼슘과 콜레스테롤처럼 직접적인 원인이 아니라 결과로 생긴 현상인지 여부는 알려지지 않았다.

자유라디칼 병리의 중요성이 인식되기 전에 EDTA 킬레이션 요법이 칼슘 물질대사 작용에 중요한 효과를 나타낸다고 여겨졌다. 지금은 칼슘이 자유라디칼 손상으로 형성된 연쇄 반응 가운데 하나에 불과하다는 사실이 더욱 신빙성이 있어 보인다. EDTA는 여러 방법으로 칼슘 대사에 영향을 줄 수 있지만 칼슘에 대한 직접적 작용만으로 킬레이션에 수반하는 여러 가지 효과를 설명하기에는 적절하지 않다.

EDTA가 주입되는 동안 이온화된 원형질 칼슘이 저하된다. 그러면 인체는 부갑상선 호르몬을 생성하여 생체항상성을 유지하려고 한다.[227] EDTA로 증가된 부갑상선 호르몬이 서너 시간 간격으로 박동 분출되어 뼈 대사에 미치는 효과를 측정할 수 있다.[228] 기본다중세포단위BMU, Basic Multicellular Unit 이론으로 알려진 뼈 대사의 프로스트Frost 개념은 다른 전문가들도 받아들이고 있다.[229] BMU 이론은 골다공증과 골감소증의 원인과 치료법을 설명하는 데 도움이 된다.

BMU는 대사적으로 활성 세포 그룹으로서 뼈 조직의 약 0.1입방

밀리미터의 회전을 조절한다. BMU가 활성화되는 경우 초기 3~4주간의 뼈 흡수(뼈 파괴 단계)를 구성하는 순환을 거치고 이후에는 2~3개월 동안의 뼈 재형성(뼈 형성 단계) 과정이 이어진다. 전체 3~4개월 순환의 끝에서 골밀도의 순수 증가와 감퇴는 뼈 회전율과 완전도에 따라 달라진다. BMU를 조절하는 호르몬으로는 칼시토닌calcitonin, 성장 호르몬, 티록신thyroxin, 부신 코르티코스테로이드adrenal corticosteroid 등이 있지만 가장 중요한 조절 인자는 부갑상선 호르몬이다.[228]

만성적으로 수치가 높은 부갑상선 호르몬은 오랫동안 뼈 파괴의 원인이라고 알려져 왔지만 정맥주사 EDTA 킬레이션 요법 동안 부갑상선 호르몬이 짧게 박동적으로 증가되면 뼈 생성도 증가한다.[52, 230]

이 장에서 설명하는 (자유라디칼) 이론이 물론 더욱 중요하겠지만, 박동성 부갑상선 호르몬 분비에 의한 BMU의 동화작용이 킬레이션 환자에게서 나타나는 지연된 효과를 설명해주는 한 가지 가설이 될 수 있다. 새로운 뼈 형성에 사용되기 위해 칼슘 침전물이 동맥과 기타 연조직에서 제거될 수 있다는 이론이 제시되고 있다.

최초 연구에서 멜처와 키첼은 심장 질환으로 심각한 장애를 겪었고 난치성 협심증을 앓고 있는 남자 환자 10명을 치료하기 위해 EDTA를 사용했다. EDTA를 약 20회 주입한 후에 나다난 실망스러운 결과로 인해 치료를 중단했다. 3개월 후, 흡연을 삼가거나 영양 보충을 개선하는 것과 같은 생활방식의 변화가 없었는데도 10명 가운데 9명의 협심증이 상당히 완화된 것으로 보고되었다.[7] 완전한 효과가 이렇게 3개월이 지나 나타난 것에 대해 그 후 수년간 킬레이션 전문의들은 그 원인을 연구했다. 완전한 효과가 3개월 뒤에 나타나는 것은 EDTA가 일부 장기적으로 작동하는 치료 기전을 활성화시킨다.

이와는 별개의 이야기지만, 에스트로겐 투여를 하지 않은 폐경 여성은 난포자극 호르몬FSH이 상당히 증가한다. 증가된 FSH는 BMU 세포의 새로운 뼈 형성을 방해하여 폐경 골다공증의 원인으로 간주된다.[231]

자유라디칼 병리 작용이 발견되기 전에는 병리적인 교차결합과 죽상동맥경화 플라크의 칼슘 제거 작용으로 킬레이션 효과를 설명했다. 분자 교차결합의 교정 또한 EDTA의 중요한 효과가 될 수 있다. 부적절한 교차결합으로는 노화로 증가하는 자유라디칼에 의한 이황화물 결합과, 칼슘, 납, 카드뮴, 알루미늄, 그리고 기타 금속성분 등과 같은 2가의 양이온에 의한 분자 간 연결이 있다. EDTA는 이러한 금속 성분을 제거할 수 있다. 또한 킬레이션은 비정상적인 이황화물 교차결합을 줄일 수 있다. 분자 간 교차결합이 감소하여 노화로 인해 소실된 혈관벽과 조직의 탄력성이 회복된다(상세 내용은 본서 3장에서 기술).[36, 37]

혈류는 임상적으로 두드러지게 개선되었음에도 동맥조영상으로는 확인이 안 될 수도 있다. 서문에서 언급했듯이 연구 결과, 동맥조영상은 제한적이고 ±20% 내에서 동맥의 직경만을 측정할 뿐이라고 나타났다. 언뜻 이해하기 어렵지만 혈류의 혈흐름이 완전하다면 동맥의 직경이 불과 19%만 증가하여도 혈류량은 두 배가 된다는 것은 사실이다. 플라크가 끼인 혈관의 난류에서 직경의 증가율이 10% 미만이어도 혈류량은 두 배로 증가한다. 생리학 교과서에 설명되어 있듯이 이는 푸아죄유Poiseuille의 혈역학 법칙으로 입증할 수 있다.

순환이 억제된 기관에서 혈류가 25% 증가하면 기능이 현저하게 개선되고 증상이 없어질 수 있다. 동맥조영상이나 초음파 영상으로는 이러한 작은 정도의 직경 변화를 확인하지 못할 수 있다.

EDTA 킬레이션 요법

EDTA는 자유라디칼의 생성을 상당히 감소시킬 수 있다.[102, 143, 232] EDTA가 촉매 역할을 하는 금속이온과 결합하여 자유라디칼 반응을 억제한다. 미량의 미결합 금속이온이 있어야 조직에서 자유라디칼의 조절 불가능한 증가의 촉매 역할을 한다. 따라서 EDTA는 이러한 이온상태의 금속과 결합하여 이를 화학적으로 무력하게 하여 인체에서 신속하게 제거한다. 지질 과산화를 촉진하는 데 필요한 금속이온의 양은 극히 작아서 증류수에 남아 있는 극소량만으로 이러한 반응을 유발하여 촉진시킨다.[102, 176] 금속 효소와 결합한 금속 성분은 단단히 결합되어 있어 EDTA에 접근하기가 매우 어렵다. 그러나 일부 필수 요소들은 간단하게 제거되므로 건강기능식품으로 보충을 해야 한다.

지질 과산화를 촉진하기 위해 금속이온은 전기적 원자 한 단위를 쉽게 변화시켜야 한다. 구리는 비록 인체에서 충분하게 퍼져 있지 않기 때문에 임상적으로 중요하지 않긴 하지만, 두 가지 필수 영양소인 철과 구리는 잠재적으로 가장 강력한 지질 과산화 촉매제이다. 노화로 인해 촉매 철은 관절액과 뇌척수액의 인지질 세포막 부근에 축적된다. 외상과 허혈이 있으면 이것이 조직으로 방출된다. 이러한 세포 바깥의 미결합 형태의 철은 자유라디칼 손상을 유발하는데, 그 임상적인 증거가 바로 염증이다.[110, 119, 121, 233-238]

중금속 독성

EDTA는 오랫동안 중금속 중독에 대한 치료법으로 인정받아 왔다. 독성이 있는 중금속은 여러 가지 방법으로 신진대사 작용을 방해할 수 있다. 납, 수은, 카드뮴과 같은 유독성 금속은 단백질 분자의 유황을 함유한 아미노산과 강렬하게 반응한다. 납이 효소 속의 시스테인이나 메티오닌 부분의 유황과 반응하는 경우에 효소 작용이 저하되거나 파괴된다. 그리고 납은 아연 의존 효소에서 아연과 치환된다. 킬레이션 요법은 이러한 유독성 금속을 제거하여 효소를 재활성화한다. 인체 뼈의 평균적인 납 농도는 산업혁명 이래로 약 1,000배 정도 증가했다.[239] 뼈의 납 성분은 다른 중요한 기관과 균형을 이루고 있다가 열이 나거나 스트레스를 받으면 순환계로 방출되어 견디기 어려운 상태일 때 독성을 증가시킨다.[240]

납은 글루타티온과 글루타티온 과산화효소peroxidase의 산화방지 기능을 파괴한다. 납은 유황 함유 글루타티온과 강렬하게 반응하며 자유라디칼의 중화를 방해한다. 앞에서 언급했듯이 환원 글루타티온은 비타민E와 C, 글루타티온 과산화효소, 글루타티온 환원효소, NADH 등의 재생에 필수적인 산화방지제이다. 따라서 납은 산화방지 전 과정에서 자유라디칼 방어 작용을 파괴한다.

납은 유황보다 더욱 강렬하게 셀레늄과 작용하여 셀레늄 함유 효소와 글루타티온 과산화효소를 불활성화한다. 산화방지 재생 기능과 더불어 이들 효소는 지질 과산화물을 직접적으로 방어한다. 다른 유독성 중금속도 글루타티온 과산화효소를 불활성화시킨다. 이러한 금속 성분의 농도 검사와 미량원소의 영양 상태의 적합도에 대한 임상적 평가는 킬레이션 요법에 앞서 환자의 초기 상태를 진단하는 데 중요하다(38절 참조).[170, 241-266]

보고된 EDTA 킬레이션 요법에 의한 다양한 효과는 위의 개념들을 바탕으로 이해할 수 있다. EDTA는 금속 함유 효소나 금속 결합 단백질과 견고하게 결합되어 있는 금속 이온은 쉽게 킬레이트화시킬 수 없다. 반면에, 비결합 형태로 축적되는 금속은 조절 불가능한 지질 과산화의 촉매로 작용할 수 있어 EDTA는 쉽게 이들과 결합하여 제거할 수 있다. 철은 노화에 따라 비정상적인 위치에 축적되는데 거기에서 자유라디칼 손상을 촉진한다.[34, 233-238] EDTA는 칼슘보다는 철이나 기타 잠재적 자유라디칼 촉매와 더욱 견고하게 결합한다. EDTA는 그러한 이온이 존재하지 않는 경우에만 칼슘과 결합한다.[34]

여성의 가임기 동안에 철은 서서히 축적되는데 매달 월경으로 배출되기 때문이다. 매달 이러한 월경으로 인한 철 손실 때문에 젊은 여성들은 죽상동맥경화증을 상당히 예방할 수 있다. 하지만 이러한 방어기제는 폐경으로 사라진다. 혈청 페리틴ferritin과 트랜스페리틴transferritin 포화로 확인되는 철의 축적은 폐경기 전의 여성보다 남자에게 네 배 더 많이 축적된다. 따라서 이와 동일한 연령대에서 죽상동맥경화증은 남자가 네 배 이상 더 많다.[267] 프레이밍햄Framingham 연구 자료는 자궁적출술을 받은 지 2년 후 호르몬의 대체 여부와는 상관없이 여성의 심장혈관 질환 발병 위험이 남자와 동일해졌다는 사실을 보여준다. 난소가 제거되지 않더라도 마찬가지였다.[268-270] 이러한 조사 결과로 폐경 전 여성의 죽상동맥경화증 감소의 주요한 원인으로는, 물론 에스트로겐이 산화방지 효과를 가지고 있지만, 철의 축적이 느리기 때문이라는 것을 알 수 있다.[271] 혈액은행에 정기적으로 헌혈을 하는 경우 기대 수명을 상당히 연장시킬 수 있다.[272] 철이 지질 과산화의 강력한 촉매라는 사실이 이러한 임상과 역학적 결과 간의 관련성을 나타낸다. EDTA는 미결합 철에 대해서 친화력이 매우 높아서 인체로부터 이를 빨리 제거할 수 있다.

생리학적 pH에서 다양한 금속에 대한 EDTA의 친화력은 안정성이 낮은 순서로 아래에 나와 있다. 더욱 견고하게 결합된 금속을 만나면 EDTA는 친화력이 더 낮은 금속을 방출하고 친화력이 더 큰 금속과 결합한다.[273] 칼슘은 목록의 아랫부분에 있으며 철과 유독성 금속은 윗부분에 있다.

크롬 2+
철 3+
수은 2+
구리 2+
납 2+
아연 2+
카드뮴 2+
코발트 2+
알루미늄 3+
철 2+
망간 2+
칼슘 2+
마그네슘 2+

임상에서 상당량의 EDTA가 있어도 크롬, 수은, 구리 등이 제거되지 않는 것은 이러한 성분들이 체내에서 EDTA보다 더 견고하게 결합되어 있다는 것을 의미한다. 마그네슘은 칼슘 길항제이고 많은 킬레이션 환자들에게는 상대적으로 결핍되어 있다. 마그네슘은 EDTA로 제거될 가능성이 매우 적다. 일반적으로 EDTA는 마그네슘 EDTA 형태로 주입되어 전달체계가 효율화된다. 마그네슘 저장량을 증가시키고 주입 부위의 통증을 감소시킨다.

EDTA가 자유라디칼을 지속적으로 억제한다는 사실은 스위스 연구 자료로 설명할 수 있는데, 이 연구에서는 킬레이션 치료를 받은 대규모 환자 집단을 18년 이상 관찰한 결과 암 사망률이 90% 감소했다고 보고되었다(12절). 킬레이션 치료 집단을 통계적으로 맞춘 대조군과 비교했다. 치료를 받지 않은 집단의 암 사망률은 예전에 EDTA 치료를 받은 집단의 사망률과 비교해보면 열 배가 더 높았다(P=0.002).[38] 심장혈관 질환 사망률이 상당히 감소한 것도 확인되었다. 암과 죽상동맥경화증의 한 가지 공통점은 분자에 대한 자유라디칼 산화 손상이다.[98, 101, 102] 이 연구에서 칼슘-EDTA가 시술되었고 이는 결과의 설명에 칼슘 물질대사에 영향을 미치는 모든 직접적인 효과를 배제한다. 자유라디칼 촉매의 제거가 원인으로 보인다. 데모포울로스^Demopoulos^는 처음으로 자유라디칼 병리를 통제하기 위해 킬레이션을 사용해야 한다고 제안했다.[102, 121] 그리고 많은 산화방지제가 킬레이션 특성을 가지고 있다고도 지적했다.[98]

EDTA는 미토콘드리아 산화인산화 반응의 효율을 높이고 동맥혈류에 미치는 영향과는 별도로 심근 기능을 향상시킨다.[274] 철분 킬레이트화제인 디페록사민 치료는 철분 축적이 증가한 환자의 심기능을 개선시키는 것으로 나타났다.[275] 그리고 동물실험에서 디페록사민으로 철분을 제거한 결과 염증 반응을 감소시키는 것으로 나타났다.[276] 설리번은 남자와 폐경기 여성의 죽상동맥경화증 위험을 감소시키는 방법으로서 정기적인 헌혈의 효과에 대해 연구해야 한

다고 주장했다(2절 참조).[271-272]

자유라디칼로 인한 손상을 감소시킴으로써 EDTA 킬레이션 요법은 자연 치료를 지지하는 효과가 있다. 손상된 조직을 치유하려면 시간이 필요하다는 것이 킬레이션 치료를 한 후 몇 개월이 지나야 완전한 효과가 나타나는 것을 설명해준다. 질환 진행의 잠재적인 원인을 제거하고 그후에 치유 기간을 두게 되면 EDTA 치료는 단지 증상만 억제하는 다른 다양한 치료법보다는 그 효과가 훨씬 더 우수한 것으로 보인다.

킬레이션과 죽상동맥경화증

손상으로 출혈이 생기면 생체항상성 작용은 출혈로 인한 사망을 방지하기 위해 혈류를 신속하게 중단시킨다. 혈액 손실을 제한하기 위해 일련의 복잡한 기전이 작용하는데 호르몬, 프로스타글란딘, 피브린, 트롬보플라스틴 등이 그것이다. 프로스타글란딘은 내피세포와 혈소판에서 끊임없이 매우 빠르게 생성되고 소멸한다. 프로스타글란딘은 몇 초 이내인 반감기를 가지고 있으며 정상적인 혈류를 유지하기 위해서는 다양한 이형 간의 비율과 적절한 조절 속도를 유지하며 지속적으로 합성되어야 한다.

이러한 점에서 가장 중요한 두 가지 프로스타글란딘은 프로스타사이클린과 트롬복산이다. 프로스타사이클린은 혈소판 응고를 저하시키고 혈액 세포와 원형질의 자유로운 흐름을 촉진하며 피브린 침전과 혈전 형성을 감소시킨다. 프로스타사이클린은 동맥혈관벽을 감싸는 근섬유를 이완시켜 경련을 감소시킨다. 트롬복산은 그 반대로 작용한다. 혈관벽에 강렬한 경련을 유발하고 혈전 형성을 자극한다.[277] 얼핏 단순하게 생각하면 트롬복산은 좋지 않고 프로스타사이클린은 괜찮은 것으로 여겨질 수 있다. 실제로, 한편으로는 손상과 출혈을 방지하기 위해서, 다른 한편으로는 정상적인 순환을 유지하기 위해 이 두 가지의 적절한 균형이 유지되어야 한다.

프로스타사이클린의 합성은 지질 과산화물과 자유라디칼로 인해 상당히 억제되지만 트롬복산 생성은 별 영향을 받지 않는다. 과산화 지방과 기름의 식이 섭취와 지질 세포막의 인접 과산화로 인해 지질 과산화물이 존재한다면 프로스타사이클린의 생성이 감소되어 트롬복산의 균형을 유지하려고 한다.[101, 102, 278]

혈역학적 스트레스로 인해 혈관 내피는 지속적으로 손상된다. 손상은 면역 이상이나 박테리아에 의해 일어날 수도 있다. 건강한 혈관의 미세한 손상은 혈소판층이 보호 덮개로 손상된 표면을 도포하여 빠르게 회복된다.[145] 자유라디칼 방어가 적합하지 않고 국소 통제가 가중되어 혹사된다면 자유라디칼의 국소 증가로 인해 프로스타사이클린의 생성이 차단된다. 프로스타사이클린이 없으면 트롬복산은 경쟁자가 없어지게 되고 동맥혈관벽의 손상된 부위가 혈소판을 비정상적으로 끌어당긴다. 이로 인해 혈소판끼리 점차적으로 엉겨붙게 된다. 따라서 혈소판이 응집하고, 늘어나는 혈소판층은 백혈구를 유인하여 순차적으로 더 많은 자유라디칼을 생성한다. 피브린과 미세혈전의 망상조직이 형성되어 적혈구가 포획된다. 적혈구의 일부는 용혈되어 철분을 방출한다. 그러면 촉매작용을 하는 철분이 자유라디칼 산화를 폭발적으로 증가시켜서 어떤 콜레스테롤도 산화시키고 세포막의 인지질을 손상시킨다. 혈관을 따라 어느 정도 간격으로 프로스타사이클린 생성은 계속 억제된다.

이로 인한 자유라디칼의 고농축은 동맥 세포의 핵물질에 손상을 줄 수 있어 돌연변이와 무절제한 세포 복제를 일으킨다. 지질 과산화물은 유사 분열mitosis을 촉진시키는 구아닐산 시클라아제의 활동을 증가시키고,[98, 101, 102] 혈소판은 성장 인자를 방출한다. 이러한 일련의 작용으로 인해 죽종(아테롬atheroma)이 생성되는데, 이는 분화도와 기능을 상실하고, 돌연변이가 되어 빠르게 증식하는 다능성세포로 이루어진 일종의 종양이다. 죽종 세포는 상당한 양의 결합조직과 교원질 그리고 엘라스틴elastin을 생성한다. 그리고 대식세포처럼 세포 잔해와 산화 콜레스테롤을 먹어치운다. 벤디트Bendit가 최초로 주장한 죽종 형성의 단일클론monoclonal 이론은[279] 이러한 알려진 사실과 정확하게 들어맞는다. 콜레스테롤은 자유라디칼 작용으로 산화되고 죽종 세포가 흡수한 일부 콜레스테롤 산화 생성물은 비타민D 작용을 한다.[144]

이상은 생체항상성 작용에 대한 자유라디칼 손상 때문에 세포 속 칼슘이 어떻게 비정상적으로 증가하는지를 설명한 것이다. 콜레스테롤의 자유라디칼 산화로 인해 비타민D 효과가 국소적으로 과잉하게 되는데, 이것은 마치 태양광선이 피부의 콜레스테롤로부터 비타민D를 생성하는 것과 유사하다. 플라크가 성장함에 따라 비타민D 작용이 국소적으로 증가하여 칼슘의 축적을 가속화시킨다. 죽종 형성 과정의 후기가 되어서야 칼슘과 콜레스테롤 침전물이 생긴다. 산화방지제 기능으로서 콜레스테롤은 자유라디칼 손상을 억제하기 위해 작용하지만 그 과정에서 자신이 산화된다. 일부 콜레스테롤은 죽종 세포 안에서 합성된다.[280] 따라서 산화 콜레스테롤과 콜레스테롤 에스테르는 플라크 내에 축적된다. 플라크가 점차로 커져서 혈액 공급이 부족해지면 궤양화된다. 궤양이 생기면 플라크의 한가운데는 퇴화되어 다양한 양의 칼슘, 콜레스테롤, 결합조직, 세포 잔해 등을 함유하는 부정형의 섬유지방 덩어리가 된다. 이러한 괴사성

핵은 파열되어 색전증을 일으키는 플라크 부스러기를 쏟아낸다. 자유라디칼은 계속해서 프로스타사이클린을 억제하여 혈소판의 응집이 심화된다. 혈소판은 고농도의 트롬복산과 세로토닌을 방출하여 동맥 경련과 허혈을 일으킨다.

허혈 증상은 일반적으로 혈관이 75% 폐색되어야 나타난다. 과산화 지방이 많은 식품 섭취는 급속한 자유라디칼 손상을 초래하여 갑작스러운 경련의 증가나 급성 혈전증을 촉발하고, 부분적인 폐색이 더해지면 경색이 발생한다.

이러한 형태의 세포 손상은 인체 내 어느 부위에서도 발생할 수 있다. 세포막이 약화되고 손상을 입게 되면 세포는 팽창하거나 죽게 된다. 막펌프 작용은 분리되거나 무력화된다. DNA 손상으로 돌연변이, 죽종, 암 등이 발생한다.[98, 101, 102] 그리고 림프 조직과 기타 면역체계 세포들도 손상을 입게 된다.[98, 101, 102] 결합조직 엘라스틴과 단백질 분자에 교차결합이 발생함에 따라 조직은 경화되어 유연성을 잃게 된다.

이러한 방식으로 손상된 조직은 더 빠르게 노화되어 기관의 기능이 저하된다. 관절은 비대해지고 염증이 발생하며 관절염으로 변형이 된다. 류코트리엔leukotriene 생성과 프로스타글란딘 불균형은 관절과 다른 기관에 염증을 유발한다. 단백질 가수분해 효소를 방출하는 리소좀 파열은 세포의 모든 함유물을 황폐화시킨다. 리소좀은 세포의 소화기관이라고 불리며 파열되는 경우 세포의 자가소화를 초래한다. 자유라디칼은 셀레늄을 불활성화시켜 불활성 셀레늄 화합물을 생성하여 물질대사 셀레늄 결핍을 야기한다. 암 환자들은 가장 필요로 하는 시점에서 정상치의 다섯 배에 이르는 셀레늄을 분비한다.[170]

항체 생성과 세포 면역은 자유라디칼에 의해 손상된다. 면역체계 세포들은 특히 불포화지방이 풍부해서 자유라디칼의 손상에 더욱 취약하다. 산화 콜레스테롤과 지질 과산화물은 강력한 면역억제제이다.[101, 102, 106, 144] 중화되지 못한 항원 물질과 악성 세포는 약화된 면역체계를 압도하게 된다. 소화되지 않은 채로 소화관벽을 가로질러 누출되는 음식 분자들은 면역체계가 잘 견디지 못한다.[281-283] 따라서 특정 음식에 대한 부작용(이른바 '식품 알레르기')이 나타난다. 항원의 포식작용 동안 대식세포의 일반적인 자유라디칼 반응이 무절제하게 증가하여 염증을 유발한다. 다양한 영양식품과 환경적인 노출로 인해 부작용이 촉발되고 면역체계가 민감해진다. 이같은 증상의 원인이 점차로 증가하고 있다. 민감하게 만드는 음식과 기타 촉발 요인들을 삼가는 것이 증상을 조절하는 데 필요하다.[284-288]

인체 내에서 정상적으로 소량 존재하는 효모균인 칸디다 알비칸스Candida albicans에 의해 분비되는 독과 항원특성은 면역체계를 파괴할 수 있다.[289-295] 분투 중인 면역체계는 다른 부위에 과반응하게 되어 건강한 조직을 공격하여 이른바 자가면역증후군을 일으키기도 한다.

죽종과 암 : 둘 다 종양이다

암은 증상을 발견하기까지 수십 년에 걸쳐 진행된다. 암 촉진 요인을 제거한다면, 즉, 영양분을 더 많이 섭취하고, 산화방지제를 보충하며, 생활습관을 개선함으로써 자유라디칼 손상을 복원하고 치료에 도움을 줄 수 있다. 암의 초기 단계에서는 악성 세포가 정상적인 양성 상태로 다시 전환될 수 있는 능력을 가지고 있다. 예를 들어, 흡연자가 금연을 하면 10년 후에는 담배를 전혀 핀 적이 없는

사람들과 암 위험율이 거의 같아진다.[102]

죽상동맥경화 플라크는 실제로 양성 종양인 죽종이며 암과 다소 유사하다. 전이되지는 않지만 부분적으로 커져서 혈류를 차단한다. 원인 인자들이 제거된다면 시간이 지나면서 복원될 수 있다. 자유라디칼 병리는 죽상동맥경화증과 암의 공통분모다.

노화 질환의 치료와 예방

(1) 식이요법

식이 지방과 기름은 총 칼로리의 최대 35% 미만으로 제한한다.[101, 102] 가공, 공기 노출, 가열, 수소화되거나 또는 다른 방법으로 변형된 지방과 지질의 소비는 될 수 있는 한 피해야 한다. 미량원소라 제거된 정제 탄수화물(흰밀가루, 흰쌀, 설탕 등)의 소비는 최소화해야 한다. 총 칼로리 섭취는 지나치지 않게 체중의 20% 이내로 유지해야 한다. 소금의 과도한 사용도 삼가야 한다. 섬유질이 풍부한 전곡Whole grains과 신선한 채소를 함유하고 있는 음식을 섭취해야 한다. 만성 소모성 질환debilitating disease을 앓고 있는 환자들은 이러한 식이요법을 더 엄격하게 지켜야 한다. 임상적으로 개선의 효과가 나타나는 데는 치유에 필요한 기간으로 수개월에서 수년이 걸릴 수 있다.

(2) 영양 보충

과학적으로 균형 잡힌 건강기능식품의 보충은 몸 자체에서 나오는 산화방지 방어기제를 강화한다. 음식만으로 이러한 성분을 충분히 섭취하기는 불가능하다. 건강기능식품 산화방지제와 비타민은 비타민E, C, B-1, B-2, B-3, B-6, B-12, 엽산, 판토텐산, PABA,

베타카로틴, 조효소Q-10, N-아세틸 시스테인, 그리고 마그네슘, 아연, 구리, 셀레늄, 망간, 크롬, 붕소, 바나듐 등을 비롯한 여러 가지 무기물과 미량원소 등을 함유하고 있어야 한다.[170] 미량원소는 과도하게 섭취하면 독성이 생길 수 있으며, 결핍되지 않았는데 철을 보충하게 되면 자유라디칼 손상을 촉진하게 된다. 철은 혈청 페리틴ferritin과 트랜스페린transferrin 포화가 낮아진 것이 확인된 결핍 상태를 치유하기 위해서만 보충해야 한다.[271, 296] 영양에 대해 정통한 보건의료 전문가의 감독하에 미량원소를 보충해야 한다. 식생활 사와 생화학 검사를 통해 각 개인에게 적합한 필요량을 맞춰줄 수 있다.[170, 241-266, 296, 297]

(3) 건강 유해 습관의 개선

담배: 완전한 금연이 최상이지만, 그것이 불가능하다면 흡연을 줄이는 것만으로도 많은 도움이 된다. 담배의 종류로는 궐련초, 파이프 담배, 시가, 코담배, 씹는 담배 등이 있다. 담배는 연소되지 않아도 문제를 일으킨다. 담배를 피우지 않아도 구강과 코 점막을 통해 자유라디칼 전구 물질이 흡수된다. 비교적 건강한 성인이 산화방지제를 보충 섭취하면 약간의 흡연은 암 발생의 위험을 증가시키지 않지만, 소량이라도 죽상동맥경화증의 위험은 커진다.[298]

술: 많은 퇴행성 질환자들은 스스로 술을 잘 견디지 못한다는 것을 알게 된다. 만성 질환자는 일체 삼가하는 것이 좋다. 건강한 성인은 24시간 동안 28~57g의 순수 에탄올을 해독할 수 있다 (227g = 글라스 맥주 4잔, 와인글라스로 와인 4잔, 많아야 작은 양주잔으로 위스키 2잔). 알코올을 대사시키면서 나타나는 자유라디칼을 중화시킬 수 있는 건강한 성인의 능력을 초과하지 않는 이 정도가 24시간 마실 수 있는 양

이다.[101, 102] 그러나 매일 음주하는 경우에는 내성이 상실될 수 있다.

(4) 운동

일주일에 몇 번씩 45분간 활기차게 걷는 것과 같은 적당한 운동을 하면 산소 소비량이 효율적으로 개선된다. 더욱 활력 있는 강한 유산소 운동을 하게 되면 비례적으로 효과가 더 커진다. 지구력 운동을 하는 동안 조직 내에는 젖산염이 정상적인 수준의 두 배까지 축적된다.[299] 젖산염은 킬레이션 특성을 가지는 것이 입증되었으며 운동으로 젖산염 킬레이션 효과를 낼 수 있다.[37]

(5) EDTA 킬레이션 요법

EDTA의 사용으로 필수 금속원소의 균형과 분배가 변화하지만, 동시에 유독성 중금속과 촉매 역할을 하는 유리 철을 제거하여 많은 노화 질환의 진행을 지연시키거나 저지하는 것으로 나타났다. 킬레이션의 다른 효과로는 분자 간의 금속 교차결합과 이황화물의 결합을 풀고, 칼슘 물질대사가 정상화되며 납과 기타 독성 금속으로 파괴된 효소가 복원시키며 혈관벽을 따라 정상적인 프로스타사이클린 생성을 복구시킨다. 일련의 정맥주사 EDTA의 주입과 더불어 영양 보충과 생활습관의 개선을 병행하면 효과가 지속된다.

이처럼 문서로 입증된 안전하고 효과적인 치료법은 널리 인정되고 받아들여야 할 가치가 있다.

2. 철과 허혈성 심장 질환

의학박사 제롬 설리번(Jerome L. Sullivan)*

개요 : 철을 감소시키면 허혈성 심장 질환을 억제할 수 있다는 저자의 가설을 지지하는 과학적 증거를 제시하였다. 많은 연구조사자들이 실시한 최근 실험 결과에서는 철 킬레이트화제 디페록사민이 허혈성 심근손상을 억제하는 것으로 나타났기 때문에 이러한 가설이 더욱 지지를 받고 있다. 참고문헌의 목록은 뒤에 첨부되어 있다.

나는 철을 감소시키면 허혈성 심장 질환IHD, Ischemic Heart Disease을 억제할 수 있다는 가설을 주장했다.[1-4] 이 가설은 IHD의 병인학적 예외 사항인 IHD 발병에서 나타나는 현저한 성별차이sex difference를 설명하기 위해 세워졌다.[1] 1981년에 가설을 처음 발표한 이후로 여러 실험 연구들이 철이 허혈성 심근을 손상시키는 데 중요한 역할을 한다는 사실을 발표하였다.[5-12] 이러한 연구들은 철 킬레이트화제 디페록사민이 심실기능을 현저하게 개선하고 허혈 후 재관류된 심근에 나타나는 부정맥을 억제할 수 있다고 밝혔다. 철을 감소시키면 IHD를 억제할 수 있다는 최초의 가설은 상당한 타당성을 가지고 있어 다른 중요한 과도현상들을 적절하게 설명할 수 있다. 이 논문의 목적은 간략한 개요, 연구 결과와 견해 그리고 참고문헌을 게재하여 IHD에 대한 철의 새로운 패러다임을 제시하는 것이다.[1]

IHD의 현저한 성별차이는, 남성이라는 것이 조절할 수 있는 위

---

* 설리번 박사는 사우스캐롤라이나 찰스턴(Charleston)의 국가보훈처 의료센터의 임상연구소 소장이며, 사우스캐롤라이나 의과대학 임상병리학과 조교수이다.

험인자가 아니라는 가정 때문에, 수십 년간 관심을 끌지 못하였다. 이러한 가정은 심장학 교재의 여러 개정판에 걸쳐 실려 있다. 이와는 반대로 쉽게 조절 가능한 성별 차이는 많이 있다. 이 분야에서 나의 관심을 끈 성별 차이는 월경으로 인한 혈액의 정기적인 소실이었다. 여러 연구[2,4] 가운데 프레이밍햄 연구[13]에서는 폐경이 IHD 발병을 증가시키는 중요한 작용이라는 것을 나타내는 데이터를 발표했다. 자연적인 폐경이든, 난소는 보존한 채 시술한 간단한 폐경 전 자궁절제술로 월경이 중지되었든 간에 이로 인해 발병률이 현저하게 증가했다. 처음에는 월경 여성의 방어기제에 대한 가능성 있는 설명으로 헤마토크릿hematocrit의 성별 차이에 의거한 가설연구에 전념했다. 헤마토크릿의 성별 차이로 설명하는 것의 중요한 문제점은 폐경으로 인해 크게 영향을 받지 않는다는 것이다.[1,2] 다시 말해 월경이 중지된 후에 IHD의 가파른 증가에도 불구하고, 폐경기 여성과 동일한 연령대의 남성 사이에 평균 적혈구 용적률에는 여전한 차이가 있다는 것이다.

그다음 가능한 설명으로 관심을 기울인 것은 철 상태의 성별차이였다. 심장 증상을 일으키는 것으로 잘 알려진 혈색소 침착증을 보면 정상적으로 여기는 철함유량도 심장독성을 지닐 수 있다는 것을 보여준다. 남녀모두 노화 작용으로 체내에 철이 축적되는 양상과 IHD 발현 증가의 양상이 충격적으로 동일하다는 것이 분명해졌다.[1,4] 이러한 인식을 바탕으로 철을 감소시키면 IHD를 방지할 수 있다는 가설을 공식화하게 되었다. 이 가설은 확인만 된다면 검증도 되고, 주기적인 정맥절개Phlebotomy로 위험에 처한 환자를 예방하는 방법도 가능하게 하기 때문에 매우 매력적인 것이었다.

여러 가지 추론적인 가설이 전개되었다. 지리적 여건에 따라 철 함유량이 다르기 때문에 제3세계 국가에서 IHD 발병률이 적은 이유와 제3세계 국가에서 선진국으로 온 이주자들의 IHD가 증가하는 것을 설명할 수 있다.[1, 2, 4] 조기 IHD의 위험률을 증가시키며 전통적인 위험인자는 작동하지 않은, 미지의 유전인자가 있는 것으로 보인다.[4, 14] 이러한 의아한 현상은 색소침착증의 이질 접합체가 초기 IHD의 위험을 증가시키는 것으로 설명할 수 있다. 심근경색과[15] 일시적인 심근허혈의 발현에서[16] 잘 알려진 하루주기 리듬Circardian rhythm은 혈청 철과 트랜스페린 포화의 하루주기 리듬에 의해 발생할 수 있다.[4] 오전 9시와 10시 사이에 심근경색의 발현과 혈청 철이 동시에 최고조에 이른다. 철 축적을 감소시키는 방법을 수년간 일정하게 지속한다면 IHD의 발병을 줄일 수 있을지도 모른다. 이러한 조절 방법으로 콜레스티라민cholestyramine[4, 17], 아스피린,[4, 18] 생선기름[4, 19, 20] 등을 장기간 주기적으로 사용하는 것이다. 경구용 피임약을 복용하는 것과 같이 장기간 만성적으로 철 축적을 증가시키는 치료법 때문에 IHD 발병이 증가한다.[4, 21]

철을 감소시키면 IHD를 방지한다는 가설은 작용기전이 명확하지 않다.[1-4] 디페록사민 실험으로 간접적으로 지지받는 작용기전은 철이 부족하면 심근의 허혈 억제력이 증가된다는 것이다.[5-12] 이러한 작용은 최근 연구를 통해 더욱 타당성을 가지는데, 디페록사민 단기 치료의 효과 정도로, 철 결핍은 산화방지와 항염증 효과가 있다고 밝혀졌다.[22-25] 생체 내에서 철 결합은 산화방지 효과를 가질 수 있다.[1-4, 22, 25-27] 이러한 산화방지 효과로는 원형질 산화방지 활동의 증가, 산화촉진제 작용의 감소, 철 의존 효소 및 철 의존성 숙주파괴적인 식세포 작용의 억제 등이 있다.[3, 4, 22, 25-27]

3. 예측 지표로서 노화의 교차결합 이론

요한 비요르크스텐(Johan Bjorksten) 박사*

개요 : 단백질, 핵산, 기타 거대분자들의 점진적인 불가용화와 고정화가 연령 의존적 퇴행성의 중요한 요인이라는 이론은 1941~1942년에 발표되었다. 그 후 시간이 지나면서 4번에 걸쳐 다시 연구 및 검토되어 전해오고 있다. 교차결합 이론을 바탕으로 정립된 예측이 실현되었고 다른 것은 논쟁을 통해 진척되고 있으며, 일부는 아직까지 미해결 상태로 남아 있다.

과거 연구자들이 제시한 예측은 다음과 같다.

1. 알루미늄은 노화의 중요 인자로 판명된다.
2. 물질대사 경로에서 중간 생성물의 과중부하를 피하는 것이 필수적이다. 다시 말해, 음식의 양과 성분이 같다면 한꺼번에 과식하는 것보다 적게 자주 먹는 것이 바람직하다.
3. 65세 이상 장수 인구가 유색인종에서 더 많은 것은 주로 방사선의 전신 효과를 피하기 때문이다. 다시 말해, 백인들도 평생 매일 아침 피부의 노출 부위에 UV 차단제를 바르면 65세 이상까지 수명이 연장될 것이다.
4. 동맥 내피가 혈류에 필연적으로 나타나는 순환 교차결합 작용제에 지속적으로 노출되면 탄력성을 상실하여 경화된다. 그래

---

* 비요르크스텐 박사는 텍사스 휴스턴에 있는 브요르크스텐 연구재단의 일원으로 활동하고 있다. 본 저술은 벨기에의 인간 수명의 인위적 연장에 관한 국제학회의 공식 간행물인 회춘(Rejuvenation)지에 게재되었고, 저자의 허가를 얻어 전재했다.

서 투과성이 있는 내피가 스트레스를 지속적으로 받으면 미세 균열이 형성된다.

5. 형광등 불빛에 맨 눈을 습관적으로 노출시키면 노인성 백내장이 조기에 발병하고 발병률이 증가한다.
6. 걷기, 수영, 스키, 노 젓기 등과 같은 지구력을 강화하는 근육운동을 수년간 매일 지속적으로 실시하면 알츠하이머 질환을 예방할 수 있다.

서론

진화로 인해 모든 포유류는 수명이 특이하게 길어졌으며 대부분 종의 개체는 자손을 낳아서 양육하여 성장시킬 수 있을 때까지 기능적으로 건강을 유지한다. 종의 이러한 "설계 수명Design life"은 유전학적으로 하트Hart와 세틀로Setlow의 연구에 근거를 두고 있다.[1, 2] 따라서 인간의 설계 수명은 약 60년이라고 결론을 내릴 수 있다. 이 시간 이후는 더이상 진화가 우리를 배려하지 않는다. 인간은 자기 자손에게 위협적이지 않기 때문에 유전학적으로 수명의 상한을 결정해야 하는 이유가 없으며, 인간은 인위적인 건강 관리를 통해 수명을 조절할 수 있다.

따라서 진화는 각 종의 특정한 설계 수명까지 유해 성분의 축적에 대한 방어기제를 제공한다. 설계 수명이 지난 후에는 서서히 축적된 유해 성분으로 인한 손상이 파괴율에 도달할 것이고 마침내는 조절하지 않으면 직면하게 되는 여러 가지 퇴행에 봉착하게 된다.

이는 일반적인 시나리오이다. 따라서 인간의 경우 약 60세까지는 이물의 침착과 손상을 견딜 수 있도록 설계되어 있다.

생쥐는 약 1년까지 견딜 수 있으며 쥐는 평균 약 3세까지, 토끼와 기니피그guinea pig(돼지쥐)는 이보다 다소 더 길다. 진화를 거쳐 이러한 작은 포유류는 많아야 10년까지 생존할 수 있다. 그래서 이러한 작은 포유류를 대상으로 실시하는 연구에서는 죽어버리기 때문에 10년에서 60년이 소요되는 주요 분자 작용은 거의 확인할 수 없다. 그런데도 이러한 작용은 여전히 인체에 위험하고 퇴행성 질환의 주요인자일 수 있다. 이런 점에서 상대적으로 수명이 짧은 포유류를 대상으로 한 동물실험 결과를 인간에게 적용하는 데는 한계가 있다. 따라서 정확한 연구를 위해 연령대가 50~60세인 인간을 대상으로 한 연구의 필요성이 강조되지만 그 이후 노후 연령에서는 이차적인 효과가 시작 단계를 불분명하고 애매하게 가질 수 있다.

이러한 파괴적인 분자 작용은 상당히 즉각적이라서 교차결합의 영향으로 탄력성이 전반적으로 소실되는 것과 같은 현상이 일어난다.[3,4] 그리고 많은 변수에 의해 상당히 복잡해질 수 있다. 예로 동맥협착을 들 수 있는데, 억제되지 않는다면 40세 이후에 매년 평균 1.4%의 비율로 증가한다.[5] 이러한 작용과 다른 유해한 분자 작용은 설계 수명인 60세 후에는 상호작용을 해서 '퇴행성' 질환을 유발한다. 이러한 작용의 공통적인 특성을 분석할 것이다. 많은 작용을 통해 이미 예측한 내용이 확인되었을 것이다.

확인되지 않았다 하더라도 불용성 고정 물질의 축적 모두가 궁극적으로 유기체에 유해하다는 것은 자명하다.

약 60년까지의 반응기간 동안 축적되는 이러한 불용성 고정 생성물의 미세한 양도 분자 작용에 따른 퇴행의 원인이 된다. 이는 계속 축적되어 후에 퇴행성 질환의 원인이 될 것이다. 이러한 퇴행으로 겉으로 보기에 불변한 노화의 진전과 유래를 전반적으로 설명할 수 있다.

반응의 가능성을 너무나 자주 강조하기 때문에 경험이 풍부한 연구자들조차 '이러한 불용성 성분을 일주일 동안 빠르게 생성시켜 지켜보았으나 아무런 일도 일어나지 않았다. 따라서 이러한 반응은 고려하지 않아도 된다'라고 생각할 수 있다. 반응이 일어나기까지 최소한 20년의 시간이 필요한데 단기간에 반응을 급조하여 내린 결론이기 때문에 타당성이 없다. 인지하지 못할 정도의 극미한 속도로 20년까지 진행하는 자가촉매 작용은 60년 후에는 이미 중요한 유해인자가 되어 있을 것이다. 수명과 양립할 수 있는 조건하에서 이론적으로 가능한 모든 분자 작용은 60년 내로 실제로 발생하게 될 것이라고 보다 안전하게 가정할 수 있다. 이론적으로 극미량의 불용성의 물질을 생성할 수 있는 이러한 모든 분자작용은 실제로 60년 내에 주요한 질환을 유발할 수 있을 정도의 양을 생성하게 될 것이다.

이 정도 시간을 허용해야 가능한 많은 반응을 지켜볼 수 있다. 모든 개체에 주어진 이러한 반응이 시간이 경과하면서 실제로 발생하여, 인간의 일생 동안 유기체의 어느 부분을 변화시키거나 고정된 불용성의 유해한 잔해의 축적의 원인이 될 것이다. 건강한 이론적 바탕을 지닌 사람이라면 누구나 생물학적으로 제거되지 않는 불용성 화합물이 체내에 축적될 수 있다고 가정하고 이를 찾아내어 증명할 수 있다는 것이 당연한 귀결이다. 물론 필수적인 장치와 인내심을 가지고 지속적으로 관찰해야 한다는 것이 전제되어야 한다.

여러 가지 가능한 분자 작용 가운데 교차결합된 거대분자Macromolecules 범주가 지배적이다.[6] 다른 어떤 분자작용도 이러한 소량의 분자로 물리, 화학, 생물학적 특성상 그렇게 큰 변화를 초래할 수 있는 것은 없다. 모든 살아 있는 세포에서 잠재적인 반응물질은 풍부하다.[7-11] 가장 간단한 것으로 대기에는 언제든지 접할 수 있는 오존이 있는

데, 자동차 타이어와의 교차결합 반응을 확인하기 위해 고무 산업에서 이를 철저하게 조사하고 기록했으며,[12] 물론 비타민A 분자의 긴 고리뿐만 아니라 인체 물질대사의 모든 불포화 화합물과도 반응한다.

포름알데히드와 같이 작은 단일 분자는 DNA와 교차결합할 수 있다.[13] DNA의 가닥이 교차결합을 하게 되면 세포는 다음 유사분열에서 거의 살아남지 못한다.[14] 실제로 수많은 물질대사 중간 생성물을 비롯하여 모든 다기능 반응성 유기분자는 시간만 충분히 주어지면, 다른 반응성 분자나 루프를 형성하는 자신의 모든 단백질 및 핵산과 교차결합할 수 있다. 아니면 두 가닥을 떨어지지 않게 확실히 결합하거나 무한히 다양한 방법으로 다른 거대분자와 결합할 수 있다.[15-18]

일반적으로 인체 혈액에서 소량으로 발견되는 많은 금속 성분은[19] 이와 유사하게 반응할 수 있다. 나이가 들면서 축적되는 카드뮴과 알루미늄 등이 전형적인 사례이다.[20-22] 이러한 광범위하고 다양한 교차결합 생성물에 비하면 잠재적인 다른 노화생성 반응은 부차적이다.

두 개의 거대분자가 한 개의 교차결합을 하는 경우 이들은 서로 가깝게 고정되어, 이로 인해 이들 간의 추가적인 교차결합의 가능성은 대수학적으로 증가한다.[23] 따라서 이를 통해 사망곡선이 대수학적 특성을 보이는 것을 설명할 수 있다.[24]

노화의 교차결합 이론은 1941년에 착안되었고,[25] 1942년에 다음과 같이 발표되었다.

살아 있는 유기체의 노화는 햇볕에 타서 일시적으로 형성되거나 단백질 분자들 간의 결합으로 생기며 이는 세포 효소로는 파괴되지 않는다고 여겨진다. 이러한 돌이킬 수 없는 태닝tanning은 유기체에는 없는 이질적인 태닝 작용제로 유발되거나 특수한 생물학적 반응으로 형성되며, 단백질 분자의 일부 특정 위치에서 태닝 결합tanning bridges이 생길 수도 있다. 어느 쪽이든 나타나는 결과는 인체 단백질의 태닝이 우리가 알고 있는 노화라는 것이다.[26]

이러한 의미에 따라 최초 발상 이후 수년이 지나는 동안 많은 예측Predictions이 제기되었으며 일부는 구체화되었지만 다른 일부는 여전히 해결책을 기다리고 있다.

예측

1. 노인성 정신 붕괴Senile psychic disintegration의 잠재적인 원인. 흔히 존재하는 교차결합 원소인 알루미늄이 노화에 중요한 역할을 한다고 1955년 볼티모어에서 열린 노인의학회 회의에서 발표되었다.[27] 진저 박사Zinsser et al 등이 1957년에 이를 인용하여 보충하고 발전시킨 후 논문으로 발표했다.[28, 29, 30] 그 당시 실험 연구를 위한 기금을 조성하려고 했지만 실패했다. 리딕T.M. Riddick은 베이킹파우더, 제산제, 수질 '정화'에서 가용성 알루미늄 화합물의 사용을 강하게 비판했다.[31]

일련의 훌륭한 연구 논문에서 맥로린-크래퍼McLaughlin-Crapper와 공동 연구자들은 최종적으로 노인성 치매의 원인 인자로서 알루미늄의 역할을 규명했다.[31-41] 다른 뇌증후군과 더불어 이러한 질환에서 알루미늄의 역할은 다른 연구자들에 의해서도 확인되었다.[42-48]

순환기 계통 질환의 일반 요인으로서 알루미늄 교차결합을 예측한 것은 아직까지 확증되지 않았다.

그러나, 심장과 대동맥 침범의 증거는 발견되고 있으며,[30] 현재의 지배적인 원인들을 조절한다면, 교차결합 이론은 전반적이고 점진적으로 축적되어 궁극적으로는 순환 계통에 치명적인 수준까지 이르게 된다는 것을 예측할 수 있다.

2. 대사 경로의 전 단계에서 과부하 방지의 중요성. 칼로리를 제한하면 수명을 연장하는 데 도움이 된다는 사실은 맥케이McCay에 의해 최종적으로 밝혀졌다.[49, 50] 음식 섭취량이 경로의 한 중간 단계에서 즉각적인 처리 능력을 초과한다면 중간 생성물은 저장되고 일시적으로 축적되어 '이동 중'에 머무는 시간도 많이 늘어난다.[51]

이와 같은 경우에 일부 저장된 생성물은 불가피하게 확산되어 교차결합으로 활기찬 필수 분자들을 불활성화시켜 전신적으로 영향을 미치고,[8, 10, 52-55] 돌연변이를 야기할 수도 있다. 그러나 이러한 작용이 불가결한 것은 아니며,[56] 세포 간 이동을 방해하고 세포 내 기능적 공간을 점차적으로 감소시키는 불용성의 비가역적인 응집에 따라 달라진다.

이러한 교차결합 중간 생성물로는 포름알데히드,[25, 58] 아세트알데히드,[59, 60] 글리옥살glyoxal, 말론 알데히드malon aldehyde, 글리세르알데히드glyceraldehyde, 글루타르알데히드glutaraldehyde,[61, 62] 이염기산과 에스테르[63, 64], 중간 생성물 퀴논quinone[65, 66], 두 가지 기능의 알킬화제alkylating agents 등이 있다. 그러나 서서히 작용하지만 누적되는 교차결합 물질은 여전히 많이 있으며, 예를 들면 이미 언급한 것처럼 폴리옥시산polyoxy acid, 디카르본산 또는 폴리카르본산di-, polycarbonic acid 대부분의 폴리계 화합물과 키뉴렌산kynurenic acid, 퀴놀린 폴리옥시 카르복실산 등이 있다. 이러한 것들은 특히 한끼에 음식을 과도하게 섭취하는 경우에 저장되고 축적되어 일반 순환으로 확산되는 물질대사 중간 생성물이기 때문에 칼로리 섭취량과 구성 성분이 동일하다면 음식을 적은 횟수로 많은 양을 먹는 사람보다 소량씩 여러 번 먹는 사람의 기대 수명이 더 길다.

3. 피부 색소침착 – 노화의 요인. 피부에 색소가 침착된 사람은 색소가 결핍된 사람보다 기대 수명이 더 길다.[68, 69]

피부과 의사들은 강한 광선에 노출된 피부는 그렇지 않은 피부보다 노화가 더 빨리 진행된다고 인정하고 있다.[70-73] 비요르크스텐과 콜브링Collbring 박사가 이를 입증했으며[74, 75], 선드홀름Sundholm 박사는 교차결합은 며칠 또는 몇 주 동안, 야간에도 점진적으로 진행하며 불포화지방산의 경우에는 몇 분 안에 교차결합의 연쇄 반응이 시작되며, 교차결합 자체는 수일 내지 수 주일 심지어 어둠 속에서도 서서히 꾸준하게 진행된다. 관련된 에너지론도 논의하였다[76]. 선드홀름과 공동 연구자들은 시스템에서 실제 교차결합 과정은 광화학적 반응에 의해서만 시작된다는 것을 강력하게 주장한다. 그리고 빛이 없고 자유라디칼이 아무것도 탐지되지 않는 가운데에서도 교차결합이 일어난다. 이러한 결과는 생물학적으로 타당성이 있는데 불포화지방산 라디칼이 도처에 있는 인지질의 일부로 존재하기 때문이다. 이것은 표 1에 나타나 있다.

콜레스테롤과 그 에스테르 화합물은 인지질과 1대 2의 비율로 쉽게 결합하기 때문에 HDL 리포단백질은 동맥혈관벽에서 이동하기 위한 콜레스테롤을 모을 수 있고, 반면에 LDL과 특히 VLDL 리포단백질은 자신들이 찾은 최초 수용점에서 과도한 양의 콜레스테롤과 트리글리세리드를 털어버리는 것으로 이해할 수 있다.[76] 일반적으로 다중 교차결합은 단백질 분자들을 친수성인 쪽이 서로 접하도록 모여들게 하기 때문에 노출된 단백질 표면은 더욱 지방 친화적이 되어 콜레스테롤 등을 쌓아두는 지점이 될 수 있다.[14, 15, 78, 80]

방사선radiation의 효과는 전신에 잘 나타난다. 방사선의 일차적 효과는 그 자체가 교차결합될뿐만 아니라 점진적으로 진행되는 효과

표 1

세 가지 주요 리포단백질의 지질 구성 비율(반 젠트(Van Gent) 이후)(75)			
리포단백질 종류	인지질%	콜레스테롤%	트리글리세리드%
고밀도	53	27	7
저밀도	29	45	7
최저밀도	18	22	50

의 출발점이기도 하기 때문에, 주요 방사선 생성물이 확산되어 순환에 도달하게 되면 전신 효과가 나타난다고 기대할 수 있다. 이는 흑인들이 65세 이후의 기대 수명이 백인보다 월등하게 높은 이유를 설명할 수 있다.

젊은이 그룹에서는 이러한 효과가 잘 나타나지 않을 수 있지만 65세가 지나면 기대 수명에서 확실하게 나타나며 적어도 65~84세 사이에는 그 격차가 점차적으로 커진다.[68, 69]

4. 골다공증. 뼈 구조는 대체로 교원질의 내부 구조에 따라 달라지며[81] 교차결합에 매우 민감하다. 이어지는 친수성에서 소수성으로의 변화는[14, 82, 83] 뼈의 수산화인회석과 점착 결합의 손상을 유발한다고 예상할 수 있다.[84-86] 이러한 결합의 실패는 차례로 뼈의 탄력성과 충격 저항력의 손실로 나타나고 총 결합 칼슘의 감소로 이어진다. 에이치이 미마HE Meema와 에스 미마S Meema는 여성의 성호르몬은 이러한 영향에 대하여 충분한 방어력을 가지고 있다고 밝혔다.[87]

5. 암. 암 문제는 너무나 다양하고 복잡하여 여기에서 예측할 수가 없다. 그러나 세포 독소sytotoxin와 더불어 발암 물질은 일반적으로 모두 가교제Crosslinker이며 그렇지 않는 경우에는 그의 대사산물을 가지고 있어 주목할 만하다.[88-91] 암에 대하여 더 많은 논의를 할 수가 없어 가능한 관련한 부정적인 측면만 언급한다. 세포 독소는 가교

제이며 기본적인 노화 과정을 가속화한다. 암 발생은 대수학적으로 노화와 관련되기 때문에 세포독소 작용제는 새로운 암의 발생 가능성을 증가시키고 전이metastase에 대한 저항력을 감소시킨다고 추정할 수 있다.

면역 체계는 특정 자유라디칼의 물리력을 배열하여 확인할 수 있는 부적절한 생성물 파괴를 조절했다.[92] 이러한 점에서 탈버그Tallberg의 최근 논문이 주목할 만하다.[93]

6. **노인성 백내장.** 눈은 특히 노인성 변화의 연구 대상으로 적합한데 광학적으로 판독하기가 쉽기 때문이다. 벨로우즈J.G. Bellows & R.T. Bellows가 노인성 백내장의 병인을 분석하여 논의했고,[94] 이를 점진적인 교차결합과 관련하여 판단했다. 우야마Uyama, 오기노Ogino, 이치하라Ichihara 등은 높은 교차결합 능력을 가진 퀴논성 화합물들을 백내장 부위와, 그 환자의 소변에서 분리했다.[65, 66]

7. **면역학.** 추가적인 가설이 필요하지 않으며, 불용성의 축적 또는 침전으로 이끄는 면역 반응은 실제로 교차결합 과정이라는 것이 이미 확고하게 정립되었다.[95-99] 이러한 통제 불능의 과도한 면역 반응이 '아밀로이드amyloid'나 유리질 침전으로 된다는 것이 입증되었다. 시상하부-송과샘, 흉선 위축은 면역학적 방어기제 저하의 중요한 요인이다.[100, 101] 뇌하수체-신경내분비축의 조절장치가 파괴되는 것과 같은 외부적인 요인으로 흉선이 위축될 가능성이 높다.[103, 104] 점진적인 교차결합으로 상호 결합된 거대분자의 순구조물 형성으로 인해 세포 내 물질이동이 방해를 받는 것이 위의 현상을 일으키는 원인이다.[14, 15]

8. **운동.** 운동이 건강에 좋다는 것에는 더 이상 의심할 여지가 없다.[105-112] 운동을 하면 확실히 순환과 근육의 긴장도가 좋아진다.

혈액 내의 젖산이나 젖산염 함유량은 운동하는 동안 약 두 배가 되고 운동을 중단한 후 몇 분이 지나면 급격하게 원래 상태로 돌아온다.[113] 젖산은 괜찮은 정도의 킬레이션 작용제이므로[114] 이는 시스템에서 잠재적인 교차결합 성분인 알루미늄, 카드뮴, 수은, 납, 비소, 과다 철 등을 제거하고 그로 인해 감소된 금속인 망간, 코발트, 아연, 철, 몰리브덴 등을 건강기능식품으로 보충하거나 매일 1리터의 탈지 우유로 상쇄시키면 수명을 연장할 수 있다.

순화하는 젖산의 증가 시간과 질량의 곱은 운동의 강도보다는 지속시간에 따라 좌우된다. 따라서 장수와 관련한 운동의 효과는 걷기, 조깅, 노 젓기, 스키타기, 수영 등과 같이 지구력을 기르는 운동에서 가장 높게 나타날 것으로 예상되며, 여기에서 증가된 혈액의 젖산 함유량은 상당한 시간 동안 일정하게 유지된다. 실제로 로네마[Ronemaa et at]와 인용된 참고문헌에서 이를 입증했다.[115]

9. 죽종－죽상동맥경화증. 지면의 제한으로 이와 관련한 연구를 전부 살펴보기는 어렵다. 혈액은 일반적으로 무수한 교차결합 작용제를 함유하고 있으며 유기체도 마찬가지다.[116-122] 그리고 특히 비효소적으로 산화된 지방은 동맥에서 운반될 때 강력한 교차결합제인 알데히드를 저용량 생산한다.[123-126]

교차결합으로 인해 일차적으로 물질의 탄성이 저하되고 강도와 경도가 높아져 결국에는 내피의 파열이나 세포 내 누출을 초래한다.[58, 116, 128] 이미 언급했듯이[14, 15] 교차결합은 또한 단백질 표면의 특성을 친수성에서 친유성으로 변화시킨다. 이는 내피하층에 지질 축적을 초래하고 세포 증식과 내부 성장과 더불어 내피의 파열을 초래하거나 그렇지 않으면 부차적으로 죽종을 유발한다.[80, 129, 130]

1995년 고틀리프[H. Gottlieb] 박사는 플라크 시작 반응이 최대 정수압 지점에서 순화 기관의 내피의 미세파열일 수 있다고 최초로 주장했다.[131] 우리는 이를 입증하려고 노력했고 여러 가지 사례에서 성공했지만 그 당시에는 발표를 하기에 충분할 만큼 일정하고 명확하지는 않았다. 외부 지원으로는 공군에서 받은 연간 5천 달러의 장비가 전부였으며 시간적 제한으로 이 연구를 계속 진행할 수 없었다(참고문헌 132의 7페이지 참조).

프리드맨[Friedman et al.]과[133] 피시맨[Fishman et al.][134] 그리고 콘스탄티니데스[Constantinides]와 위거스[Wiggers][135]는 동맥 플라크가 시작될 때 첫 번째로 식별할 수 있는 변화는 내피 투과성의 증가라고 발표했다. 여전히 많은 그룹에서 더욱 정교해진 장비로 이 문제를 연구를 하고 있다. 이론적으로 가능한 모든 다른 작용기전과 함께, 순환하는 교차결합 작용제에 내막이 지속적으로 노출된다는 측면에서 보면, 인간의 전 생애 동안 내피 투과성이 증가한다는 것을 실제로 입증할 수 있을 것이다.

10. 장수 longevity. 무기한으로 생존하는 유기체들은 불가피하게 형성된 불용성의 고정 응집물[aggregates]에 대해 일정한 비율을 유지하기 위하여 자신들의 질량을 지속적으로 늘릴 수 있는 종류들이다. 이러한 유기체로는 박테리아, 악성종양 세포, 그리고 일부 해양 어류, 파충류, 대왕오징어 등이 있으며 이들은 지속적으로 증가하는 크기와 중량을 지지하는 문제를 해결하지 않아도 크기만큼 자라날 수 있다.

이렇듯 수 세기 동안 생존하는 이러한 생물체와는 달리, 인간은 자연적으로 제거되거나 흡수되지 않는 이러한 노화유발 응집물 문제를 해결하기 위해 인위적인 방법을 찾아야 한다(참고문헌 7, 8의 357페이지 참조).

인간이 그 정도의 수명에 도달하는 경우는 다음의 세 가지 접근 방

식 가운데 적어도 두 가지를 적용해야 되는 것으로 예측할 수 있다.[136]

1. 거대분자 집합체에 교차 연결된 금속을 조절하고 분해하는 킬레이션(참고문헌 30의 480, 481페이지 참조)
2. 특정 형태의 유기응집물을 분해하는 저분자 효소, 효소 세편이나 전구체
3. 다음과 같은 것을 파괴하는 자유 수산기 라디칼
   a. 히알루론산Hyaluronic acid [137-142]
   b. 녹말과 셀룰로오스를 포함한 탄수화물[143]
   c. 효소[145]
   d. 단백질과 폴리펩티드[146-148]
   e. 합성 중합체[146]
   f. 노화유발 질소 불용성 집합체[136]

상기의 내용에 더하여 CWM 윌슨Wilson의 염증 상태에서 조직과 임파구 사이의 비타민 C 평형균형에 관한 연구[149-151] 그리고 바비오르Babior의 미생물을 죽이는 식세포 작용 시 일어나는 급격한 에너지 분출 연구와 133개의 참고문헌 등[152]에서는 자유 수산기라디칼은 인체 유기체에서 유기적 이물질을 파괴하는 주요 매개물이라고 지적하고 있다.[136]

그러나 자유 수산기라디칼은 금속 교차결합에 단독으로 대처하지 못하고 완전히 자유로워지면 파괴적으로 변한다. 우리는 현재의 생리학적 노폐물을 제거하기 위한 방법을 작동시켜야 하지만, (예방법을) 적절히 조절할 수 있어야 한다. 위의 세 가지 접근법의 조합과 가능한 다른 방법은 건강한 삶을 확충하기 위한 길이 될 수 있다.

결론

노화의 교차결합 이론이 정립된 이래로 수년간 여러 다른 이론들이 스쳐지나갔다. 교차결합 이론을 기본 전제로 하여 정립된 자동조정기능이론[152] 자유라디칼 이론,[153] 면역 이론[154-157] 그리고 확산 이론[158] 등 다른 이론과 더불어 교차결합 이론은 시간적인 입증 과정을 거쳐 노화 이론의 유효성의 모든 기준을 충족시키는 독특한 이론이다.

지난 60년간 교차결합 이론은 적어도 네 번이나 발견되었다.[153-161] 이는 알려진 사실을 적용하여 반영하고 확정된 가설을 제시했다.

증명 과정에서 주석을 첨부했다. 변하지 않는 3가의 원자가와 강력한 교차결합 능력 때문에 알루미늄이 알츠하이머병과 같은 신경질환에서 중요한 역할을 한다는 가설은 이제 확증되었다. 마틴Martyn et al.은 알츠하이머 발병이 다른 지역보다 식수에 알루미늄 함유량이 높은 지역에서 50% 더 많이 나타났다고 밝혔다.[162] 일부 연구자들은 뇌의 알루미늄 축적량이 얼마 되지 않기 때문에 효과가 없다고 주장한다.[163] 이러한 비판론자들은 0.01%만큼 작은 교차결합 작용제가 가용성 선형 중합체를 99%의 불용성 집합체로 변화시킬 수 있다고 지적한 연구들을 간과한 것이다.[164, 165] 이것과 다른 비판론에 대해서는 비요르크스텐이 자세하게 대응했다.[166] 현재 식품에 대해서는 알루미늄 함유량이 전혀 통제되지 않고 있다.[167] 뇌 알루미늄 농도는 나이가 들면서 돌이킬 수 없도록 증가하기 때문에[168](추론에 따르면 인간의 경우 120세에 치명적인 수준에 도달하기 때문에)[166] 식품에서 알루미늄 수치를 감소하고 물에서도 사용을 중지하는 것이 바람직하다. 더욱이 알루미늄은 현재 방식과 같이 어떠한 식품에도 의도적으로 첨가해서는 안 된다.[169]

4. 수명 연장 방법으로서 킬레이션의 가능성과 제한 사항

요한 비요르크스텐

개요 : 유해 금속을 제거하기 위한 방법으로써 킬레이션의 작용과 제한 사항에 대해 살펴본다. 이러한 유해 금속 성분은 급성 중독, 만성적인 환경오염, 골추적(bone-seeking) 방사성 동위원소, 그리고 노인성 치매와 경화증의 누적 독성 활성화와 관련이 있다. 킬레이트화 기술은 모든 금속에 대해 적용할 수 있다. 현재 사용되고 있는 방법은 주사용과 경구용 킬레이션이다. 전도가 유망한 것으로 알려진 킬레이트제 가운데 콜릴 하이드록사믹산(cholyl hydroxamic acid)은 신장뿐만 아니라 간과 소화관을 통해서도 금속 성분을 방출한다. 그리고 그 밖의 경구용 킬레이트제는 동물실험 결과 현재 사용되고 있는 것 이상의 효과가 있는 것으로 나타났다.

서론

현재 킬레이션 요법은 일반적으로 납 중독을 치료하고 플루토늄과 같은 골추적bone-seeking 방사성 원소를 제거하기 위해 사용된다.

임상적으로는 경화증 치료에서 칼슘을 제거하기 위해 확대해서 사용하는 것에 대해서는 많은 논란이 일고 있다. 이러한 논쟁의 어느 쪽 편에 서지 않더라도 증가하고 있는 킬레이션 작용제에 대한 연구 문헌과 이러한 학술적 발전의 명확한 경향을 검토하기에 지금이 적절한 시기라고 생각된다.

킬레이션(집게를 뜻하는 그리스어 'chela'에서 유래)은 하나의 금속 원자에 동시에 작용하는 두 개 이상의 인력attractive force이 한 개 보다는 더 세다는 간단한 사실을 근거로 한다. 킬레이트제는 제거되어야 하

그림 1

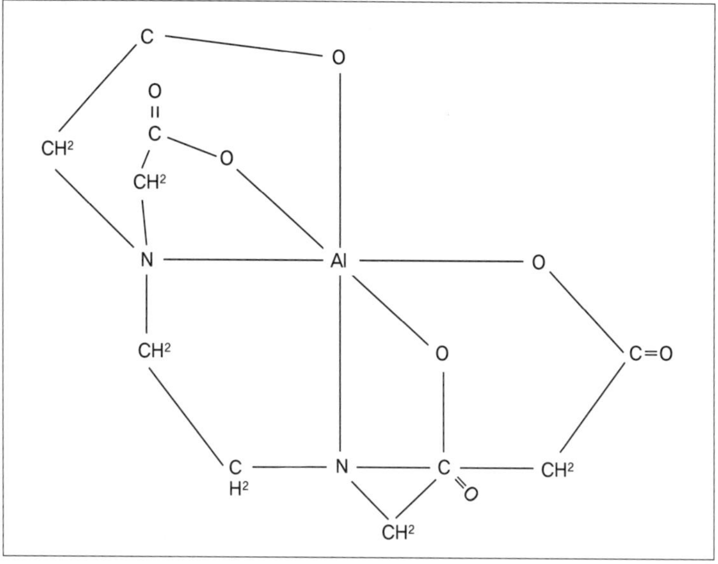

그림 1은 6자리 킬레이션의 최종 결과를 나타낸 것이다. 원자가는 3이지만 6자리인 알루미늄 원자는 가장 오래되고 기능이 다양한 킬레이트제 가운데 하나인 EDTA 단일 분자의 6갈래 그립에 고정된다.
던(S. A. Dunn), 1979년 9월 12일.

는 금속 원자에 대한 반대 극을 적어도 두 개 이상 가지고 있는 분자로서 원자의 공간적 위치에서 크기를 일치시키기 위해 이를 두 배 또는 그 배수로 끌어당기는 힘을 가지고 있다. 원자가 강하게 고정되어 있는 곳에는 두 개 이상의 접촉점이 필요할 수 있다. 알루미늄 원자(최신 연구에서 알츠하이머 질환과 관련되는)를 끌어당겨 고정시키는 여섯 배 끄는 힘("hexadentate")의 사례는 그림 1에 나와 있다.

방법과 주의사항

널리 사용되며 지금까지 가장 완전한 데이터가 축적된 킬레이트

물질은 EDTA 유도체와 화학적 부산물이다. 현재 사용 중인 주요 킬레이트제는 기본 구조에 영향을 주는 화학적 변화나 손실 없이 그대로 배출된다. 따라서 이러한 물질은 인체에 남지 않기 때문에 축적되지 않으며 예상하지 못한 독성도 유발하지 않는 것으로 가정할 수 있다.

하지만 이러한 킬레이트제가 인체에 축적된 유해 금속뿐만 아니라 생명과 건강을 유지하는 데 필요한 금속 성분들도 제거할 수 있다는 것이 문제이다. 그래서 킬레이션 치료 동안이나 치료 후 즉시 이러한 성분들을 보충해야 한다. EDTA 계열에서는 다양한 금속에 대한 친화력은 일부만 선택적일 뿐이다. 킬레이트제 가운데 한 가지 금속하고만 결합하는 것은 없지만, 일부는 스트론튬strontium[1]과 플루토늄[2] 그리고 수은[4]과 카드뮴[5-6]에 대해서는 선택적이다. 칼슘, 철, 코발트[7-8], 아연, 마그네슘 등과 같은 필수 금속은 킬레이트와 일부분만 결합한다.[9]

이는 최근에 흔히 하듯이 칼슘 글루콘산염 용액을 주사가 끝날 무렵 남아 있는 수액제에 섞어 넣거나, 식이 보충제처럼 음식이나 정제 또는 캡슐을 먹는 방법으로 보충해야 한다.[10-11] 보충제에서 남은 여분도 킬레이트제와 모두 결합하여 페이로드payload를 더욱 감소시킨다. 이론적인 킬레이트제의 최대 제거량은 부분적으로만 사용되기 때문에 개선의 여지가 있다.

주입 요법의 통상적인 일일 투여량인 나트륨 EDTA 3g으로 6자리 결합으로 가장 안정적인 상태에서 제거할 수 있는 금속의 이론적인 최대 용량은 수은 1.8g, 납 1.8g, 플루토늄 1.1g, 카드뮴 1.0g, 알루미늄 0.2g 등이다.

이론상으로 킬레이트제는 대상 금속에 우선적으로 추출하여 제거하면서도 필요한 원자는 건드리지 않고 남겨두어야 한다. 이 또한 적용하기 쉽고 안전하고 비용도 저렴해야 하며, 총 금속 제거 용량을 활용할 수 있어야 한다. 이러한 목표에 도달하기 위해 노력하면서 지금 가지고 있는 방법으로 현재의 요건을 충족해야 한다.

EDTA 그룹의 킬레이트제

주요 킬레이트제인 EDTA는 지금까지 경구로 복용했을 때는 흡수가 잘 되지 않았다.[10, 12] 실험 결과를 보면, 흡수된 전체 양 가운데 불과 5%만이 혈류로 유입되는 것으로 나타났다. 경구로 복용할 때는 구역질이 나기도 한다. 한 연구원은 EDTA를 오래 희석하여 잠들기 전 공복에 복용한 결과 칼슘 제거 효과가 개선되었다고 전했다. 이 실험은 정량적으로 측정해 보지는 않았지만, 앞으로의 연구에서 새겨두어야 할 단서를 제시하고 있다.

EDTA와 더불어 대부분의 유도체는 세포막, 내피, 혈관/뇌 장벽 등과 같은 유기체의 장벽을 통해 쉽게 전달되지 않는다. 예를 들어, 납 중독 치료에서 EDTA는 혈액으로 순환되는 납을 모두 신속하고 쉽게 제거하지만 세포 내 납, 특히 중추신경계통에 있는 납은 간접적으로만 제거할 수 있다.

EDTA를 사용하여 일부 납이 혈류에서 점차적으로 확산되어 나올 때까지 치료를 서서히 반복하여 조직에서 납을 제거한다. 따라서 EDTA 형태 킬레이트제 치료의 대부분은 다른 형태의 킬레이션보다 임상적인 효과가 더 크다고 입증되어 널리 사용되고 있지만 여전히 개선해야 할 부분이 남아 있다. 예를 들어, 최근에 개발되었지만 아직 임상적으로 검증되지 않은 EDHPA와 같은 관련 화합물이 경구용으로 허용될 수 있는지에 대해서는 아래에서 자세하게 논의할 것이다.[13,14] 대체 방법을 개발하기 위해 많은 노력을 기울였으며, 이러한 노력으로 앞으로 더욱 효과적이고 융통성이 있는 복합적인 요법을 만들 수 있을 것이다.

주사 킬레이트제

주사 킬레이트제 가운데 'DFO(데스페리옥사민)'은 가장 오래되었으며 최고의 임상 기록을 가지고 있다.[15-19] 이러한 킬레이트제는 사상균 스트렙토미세스 홍국균Streptomyces pilosus으로 생성되는데, 대량 수혈에 따르는 적혈구의 대량 파괴에 과잉 철을 제거하기 위해 사용하였다. 지금은 미국에서 공식적으로 디페록사민이라고 불리며, 임상 킬레이트제로서 만들어져서 의료 전문가의 감독하에 사용되면 안전하다. 철과의 친화력이 매우 높지만 현재 알려진 모든 킬레이트제는 사용 시에 필요한 다원자가의 금속도 일부 제거한다는 사실을 잊어서는 안 되며, 따라서 손실된 금속 성분을 지속적으로 보충해 주어야 한다.

가장 일반적인 디페록사민 투여 방법은 등장성 수용액에 500mg을 용해시켜 주입하는 것이다.

디페록사민의 성공으로 킬레이트제에 대한 연구조사가 더욱 장려되었다. 지금까지 밝혀진 것으로는 몇 가지 측면에서 적어도 세 가지 물질이 EDTA와 DFO보다 우수한 것으로 부상하고 있다. 1976년[19]과 1978년[20]에 그래디R.W. Grady와 동료 연구자들이 화학적으로 가능성이 있는 많은 물질들에 대해 광범위한 연구를 실시했으며, 그 결과 두 가지 물질이 부각되었는데, 로도토룰릭산rhodotorulic acid과 합성 콜릴하이드로사믹산cholyl hydroxamic acid이 그것이다. 로도토룰릭산은 야생효모 로도토룰라 필리매니rhodotorula pilimanae 배양조직의 상층액에서 자연적으로 발생한 것을 분리한 철 킬레이트제이다. 로도토룰릭산은 디페록사민보다는 수용성이 약하기 때문에 근육 주사 후에 매우 서서히 방출된다. 따라서 주사 후 치료 작용으로 혈청 속에 여러 시간 동안 지속된다.

경구용 킬레이트제

그래디와 동료 연구자들은 경구로 투여할 수 있고 철에서도 효과적인 킬레이트제에 대한 실마리를 찾을 수 있는 중요한 자료를 가지고 있었다. 이들은 하이드로사믹산 유도체에 중점을 두었는데, 경구로 투여했을 때 흡수가 잘 되고 내성이 있는 것처럼 보였기 때문이다. 콜릴 하이드로사믹산은 쥐실험에서 디페록사민보다 효험이 우수해서 임상 시험을 해볼 만하다.

킬레이트화된 금속은 간과 신장의 두 가지 다른 경로를 통해 배출되며, 담도를 거쳐 분변으로 나온다.[5] 콜릴하이드로사믹산은 간을 경과하여 대변으로 배출된다. 그리고 2차 지방족 하이드로사믹산, 디페록사민, 로도토룰릭산 등도 상당한 수준까지 배출된다. 소변에 비해 대변은 검사하기가 어렵기 때문에 임상시험을 계획할 때 두 가지 배설 경로를 따로 고려해야 한다.

하지만 두 가지 경로 모두를 통해 배출되는 이러한 킬레이트제는 최고의 효험을 나타내기 때문에 배변 검사의 불편함을 감수해야 한다.

그래디 등은 구조가 완전히 다른 총 다섯 가지 화합물을 발견했는데, 이를 과다 수혈된 쥐에게 경구로 투여했을 때 철의 배출량이 상당히 증가하는 것으로 나타났다. 이러한 화합물로는 2, 3-디하이드록시벤조일글리신dihydroxybenzoylglycine, 1-히스티딘histidine, 엘라직산ellagic acid, 트로폴론tropolone, 콜릴 하이드로사믹산 등이 있다.

표 1

화합물	독성 LD50	상대적 철 배출량 대변/소변	
1차 지방족 하이드로사믹산			
콜릴 하이드록사민산	〉1.6g/kg	3	0
2차 지방족 하이드로사믹산			
데스페리옥사민	〉800mg/kg	2	1
로도토롤릭산	〉800mg/kg	2	1

'2'는 300~500㎍/kg/일
'3'은 500~700㎍/kg/일
발췌: R.W. Grady et al. J Pharmacol and Exp Therapy 205: 671, 1978.

표 2

화합물과 화학계열	투여량 mg/kg	생존 동물	변화 대 조절 철 비율 소변
세륜성 하이드록사민산			
데스펠옥사민B(DFB)	250	12	+400
로도토룰릭산(데페리)	300	10	+229
트리아세틸푸사리닌C(데페리)	300	10	+247
페놀			
EDPHPA, 디히드로염화물	50		+1439
에틸렌디아민-N, N-비스	100	9	+698
(2-하이드록시-5-메틸페닐아세트산)			
카테콜			
N-(2,3-데히드록시벤조일)글리신	100	10	+254

발췌: C.G. PITT et al. J Pharmacol and Exp Ther. 208; 14, 1979.

피트C.G. Pitt는 저명한 동료 연구자 13명과의 공동 논문에서 과다수혈된 쥐를 사용하여 70개가 넘는 킬레이트제를 검사했다. 이들은 기준으로 사용된 경구 작용 EDHPA(에틸렌디아민-N, N-2차[2-하이드록시페닐 아세트산])가 디페록사민B보다 효과가 뛰어나다는 것을 알게 되었다.[13] 이전에 클레턴Cleton이 EDHPA로 좋은 결과를 얻었지만 지속되지는 않았다.[14]

아래의 표는 종합표에서 발췌하여 요약한 표로서 주목할 만한 49개 화합물을 나타내고 있다. 비장과 간에서의 변화와 시험 데이터에 대한 세부 내용은 참고문헌들을 찾아보아야 한다.

거의 모든 식물들이 자연 발생적인 철 킬레이트제를 다소 함유하고 있는데 토양과 수중에 소량 포함되어 있는 철분자를 가려서 붙잡기 위해 수백만 년에 걸쳐 진화된 것이다.

이 가운데 일부는 상당한 효험이 있으며 적당량을 추출할 수도 있다. 현재 디페록사민, 로도토룰릭산, 트리아세틸 푸사리닌triacetyl fusarinineC 등이 효과가 가장 좋으며 다른 금속에 비해서도 효율적이다. 그러나 아직까지 알루미늄에 대해 시험해본 것은 없다.

알루미늄 킬레이션이란?

크래퍼Crapper, et al., 칼릭Karlik, 데보니Deboni 등[22-25]이 최근에 발표한 논문에서는 알루미늄 제거의 필요성이 노인학의 중심 주제로 관심을 모으고 있다. 이들 논문에서는 일반적인 인공 신장 치료에서 나타나는 환자들의 심각한 정신장애,[25] 그리고 알츠하이머 소섬유총과 알루미늄 유도 필라멘트 사이 면역조직의 화학적 관계에 대한 연구 결과를 밝혔다.[27] 아울러 알츠하이머 환자의 뉴런 속 신경 섬유층에 축적된 알루미늄과 실리콘 병소 탐지에 관한 연구 결과도 발표했다.[28] 이러한 질병은 파킨슨병이나 다운증후군[22]과는 상당히 다르며 알루미늄 함유량의 증가와 관련이 있다.

동물실험에서 해마 뇌실ventride로 가용성 알루미늄을 소량 주입시키면 노인성 치매와 매우 유사한 증상을 쉽게 유도할 수 있다. 여기서 알루미늄은 피라미드형 뉴런Pyramidal Neuron의 염색질에 단단히 결합되어 자리를 잡는다.[22, 24]

알루미늄은 자연에 널리 퍼져 있고 교차결합으로 중요한 필수 거대 분자들을 고정시킬 수 있는 작용 때문에, 크래퍼가 확실한 증명을 하기 오랜 전부터 이미 노화의 기본 요인으로 의심되었다.[30-32] 리딕T.M. Riddick은 수질 '정화'와 제산제에서 가용성 알루미늄 화합물을 사용하는 것을 강력하게 비판했다.[33] 일상적인 영양 섭취에서 알루미늄을 피할 수 없지만, 진화를 거치면서 인간은 이를 제거할 수 있는 뛰어난 능력을 갖추게 되었다. 매년 불과 몇 나노그램씩 축적되는 정도로 서서히 진행하다가 방어기능 용량을 초과하여 60세 이후 연령에 이르면 이렇게 누적된 총량이 유해한 수준에 이르게 되는 것으로 밝혀졌다. 수명이 짧은 동물실험으로는 알루미늄 축적이 위험 수준에 이르기까지 몇십 년이 소요되는 이러한 결과를 밝힐 수가 없다.

예방노인학에서 알루미늄 제거가 킬레이션의 핵심 대상이 된 것은 당연하다. 그래서 이에 관한 기초 연구가 실시되었다.[34]

왜 알루미늄이 그토록 위협적일까? 다음과 같이 가정해볼 수 있다. 아미노기 전이효소transaminases는 뇌 대사 작용에 필수적인 효소이다. 이 효소들은 비타민 B6에 의존하여 대사 중간 생성물인 시프Schiff 염기를 형성한다.

시험관 실험에서 알파 아미노산과 피리독살의 시프 염기는 Fe3+, Cu2+, Ni3+, CO3+, Zn2+, Al3+ 등의 촉매 작용에 의해 분해된다. 이 가운데 철, 구리, 니켈, 코발트 이온은 산화-환원 반응으로 쉽게 처리될 수 있는데, 이러한 금속은 최소한 2개 이상의 산화기를 가지고 있기 때문이다. 아연과 알루미늄 이 두 가지는 이단적인 금속이다. 이 가운데 아연은 필수 원소이다. 진화를 거치면서 이러한 금속들을 다룰 수 있게 되었다. 그러나 아연도 임계의 독성 한계를 가지고 있으며, 아연 중독은 중추신경계통과 관련이 있다. 알루미늄에는 알려진 대사 효용성이 없다. 알루미늄은 1가만 가지고 있기 때문에 어디에서 첨가되더라도 다른 산화단계로 이동하여 제거되지 않는다. 자연상태에서는 일단 알루미늄이 핵심 위치를 차지하면 관련 분자를 불활성화시키는 최종 단계가 된다.

운동과 킬레이션

킬레이션을 주사나 주입 또는 경구 복용으로 투여하는 것을 고려하고 있다면, 인체 내에서 생성되는 작용제와 전기분해로 발생하는 작용제에 의한 킬레이션에 대해 좀 더 생각해보아야 한다.

젖산은 일종의 킬레이트제인데, 선택성과 효과 면에서 구연산citric acid과 어느 정도 비교할 만하다. 모든 종류의 근육 활동으로 젖산이 생성된다. 혈중 젖산 농도는 기록경기와 같이 혼신을 힘을 다하는 운동을 할 때보다 건강걷기brisk walking나 지구력 배양 운동에서 주요 근육을 사용하는 경우에 두 배가량 늘어난다.[35] 운동을 중단한 직후 젖산 함유량은 곧바로 평상시 수준으로 되돌아간다. 젖산은 속도 면에서 EDTA만큼 효과적이지 않지만 반응할 수 있는 충분한 시간이 주어지면 킬레이트 금속 전부를 제거할 수 있는 것으로 밝혀졌다.

혈관손상 환자에게 종종 근육운동으로 얻어지는 양호한 치료결과는, 혈액순환의 개선뿐 아니라 이와 같은 내부 킬레이션 때문에 얻어지는 것이다.[36-37] 이러한 킬레이션은 납, 수은, 카드뮴뿐만 아니라 유해한 칼슘 침전물과 대부분의 알루미늄을 제거할 수 있다. 그러나 여전히 최종 잔류물이 남게 되는데, 이 1% 미만의 유해금속은 결국 가장 강력한 킬레이트제를 사용하여 제거할 수 있다.

전기적 집속

아직 개발되지는 않았지만, 다른 방법으로 젖산염 이온과 같은 킬레이트 이온을 전기적으로 집속할 수 있다. 전기를 사용하는 돌팔이 치료법 때문에 가치 있는 치료법들이 합법적으로 개발되는 것이 지연되었다. 몇 가지 증례에서 보면, 피하로 주입되는 이온화 가능 킬레이트제는 직류에 의해 목표지점까지 전달되어 전신에 미치는 효과를 최소화시키며, 그렇지 않은 경우에는 견딜 수 없을 정도의 고농도를 국소부위에 유지할 수 있다. 예를 들어, 시험관 시험에서는 유산염 이온은 목표 부위로 보내서 흡수된 알루미늄을 용해할 수 있다.[31]

킬레이션과 수명 연장

지금까지 특정 질환과 증후군에 대한 특별한 치료법의 관점에서 킬레이션을 논의했다. 그러나 좀 더 폭넓은 관점에서 생명체의 수명 연장에 관한 킬레이션 효과를 언급하기 위해 여지를 남겨 두었다.

1950년대에 랜싱Lansing[38-39]은 배양조직의 배양기에 킬레이트제가 첨가된다면 일부 원시 생물의 수명이 연장될 수 있다는 것을 보여주었다. 더욱이 최근에 신콕Sincock 등[40]은 로티퍼 마이틸리나 브레비스피나 바 레둔카Rotifer Mytilina brevispina var. redunca의 수명을 70%까지 연장할 수 있다는 것을 밝혔다. 노인학과 더욱 밀접한 것은 아마도 타일러A. Tyler 박사의 연구일 것 같은데, 1953년에서 1965년까지 실시한 연구에서는 포유류의 세포도 포함했다. 타일러 박사는 바다성게 정자세포의 수명이 짧은 이유를 밝히려고 노력했다.[41] 그는 영양작용이 제한요인이 될 수 있다고 가정했다. 따라서 바닷물배지에 특정 아미노산을 첨가하여 운동성 측면에서 측정한 결과, 정자의 수명이 상당히 연장된 것을 알 수 있었다. 그러나 일부 아미노산은 효과가 없었으며 결과적으로 영양작용 가설과도 맞지 않았다. 효과가 긍정적인 아미노산은 잠재적 킬레이트제였다. 그래서 원인을 밝히려고 타일러 박사는 강력한 킬레이트제이며 비영양적 아미노산인 EDTA를 물에 첨가했다. 효과는 즉시 나타나 정상적 수명의 50배까지 증가한 것으로 기록되었다.

킬레이트제의 효과는 유독성 이온들을 제거했기 때문에 나타난 것이다. 타일러 박사는 킬레이트제 없이 정화된 성분으로 합성한 바닷물을 가지고도 비슷한 수명 연장 효과를 도출하여 이를 입증했다.

고등동물, 수탉, 수소 등에서 채취한 정자세포로 반복 실험한 결과도 이와 비슷했다.[42] 타일러 박사가 요절하는 바람에 유망한 연구들이 중단되었으며 아직까지 재개되지 않고 있다.

결론

한 시인이 말했다.

생각건대, 자신의 땅에서
할 수 있는 최고의 일이란
자기 손에 쥐어진 도구로
바로 코앞에 있는 일을 하는 것이다.

지금 우리가 손에 들고 있는 도구는 치료를 위해 만들어진 것이다. 이러한 도구로는 킬레이트제, 특히 주사용 EDTA 유도체와 디페록사민 그리고 인체 내에서 킬레이트제인 젖산을 생성하기 위한 방법인 운동 등이 있다. 그러나 새로 제시된 킬레이트제를 검토하여 적용하는 연구가 필요하다. 이러한 킬레이트제로는 콜릴 하이드록사믹산, 6자리 트리아세틸 푸사라민C, EDHPA 등이 있으며, 이에 관한 연구가 계속될 것이다.

신소크[Sinsock, et al.]가 윤형동물 실험에서 EGTA로 이미 밝혔고 타일러는 특정 포유류 세포 실험에서 초과 달성했듯이, 궁극적으로는 인간의 수명이 적어도 같은 선상에서 75.9%까지 연장될 수 있다는 기대를 가질 수도 있을 것이다.

5. 심장혈관 질환의 영양적 요인

의학박사 알란 가비(Alan R. Gaby)*

개요 : 포화지방과 콜레스테롤의 과도한 섭취가 관상동맥 심장 질환(CHD)의 한 가지 중요한 원인이라는 가설은 그 근거가 부정확하며 임상시험을 통해서도 입증되지 못했다. 그러나 최근 연구조사 결과, 가공 식품의 소비로 인해 CHD가 유발될 수 있는 것으로 밝혀졌다. 다량의 설탕과 정제 밀가루 그리고 유지 등을 함유하고 있는 식품은 여러 가지 비타민과 무기물을 고갈시킨다. 이러한 미량영양소의 일부가 조금만 결핍되어도 CHD 발병의 주요한 원인이 될 수 있다. 그리고 트랜스 지방산, 가열 처리된 식물성 기름, 수크로오스(sucrose) 등과 같은 가공 식품의 일부 성분들은 심장혈관 계통에 직접적으로 유해한 영향을 미칠 수 있다.

통계적으로는 최근에 개선되었음에도, 심장혈관 질환은 미국에서 최고의 사망 요인으로 꼽히고 있다. 1983년에 적어도 100만 명의 미국인들이 심장마비, 발작, 고혈압 질환, 그리고 기타 심장혈관 질환으로 사망한 것으로 추정된다. 메디케어와 생산성 손실의 측면에서 이러한 질환과 관련하여 1983년 한 해 동안 소요된 비용은 약 569억 달러에 이른다.[1]

학자들은 심장 질환의 원인을 알아내기 위해 심장혈관 질환 사망률 증가의 관련 변수인 이른바 '위험인자' 그룹을 별도로 분리했다. 혈청 콜레스테롤의 증가, 고밀도 리포단백질의 결핍, 고혈압, 요산과 트리글리세리드triglyceride의 증가, 흡연, 당뇨병 등이 있으며 'A형'

* 가비 박사는 에모리(Emory)대학에서 생화학 석사 학위를 마치고 메릴랜드(Maryland)대학에서 의학박사 학위를 수여받았다. 현재 워싱턴 주 시애틀에서 가정의학 진료를 하고 있으며 영양 요법에 주력하고 있다.

행동양식을 가지고 있는 환자의 경우에는 심장마비 사망률이 평균보다 더 높을 수 있다.

알려진 심장혈관 위험인자를 교정함으로써 위험이 감소될 수 있는지 여부에 관해 논란이 많아 이를 밝히려는 연구에 수백만 달러가 지원되었다. 이러한 의문에 대한 해답은 아직까지 명확하지가 않다. 먼저 관상동맥 질환CHD을 가진 환자 가운데 40% 정도가 알려진 위험인자를 가지고 있지 않다.[2] 실제로 혈청 콜레스테롤과 트리글리세리드의 증가와 같은 다른 요인으로 인해 심장마비가 유발될 수 있다. 이와 같은 경우에 CHD의 실질적인 원인을 제거하지 못하는 방법으로 이러한 위험인자를 감소시킨다는 것은 별반 의미가 없는 것이다.

기껏해야 혈청 콜레스테롤을 낮추는 기존의 방법은 별 효과가 없으며 최악의 경우에는 위험할 수도 있다는 것이 여러 연구를 통해 밝혀졌다. 한 가지 장기 연구(평균 9.6년 소요) 결과, 콜레스테롤 저하 치료제인 클로피브레이트clofibrate로 치료받은 고콜레스테롤혈증 환자는 위약 대조 치료를 한 환자보다 허혈성 심장 질환IHD으로 인한 사망률이 더 높은 것으로 나타났다.[3] 다른 연구[4]에서는 IHD 환자에게 포화지방과 콜레스테롤이 많이 함유된 식이요법(대조군)과 매일 옥수수 기름 4스푼을 투여하는 저지방 식이 보충 치료를 실시했다. 2년 후 옥수수 기름 그룹의 평균 혈청 콜레스테롤은 대조군보다 더 낮았다. 그러나 이 기간 동안 거의 두 배나 많은 옥수수 기름을 섭취한(48%) 환자는 죽종을 유발하는 동물성 기름(25%)을 섭취한 환자에 비해 심기능 장애가 더욱 심해졌다.

최근에 마지막으로 실시된 최대 규모의 연구[5]는 다중위험인자 개발시험MR FIT으로 막대한 비용이 소요되었으며, 위험 요인을 변화시키면 위험이 감소되는지 여부에 대해 조사했다. 6년에 걸친 연구를 위해 관상동맥 질환으로 사망의 위험이 있는 12,000명의 남성을 무작위로 두 그룹으로 나누었다. 특별개입SI 그룹은 혈압과 혈청 콜레스테롤 수치를 낮추기 위해 처방된 표준 식단을 권고 받았다. 필요한 경우에는 혈압강하제 치료도 실시했다. 그리고 SI그룹의 남자들은 개별적으로 금연의 중요성에 대해서도 상담을 받았다. 두 번째 그룹은 공동으로 일반 치료UC를 받았으며 특별한 권고나 상담을 따로 받지 않았다.

SI그룹은 UC그룹보다 혈청 콜레스테롤과 혈압이 더 낮았으며 흡연자도 적었다. 그러나 전체 사망률과 CHD 사망자 수는 두 그룹이 거의 동일했다. 따라서 6년간의 기간과 약 1억 1,500만 달러의 비용이 소요된 연구 결과, 심장 질환을 치료하기 위한 노력으로 단순히 식이콜레스테롤, 포화지방, 염분, 흡연 등을 감소시키는 것만으로는 효과를 발휘할 수 없다는 사실이 명백해졌다.

MR FIT 실험은 육류, 달걀, 버터, 전유, 기타 지방질 식품 등의 과다 섭취로 인해 CHD가 유발된다는 이른바 '지질 가설lipid hypothesis' 이론에 치명적인 타격을 주었다. 불일치와 설명할 수 없는 기록 때문에 이러한 가설에 대한 질문이 쏟아졌다. 그러나 이론이 너무나 간명하며 적어도 표면적으로는 상당히 논리적이어서 반박하기가 어려웠다. 따라서 관련 자료를 근거로 이론의 문제점을 살펴보는 것이 중요하다. 그래야만 CHD에 관한 더욱 효과적인 다른 방법을 찾아 더 쉽게 연구할 수 있을 것이다.

지질 가설은 다음과 같은 네 가지 주안점에 근거를 두고 있다.

1. CHD 사망률이 높은 모집단은 콜레스테롤과 포화지방을 대량

소비한다.

2. 식이콜레스테롤과 포화지방은 증가하지만 다중불포화지방과 혈청 콜레스테롤은 감소한다.
3. 죽상동맥경화 플라크는 콜레스테롤을 함유한다.
4. 동물에게 콜레스테롤을 대량 투여하면 동맥에 지질 침전물이 형성된다.

이러한 네 가지 전제를 바탕으로 다음과 같은 개념이 수립되었는데, 콜레스테롤과 포화지방이 높은 음식은 혈청 콜레스테롤 수치를 높여 죽상동맥경화가 변화하며 합병증(심장마비와 발작)이 나타난다는 것이다. 위에서 제시한 정보가 모두 정확하다면 실제로 지질 가설을 주목하지 않을 수 없다. 그러나 네 가지 주안점 각각에는 중대한 결함이 있다.

세계적으로 실시된 연구 결과, 한 국가에서 CHD 발병과 동물성 지방 소비 사이에 긍정적인 상관관계가 있는 것으로 나타났다. 하지만 식이와 비식이 측면에서 다른 요인이 많으며 이것 또한 CHD와 관련이 있다. 그런데 왜 수크로오스, 마가린, 섬유 결핍, 비타민과 무기물 결핍, 물의 염소화, 화학적 오염, 텔레비전 수상기의 증가 등과 같은 다른 요인보다 오히려 동물성 지방을 더 탓하는 것일까? 실제로 지질 가설을 반박하는 보고서는 많이 있다. 예를 들면, 아프리카의 마사이 부족은 전체 칼로리의 60~65%를 포화지방과 콜레스테롤 수치가 매우 높은 유지방으로 섭취한다. 그러나 미국 남성과 마찬가지로 마사이 부족에서도 죽상동맥경화 플라크 형성이 만연했지만, 45~64세의 마사이족 남성 가운데 혈관폐색 질환 증상이 나타난 경우는 불과 1% 미만이었다.[6,7] 예멘 유태인의 CHD 발병률은 이들이 이스라엘로 이주한 후에 매우 증가했다. 그러나 이들의 음식에서 동물성 지방의 함유량은 이스라엘과 예멘에서 별로 다르지 않았다. 예멘 유태인들의 식단에서 현저하게 증가한 것은 설탕과 마가린 그리고 식물성 기름의 소비량이었다.[8] 그리고 위 사례와 같은 특정 문화 집단의 연구를 비롯하여 대부분 연구에서는 주어진 모집단 내에서 관상동맥과 무관상동맥 사이에 식이콜레스테롤과 포화지방의 차이를 밝혀내지 못했다.[9] 더욱이 콜레스테롤과 트리글리세리드 수치가 높은 사람들이 동일한 사회의 다른 구성원들보다 동물성 지방을 더 많이 섭취한 것은 아니었다.[10]

동물성 지방의 소비가 일부 사람들의 혈청 콜레스테롤 수치에 영향을 주지는 않지만, 이러한 식이 성분의 수치로 일반적인 모집단에서 혈청 콜레스테롤의 다양한 변화를 어느 정도 설명할 수 있다.[11] 지방과 콜레스테롤 함유량으로는 설명할 수 없는 고콜레스테롤혈증 작용을 하는 요구르트[12], 당근[13], 귀리겨[14], 콩[15], 마늘[16] 등과 같은 많은 식품들이 있다.

죽상동맥경화 플라크가 콜레스테롤을 함유하고 있다는 사실만으로 지질 가설을 지지할 수는 없다. 최근 연구에서는 플라크에 있는 많은 콜레스테롤이 혈액에서 생성되는 것이 아니라 애초부터 동맥 세포에 의해 합성되는 것으로 밝혀졌다. 그래서 콜레스테롤이 음식에서 혈액으로 이동하여 씹은 껌처럼 동맥에 응착된다는 개념은 죽상동맥경화증의 병리에 대한 현재의 이해와 지식으로 나온 것이 아니다.[17]

지질 가설에 근거한, 콜레스테롤 섭취로 인해 동물에서 동맥 지질 침전물이 생성된다는 최종적인 연구조사도 명백한 오류다. 일반적인 동물 사료 시험에서와 같이 순수 콜레스테롤이 실내 공기에 노출되는 경우에는 콜레스테롤이 산화되어 혈관에 유해한 독성 유도체를 생성한다. 이러한 혈관 독성은 미량으로 투여되는 경우에도 동물에서 죽상동맥경화 증세를 일으킨다. 반대로, 대량으로 투여되는 경우에도 불산화 콜레스테롤은 죽종을 발생시키지 않았다.[18] 따라서 죽종을 유발하는 것은 콜레스테롤 그 자체가 아니라 산화 부산물이다. 일부 콜레스테롤은 정상적으로 음식을 장만하는 동안에 산화가 되지만 혈관 독성의 수준은 낮다. 아마 대량의 순수 콜레스테롤을 먹이컵에 담아 장기간 투여한 사료 시험에 발생하는 것보다는 훨씬 적을 것이다.

위에서 언급된 논쟁에서 알 수 있듯이, 확실한 것은 심장혈관 질환에 대한 연구가 진전되려면 지질 가설을 극복해야 한다는 것이다. 현재 진행 중인 연구를 통해 영양 결핍이 심장혈관 질환의 중요한 병인학적 요인이라는 개념을 발전시킬 것이다. 그러나 일부 연구 결과를 토대로 미량영양소와 필수 지방산 결핍을 교정하면 심장혈관 사망률을 상당히 감소시킬 것이라고 생각하는 것은 적절하지가 않다.

지난 150여 년 동안 전형적인 서구 식단에서 비타민과 무기물의 양이 현저하게 줄어들었다는 사실에는 의문의 여지가 없다. 식이 미량영양소가 이렇게 감소한 이유는 식생활 형태의 변화와 토양 미량원소의 감퇴 때문이라고 할 수 있다.

연간 일인당 정제설탕 소비량은 1750년대의 2.7~3.6kg에서 1950년대에는 약 54.4kg으로 증가했다(영국 자료).[19] 이러한 설탕 소비량은 일반인이 섭취하는 평균적인 전체 칼로리 가운데 거의 20%를 차지한다. 정제설탕에는 사실상 비타민과 무기물이 없기 때문에 미량영양소의 섭취는 전반적으로 20% 정도 감소되었다. 산업화의 도래로 인한 또 다른 중요한 변화는 밀가루의 정제이다. 영양소가 풍부한 씨눈과 속겨를 벗겨낸 흰밀가루와 흰쌀은 일반적인 서구 식단에서 부가적인 칼로리로써 30%를 차지한다. 곡물의 정제 과정에서 영양소가 많이 손실된다.[20, 21] 예를 들어, 통밀이 밀가루로 정제될 때 손실되는 정도를 살펴보면 다음과 같다. 티아민(77%), 니아신(80%), 피리독신(72%), 판토텐산(50%), 엽산(67%), 비타민E(86%), 콜린(30%), 칼슘(60%), 마그네슘(85%), 칼륨(77%), 크롬(40%), 구리(68%), 아연(78%), 셀레늄(16~80%). 설탕과 곡물의 정제로 인한 영양소의 손실에다 캔 가공, 냉동, 식품 가공으로 인한 손실을 더하면 음식에서 미량영양소의 전반적인 감소량은 상당하다.

현대의 식생활에서 영양소가 너무나 격감되어 전통적인 영양 결핍 질환을 초래하는 것은 아니지만 한 가지 이상의 영양소가 만성적으로 결핍되면, 퇴행성 심장혈관 질환의 진행이 촉진될 수 있다. CHD에 대한 특정 영양 결핍과 관련한 증거는 아래에서 살펴본다.

현재 CHD 병리로 다양한 미량영양소의 중요성을 알 수 있다. 죽상동맥경화증이 진행되려면 혈관벽이 손상되어야 한다. 추측건대 이러한 손상은 혈역학적 스트레스, 면역 반응 감소, 산화(자유라디칼) 작용으로 발생할 수 있다. 혈소판은 혈관 손상 부위에서 응집되어 동맥벽의 내측 부분 내에 세포의 증식을 유도한다(미토겐 인자). 콜레스테롤의 축적은 동맥 세포의 증식에 대해 부차적인 것으로 보인다. 지금은 혈전증의 작용 효과로 여겨지지만 혈소판 작용도 CHD의 진행 단계에서 심근경색의 원인보다 오히려 더 큰 역할을 한다. 응집된 혈소판은 트롬복산을 방출하여 허혈을 유발할 수 있다.[22] 이러한 트롬복산 유도 허혈로 인해 혈관 경련과 경색이 발생할 수 있지만, 혈소판 응집을 저해하는 작용제로 이를 억제할 수 있다.[22]

관상동맥 경련[23]이나 일차적인 심근 대사 기능의 장애[24]는 죽상동맥경화증이 전혀 없는 경우에도 경색을 촉발할 수 있다는 사실을 주지해야 한다. 혈소판 응집, 혈관 경련, 심근 부전 등은 서로를 촉진시킬 수 있는 악순환의 일환으로써 상호 작용할 수 있다. 결국 심근의 물질 대사 효율성이 최적 상태라면 죽상동맥경화증이 심각해도 심장 질환의 증세나 위험이 수반되지 않는다.[24]

경색의 병리는 확실히 복잡해 보이지만 그 결과로 나타나는 효과는 일반화시킬 수 있다. 혈소판 응집이나 혈관 경련을 억제하는 영양소는 유해한 작용제로부터 혈관 조직을 온전하게 유지할 수 있게 해주고 심근 물질대사를 더욱 효율적으로 촉진하기 때문에 CHD에 대한 저항인자라고 볼 수 있다. 반대 효과로 작용하는 물질은 CHD의 원인관계에서 일정 역할을 한다. 이러한 사항을 염두에 두면 CHD에서 특정 영양소의 역할을 규명할 수 있다.

비타민C(Ascorbid Acid)

기니피그에서는 혈청 콜레스테롤 수치가 정상인 경우에도 아스코르브산[AA]의 급성 또는 만성적인 결핍으로 인해 죽상동맥경화증이 유발된다.[25, 26] AA 결핍으로 혈관벽의 교원질 구조[26]가 손상되어 더욱 민감해진다. 괴혈병에 길린 기니피그를 AA로 치료하면 죽상동맥경화증 초기 손상을 반전시킬 수 있다.[27] 대퇴부와 오금의 동맥촬영을 사용한 예비 연구에서 경구 AA(2~6개월 간 일일 1.5g 투여)는 인간의 경우에도 죽상동맥경화증 손상을 억제시킬 수 있다고 밝혔다.[28] AA 결핍은 IHD를 앓고 있는 노인 환자에게서 종종 나타나는데, HDL-콜레스테롤 수치의 감소와 관련이 있다.[29] 이러한 환자를 AA로 치료했을 때(6주간 1g/일 투여) HDL 수치가 올라갔다. 경

구 AA 보충제는 교원질 유도 혈소판 응집도 억제하는 것으로 나타났다.[30]

준임상적인 AA 결핍은 돌연사의 위험을 증가시킬 수 있다. 1757년에 린드Lind가 이러한 현상에 대해 설명하며 다음과 같이 기술했다. "괴혈병 증세가 경미하게 나타난 환자가 뜻하지 않게 별안간 증세가 악화될 수 있다. 증세의 정도나 공기의 변화에 따른 사망률의 감소를 예측하기는 쉽지 않다."[31] 1940년대 비타민C 소모에 대한 실험 연구에 지원한 건강한 젊은이 10명 가운데 2명은 갑작스럽게 심장 질환의 돌발로 병세가 악화되어 실험을 즉시 중단하고 입원하게 되었다.[31] 한 명은 심한 흉골하동통과 호흡 곤란 그리고 청색증이 발현되고 심전도에서 S-T 분절도 상승했다. 심장 증세가 진행되던 시점에서 명확한 괴혈병 증세는 어떤 환자에게도 나타나지 않았다. 위 연구에서 심장혈관 기능을 최적으로 증진시키는 데 필요한 비타민C는 괴혈병을 예방하는 데 필요한 양보다는 확실히 훨씬 더 많이 소요될 수 있다. 긴터Ginter는 미국에서 합성 AA의 생산이 1966년의 약 45만 킬로그램에서 1974년에는 90만 킬로그램으로 증가했다고 지적했다.[32] 비타민C 보충제의 사용은 그 때 이후로 지속적으로 증가했을 것이다. 1960년대 중반 이후로 관상동맥 질환으로 인한 사망자 수는 점진적으로 감소하고 있다. 이러한 바람직한 추세는, 적어도 일정 부분에서는 미국인들의 AA 보충제 소비가 증가한 탓으로 볼 수 있다.

마그네슘

식이 마그네슘Mg 수치가 상대적으로 높은 국가에서는(체중 1kg당 7~10mg) 마그네슘 섭취량이 낮은 국가(4~5mg/kg)보다 심장 질환

발병률이 낮다.[33]

일반적인 미국인의 식단에서 마그네슘의 함유량은 권장섭취량에 미치지 못하고 있다.[34] 그리고 음주[35]나 이뇨제 사용[36]으로 소변으로 배출되는 양이 증가하여 마그네슘이 결핍될 수 있다.

죽종 발생 음식을 섭취한 쥐에게 마그네슘을 보충하면 혈청 콜레스테롤을 증가시키지 않고 대동맥의 지질 침윤을 감소시킬 수 있다.[37] 마그네슘은 혈소판 응집을 억제하고[38] 심장의 글리코시드 유도 부정맥을 예방하는 것으로 나타났다.[39] 그리고 이러한 무기 화합물은 관상동맥 경련을 억제하는데,[40] 이는 협심증을 완화할 뿐만 아니라 돌연사도 예방할 수 있다.

경구용 마그네슘 보충제는 쥐 실험에서 좌 관상동맥의 외과적 폐색으로 인한 심장 괴사를 억제했다. CHD를 앓고 있는 환자들에게는 뜻깊은 의미가 될 수 있는 이러한 효과는 에너지 대사에서 마그네슘의 중추적인 역할과 깊은 관련이 있을 수 있다.

두 가지 별도의 개방 임상시험에서 비경구용 마그네슘 황산염은 심장 질환자의 사망률을 90% 이상 감소시켰다.[41, 42] 다른 치료 방법들이 실패하여 협심증 환자가 증세가 호전될 수 있다는 희망을 잃은 경우에는 근육주사 마그네슘 치료로 극적인 효과를 가져왔다.[43] 마그네슘 치료는 이뇨세로 치료를 받는 환자들의 심실 조기 수축 빈도도 감소시켰다.[44] 생각해보면 이러한 사례에서 나타나는 부정맥은 이뇨제 사용으로 인한 마그네슘 결핍 때문에 생긴 것이라고 할 수 있다.

크롬(Chromium)

미국에서 이러한 미량무기물의 결핍은 다소 보편적인 것으로 보인다. 1.6%에 불과한 다른 나라와 비교하면 미국인 조직 샘플 가운데 17.6%에서 크롬이 발견되지 않았다.[45] 미국인 조직에서 크롬의 농도는 노화에 따라 감퇴하는 경향이 있지만, 다른 나라의 조직에서는 거의 감소되지 않았다. 설탕과 곡물의 정제로 식이 크롬 농도의 감소를 설명할 수 있다. 그리고 수크로오스를 소비하는 그 자체가 소변으로 크롬 배출이 증가하는 원인으로 여겨진다.[45] 지금까지 연구된 모든 대상 집단 가운데, CHD 사망자 수가 세계에서 가장 많은 핀란드의 평균 일일 크롬 소비량이 가장 낮다.[46]

크롬이 결핍된 음식을 투여받은 동물에서는 죽상동맥경화 증세와 진성 당뇨병이 발현되었으며,[47] 죽종을 유발하는 음식을 섭취한 토끼에게 크롬을 주입한 결과 플라크가 감소했다.[48] 노모normo-와 고지질hyperlididemic인 환자들에게 크롬 수치가 높은 양조용 효모를 보충하면 전체 혈청 콜레스테롤이 낮아지고 HDL 콜레스테롤 수치는 상당히 증가한 것으로 나타났다.[49] 경구 크롬은 환자의 혈당을 약간 증가시켜 포도당 내성을 개선했다.[50]

셀레늄(Selenium)

미국의 여러 지역에서는 셀레늄Se의 토양 함유량과 CHD의 발병 사이에 상당한 상관관계가 있는 것으로 나타났다.[51] 농산물이 재배되는 토양이 음식의 셀레늄 농도에 직접적으로 영향을 미친다. 식이 셀레늄의 결핍은 가축의 만성 심근경색과 돌연사의 원인으로 밝혀졌다.[52] 그리고 셀레늄 결핍은 토양의 셀레늄 함유량이 낮은 중국 지역에서 발생하는 치명적인 심근증인 케샨Keshan병과 관련이 있다.[53] 발병 위험이 있는 사람이 예방적으로 셀레늄 보충제를 섭취하는 경우 케샨병이 거의 사라졌다.[54] 그리고 셀레늄 결핍은 영양 결핍된 미국의 두 살 된 여자 아기의 심근증과도 관련이 있는 것으로 나타났다.[21] 비타민C를 발견했으며 지금은 80세가 된 알버트 스젠트 기오르기Albert Szent Gyorgi 박사는 셀레늄 보충제가 자신의 만성 심장 부정맥을 치유했다고 확신한다.[55] 메릴랜드 주민의 자발적 음식에서 셀레늄 함유량은 일일 평균 81mcg이었다. 연구 대상 주민 가운데 17%는 최소 일일 섭취량인 50mcg보다 적게 섭취했다.[56] 79%는 일일 섭취량이 100mcg 미만이었다. 현재 통밀에 있는 셀레늄 가운데 약 80%는 정제 과정에서 소실된다.[21] 이러한 사실은 만성적인 셀레늄 섭취량 부족이 CHD 발병의 원인이 될 수 있다는 것을 보여준다.

피리독신(Pyridoxine)

피리독신이 결핍된 음식을 섭취한 붉은털 원숭이의 혈관에서는 인간의 자연적인 죽상동맥경화증의 특성과 배열과 매우 유사한 변화가 나타났다.[57] 쥐에서 비타민B6가 결핍되면 일과성 AV(심방) 차단, 불규칙한 정맥동, 유주 심박조율, 전환 T파, 다양한 형태의 PVC 등을 비롯한 심전도의 변화가 일어난다.[58] 병아리 실험에서 음식이 지방이나 콜레스테롤을 함유하고 있지 않는 경우에도 피리독신이 결핍되면 혈장 콜레스테롤이 증가했다.[59, 60] 정상적인 음식이나 1%의 콜레스테롤을 함유하고 있는 음식을 먹은 토끼에서도 피리독신 결핍으로 인해 혈청 콜레스테롤이 증가했다.[61]

비타민B6의 조효소 형태인 피리독살 인산염은 혈소판 응집을 억제하고 생체 밖에서 응고를 지연시킨다.[62] 피리독신 경구 투여는(100mg) 혈소판 응집을 억제하며 그 효과는 24~52시간 동안 지속되었다.[63]

혈소판 응집에 대한 명확한 효과와 더불어 피리독신은 다른 작용으로 죽상동맥경화증을 억제한다. 인체에서 죽상동맥경화증의 초기에 나타나는 증세는 내부 탄성섬유판의 분리이다. 이러한 조직의 기능적 무결성은 부분적으로 비타민B6 의존 효소인 리실lysyl 산화효소에 달려 있으며, 이는 혈장과 엘라스틴의 교차결합을 촉진한다.[64] 피리독신 결핍으로 나타나는 이러한 원섬유fibril의 불완전한 교차결합은 내부 탄성섬유판을 변경시켜 손상에 더욱 민감하게 만든다.

일반적인 미국인 식단에서는 비타민B6가 부족한 것으로 나타난다. 300개 학교에서 A형 점심을 분석한 결과 57%가 이러한 비타민의 영양적 목표치에 미달되는 것으로 밝혀졌다.[20] 일반적인 병원 식사의 피리독신 함유량은 일일 0.5~1.5mg라고 나타났는데, 이는 일일 권장섭취량 2mg보다 상당히 적은 양이다.[65] 음식에는 피리독신 손실과 더불어 만성적인 비타민B6 결핍의 원인이 되는 성분이 들어 있었다. 튀김 요리를 위해 식물성 기름을 가열하면 부산물이 생성되는데, 이는 동물의 피리독신 요구량을 증가시키는 것으로 나타났다.[66] 그리고 산업, 농업, 의학 분야에서 광범위하게 사용되며 비타민B6의 길항제[68]로 알려진 히드라진hydrazine 유도체의 증식[67]으로 인해 비타민B6을 영양적으로 더 많이 비축해야 한다. 만성적인 피리독신 결핍은 CHD 발병의 병인학적 요인 가운데 하나로 볼 수 있다.

토코페롤(Tocopherol)

1940년대 이래로 슈트Shute와 학자들은 토코페롤(비타민E)의 대량 투여를 주창해왔다. 토코페롤이 울혈성 심부전과 협심증에서 중요하다는 주장이 초기에 열정적으로 펼쳐졌으나, 후에 대조 연구를 통해 입증되지 못했다. 그 결과 비타민E 치료는 광범위한 지지를 받지 못했다.

그러나 토코페롤이 IHD 치료에서 유용한 보조 수단이 될 수 있다고 여겨지는 몇 가지 이유가 있다. 무산소증에 걸린 쥐가 비타민E의 결핍으로 수명이 단축되었는데,[69] 이는 토코페롤이 제한적인 산소 공급을 효율적으로 촉진시킨다는 것을 나타낸다. 따라서 비타민E 결핍은 심장혈관 기능에 유해할 수 있으며 특히 허혈이 발현되는 경우에 그렇다.

그러나 대량 투여의 효과에 관한 의문은 여전히 해결되지 않았다. 이중맹검법 실험에서 토코페롤은 말초혈관 질환(간헐성 파행증) 치료에 유용한 것으로 밝혀졌다.[70] 말초 혈관의 죽상동맥경화성 질환에 효과가 있는 성분이 CHD에 대해서도 동일한 효과가 있어야 하는가에 대해서는 논란이 있을 수 있다. 아마도 이전의 연구에서는 불충분한 샘플 크기와 협심증 증세의 심한 변화로 인해 소량의 비타민E 효과는 간과되었을 것이다. 그렇지만 앞으로의 연구를 통해서는 밝힐 수 있을 것이다.

비타민E를 대량 투여하면 허혈 증세를 개선할 수 있는지 여부와는 상관없이, 비타민E의 혈소판 억제 효과[71]는 중요할 수 있다. 더욱이 전부[73]는 아니지만 일부 연구[72]에서 비타민E를 보충하면 HDL 콜레스테롤 수치가 증가한다는 사실이 밝혀졌다. 토코페롤의 산화방지 작용은 혈관에 대한 자유라디칼 손상을 억제하는 데도 도움이 되며, 이로 인해 죽상동맥경화증의 진행이 지연될 수 있다.

밀은 비타민E의 중요한 식이 원천이지만 가공을 하면 비타민E가 대량 감소될 수 있다.[20] 더욱이 식물성 기름의 사용 증가에 따른 식이 다중포화지방산의 증가로 인해 비타민E의 영양적 요구량이 커진다.[74] 지난 150여 년 동안 일반적인 서구 식생활이 변화하여 많은 사람들이 만성적인 준임상적 비타민E의 결핍 때문에 어려움을 겪었을 것이다.

아연과 구리

건강한 사람의 자의적인 식단에서 아연과 구리의 일일 평균 섭취량은 각각 8.63mg과 1.01mg으로, RDA(권장 섭취량)인 15mg과 2mg에는 훨씬 못 미치는 수준이다.[75] 토끼[76]와 닭[77] 실험에서 구리 결핍으로 인해 심장혈관 질환 증세가 나타났고 쥐에서는 혈청 요산[78]과 혈청 콜레스테롤[79]이 증가했다. 그리고 구리가 결핍된 쥐는 비정상적인 ST 분절, 각차단bundle branch block, 상실성supraventicular 박동, 유주심박조율 등을 비롯한 EKG(심전도)상의 변화도 나타났다.[80] 세 가지의 인체 증례에서 구리 결핍은 조기심실수축의 명백한 원인으로 밝혀졌다.[81]

고콜레스테롤 음식을 섭취한 토끼에게 아연을 보충한 경우, 죽상동맥경화증의 진행이 억제되었다.[82] 그러나 아연 보충은 구리 결핍을 초래할 수 있기 때문에[83] 특히 심장 질환자에게는 조심스럽게 사용해야 한다. 그리고 장기간 아스코르브산 치료를 받는 환자는 구리 결핍의 가능성을 고려해야 하는데 이러한 비타민이 구리 결핍을 초래할 수 있기 때문이다.[84, 85]

필수 지방산

리놀레산linoleic acid은 특발성 고혈압 환자의 혈압을 강하시키고[86] 인체 내에서 혈소판의 응집을 억제하는 것으로 나타났다.[87] 필수 지방산EFA의 고콜레스테롤혈증 효과도 익히 알려져 있다.

일반적인 미국인 식단에는 식물성 기름이 많이 함유되어 있지만 임상적으로 EFA 결핍은 상당히 보편적인 현상이다. 정기 검진 결과 종종 나타나는 특이성의 건성 피부는 대개 EFA를 보충하면 치유된다. 그러나 EFA 결핍이 만연하다는 사실을 알 수 있다. EFA 결핍의 주요 원인은 소비되는 지방 유형의 변화 때문이라고 볼 수 있다. 1920년 이후로 마가린과 경화 식물성 기름의 사용량이 매우 증가했다. 이러한 식물성 기름에서 지방이 형성되는 경우 식이 필수 시스리놀레산의 60%까지가 트랜스 지방산으로 전환되어 EFA로서의 기능을 발휘할 수 없게 된다.[88] 따라서 가공 식물성 기름에서는 상당한 량의 EFA가 없어지게 된다. 더욱이 제조 과정에서 생성되는 트랜스 지방산으로 EFA 결핍이 촉진된다.[89, 90] EFA가 심장혈관 질환에 대한 예방 작용을 하는 경우에 생화학적 특성이 발현되기 때문에 마가린 소비는 위험한 것으로 간주해야 한다.

실험을 통해 경화성 기름의 위험을 이론적으로 입증했다. 트랜스 지방이 함유된 음식을 섭취한 돼지는 우지나 버터를 먹은 돼지보다 대동맥 지질 침전물이 더욱 많은 것으로 나타났다.[91] 따라서 마가린이 버터보다 안전하다고 널리 알려진 사실은 잘못되었다고 할 수 있다. 동물성 지방보다도 마가린이 오히려 CHD 사망의 주요 요인이라는 것이 역학적 연구를 통해서도 입증되었다.[8]

다른 형태의 식물성 기름의 가공 또한 위험할 수 있다는 증거가 있다. 가열하지 않은 옥수수기름보다는 가열한 옥수수기름을 함유하고 있는 식품이 죽종 발생률을 더욱 증가시킨다.[92] 따라서 제조 과정에서 화씨 400도로 가열된 식용 옥수수기름을 사용하는 것은, 비록 이러한 기름이 혈청 콜레스테롤을 저하시킨다 하더라도 바람직하지 않다. 위에서 언급한 경색이 발현된 후 실시한 옥수수기름 실험 결과,[4] 일부 식물성 지방이 동물성 지방보다 더 유해하다는 것이 확실해졌다.

기름이 상당 기간 동안 공기에 노출된 경우에는 가열된 기름 섭취로 인한 심장 질환은 더욱 심해졌다.[93] 따라서 식물성 기름으로 튀긴 음식은, 특히 기름에 장기간 방치된 경우(예, 패스트 푸드점의 프렌치프라이)에는 삼가야 한다.

CHD를 예방할 수 있는 지방산은 에이코사펜타에노산EPA, EicosaPentaenoic Acid이다. 주로 기름진 생선(대구, 정어리, 고등어, 넙치 등)에 있는 이러한 지방산은 혈소판 작용에 특별한 효과가 있다.[94] 아라키돈산(리놀레산에서 합성)과는 달리, EPA는 혈소판을 응집시키지 않는다. 그러나 아라키돈산처럼 EPA도 프로스타사이클린과 같은 응집억제 작용물질을 만들기 위해 혈관벽에서 사용될 수 있다. EPA가 많이 함유된 음식을 섭취한 환자들은 혈소판 응집이 억제되었다.[95] 따라서 에스키모인들에게 CHD가 드문 이유는 EPA를 많이 섭취하기 때문이라고 할 수 있다.

설탕(Sucrose)

음식에서 미량영양소의 희석 작용과 더불어 수크로오스의 소비로 인해 CHD가 촉진될 수 있다. 수크로오스를 섭취하면 혈압,[97] 요산, 트리글리세리드, 혈소판 점착[98]이 증가되는 것으로 나타났다. 건강한 피험자의 식단에 수크로오스를 첨가했을 때 HDL 콜레스테롤 수치가 현저하게 감소했다.[99]

결론

지질 가설의 오류를 확신하게 됨으로써 일부 학자들은 이제 식품은 CHD에서 중요 인자가 아니라고 주장한다. 그러나 입증된 자료에서는 실제로 음식이 세계적으로 만연하는 질환의 주요 병인이 될 수 있는 것으로 나타났다. 광범위한 식품 가공과 토양에서 미량원소의 감퇴로 인해 보편적인 서구 식생활에서 미량영양소의 함유량이 150년 전보다 두드러지게 감소했다. 역학, 생화학, 임상 연구 단체에서는 여러 가지 비타민과 무기물 종류 가운데 어느 하나라도 장기간 섭취량이 부족해지면 심장 질환이 촉발될 수 있다고 주장한다. 주로 가공 식품의 소비와 관련이 있는 다중 결핍은 심장과 혈관에 누적되어 상조적인 부작용을 초래할 수 있다. 그리고 수크로오스, 마가린, 기타 가공 기름과 같은 일부 현대 식품은 심장혈관 계통에 직접적으로 유해한 것으로 나타났다.

지난 수십 년 동안 발생한 CHD 사망자 수가 25% 감소한 것은 미정백 곡물, 신선한 야채와 과일, 생견과나 구근류와 같이 비가공 식품의 중요성에 대한 새로운 인식 때문일 수 있다. 그리고 이 기간 동안 비타민과 무기물 보충제의 판매가 급속하게 증가한 것을 보면, 만성적인 영양 결핍 상태를 개선함으로써 CHD 사망률을 감소시키는 데 일조했을 것이다. 이 장에서는 아스코르브산, 마그네슘, 크롬, 셀레늄, 피리독신, 토코페롤, 아연, 구리, 그리고 필수 지방산 등의 중요성을 검토했다. 검토하지 않은 다른 영양소인 티아민, 니코틴산, 비오틴, 엽산, 칼슘, 실리콘, 판토텐산, 카르니틴 등도 심장과 혈관에 대해 중요한 보호 작용을 한다고 밝혔다.

미가공 음식과 식이 보충제의 중요성을 강조하여 영양결핍을 방지하고 잠재적으로 유해한 음식의 섭취를 자제하면 관상동맥 심장 질환의 발병을 현저하게 줄일 수 있을 것이다.

2장

임상시험

A TEXTBOOK ON EDTA CHELATION THERAPY

6. 동맥폐색 질환을 치료하기 위한 EDTA 킬레이션 요법의 현황

의학박사 엘머 크랜턴과 제임스 프랙켈턴

개요 : 대부분의 의사들에게는 정맥주사 킬레이션 요법의 효과가 그다지 알려지지 않았다. 우회수술보다 안전하고 효과적이며 비용도 저렴한 비침습성 치료법을 인정하지 않고 있으며, 일련의 상황으로 인해 연구도 중단되었다. 본 논문에서는 이에 관한 현황을 살펴본다. 이러한 검토를 통해 동맥폐색 질환을 치료하기 위한 EDTA 킬레이션 요법을 지지하며, 최근에 발표된 일련의 매우 중요한 대조 연구 보고서를 살펴봄으로써 이 요법의 안정성과 효과를 설명한다.

최근에 미국 식품의약청은 심부정맥의 경우에는 사용을 제한하는 조건으로 지연성 칼슘 통로 차단제인 베라파밀Verapamil®을 승인했다. 이후에 유사 약품에 대한 승인이 이어졌다. 이러한 약품들의 상당수는 수년 동안 효과적으로 사용되고 있었다.

영국 런던의 의학대학원 부속연구소의 마세리Masseri 박사는 시카고 심장협회에서 논문을 발표하면서 "…칼슘 길항제 치료를 받은 환자 4명 가운데 3명은 우회수술이 필요치 않을 것이다."라고 언급했다.

동맥폐색 질환을 치료하기 위해 매우 오래된 칼슘 길항제인 EDTA를 사용하는 내과의들이 지난 몇 년 동안 점점 늘어나고 있다. 약품의 특허는 만료되었고 연구 기금도 지원되지 않았기 때문에 EDTA의 사용에 대한 과학적인 연구 결과가 주류 학술지에는 거의 발표되지 않았다.

홍미로운 EDTA 킬레이션 요법의 역사는 할스테드Halstead 박사의 학술논문인 〈EDTA 킬레이션 요법의 과학적 근거〉[1]와 이 책에 게재되어 있다. 합성 디니트릴로테트라아세테이트dinitrilotetraacetate는 EDTA와는 친숙하지 않기 때문에 칼슘, 납, 그리고 기타 특정 양이온과 결합하는 화합물이다. EDTA는 1930년대 후반에 독일에서 합성되었다. 임상적으로는 1952년에 납 중독 치료에 처음으로 사용된 것으로 보고되었다. 클라크 박사가 EDTA로 치료한 죽상동맥경화증과 납 중독에 걸린 환자들은 혈액순환이 현저하게 개선된 것으로 나타났다. 이 같은 결과는 동맥폐색 질환에 대한 킬레이션 요법의 초기 보고서에 나와 있다.[2-4] 멜처 박사와 EDTA에 요법의 초기 개척자들은 동맥 기능이 확실히 개선되었다고 보고했지만 최대 효과는 치료를 마친 후 약 3개월이 지나서야 나타났다. 멜처 박사는 즉각적인 효과가 미흡했기 때문에 혈관폐색 질환을 치료하기 위한 EDTA에 관한 연구를 중단했으며 후에 환자들이 호전되었다고 보고된 후에야 비로소 연구를 재개했다.[5]

무엇보다 EDTA 요법의 효과를 반증하는 보고서가 학술 문헌으로 발표된 적이 없다는 사실이 중요하다. 발표된 모든 임상시험 보고서는 이 치료법을 지지한다. 1963년에 발표한 키첼, 팔몬Palmon, 아이탄Aytan, 그리고 멜처Meltzer 박사의 논문[6]에서는 1960년에 발표한 자신들의 연구를 대상 환자를 추가하여 재검토했는데, 이 논문이 EDTA 요법의 효과를 반박하는 자료로써 지속적으로 인용되었다. 그러나 저자들의 결론은 자신들의 데이터와는 상반되는 것이었다. '재검토' 논문에서 환자의 대부분은 호전되었으며 호전 상태가 지속되었다고 보고했다. 추가적인 치료를 하지 않고 위험인자나 식생활을 개선하지 않았는데도 18개월 후, 28명 환자 그룹 가운데 46%가 호전된 상태를 유지했다. 이들 28명 환자 가운데 23명은 이

전에 심근경색을 앓고 있었다. 이 논문에서는 치료가 중단되었을 때 일부 환자가 예전 상태로 돌아갔기 때문에 EDTA 요법이 효과가 없다는 결론을 내렸는데, 이는 타당하지가 않다. 이런 논리로는 우회 수술을 비롯하여 다른 치료법도 동일한 결론에 이르게 된다.

연구에서 언급한 환자 28명은 EDTA로 불과 20회 치료를 받은 후에 평가되었다. 하지만 환자의 64%가 호전된 것으로 확인되었다. 환자 28명 가운데 82%는 예전에 심근경색을 앓았고 따라서 심장 합병증이 발생하거나 사망할 위험이 상대적으로 매우 높았다. 치료를 받은 환자 가운데 71%는 자각 증세가 개선되었고, 64%는 불과 20회 치료를 받은 지 3개월 후 측정된 운동 내성이 객관적으로 향상되었다. 그리고 46%는 심전도 양상이 개선된 것으로 나타났다. 18개월이 지날 무렵에 46%가 호전된 상태를 유지했다. 이러한 결과는 매우 인상적이었으며 연구자들의 부정적인 결론과는 상반되는 것이다. '재검토' 논문에서 연구자들의 개요를 돌이켜보면 동맥폐색 질환을 치료하기 위한 EDTA 킬레이션 요법의 연구 기금 부족과 임상시험의 중단으로 인해 이러한 오류가 생긴 것으로 보인다.

그리고 '재검토' 논문에서는 세븐Seven과 존슨Johnson 박사의 논문[5]에서 언급된 환자 10명을 참조했다. 세븐 박사는 EDTA 요법에 헌신적인 열의를 가지고 있었지만, 킬레이션 요법에 대한 최초의 국제 컨퍼런스에서 치료 방법을 발표한 후에 바로 요절했다. 세븐 박사의 사망은 EDTA 킬레이션 요법의 연구를 중단시키고 아울러 널리 인정받지 못하게 된 또 다른 주요한 요인이라고 생각할 수 있다. 더구나 세븐 박사가 치료 방법과 효과를 집필했고 존슨 박사는 제한적인 수치로만 발표했기 때문에 의사들이 이를 쉽게 확인할 수 없게 되었다.

멜처, 우랄Ural, 키첼 박사가 논문 원본을 면밀하게 검토했지만[5] 키첼 박사는 최초 환자들의 데이터를 갱신하면서 그 효과를 상당히 축소하여 '재검토' 논문[6]에서 밝혔다. 논문 뒷부분에서 "최초 환자 10명은 추가적인 치료를 받았으며 결과도 지속적으로 확인했다."라고 밝혔다. 두 가지 논문을 면밀히 비교한 결과, 최초 환자 10명 가운데 3명은 다른 추가적인 치료를 받지 않은(또는 단 한 차례의 추가 진료만 받은) 것으로 나타났다. 최초 환자 10명 중에서 3명의 데이터는 차후 발표된 논문에서 왜곡된 것이다.

정맥주사 EDTA 치료를 받기 위해 선정한 최초 10명의 환자에 대해서는 "…심각한 협심증에 대한 효과를 알아보기 위해 환자 10명을 선정했다. 선정된 환자들 대부분은 예전에 통상적인 다른 방법으로 치료를 받았으며, 이 연구에 포함시킨 이유는 이전에 받은 치료의 효과가 전혀 나타나지 않았기 때문이다. 치료를 시작할 때부터 환자들은 장애를 가지고 있다고 판단했다."[5]라고 설명했다. 두 개 논문에서 연구 분석된 최초 10명의 환자들은 확실히 위험성이 매우 높았다. 이러한 사실에도 불구하고 환자 가운데 50%는 아직까지 생존해 있으며, 44개월이 지날 무렵 치료 전 상태와 비교해 보았을 때 이들 가운데 3명은 호전 상태를 유지했고, 다른 두 명은 걸어 다닐 수 있을 정도로 활동성을 회복했으며 더 이상 악화되지 않았다. 이러한 결과는 상당히 주목할 만한 것이며, 두 번째 논문 말미에서 언급한 내용을 보면 더더욱 부정적인 결론의 오류를 입증하는 것이다.

키첼 박사의 '재검토' 논문[6]을 통해 킬레이션 요법을 처음 접하게 되는 임상의들은 보고서 전체를 읽지 보지 못하고 개요 부분만을 볼 수 있다. 대부분의 의사들은 1960년대에 발표된 세븐 박사의 학술논문에 게재된 초기 데이터를 잘 알지 못할 것이다. 실제 데이터와 키첼 박사 논문의 잘못된 결론 사이의 모순은 시간이 필요한 장기적 연구를 하지 않고는 즉각적으로 명쾌하게 밝힐 수 없으며, 의사들 대부분은 이러한 점을 간과했을 것이다.

이러한 잘못된 보고서로 인해 불행하게도 EDTA 요법의 우수한 효과가 인정되지 않았다. 지금은 EDTA 요법이 초기 개척적인 연구조사에서 지적한 것보다 더욱 효과적이라는 사실을 이해할 수 있다. 킬레이션 요법의 다양한 복잡성과 문제들이 지금은 완전히 밝혀졌으며 또한 치료를 위한 프로토콜도 개정하여 발전되었기 때문에 전망은 더욱 밝다. 초기 킬레이션 요법에서는 치료 동안에 EDTA로 감퇴하는 마그네슘, 망간, 아연, 구리, 피리독신, 그리고 기타 영양소들을 보충하지 않았다. 흡연이나 고지혈증과 같은 위험인자에 대한 언급도 전혀 없었다. 현재 킬레이션 요법을 사용하는 의사들은 환자가 흡연을 계속하는 경우, 이러한 잘 알려진 위험인자들을 확실하게 개선시킨 환자들보다 EDTA 치료 효과가 감소되고 호전 상태도 오래 지속되지 않는다는 사실을 경험상으로 알고 있다.

EDTA 요법의 비판론자들은 반복적으로 크레이븐Craven과 모렐리Morrelli의 간략한 검토 논문[7]을 인용하는데, 이들 논문은 진부한 연구와 동맥폐색 질환을 치료하기 위한 EDTA의 사용에 관한 개별적인 전문 지식이 거의 없는 학자들이 저술한 논문에 근거를 두고 있다. 크레이븐과 모렐리는 결론에서 연구 기금이 부족하여 대규모의 다양한 이중맹검법 대조 연구를 실시하지 못했기 때문에 약제 사용설명서에 기재될 폐색동맥 질환 치료에 관한 FDA의 요건을 충족시키지 못한다고 언급하면서, "EDTA는 학술 기관의 경험이 풍부한 연구자들이 명시한 조건에 따라 사용되어야 한다."라고 밝혔다. 이러한 진술은 정맥주사 EDTA를 수십 년간 안전하게 사용해 온 임상경험이 풍부한 많은 의사들의 임상 능력과 판단을 모욕하는 것이다.

크레이븐과 모렐리가 밝힌 한 가지 사례에서는 류마티스성 심장 질환자의 심장판이 경화되면서 칼슘 플라크로 인해 발작이 일어났다고 설명한다. 이러한 사례는 불과 30분 안에 현재 시술되는 것보다 훨씬 더 많은 EDTA를 투여했던 초기에 발표된 것이었다. 소퍼Soffer는 "…나트륨 EDTA가 서서히 주입된다면 심각한 부작용은 거의 나타나지 않는다. 일일 최대 투여량인 50mg/kg은 몇 시간에 걸쳐 주입되어야 한다"[8]라고 했다. 현재 시술되는 EDTA를 위한 프로토콜은 이러한 투여량을 초과하지 않으며, 단일 치료 시에도 서너 시간이 소요된다. 소퍼는 나아가 세 번에 걸쳐 동일한 양을 투여하게 되면 매우 드물지만 불필요한 반응이 생길 수 있다고 밝혔다. 그리고 3g의 EDTA를 20~30분 안에 시술하는 경우는, 현재 의사들이 통용되는 킬레이션 요법의 프로토콜에 따라 실시하는 투여 속도보다 여섯 배 이상 빠른 것이라고 설명한다.[8] EDTA 요법 비판론자들이 자주 인용하는 크레이븐과 모렐리[7]는 현재 사용되고 있는 것보다 더욱 빠르게 대량 투여하여 시술하는 경우에 얻어진 데이터로 설명한다.

EDTA의 작용 기제와 관련한 많은 이론들이 있지만 나타나는 효과의 원인에 관해 명확하게 입증된 것은 없다. 개선의 원인은 아직까지 밝혀지지 않았을 것이다.

고든Gordon과 반스Vance는 검토 논문[9]에서 인체 내 EDTA의 생리학적 및 생화학적 작용을 20개 이상 열거했다. 이 논문에서 언급되지 않은 한 가지 작용은, 프로스타사이클린 생성에는 프로스타글란딘 합성효소인 사이클로옥시제나제cyclooxygenase가 필요한데 이 효소는 납에 의한 억제 작용에 매우 민감하다는 것이다. 최근 연구 보고서에서 평균적인 미국인의 뼈는 1,600년 전보다 700배나 더 많은 납을 함유하고 있다고 밝혔다.[10] 이는 EDTA가 납 성분을 제거하여 프로스타사이클린의 생성을 강화한다고 가정할 수 있다.

동물실험 연구에서는 EDTA 그리고 고압산소와 식이요법을 받은 토끼의 죽상동맥경화증이 반전된다는 사실을 보여주고 있다.[11]

이는 EDTA 킬레이션 요법이 미토콘드리아의 산화 인산화반응을 개선할 수 있으며, 혈류가 손상되어 산소가 감소되는 경우에도 세포호흡의 효율성을 강화시킨다는 것을 입증했다.[12]

전 세계적으로 EDTA의 많은 효과들을 입증하는 학술 문헌들은 1,000여 개가 넘는다. 이 논문들은 대개 의학문헌색인집Index Medicus에도 등재되지 않았고 컴퓨터 문헌 검색을 통해서도 확인할 수 없기 때문에 일반 내과의들이 이러한 학술 참조 문헌을 구하기는 어렵다. 그리고 EDTA는 관련 세계 학술 문헌에서 수많은 명칭으로 명명되어 더욱 복잡하다(안탈린Antallin, 아쿠아몰린Aquamollin, 칼렉스Calex, 칼솔Calsol, 켈론Celon, 킬라드레이트Cheladrate, 킬라플렉스Chelaplex, 킬레이션, 콤렉손Comlexone, 이나트륨에데트산Disodium edetate, 디소테이트Disotate, 디스탈 8Distal 8, 에다타밀Edathamil, 엔드레이트Endrate, 하비도트Havidote, 인드라날Indranal, 이미놀-DIminol-D, 이갈론Irgalon, 칼렉스Kalex, 콤플렉손Komploxon, 메타퀘스트Metaquest, 모사틸Mosatil, 네바나이드-BNervanaid-B, 눌라폰Nullapon, 퍼마클리어Permakleer, 시퀘스트린Sequestrene, 신테스 12aSyntes 12a, 테트라세민Tetracemin, 테트린Tetrine, 티트라버Titraver, 트릴론-BTrilon-B, 트리플렉스Triplex Ⅲ, 티크로솔Tychroso 1, 티클라로솔Tyclarosol, 베르신Versene, 와클레이트Warkeelate 등).[1]

동맥폐색 질환 치료에서 EDTA 킬레이션 요법을 사용하는 의사들은 환자를 지속적으로 관찰해보면 치료를 마친 후 3개월 뒤에야 최대 효과가 나타난다는 것을 알 수 있다. 작용 기제는 잘 알려져 있지 않지만, 치료 결과 골다공증이 나타나지 않기 때문에 부갑상선 호르몬PTH과 칼시토닌을 자극하는 것으로 여겨진다. 초기 연구자들은 EDTA가 주로 동맥벽에서 칼슘을 제거한다고 생각했다. EDTA를 단기간에 대량 투여하게 되면 문제가 발생하여 과도한 EDTA로 독성이 나타날 수 있다. 다원자가 양이온에 대한 EDTA의 작용을 완전히 이해하지 못하여 이러한 원소들이 보충되지 않는 경우에는 아연과 같은 미량원소의 결핍이 나타난다. 아연은 80개 이상의 금속효소에 관여하는 것으로 밝혀졌다.[13]

최초에 보고된 것처럼 EDTA 요법이 신장에 유해하기보다는 오히려 효과적일 수 있다는 사실이 놀라운 것은 아니다. 만성적으로 납에 노출되는 성인은 간질성 신장염과 고혈압이 나타난다.[14] 킬레이션 요법을 자주 사용하는 의사들은 크레아티닌 제거율과 고혈압이 개선되어 신장 기능이 좋아지는 것을 확인할 수 있다.

추가적으로 EDTA 요법에 대한 조절 연구가 필요하다. 그러나 이러한 연구를 계획할 때, 혈관의 변화는 임상적으로 현저하게 개선되었음에도 동맥조영촬영으로는 나타나지 않을 수 있다는 사실을 염두에 두어야 한다. 혈역학, 혈류역학의 법칙을 사용하면 완벽한 층류laminar flow로 혈관 직경이 불과 19%만 증가해도 혈류량은 두 배가 된다는 것을 입증할 수 있다. 질환이 있는 동맥과 같이 난류가 흐르는 혈관에서는 혈관 직경이 10% 미만으로 조금만 확대되어도 혈류량은 두 배로 증가할 수 있다. 순환기능이 손상된 기관에서 혈류량이 10~20% 정도 증가해도 기능을 상당히 개선시키고 허혈 증상을 완화시킬 수 있다. EDTA는 결합조직에서 교차결합의 횟수를 감소시켜 동맥이 확장될 수 있도록 탄력성을 충분히 개선하며 기존의 플라크에 영향을 미치는 것으로 알려져 있다.[15, 16] 동맥조영술로는 어떠한 점도에서도 ±25%보다 더 정교하게 혈관을 측정할 수 없다.[17] 이러한 부정확성 때문에 동맥조영술은 킬레이션 요법의 효과를 입증 또는 반증하기 위한 유효한 지표가 아닌 것만은 확실하다. 방사성 동위원소 영상을 사용하여 심실벽 기능과 대뇌와 심근의 혈류를 측정하는 것과 같은 비침습성 시험은 다른 비침습성 작용 시험과 함께 보다 안전하고 의미 있는 결과를 제시해야 한다. 최근 연구[18-20]에서는 EDTA 요법으로 혈류 기능이 상당히 개선되었다고 밝히고 있다. 이제 다른 연구자들도 대규모의 환자들을 대상으로 이러한 연구를 계속해서 실시해야 한다. 이러한 문제에 관한 맥도나, 루돌프, 그리고 체라스킨의 보고서[20]는 이전의 카스도르프Casdorph 연구의 독립적인 근거에 대한 통계적으로 유의한 사례를 제시한다.[18, 19]

발표된 조사결과에서는 혈류가 개선된다고 반드시 증상이 호전되지는 않는다고 밝혔기 때문에, 앞으로의 연구에서는 혈류 측정에만 전적으로 의존하지 않는 것이 바람직하다.[18, 19] 혈류 개선이 거의 없는 환자들도 기능이 상당히 개선되거나 증상이 완화될 수 있다. 독성 중금속의 제거나 다른 변화로 이러한 상태를 설명할 수 있다. 앞으로의 연구에서는 신체 스트레스 시험, 대뇌 기능의 인지시험, 파행이나 협심증이 발현되기 전까지 도보거리, 니트로글리세린과 기타 항협심증제에 대한 요건, 적외선 체열측정기, 혈량측정계, 도플러 혈류 연구, 안구대뇌혈관측정, 다양한 유독성 금속의 소변 배출, 기타 통계적 분석이 따른 객관적인 측정 등을 비롯하여 치료 전후의 생리학적 기능과 지구력의 비침습성 측정이 포함되어야 한다.

혈류 연구와는 관계없이 일일 투여량의 감소로 파행과 협심증이 완화되고 신체적 지구력과 인식 작용이 개선된다면, 이러한 효과는 상당한 것이므로 EDTA 치료를 정당화할 것이다. 발표된 모든 연구에서는 이러한 개선이 EDTA 킬레이션 치료를 받은 환자들 가운데 상당수에서 나타난다고 밝혔다.

안전성과 효과를 입증하기 위한 대조 표준 연구에서는 효과가 나타나지 않았는데도 관상동맥 우회수술이 수십만 번이나 실행된 것으로 밝혀졌다. 메디케어를 비롯한 의료보험회사들은 이러한 고가의 수술 방법에 대해 아무런 의문을 가지지 않고 비용을 지불했다. 혈관조영상으로 폐색 혈관에서 혈류를 추적하여 개선된 것으로 보여줄 수 있으며 이렇게 만들어지는 증거는 수술을 정당화하기에 충분했다. 이것이 증상의 완화를 나타내는 중요하며 유효한 증거라는 사실은 한 번도 입증된 적이 없었다. 몇 해 전에 협심증을 효과적으로 완화시키기 위해 심장 교감신경절제술을 사용했다. 관상동맥 우회수술에 필연적으로 수반되는 심장 교감신경절제술(심근신경절단)은 혈관경련을 개선시키며, 수술 후 협심증을 완화하는데 다른 요인보다 더욱 중요할 수 있다.[21]

EDTA는 일반적인 성분이며 특허는 만료되었다. 어떠한 제약회사도 특허권 보호 없이 약제 사용 설명서에 동맥폐색 질환에 대한 용법과 지시 사항을 첨가하기 위해 FDA의 엄격한 요건을 충족시키는데 필요한 수백만 달러를 지불하려고 하지 않을 것이다. 임상의들은 이러한 연구를 실행할 시간과 금전적인 여유가 없다. 따라서 EDTA 요법 연구를 지원할 수 있는 방법은 연방정부나 기금이 풍족한 재단을 통해서 가능하다.

1980년대에 미국 식품의약청[FDA]은 EDTA 요법과 관련한 정보 요청에 대한 답변으로 표준 공문을 사용했다. 주로 상하원 의원들이 이러한 요청을 했는데, 의료보험 지불을 거절당한 지역 주민들이 불만

사항을 담은 민원을 제기했기 때문에 이에 답변하기 위해서였다.

과거에 FDA는 명시적으로 EDTA는 '치명적'일 수 있다고 언급했다. 이러한 기준을 갖다 대면 물, 산소, 식용 소금, 그리고 상대적인 양성 물질 등도, 고농도로 빠르게 섭취되는 경우에는 똑같이 말할 수 있다. FDA는 "…EDTA 사용으로 인해 일반적으로 나타나는 주요 유해 효과는 신장 손상인데, 이는 일일 투여량이 체중 1kg당 50mg을 초과하는 경우에 발생할 수 있다…"라고 주장한다. 현재 EDTA 치료 과정에서는 이러한 투여량을 초과하지 않는다.[22] 더욱이 FDA는 "…일반적으로 입원 치료를 해야 한다…"라고 말하는데, 사실이 아니다. 환자가 EDTA 치료를 받기 위해 입원하는 경우는 거의 없다. 이 요법은 비교적 저렴한 외래 진료 방법으로서 대개 입원할 필요가 없다.

FDA는 죽상동맥경화증을 치료하기 위한 EDTA를 사용하는 것은 '검토'할 필요가 있는 치료법이기 때문에 IND하에 실시되어야 한다고 밝혔다. IND는 FDA에서 승인하는 신약임상시험 허가이다. 이러한 주장도 사실이 아니다. FDA와 연방 및 주법원은 의사들의 전문적인 판단으로 FDA 승인 약품을 다른 용도로 사용할 수 있도록 하는 것은 환자의 이익을 최우선적으로 고려하기 때문이라고 공언했다. 의사가 FDA에서 승인된 지시 방법과 약품 사용 설명서에 기재된 대로 약품을 사용하는 것을 제한할 수 있는 법적인 방법은 없다. 이나트륨 EDTA는 폐색동맥 질환 이외에 사용할 수 있도록 FDA가 승인한 것이다.

FDA 규정은 아무리 사소한 것이라도 약제 사용 설명서에 부작용에 관한 모든 정보를 완전하게 명시하도록 요구하고 있다. 그러나 효과를 증명할 수 있는 증거는 매우 광범위하며 수천만 달러가

소요되는 복잡한 연구를 거치지 않고는 전부 기재할 수 없으며 되지도 않을 것이다.[23]

유능하고 윤리적이며 신뢰받는 의사들 상당수가 동맥폐색 질환 증세의 임상 치료에서 일관되게 나타나는 효과적인 결과를 바탕으로 정맥주사 EDTA 킬레이션 요법을 지속적으로 사용하고 있다. 자료에 의하면 관상동맥 우회수술 치료를 받는 환자만큼이나 많은 환자들이 EDTA 킬레이션 요법 치료를 받는 것으로 나타났다.[1]

미국 보건부의 산하 기관인 국립 보건기술센터[NCHCT]는 최근에 정맥주사 EDTA 요법이 동맥폐색 질환의 치료로 사용되는 경우에 연방기금 의료보험(예, 메디케어)으로 지불이 가능하다고 평가했다. NCHCT의 최초 보고서에서는 동맥폐색 질환 치료를 위한 EDTA의 사용을 조사할 필요가 있는 치료법으로 분류했는데, 이는 메디케어로는 지불할 수 없다는 것을 뜻한다.

NCHCT는 심장혈관 외과의 그리고 미국심장협회와 미국심장병학회 등과 같이 EDTA 요법 분야에서 전문가를 대표한다고 생각되는 단체와 전문의들의 추천을 근거로 결론을 내린 것으로 보인다. 하지만 잘못된 것이다. 대부분의 심장전문의와 외과의들은 동맥 폐색 질환의 EDTA 요법에 관한 전문적인 지식이 희박하거나 전무하다. 심장전문의와 혈관외과의들은 동맥폐색 질환의 치료에서 킬레이션 요법의 효과와 안전성에 관한 직접적인 지식이 부족한데도 불구하고 킬레이션 치료를 계속 반대해왔다.

정치적 영향력이 막강한 전통적인 의료 단체는 카테터삽입술 연구와 동맥 우회수술에 관해서 상당한 기득권을 가지고 있다. 미국에서 이 분야는 연간 50억 달러 규모에 이르는 비즈니스이다. 많은 병원들은 재정적으로 어려움에 처해 있어 상당수 혈관 외과의들과 심장전문의들은 까다로운 절차를 거치지 않고 자신들의 의료 기술을 발휘할 수 있는 다른 방법을 강구해야만 했다.[24] 이처럼 혈관수술에 대한 막강한 기득권을 가지고 있는 의학 전문가들에게 EDTA의 사용에 대한 평가와 추천을 바라는 것은 '고양이에게 생선을 맡아달라고 요청'하는 것과 마찬가지인 셈이다.

심장전문의와 혈관외과의들이 고침습성이며 잠재적으로 위험한 고가의 카테터삽입술을 비롯해 우회수술과 혈관형성술의 사용을 열렬히 장려하는 반면에, 미국과 다른 나라에서 약 천여 명의 내과의들이 정맥주사 EDTA로 동맥폐색 질환을 성공적으로 치료하여 계속해서 시술하고 있다. 하지만 의료보험 회사들은 저렴한 킬레이션 요법 대신에 더욱 비싼 심장혈관수술 비용을 지불하도록 권고받고 있다. 컨설턴트들이 동맥조영술과 우회수술에 편중되어 있기 때문에 의료보험 회사에 이러한 권유를 하는 것이다.

정맥주사 EDTA 치료 전 과정을 마친 후 나타나는 시술 효과는 수개월 동안 지속되지만 신약의 효과는 단기적이다. 그리고 신약은 매일 몇 번씩 복용해야 한다. EDTA는 적절하게 투여된다면 저독성이며 그 효과도 20년간의 임상 경험이 뒷받침하고 있다.[1] EDTA 치료는 유독성 중금속을 제거하고 결합조직의 탄력을 개선하기 때문에 더 많이 대중화된 새로운 칼슘 통로 자난제보다도 효과가 더 크다.[1, 15, 16]

존경받는 여러 내과의 단체는 정맥주사 EDTA 킬레이션의 적합하고 안전한 사용에 대한 교육 과정을 후원하고 있다. 미국의학진보학회[ACAM]는 EDTA 치료의 정확한 방법에 대한 프로토콜을 발간했다.[22] 미국킬레이션요법협회는 내과의를 위한 교육 프로그램을 마련하여 구술과 필기시험을 거쳐 EDTA 사용에 대한 역량과 경험을 입증하는 자격 취득 증서를 수여하고 있다.

또 다른 전국적인 내과의 단체인 미국전인의학협회AHMA도 EDTA 요법의 정확하고 안전한 사용을 위한 워크숍을 개최했다. 이러한 워크숍 가운데 한번은 존 올윈John Olwin이 참석했다. 그는 존경받는 심장혈관 외과의로서 많은 환자들에게 혈관수술에 우선하여 EDTA를 10여 년 넘게 시술해왔다. 그래서 정맥주사 EDTA를 사용한 동맥폐색 질환 치료 경험이 풍부한데 성공률도 매우 높다고 보고했다.[25]

EDTA를 사용하면 허혈성 사지는 절단을 하지 않고도 치료될 수 있으며 치매와 허혈의 뇌혈관 증상은 호전되었다. 협심증은 일반적으로 수술 없이 완화된다. EDTA로 환자를 치료한 결과 대다수는 EDTA 요법이 다른 비수술적인 치료법보다도 더욱 효과적인 것으로 나타났다.[6, 9-16, 18-20, 25-32]

신체의 작은 일부분이 아닌 전체가 개선되었다.[1, 9, 15, 16, 33-35] 생활습관의 개선 여부와 질병의 위험인자에 따라 때로는 치료가 반복될 수도 있지만 이는 우회수술이나 다른 형태의 치료도 마찬가지다. 그리고 공세적인 치료 과정에도 다른 잠재적인 질환은 계속 진행되지만 킬레이션 요법으로는 수명도 연장시킬 수 있다.[16]

1980년 스위스에서 블루머Blumer와 라이히Reich는 EDTA의 또 다른 추가적인 장기 효과를 보고했다.[36] EDTA 치료를 받은 환자 59명을 10년간 추적한 결과, 조절 그룹의 환자 231명과 비교했을 때 암 발생률이 90%나 감소한 것으로 나타났다. 이러한 결과는 통계적으로 중요하다고 분석되었다. 그리고 예방 의학의 임상에서도 중요한 의미를 가진다(12절 참조).

전체 치료 과정의 다인성 때문에 이중맹검법으로는 EDTA 킬레이션 요법을 충분히 만족스럽게 연구하기가 어려울 것이다. 동맥폐색 질환을 연구하는 경우, 학계에서는 전반적인 개념을 수정하고 새로운 과학적 방법으로 증명된 효과와 작용 결과를 받아들이기 시작해야 할 것이다.

왓츠Watts는 다음과 같이 말했다.[37] "…방법이 과학적인지 여부에 대한 기본적인 판단 기준은 의도한 목적대로 작용하느냐 하는 것이며… 주어진 연구나 실험에서 다양한 모든 요소들을 대조하여 비교하는 것은 어려우며 때로는 불가능하기도 하다. 그리고 선형적인 과정은 시간이 필요하며 때로는 너무나 많은 시간이 소요된다. 그러나 임상에서 적용되려면 바로 결과가 필요하다." 왓츠는 의학의 새로운 과학적 방법을 논의하면서, "…의사와 환자 모두의 수명의 관점에서 적시에 적합한 결과가 나와야 할 것이다"라고 했다.

7. EDTA 킬레이션 요법: 죽상동맥경화 심장 질환 치료 효과

의학박사 리처드 카스도르프(Richard Casdorph)*

개요 : EDTA 킬레이션 치료를 하기 전후에 동위원소 테크네튬 99m을 사용하여 좌심실 박출계수를 측정하기 위해 죽상동맥경화 심장 질환으로 판명된 환자 18명을 연구조사했다. 환자들의 좌심실 박출계수가 개선되었으며 결과는 통계적으로 유의했다. EDTA는 인체 내에서 칼슘뿐만 아니라 다른 무기물도 결합 또는 킬레이트화하는 것으로 알려졌다. 동맥벽, 플라크, 죽종에 침전된 칼슘 입자들을 제거하는 것으로 보인다. 그리고 EDTA가 동맥벽에서 느린 칼륨 흐름을 차단하여 동맥혈관이 확장된다. 따라서 EDTA는 칼슘 차단제로 널리 사용되면서 관상동맥을 확실하게 확장하는 신약에 첨가되어야 한다.

지난해에 킬레이션 요법의 효험을 객관적인 측정방법으로 평가하기 위한 연구를 수행했다. 이 연구는 죽상동맥경화 심장 질환으로 판명된 환자들을 대상으로 EDTA를 정맥으로 20회 주사하기 전후에 좌심실의 박출계수를 측정하여 비교 조사했다.

지난 한 해 동안 동맥벽에서 칼슘의 효과를 상쇄하는 약품의 평가와 관련하여 미국과 유럽에서 지대한 관심이 집중된 관계로 이 보고서는 시기적으로 적절한 것이라고 여겨진다.[1-7]

---

* 이 연구가 완료되었을 때 리처드 카스도르프 박사는 캘리포니아 이르빈(Irvine) 소재 캘리포니아 의과대학의 임상의학 조교수였다. 현재 캘리포니아 롱비치에서 내과 질환과 심장혈관 질환을 진료하고 있다. 마요(Mayo) 클리닉에서 심장혈관 질환 치료 분야를 수련했으며 미네소타(Minnesota) 대학에서 의학박사 학위를 취득했다. 더불어 UCLA 의과대학에서 강의했고 롱비치 커뮤니티(Long Beach Community)병원 내과과장을 역임했다.

칼슘 이온 길항제는 특히 유럽에서 널리 사용되고 있는데, 그 종류로는 딜티아젬Diltiazem, 니페디핀Nifedipine, 베라파밀Verapamil, 트리아파밀Triapamil, 펜디린Fendiline, 프레닐아민Prenylamine, D600 등이 있다. 이러한 약품들은 칼슘 유입을 줄이고 ATP와 혈류 그리고 크레아틴인산의 소모를 방지하여 심근 섬유의 구조를 보호하는 등 다중 작용을 한다. 생리학적으로 이들 약품은 관상동맥 혈류를 증가시키고 심근 산소 요구량을 감소시킨다.

부가적으로, 칼슘 차단제의 사용으로 심근 허혈이 나타나는 경우에 발생하는 작용에 대해 더 많이 알게 되었다. 허혈 상태에서 근섬유는 ATP와 크레아틴인산 때문에 세포 내 칼슘 이온으로 과부하를 받게 된다. 이러한 칼슘의 유입으로 미토콘드리아가 손상되어 ATP를 충분하게 생성하지 못하기 때문에 이온 지혈을 할 수가 없다. 심근 세포가 재산화되어 심근 세포가 사망할 수 있는 상태에 놓이게 되면 세포 내 칼슘은 더욱 증가한다.[8]

EDTA 킬레이션 요법의 역사

EDTA는 1940년에 중금속 중독을 치료하기 위해 최초로 사용되었다.[9-10] 주로 만성 납 중독으로 인한 죽상동맥경화 증세를 나타내는 노인 환자들을 킬레이션 요법으로 치료한 결과, 죽상동맥경화 질환이 매우 호전되었다.

스위스의 노벨상 수상자인 알프레드 바그너Alfred Wagner가 킬레이션 치료 과정이나 금속의 결합에 대한 연구를 최초로 실시했는데, 그는 1983년에 금속-리간드 결합의 이론을 주창하여 현대 배위화학의 토대를 마련했다.

킬레이션 요법의 임상 적용에 관한 초기 연구의 상당수는 디트로이트 프로비던스Providence병원의 연구이사인 노만 클라크Norman Clarke 박사가 실시하였으며, 연구를 통해 EDTA가 인체에서 전이성 칼슘 침전물을 제거하는 데 효과적인 것으로 밝혀졌다.[11] 이어서 클라크 박사는 EDTA 킬레이션 요법으로 협심증세가 있는 환자를 치료했을 경우 상당한 효과와 개선이 나타났다고 보고했다.[12]

클라크 박사의 논문에서 연구자들은 EDTA 치료를 받은 협심증 환자 20명의 연구 사례를 보고했다. 이 환자들의 협심증세는 일관적으로 완화되거나 사라졌으며 일부 사례에서는 EDTA 치료를 시작하기 2년 전부터 지속된 심전도의 비정상적인 양상이 사라졌다고 보고했다. 연구자들은 4,000회가 넘는 EDTA 주입 치료 임상 경험을 토대로 보고했으며 피리독신을 매일 25~75mg 투여한 결과 가벼운 위장 증세는 줄어들었다고 지적했다.

경련 후 돌연사가 발생한 사례가 있었기 때문에 주의 문구가 추가되었다. 그리고 웨인Wayne대학교 화학교수 보일A.J. Boyle 박사는 EDTA 킬레이션 요법으로 승모판협착증 환자를 치료했다고 보고했다. 치료 결과 임상적으로 현저하게 개선되었지만 후에 뇌혈관사고로 인한 돌연사가 발생했다. 부검 결과 승모판에 있는 벌집모양의 칼슘 잔해에서 비롯된 색전증 부위가 다각적으로 나타났다. 이러한 칼슘 용해 작용 결과에 따라 심장 대동맥의 내벽을 포함하여 거대한 전이성 칼슘 부위가 나타나는 경우에는 주의해야 한다. 연구자들은 주입기 사이에 장기간의 휴지기를 둠으로써 이러한 위험을 최소화할 수 있다고 생각했지만, 한편으로는 동맥폐색 질환의 위험에 비하면 아주 경미한 위험이라고 진술했다.

초기 연구에서 사용된 EDTA 투여량(회당 5g 주입)은 현재 일반적으로 사용되고 있는 양(3g)에 거의 두 배에 이른다는 것을 주지해야 한다. 그리고 킬레이션 요법을 사용하는 초창기에는 이보다 더 많은 양을 더욱 신속하게 주입하는 것이 일반적이었다.

죽종 형성(Atherogenesis)

클라크 박사가 가정한 것처럼 죽상동맥경화 과정에서 나타나는 일련의 작용은 유점소 기반 물질의 변화로 인해 교정 과정이 잘못 진행된 것이다. 이러한 성분은 고극성 다당류와 콘드로이틴황산염chondroitin sulfate을 함유하고 있어 다량의 칼슘과 콜레스테롤을 교정할 수 있다. 염화칼슘 수용액은 조직에서 콘드로이틴황산염을 제거하는 표준적인 추출용 용제이기 때문에 칼슘 친화력으로 잘 알려져 있다. 콜레스테롤이 있는 폴리우로나이드polyuronide 사이, 콘드로이틴 황산염과 미토콘드리아 조직 그리고 콜레스테롤 침전물 사이에는 특별한 관계가 있는 것으로 보인다. 혈관내막과 인체 대동맥 그리고 관상동맥과 같은 기타 동맥 내측의 루미날luminal 부위에 미토콘드리아 조직이 나타나는 것을 살펴봐야 한다. 일반적으로 콜레스테롤 침전물이 있는 곳에서 나타난다. 폴리우로나이드는 지질보다는 단백질에 더욱 견고하게 결합되는 것으로 나타나며 리포단백질에서 지질의 치환과 이어서 이염성 조직에서 침전을 유발한다.[13]

확실히 칼슘은 비슷한 작용기제에 의한 혈청 여출액으로 교체되어 제거된다. 이 작용에 이어 인산염이 침선되기 시작하고 경화된 부위의 칼슘:인(Ca:P) 비율은 정상적인 뼈와 동일하다.

콜레스테롤 강하제는 표준적인 죽상동맥경화 치료제 가운데 하나지만 관상동맥 치료제 프로젝트에서 보고된 것처럼 관상동맥 작용을 감소시키는 효과는 일관적이지 않았다.[14]

위에서 제시한 양상을 염두에 두면 동맥벽에서 칼슘을 제거했을 때 동맥 부전과 협심증의 징후를 극적으로 완화시킬 수 있다는 것이 놀랍지 않다. 추측건대 이는 최근에 밝혀진 칼슘 흐름의 지연으로 인한 간섭뿐만 아니라 동맥벽에서 전이성 석회침착의 제거로 인해 발생한 것이다.[15] 가벨Gabel은 칼슘과 콜레스테롤 물질대사 간의 관계를 밝혔는데, 개 실험에서 칼슘 주입으로 혈중 콜레스테롤 농도가 즉시 39%까지 감소한다고 설명했다.[16]

미량무기물의 침전과 변화뿐만 아니라 동맥벽의 기질 변화, 효소의 화학적 변화 등 다양한 요인으로 인해 죽종 형성의 과정은 복잡하게 보인다. 또 다른 요인으로는 특히 고콜레스테롤혈증(Ⅱ형 고리포단백질혈증)과 같이 지질 농도의 상승으로 인한 동맥벽 지질 침전물의 증가를 비롯한 지질 대사 작용의 변화를 들 수 있다.

연구 계획과 방법

이 연구의 목적은 킬레이션 요법의 시술에 대한 임상 반응뿐만 아니라 킬레이션의 20회 주입 전후에 심기능의 일부 지표를 객관적으로 측정하여 기록하는 것이었다. EDTA는 링거 유산염 수용액 250cc에 이나트륨 EDTA 3gm을 첨가하여 시술했으며 국소 통증을 조절하기 위해 수용액에 리도카인 200mg을 첨가했다. EDTA는 아미노산이기 때문에 정맥으로 주사될 때 국소 통증을 유발할 수 있다.

환자들은 치료를 받기 전에 신체검사와 심장검사를 받았고 모든 결과는 죽상동맥경화 심장 질환의 문서 자료로 기록되었다. 일반적인 연구와 더불어 EDTA를 일차적으로 배출하는 신장 기능에 특별히 중점을 두었다. 정맥주사 시술에 따른 체내 생물학적 반감기는 대략 한 시간이며 거의 모든 약물성분은 소변에서 확인할 수 있다.

별다른 지시가 없으면 진료실에서 일주일에 한 번 시술했으며 정맥으로 세 시간 이상 주입했다. 킬레이션 요법의 과정에서 비타민과 무기물이 경구로 보충되었으며, 그렇지 않은 경우에 일반적인 치료로는 효과가 없었다.

심장 연구

롱비치 커뮤니티병원의 핵의학과에서 방사능 연구를 실시했다. 아래에서 설명하는 연구는 시얼리 방사선Searle Radigraphics에서 제작한 신틸레이션scintillation 카메라를 사용하여 실시되었다. 신틸레이션 카메라에는 마이크로프로세서가 부착되어 있고 데이터는 플로피 디스크에 기록된다. 테크네튬 99m을 사용한 일반적인 기술로 심장 핵 신티그램 촬영을 했다.

각 환자는 스스로 음식을 조절했으며 킬레이션 치료 전후를 조사했다. 치료를 하는 동안 다른 지시가 없는 경우에는 심장에 영향을 주지 않도록 약물 투여 방법을 변경하지 않았다. 치료 전후에 소량을 주입하여 킬레이션 요법의 효과를 객관적으로 측정했다.

대상 환자 18명 모두는 죽상동맥경화 심장 질환으로 판명되었다. 환자 번호 1 RH, 4 MW, 14 CA, 16 RP는 예전에 관상동맥을 우회접합하는 심장 개흉 수술을 받았다. 환자 16 RP는 관상동맥 우회접합 수술을 받기 몇 년 전에 바인버그Vineberg 심장 수술도 받았다. 관상동맥 우회접합 수술을 받은 환자들은 수술 후에도 킬레이션 요법으로 치료하기 전까지는 관상동맥 허혈이 계속해서 나타나고 있었다.

표 1에 나타난 것처럼 환자의 연령대는 48~72세였으며 박출계수 변화는 -2~+16, 평균 변화량은 +5.77%였다.

표 1

킬레이션 치료 전후 테크네튬 99m을 소량 주입하여 측정한 박출계수*					
환자	연령	성별	전	후	변화량
1. RH	95	M	51%	62%	+11%
2. RS	65	M	35%	40%	+5%
3. ES	54	M	55%	71%	+16%
4. MW	72	F	59%	61%	+2%
5. GB	75	F	74%	77%	+3%
6. SW	45	M	53%	65%	+12%
7. HH	72	F	59%	69%	+10%(18 IV 후)
8. MB	73	F	46%	61%	+15%
9. DF	60	F	61%	68%	+7%(4 IV 후)
10. KS	57	F	76%	77%	+1%
11. MC	57	F	73%	79%	+6%
12. UG	72	F	63%	64%	+1%(16 IV 후)
13. ND	67	M	63%	66%	+3%
14. CA	56	M	64%	65%	+1%
15. AA	55	F	65%	68%	+3%
16. RP	48	F	58%	56%	−2%
17. AC	52	M	58%	61%	+3%
18. JR	47	M	63%	70%	+7%
평균변화량 +5.77%					
범위 −2～16%			(p〈0.0005)		

* 롱비치 커뮤니티병원 핵의학과에서 20밀리큐리 테크네튬 99m 글루코헵탄(glucoheptonate)을 사용하여 실시한 연구. 다른 지시가 없는 경우에는 3gm EDTA 20IV회 주입으로 치료.

결과

킬레이션 치료 결과 환자들은 임상적으로 모두 호전되었으며 두 명을 제외하고는 협심증이 완전히 사라졌다. 한 명은 흉통이 완전히 사라지지 않은 환자인 16 RP이었는데 위에서 언급한 것처럼 이전에 심장 개흉 수술을 받았다. 킬레이션 치료 동안 이 환자의 심장 증세는 눈에 띄게 좋아졌다. 두 번째 환자는 협심증 증상이 완치되지 않은 6 SW인데 관상동맥 조영촬영술도 검사했다. 혈관조영상에서는 세 개의 관상동맥 혈관 질환이 발견되었으며 과거에 심장 수술을 실시하여 관상동맥을 우회시켜 접합했다. 그래도 킬레이션 치료 과정에서 이 환자의 협심증세는 약 50% 정도 완화되었고 박출계수는 12% 증가했다.

환자 13 ND는 67세의 백인 남성인데 급성 전방 심근경색을 앓고 있었다. 그 후에 관상동맥 조영상으로 검사한 결과 세 개의 관상동맥 질환이 나타나 담당의에게 관상동맥을 우회 접합하는 심장개복 수술을 권유받았다. 킬레이션 치료로 환자는 심장 박출계수가 증가했을 뿐 아니라 임상적으로도 상당히 호전되었다. 여기에서 환자의 운동시험 결과는 표시되어 있지 않지만, 킬레이션 치료 후에 신체 기능이 현저하게 개선된 것으로 나타났다.

통계 평가*

약물 치료 후 도출한 데이터에서는 평균 박출계수량이 통계적으로 상당히 증가한 것으로 나타났다(P〈0.0005).

* 롱비치 캘리포니아주립 대학교의 빅터 아고스티노(Victor D'Agostino) 박사가 통계분석.

표준 편차: $\frac{\sqrt{\Sigma(d-\bar{d})^2}}{\eta-{}^{1}}$ $= 5.15$

t 도수분포표: $\{\frac{\bar{d}}{sd}\}\sqrt{\eta}$ $= 5.15$

오차율은 매우 낮음: $p = 0.0005$

부작용

킬레이션 치료 과정을 통해 나타난 심각한 부작용은 없었으며 신장 기능도 안정을 유지했다. 주사 부위의 국소 통증은 Ⅳ수용액의 주입 속도를 늦춰 쉽게 조절할 수 있었다.

빨리 주입하는 경우에는 가끔씩 경미한 구역질과 구강건조증이 나타났다. 그리고 부주의로 약물을 빠르게 주입하는 경우에 때로는 핀과 주사 바늘 지각이상 증세가 나타나기도 했다. 마찬가지로 이것도 Ⅳ용액의 주입 속도를 늦춤으로써 쉽게 교정되었다.

관상동맥 질환과 당뇨병이 있는 72세의 노인 여성의 경우에는 EDTA의 Ⅳ번 주사를 두 번 주입한 후에 오랫동안 구역질과 구토 증세를 보였다. 그 후에 이 환자가 다른 주로 이사를 가는 바람에 추적할 수가 없었다.

결론

죽상동맥경화 심장 질환으로 판명된 환자에게 킬레이션 요법으로 널리 알려진 정맥주사 EDTA 치료를 하는 경우에 객관적으로나 임상적으로도 호전된 것으로 나타났다. 약물을 투여한 결과 환자들의 좌심실 박출계수가 통계적으로 현저하게 개선되었다.

EDTA는 체내에서 칼슘과 더불어 다른 무기물을 결합하여 킬레이트화하는 것으로 알려져 있다. EDTA는 동맥 표면에 있는 죽종과 플라크 그리고 동맥벽에 침전된 칼슘 입자를 제거한다.

그리고 동맥벽에서 느린 칼슘 흐름을 차단한다. 칼슘 이온은 동맥 근육을 수축시키고 동맥 경련을 일으키기 때문에 칼슘 흐름을 차단함으로써 동맥을 이완하고 확장시킬 수 있다. 따라서 EDTA는 강력한 관상동맥 확장제이기 때문에 칼슘 차단 작용제로 사용되는 다른 신약에 포함되어야 한다.

8. EDTA 킬레이션 요법: 뇌질환 치료 효험

의학박사 리처드 카스도르프

개요 : 동위원소 테크네튬 99m을 사용하여 뇌혈류 손상으로 판명된 환자 15명을 연구조사했다. 비정상 상태를 객관적으로 측정하고 정맥주사 이나트륨 EDTA 킬레이션 요법으로 치료한 결과 나타나는 개선 효과를 측정하기 위한 새로운 기술을 여기에서 처음으로 설명하고 있다. 이나트륨 EDTA를 약 20회 정맥주사로 주입한 결과 뇌혈류가 현저하게 좋아졌다(P=0.0005). 환자 한 명의 뇌혈류가 거의 개선되지 않은 것을 제외하고 임상적으로는 15명 환자 모두가 호전되었다. EDTA는 칼슘뿐만 아니라 알루미늄도 킬레이트화하여 제거한다. 알루미늄은 노화와 초로기 치매의 원인으로 알려져 왔다. 현재 의학에서 이러한 질환에 대한 다른 효과적인 치료법이 없다는 관점에서 이 연구에 주목할 만하다. 이 보고서는 EDTA 킬레이션 요법에 대한 일련의 논문 가운데 두 번째 발표된 것이다.

미국의 주요 사망 원인 중 하나는 뇌질환이다. 질환의 원인은 무수하게 다양하다. 가장 일반적인 뇌질환은 뇌혈관 질환이며 가장 많이 나타나는 징후는 발작이다. 발작만으로 사망에 이르는 것은 아니다. 영구 마비, 일과성 허혈 마비, 기억 손실, 성격 변화, '노망' 등과 같은 질환으로 인해 사망률이 증가한다.

'노망'이 전부 뇌혈관 질환으로 발생하는 것은 아니다. 미국과 캐나다에서 최근에 발표한 혁신적인 연구[1-5]에서는 치매의 한 유형인 알츠하이머 질환을 앓고 있는 환자의 뇌에서 알루미늄 농도가 증가했다고 밝혔다. EDTA는 다른 요소와 더불어 알루미늄과 결합하여 몸 밖으로 이를 배출시키기 때문에 이러한 형태의 뇌질환에 대해서는 킬레이션 요법이 효과가 있다. 이러한 점을 입증하여 정리한 연구는 없지만, 보고된 논문에 따르면 알츠하이머 질환의 일부는 적어도 초기 단계에서는 킬레이션 요법으로 치료할 수 있다고 한다.

기존의 의학에서는 뇌출혈 질환을 포함하여 대부분의 뇌질환 환자를 치료할 수 있는 방법이 거의 없었다. 이러한 사실 때문에 상당한 관심을 가지고 검토했으며, EDTA 킬레이션 요법을 사용하여 개별 환자를 치료한 결과 놀라운 효과를 거두었다. 실제로 정맥주사 EDTA 킬레이션 치료를 받은 환자 모두는 병의 증세와 건강 상태가 개선되었다고 말한다. 이 논문에서 이러한 환자들의 개선 상태를 나타낼 수 있는 데이터를 객관적으로 측정할 필요가 있다고 생각했다. 뇌질환 증세가 나타난 환자들에 대해서는 이나트륨 EDTA로 정맥주사 치료를 20회 시술하기 전과 후에 방사성 동위원소 혈류를 조사했다.

킬레이션 요법의 의미

킬레이션 요법의 사용과 발전의 역사에 관해서는 이전 논문에서 검토했다.

이나트륨 EDTA는 링거 유산염 용액에 3gm을 투여하여 정맥주사한다. 이나트륨 EDTA를 정맥으로 주사하면 통증을 유발할 수 있기 때문에 리도카인을 첨가하여 국부 통증을 완화시킨다. 이나트륨 EDTA는 활성제이지만, 체내 유독성 중금속뿐만 아니라 미량원소까지 결합하여 배뇨를 통해 체외로 배출시킨다. EDTA에 의한 금속 결합 과정을 킬레이션이라고 한다. 정맥주사 시술 후 EDTA의 생물학적 반감기는 약 한 시간 정도이다.

일반적인 EDTA 투여량은 3gm이지만 환자의 체형이 왜소하거나 신장 기능에 문제가 있고, 크레아틴 제거율이 감소한 경우에도 투여량을 줄일 수 있다. 환자가 킬레이션 치료를 받기 위해서는 치료를 감당할 수 있을 정도의 신장 기능을 유지하고 있어야 한다. EDTA 정맥주사 시술을 하기 전과 하는 동안에는 환자의 신장 기능을 매우 세밀하게 검사해야 한다.

혈관 질환 치료의 관점에서 일차적인 목표는 킬레이션과 칼슘의 결합이다. 간단명료하게 보면, EDTA는 칼슘과 그 이외에 다른 원소들을 결합하는 킬레이션 과정으로 유해한 원소들을 체외로 배출시킨다. 그러고 나서 망간, 아연, 크롬, 셀레늄 등과 같은 유익한 주요 요소들을 경구로 보충한다.

킬레이션 과정은 동맥 내벽에서 칼슘 침전물을 제거하고, 아울러 혈관 평활근으로 칼슘이 유입되는 것을 차단하여 혈관을 확장시킨다. EDTA는 칼슘차단제라고 하는 혁명적인 신약의 한 종류로 분류할 수 있는데, 혈관 평활근으로 유입되는 느린 칼슘의 흐름을 차단하여 혈관을 확장시키게 된다.

칼슘 차단제

1955년 〈미국 의학저널〉에서 EDTA가 칼슘차단제 또는 칼슘 통로 차단제로서 처음으로 사용되었다고 보고되었기 때문에 이러한 약물로는 EDTA가 최초일 것이다.[7]

지난해에는 혈관 질환 치료에 중대한 영향을 줄 수 있다는 칼슘차단제로 알려진 약품에 많은 관심을 가졌다. 유럽에서는 지난 15년 동안 이러한 칼슘차단제를 사용해왔지만, 미국에서는 이제야 식품의약청에서 일반 시판을 허가했다. 실제로 유럽의 의사들은 관상동맥 질환을 앓고 있는 모든 환자들을 이러한 칼슘차단제로 치료한다고 한다. 1970년대의 베타차단제의 효과와 비교하면 칼슘차단제는 1980년대 임상의학에서 극적인 효과를 거두었다.[8-17]

이러한 칼슘차단제로는 딜티아짐Diliazim, 니페디핀Nifedipine, 베라파밀Verapamil, 트리아파밀Triapamil, 펜디린Fendiline, 프레닐아민Prenylamine, 그리고 이나트륨 EDTA 등이 있다. 이전에 논의되었지만,[6] 이러한 약물의 작용 기제는 기본적으로 관상동맥 경련을 유발하는 칼슘이 심근 섬유와 혈관 평활근으로 유입되는 양을 감소시킨다. 따라서 심장으로 들어가는 혈류를 개선하고 심근 산소요구량을 감소시킨다. 뇌와 사지의 동맥에서도 동일한 작용으로 동맥을 확장시켜 그로 인해 인체 개별 기관의 혈류를 강화시킨다.

방사성 핵종 검사로 뇌혈류 측정

여기에서 보고된 방사성 검사는 롱비치 커뮤니티병원의 핵의학과에서 실시한 것이다. 검사는 시얼리 방사선Searle Radigraphics에서 제작한 신틸레이션scintillation 카메라를 사용하여 실시되었다. 신틸레이션 카메라에는 마이크로프로세서가 부착되어 있고 데이터는 플로피 디스크에 기록된다. 일찍이 릴로이드 그럼블Lloyd A. Grumbles 박사가 킬레이션 치료 전후에 뇌혈류를 측정하는 검사를 최초로 실시했다고 보고되었다.[18]

그림 1에 나타난 것처럼 신틸레이션 결정체는 환자의 머리 위에 위치하고 있다. 테크네슘 99m 20밀리큐리를 전주 정맥으로 주사하여 혈류를 기록한다. 뇌의 양측으로 가는 혈류는 컴퓨터 재편성을 통해 화면에 표시되고 출력된다. 대표적인 정상 사례는 그림 2(A, B)에 나와 있다.

연구 계획

뇌혈류에 대한 효과를 평가하기 위해 일련의 정맥주사 EDTA 킬

그림 1

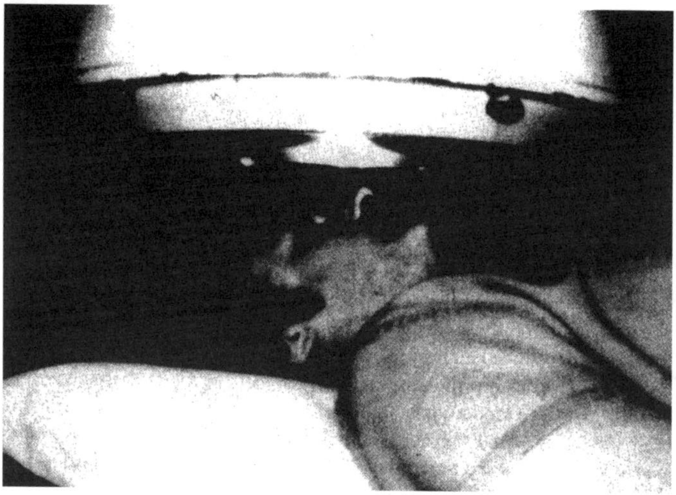

방사성 핵종 뇌혈류 검사를 받기 위해 누워있는 환자의 모습이다. 환자의 머리 바로 위에 신틸레이션 결정체가 있다. 동위원소 테크네튬 99m을 정맥으로 주사하여 뇌혈류를 기록한다.

레이션 치료를 시작하기 전과 후에 뇌혈류를 검사했다. 기본적인 치료 방법으로는 20회 연속 주사하는 것을 고려했다. 그러나 일부 입원환자의 경우에는 정맥주사를 20회 시술하기 전에 검사했다. 표 1에 나와 있는 한 환자의 경우(3.GM)는 20회 주사 치료 후 임상적으로 유의하게 개선되었지만 뇌혈류 검사 결과는 아무런 변화가 없는 것으로 나타났다. 세 번째 뇌혈류 검사는 26회 주입 시술 후에 실시되었는데, 뇌혈류가 현저하게 개선된 것으로 나타났다.

이 보고서에는 연구 기간 동안 치료를 받아야 하는 뇌질환 환자 전부가 포함되어 있다. 뇌혈관 질환을 앓고 있는 65세의 한 여성 환자는 정맥주사 EDTA 킬레이션 치료를 전부 받았지만 검사가 완료

그림 2A

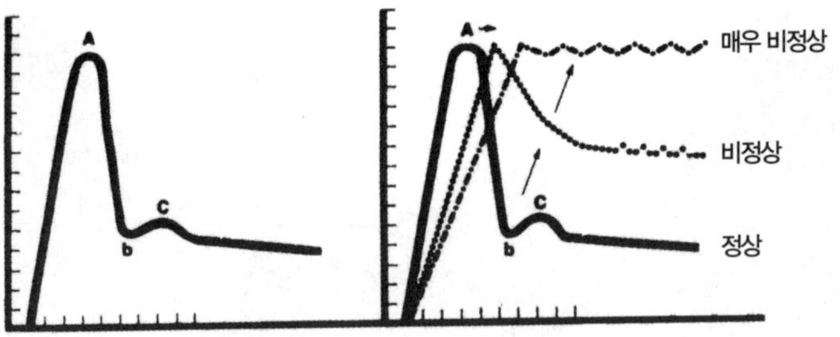

테크네튬 99M으로 뇌혈류 검사

왼쪽의 곡선은 정상적인 혈류 곡선을 나타낸 것이다. A 파동의 상향행정은 뇌로 가는 혈류를 나타내는데, 선혈의 세척효과로 b 지점까지 정상적으로 감소한다. 테크네튬 수치는 기점인 b 지점까지 감소한다. 이어서 경미한 재순환 파동 C가 나타나며 기선이 이어지고 방사성은 안정적인 수준을 유지한다. 오른쪽의 곡선은 심각한 뇌혈관폐색의 진행으로 뇌혈류에 발생하는 변화를 보여주고 있다. 혈류가 손상됨에 따라 뇌로 가는 혈류가 지연되어 A 파동의 정점이 오른쪽으로 이동하게 된다. 이는 기존의 방사성을 세척할 수 있는 선혈이 뇌로 쉽게 유입되지 못하기 때문에 세척 단계가 줄어들 수 있다. 나타나 있듯이, 이로 인해 b 점이 증가하게 된다. b 지점의 증가는 뇌혈관폐색 질환의 정도를 나타내는 것이기 때문에 킬레이션 치료의 효과를 측정하기 위해서는 반대로 적용하면 된다.

그림 2B

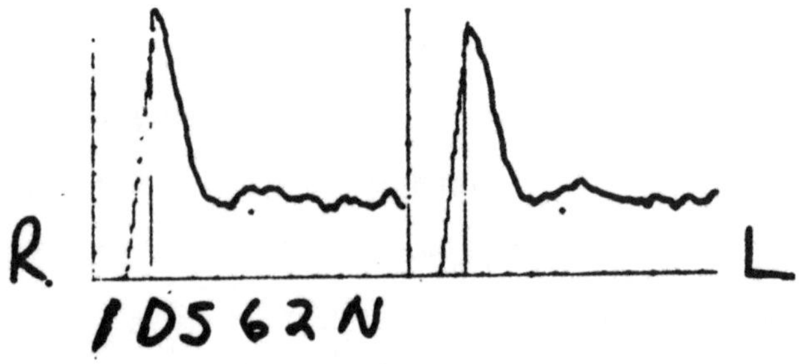

당뇨와 죽상동맥경화 심장 질환이 경미한 62세의 백인 남성의 뇌혈류는 비교적 정상적인 것으로 나타난다. 비록 검사 결과는 '정상'으로 고려할 수 있지만, 뇌 좌측 부위의 A 파동의 진폭이 약간 감소했다는 사실에 유의해야 한다.

되기 전에 다른 주로 옮겨갔다. 이 환자는 약 1년 후에 롱비치 지역으로 다시 돌아와서 뇌혈류를 검사했는데, 이전의 치료 결과와 비교해보면 별다른 변화가 없는 것으로 나타났다. 그래서 본 연구 그룹에서는 이 환자를 제외시켰다.

EDTA는 유산염 링거액 250ml 또는 500ml에 이나트륨 EDTA 3gm을 첨가한 주사액으로 시술되었다. 국소 통증을 억제하기 위해 리도카인 200mg을 각 주입액에 나누어 첨가했다.

치료를 시작하기 전에 환자 모두는 신체검사 및 실험검사를 받았다. 그리고 관례적인 실험실 검사에서는 특히 신장 기능에 중점을 두었는데, 이는 EDTA를 배출하는 일차적인 방법이기 때문이다. 위에서 언급했듯이, 정맥으로 주사했을 때 체내에서 생물학적 반감기는 약 한 시간 정도이며 거의 모든 성분은 배뇨를 통해 확인할 수 있다.

시술 방법으로는 통상 외래 진료 방식으로 일주일에 한 번, 세 시간 동안 주입했다. 킬레이션 치료 과정에서 비타민과 무기물이 경구로 보충되었으며, 그렇지 않은 경우에는 일반적인 약물치료 방법으로는 아무런 효과가 나타나지 않았다.

결과

양 측면 뇌피질의 정상적인 뇌혈류 곡선은 그림 2A와 2B에 나와 있다. A 파동의 상향행정은 뇌로 들어가는 혈류를 나타내는데, 신틸레이션 결정체로 감지되는 감마선 계수가 증가하여 발생한 것이다. 뇌 순환의 정맥이나 세척 단계에서 곡선이 하락하여 최저점인 b 지점에 이르며 이어서 약간 상승하거나 재순환 C 파동으로 이어진다. 이때 계수는 재순환으로 균일해지는데 방사성이 일정한 기본적인 수준을 유지하기 때문이다.

뇌혈관폐색 질환의 발현과 손상된 뇌혈류에서 A 파동의 정점은 오른쪽으로 이동하여 혈액이 뇌로 유입되기 위해서는 더 많은 시간이 필요하다는 것을 나타낸다. 이는 세척 단계의 지연과 관련이 있어 b 지점이나 곡선의 기선까지 증가하게 된다. 이러한 검사의 목적상, 정상을 넘어서 증가하는 b 지점은 뇌혈관 결핍의 정도를 나타내는 것인데, EDTA 치료의 명백한 효과를 객관적으로 측정하기 위한 지표로 사용된다. 킬레이션 치료 전후에 b 지점을 측정했으며 그 결과는 표 1에 나와 있다.

뇌혈류 검사를 컴퓨터로 출력한 결과, 그림 2에 나타난 것처럼 정상적인 뇌혈류 곡선이 나타난다. 수평과 수직축을 따라가면 산술적 수치가 표시되어 있으며, 정상 곡선의 b 지점은 일반적으로 수평축 위의 세 단위 위에서 나타난다. b 지점의 증가량은 뇌혈관 결핍의 정도를 나타내는 것으로 여겨진다(심근 손상을 나타내는 심전도에서 ST 분절 증가와 비교할 수 있다). 킬레이션 치료의 결과로써 b 지점이 정상적인 상태로 돌아가는 경우에는 뇌혈류가 개선되거나 정상화된다는 지표로 해석할 수 있다. R로 표시된 곡선은 우뇌, L은 좌뇌의 혈류를 나타낸 것이다.

표 1에는 환자 15명의 연구 결과가 나타나 있다. 치료 결과, 모든 환자가 임상적으로 개선된 것으로 나타났는데, 한 명을 제외하고는 모두가 b 지점이 증가했다. 치료 후에는 증가된 b 지점이 원래 정상적인 상태로 복원되었다. 그러나 b 지점에서 변화가 나타나지 않은 환자(8.GK)도 임상적으로는 개선되었다. 이 환자의 일과성 허혈성 마비는 치료를 진행하는 동안에 나타나서, 쿠마딘Coumadin 항응혈제 요법을 추가적으로 시술했다.

b 분절의 증가는 수평축을 따라 단위로 측정된다. 컴퓨터로 출력

표 1

환자	연령	진단	b 파동 증가 치료 전	치료 후	변화량	Ⅳ치료 횟수	임상적 개선
1. IH	80	CVA(뇌졸중)	우뇌 7	4	+3	13	예
			좌뇌 7	4	+3		
2. BM	51	정신분열증	우뇌 7	3.5	+3.5	13	예
			좌뇌 7	3.5	+3.5		
3. GM	72	뇌위축증	우뇌 8.7	7	+1.7	26	예
			좌뇌 8	6.5	+1.5		
4. LS	62	TIA(일과성	우뇌 6.5	3.5	+3	20	예
		허혈성 마비)	좌뇌 6.4	3.4	+3		
5. AN	57	CVA	우뇌 5	2.8	+2.2	20	예
			좌뇌 5	3	+2		
6. EK	65	TIA	우뇌 5	3.5	+1.5	20	예
			좌뇌 4.5	3	+1.5		
7. RG	66	당뇨ASO	우뇌 6	3	+3	20	예
		(폐쇄성 동맥경화증)	좌뇌 5.5	3	+2.5		
8. GK	66	TIA	우뇌 4	4	0	20	예
			좌뇌 4	4	0		
9. VMc	67	TIA	우뇌 6	3	+3	20	예
			좌뇌 3	3.2	+2.8		
10. LT	72	뇌위축증	우뇌 5.5	3.8	+1.7	20	예
			좌뇌 5	3.1	+1.9		
11. MI	76	뇌위축증	우뇌 6	4	+2	20	예
			좌뇌 6	3.2	+2.8		
12. EM	92	뇌위축증	우뇌 9	7	+2	20	예
			좌뇌 8	5.2	+3.8		
13. HR	68	ASHD	우뇌 6	4	+2	20	예
		(동맥경화성 심장 질환)	좌뇌 5.8	3.8	+2		
14. JV	52	CVD	우뇌 4	3	+1	20	예
		(심혈관 질환)	좌뇌 4.5	3	+1.5		
15. HB	80	ASHD	우뇌 9	4	+5	20	예
			좌뇌 7	4	+3		
평균			6.1	3.87	+2.28	(P=.0005)	

되는 부분의 지점은 약 2mm 떨어져 있다.

이러한 형태의 연구조사의 이점은 각 환자가 스스로 조절한다는 것이다. 통계적으로 결과는 매우 중요한 의미를 가지고 있으며 b파동의 변화에서도 상당히 개선된 것으로 나타났다. 오차율은 매우 낮으며 P =0.0005이다. 15명 환자에 대한 b 파동의 평균 개선율은 0~5 범위에서 2.28이었다.

b 지점의 평균 증가량은 6.1이며, 치료 후 평균 증가량은 3.87이었다. b 지점의 정상적인 수준은 3이었기 때문에 71% 정도 복원된 것으로 나타난다. 이러한 형태의 치료에서 나타나는 결과 중 가장 효과적인 것이다.

전형적인 환자에서 도출된 뇌혈 곡선 사례는 그림 3~9까지 나와 있다. 그림 3은 정신분열증으로 진단받은 51세의 여성 환자 BM의 혈류 검사를 나타낸 것이다. 이 환자는 등의 통증이 악화되어 입원했는데, 그 원인이 만성 퇴행성 디스크로 인한 것으로 판명되었다. 입원 중에 뇌혈류를 검사했는데(그림 3A) 놀랍게도 그 결과는 총체적으로 비정상이었다. 환자와 환자의 남편과 상담을 한 후에 킬레이션 요법으로 치료하기로 결정했다. EDTA를 13회 주입한 후 실시한 뇌혈류 추적검사에서는 정상 상태인 b 지점까지 감소하여 현저하게 좋아진 것으로 나타났다(그림 3B). 임상적으로도 상당히 개선된 것으로 나타나 주사 치료를 20회까지 완료했다. 우울증, 격리 등을 비롯한 정신분열증세가 호전되었으며 장시간 숙면도 취할 수 있게 되었다. 치료 과정에서 환자는 외향적으로 변모했으며 처음으로 직접 병원까지 차를 몰고 올 수 있게 되었다.

그림 4는 오래된 고혈압과 더불어 CT 스캔상으로 뇌위축증이 나타나는 72세의 백인 여성 환자 GM의 경우를 나타내고 있다.

그림 3A

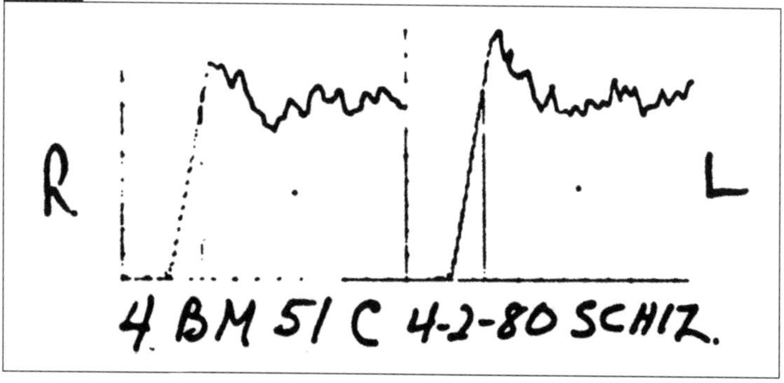

만성 정신분열증을 가진 51세 백인 여성의 뇌혈류 검사 결과이다. 이 환자는 줄곧 집에만 있었으며 혼자서는 집 밖으로 나갈 수 없었다. 놀랍게도 뇌혈류는 총체적으로 비정상적인 것으로 나타났는데, 정신분열 증상에 관한 몇 가지 의문을 제기하고 있다.

그림 3B

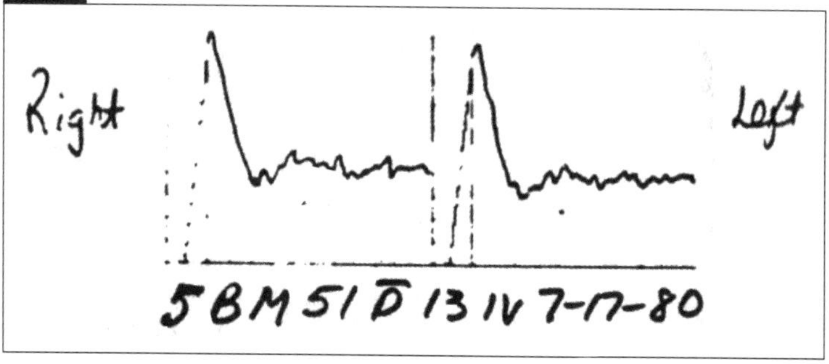

EDTA를 13회 주입 치료한 후 실시한 정신분열 환자의 뇌를 검사한 결과, 뇌혈류가 상당히 개선된 것으로 나타나 있다. 이는 환자가 임상적으로 매우 효과적으로 개선된 것과도 관련이 있기 때문에 정신분열 환자에 대해서도 잠재적으로는 효과적인 치료 방법이라고 생각해 볼 수 있다.

그림 4A

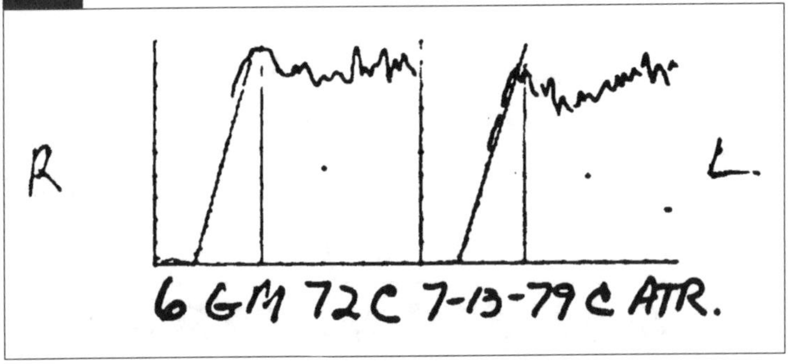

뇌혈류 검사 결과가 총체적으로 비정상적인 72세의 백인 여성으로 CT 스캔에서는 뇌위축증도 나타났다. A 파동이 오른쪽으로 이동하고 b 지점이 크게 증가한 것을 유의해야 한다.

그림 4B

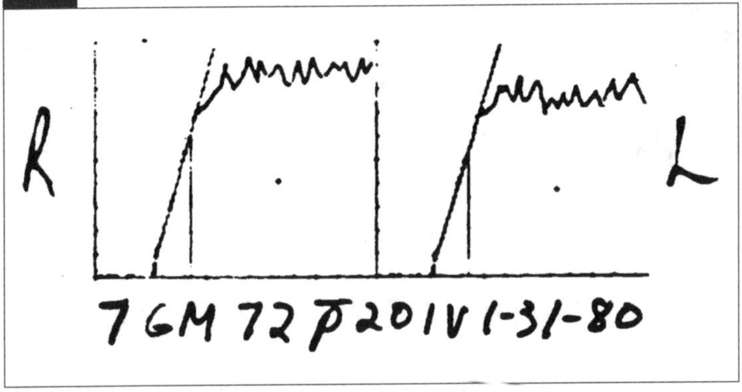

EDTA를 20회 시술한 후 환자가 임상적으로는 매우 호전되었음에도 반복한 뇌혈류 검사 결과는 별로 개선되지 않았다.

그림 4C

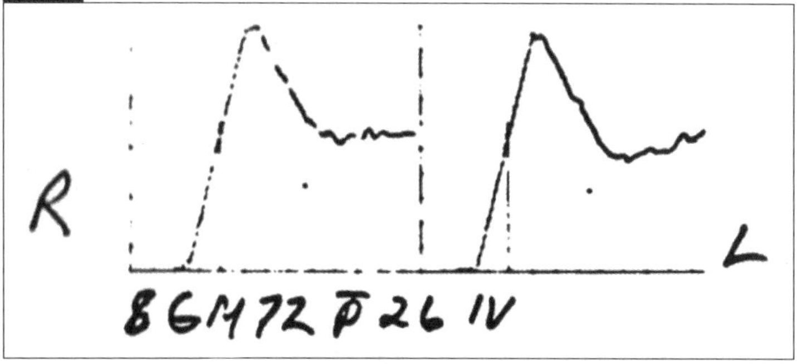

EDTA를 26회 시술한 결과 뇌혈류가 현저하게 개선된 것으로 확인되었으며, 이는 임상적으로도 지속적으로 호전된 것과도 관련이 있다.

그림 5A

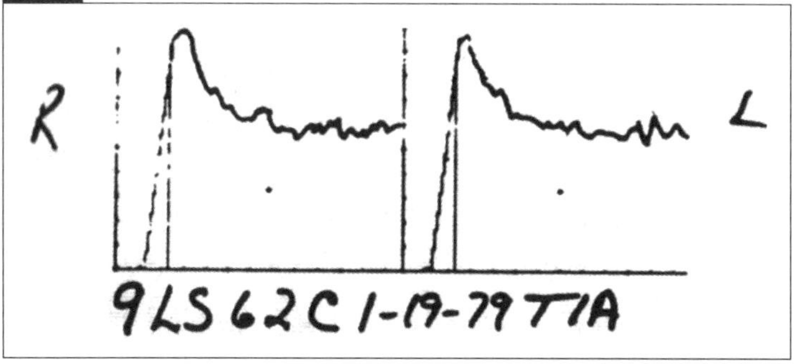

만성 고혈압과 일과성 뇌허혈 발작 증세를 보이는 62세의 백인 여성의 뇌혈류 검사 결과이다. 검사 결과 총체적으로 비정상이었으며 b 지점이 두드러지게 증가했다.

EDTA 킬레이션으로 치료한 결과로는 다소 극적인 효과를 보여주는 사례이다. 치료를 시작할 무렵, 이 환자는 혼란스럽고 신체기능도 활발하지 못하고 수동적인 상태였다. 환자는 망상과 환각 증세를 가지고 있었으며 때로는 50년 동안 같이 살아온 남편도 알아보지 못했다. 집 밖으로 걸어 나간 후에는 다시 집으로 돌아오는 길을 찾지 못했다. 남편은 환자를 시설에 수용하려고 고려 중이었다.

그래서 신경계 검사를 완료하고 환자에게 EDTA 킬레이션 치료를 시작했다. 여섯 번을 주입한 결과 위에서 언급한 모든 증상이 사라졌으며 환자는 완전히 의식과 이성을 되찾았다. 더 이상 시설에 보내는 것을 생각해볼 필요가 없게 되었다. 그리고 환자의 시력도 좋아졌다. 더욱 놀라운 것은 EDTA를 20회 시술한 후 뇌혈류 검사를 반복했을 때에는 그다지 개선된 것으로 나타나지 않았다는 것이다(그림 4B). 그러나 치료는 계속되었고 26번 시술 후에는 뇌혈류가 현저하게 좋아진 것으로 나타났다(그림 4C).

그림 5는 만성 고혈압을 가지고 있는 62세의 백인 여성 환자 LS의 사례이다. 이 환자의 경우 일과성 뇌허혈성 마비증세가 나타났다. 최초 뇌혈류 검사(그림 5A)에서는 b 지점이 상당히 증가했으며 아울러 총체적으로 비정상인 것으로 나타났다. 특히 A 파동이 비정상적으로 왼편으로 치우쳐져 있었다. EDTA를 20회 주사한 후에 나타난 뇌혈류는 거의 정상으로 돌아왔으며(그림 5B) 환자는 임상적으로도 많이 호전되었다.

그림 6은 오른쪽 편측부전마비를 유발하는 뇌혈관 질환이 있는 57세 백인 여성 AN의 사례를 보여주고 있다. 최초 및 조절 뇌혈류 검사(그림 6A) 결과는 특히 좌뇌에서 A 파동의 정점과 뇌 양측에서 b 지점의 증가가 상당히 비정상적이라는 것을 보여주고 있다. 그러

그림 5B

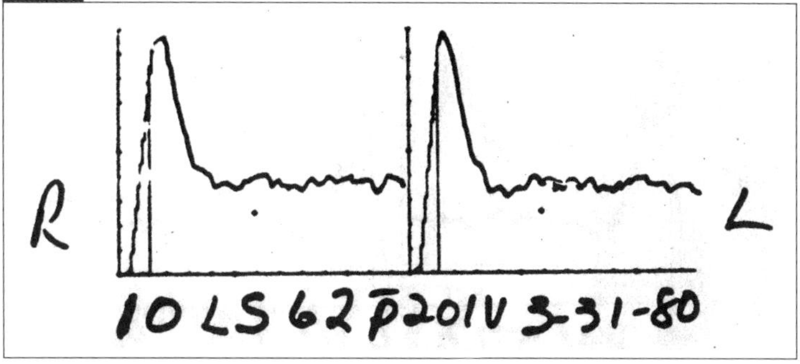

EDTA를 20회 시술한 후 뇌혈류를 검사한 결과 상당히 개선된 것으로 나타났다. 이때 b 지점은 본래의 정상으로 돌아왔다.

그림 6A

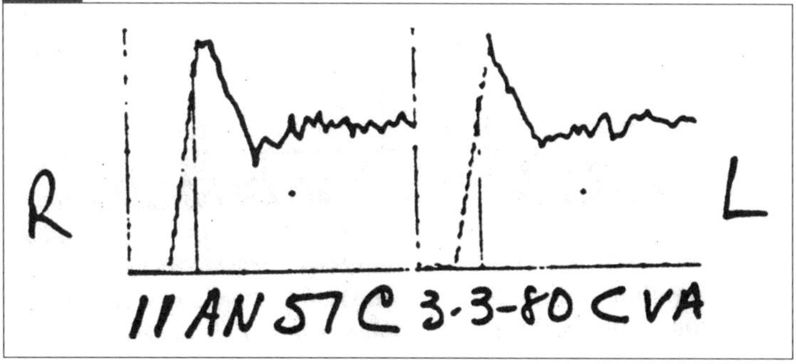

우편측부전마비를 유발하는 뇌혈관 질환이 있는 57세의 백인 여성의 뇌혈류 검사를 나타내고 있다. 이 검사 결과 A 파동의 정점이 특히 좌뇌(L)에서 상당히 비정상적이다. 좌뇌의 A 파동의 정점이 오른쪽으로 약간 이동했거나 그대로 유지하고 있다. 그리고 b 지점이 증가했으며 이는 '세척' 효과가 손상된 것을 나타낸다.

그림 6B

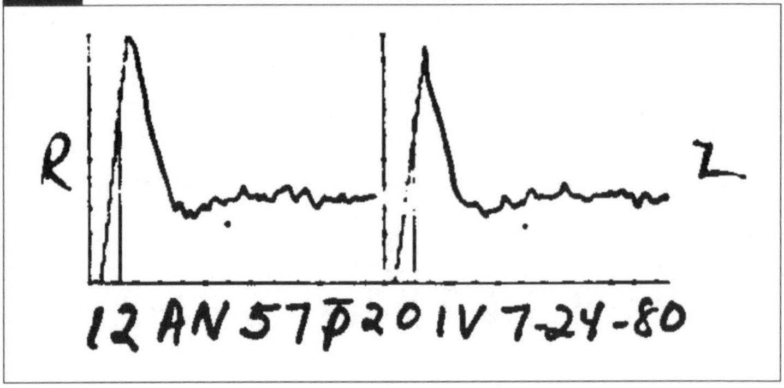

EDTA를 20회 시술한 후 뇌혈류 검사 결과 b 지점이 정상으로 돌아가서 상당히 개선된 것으로 나타났다. 그러나 좌뇌(L) A 파동의 정점은 잔존하고 있다는 것에 유의해야 한다.

그림 7A

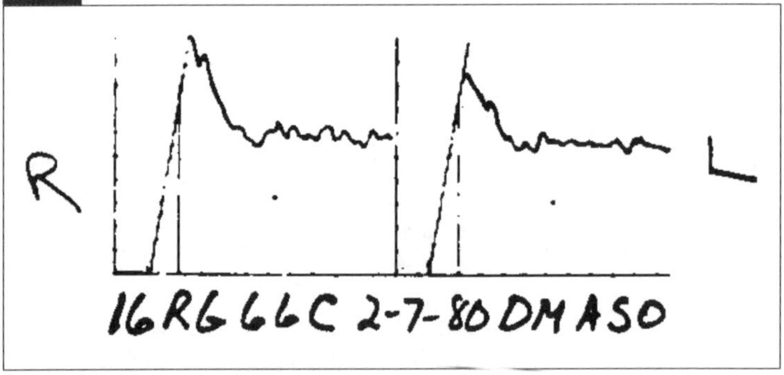

만성 당뇨병과 당뇨망막증을 비롯한 여러 가지 당뇨합병증을 가지고 있는 66세의 백인 여성에서 나타나는 비정상적인 뇌혈류를 나타내고 있다. b 지점이 증가했을 뿐만 아니라 A 파동이 오른쪽으로 이동한다. 그리고 좌뇌(L) A 파동의 진폭이 우뇌(R)보다 작다.

그림 7B

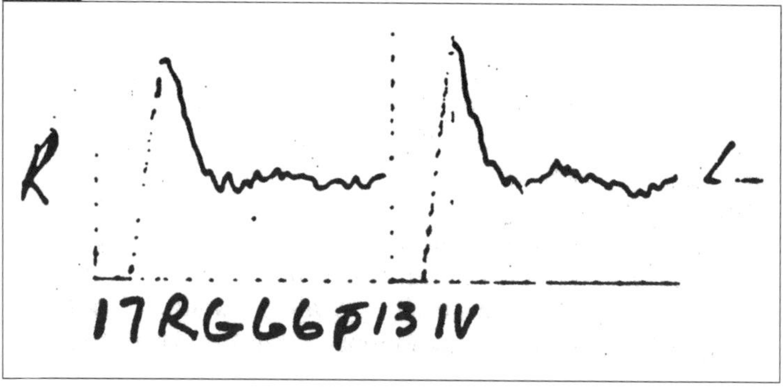

EDTA를 13회 주사한 후 뇌혈류를 검사한 결과 상당히 개선된 것으로 나타났다.

그림 7C

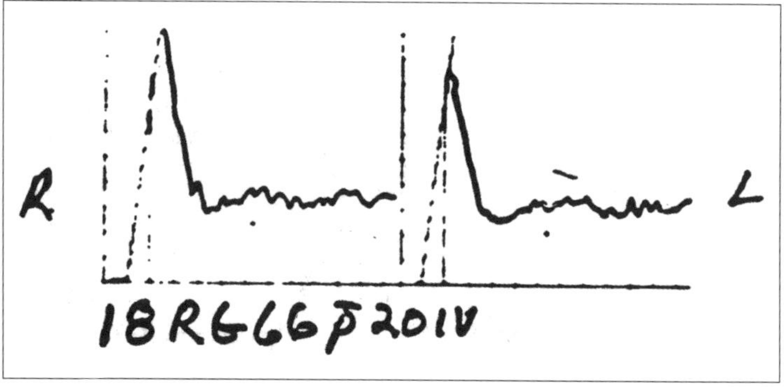

EDTA를 20회 시술한 결과 뇌혈류가 지속적으로 개선되는 것으로 나타났지만 좌뇌(L) A 파동의 진폭은 우뇌(R)보다 더 작았다.

나 EDTA를 20회 시술한 결과 뇌의 양 측면에서 뇌혈류가 상당히 개선되었다(그림 6B). 좌측 A 파동은 약간 증가했다.

그림 7은 인슐린 의존성 당뇨병, 당뇨망막증, 신증, 신경병증 등을 비롯한 다중 당뇨합병증세와 비만 그리고 폐쇄성 죽상동맥경화와 킴멜스틸-윌슨Kimmelsteil-Wilson 증후군을 가진 66세의 백인 여성 환자 RG의 경우를 보여주고 있다. 최초 뇌혈류 검사에서는 좌우측 모두 비정상적으로 나타났으며 특히 좌측이 더 심했고, b 지점의 증가와 더불어 A 파동도 변형되었다. EDTA를 20회 주입한 후 뇌혈류를 검사한 결과, 두드러지게 향상되었으며 정상으로 회복되고 있었다. 그러나 약간 비정상적인 좌뇌 A 파동은 약간 증가했다. 그림 7B는 EDTA로 13회 치료한 후에 기록한 것이며, 그림 7C는 20회 치료 후에 나타난 결과이다.

그림 8은 환자 M1의 검사 결과인데, 이 환자는 임상적으로 알츠하이머 질환을 진단받았으며 CT 스캔 상으로 뇌위축증세가 나타났다. 최초 뇌혈류 검사 결과(그림 8A), 좌우측 모두에서 b 지점이 많이 증가하여 상당히 비정상적인 것으로 나타났으며 좌뇌 A 파동은 그다지 변화하지 않았다. EDTA를 20회 주입한 후에는 뇌혈류 검사 결과(그림 8B)뿐만 아니라 정신력도 상당히 호전된 것으로 나타났다.

그림 9는 92세의 백인 남성인 환자 EM의 결과이며, CT 스캔 상으로는 뇌위축증세가 나타났다. 최초의 뇌혈류 검사 결과는 매우 비정상적이었다(그림 9A). EDTA를 6회 시술한 후에 기록한 그림 9B를 보면 일부 개선된 것으로 나타났다. 20회 주입한 후에도 비정상적인 부분이 여전히 남아 있었지만 뇌혈류는 상당히 개선된 것으로 나타났다(그림 9C). 이는 임상적으로 상당히 호전되었다는 것을 의미한다.

그림 8A

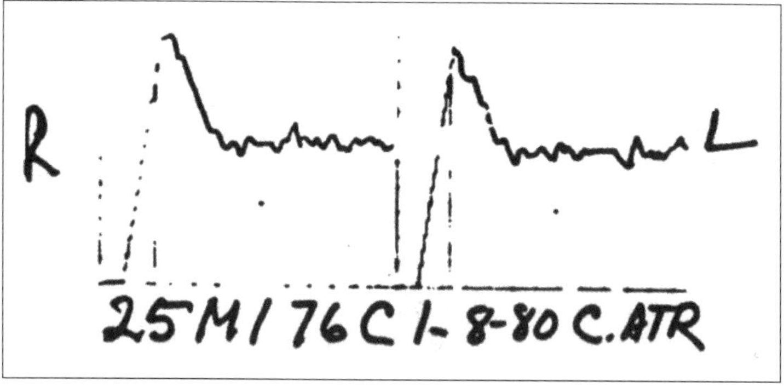

CT 스캔상으로 뇌위축증세가 나타나고 '알츠하이머 질환'이라고 진단받은 76세의 백인 여성 환자의 뇌혈류 검사 결과인데 총체적으로 비정상적이었다. b 지점이 상당히 증가한 점에 유의해야 한다.

그림 8B

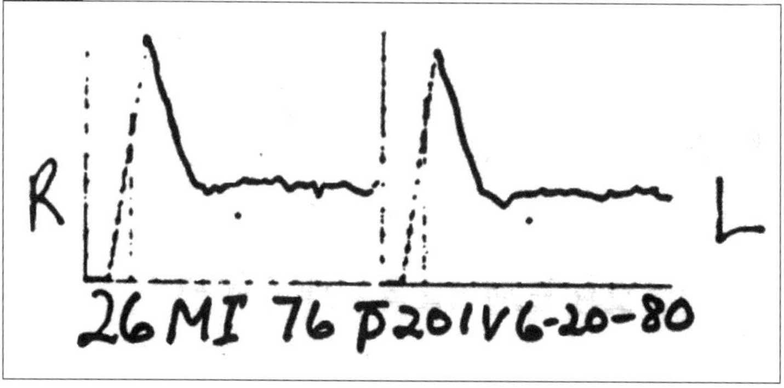

EDTA를 20회 시술한 결과 뇌혈류가 상당히 개선되었다. 이는 임상적으로도 환자가 호전된 사실과 관련이 있다.

그림 9A

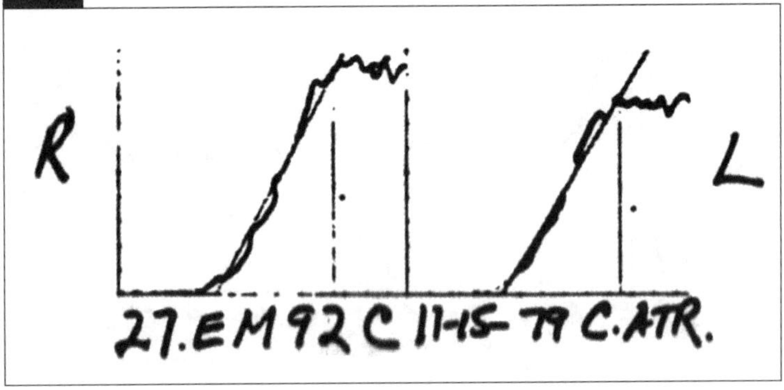

CT 스캔에서 뇌위축증세가 나타난 92세의 백인 남성 환자의 뇌혈류 검사 결과인데 총체적으로 비정상이었다. A 파동이 우측으로 많이 이동함으로써 뇌혈류가 지연되고 있다는 사실에 유의해야 한다. 그리고 b 지점이 현저하게 증가함으로써 '세척' 효과가 매우 느리게 나타난다.

그림 9B

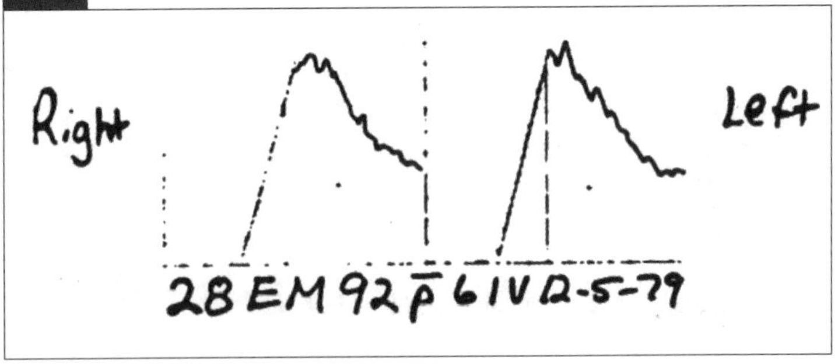

EDTA를 6회 시술한 결과 b 지점이 정상적으로 감소했을 뿐만 아니라 A 파동이 개선됨으로써 뇌혈류도 일부 호전된 것으로 나타났다.

그림 9C

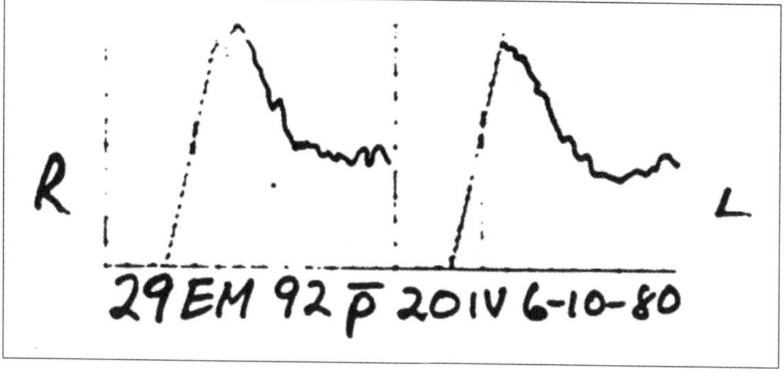

EDTA를 20회 주입한 결과 뇌혈류가 지속적으로 개선되었다.

부작용(Side Effects)

일반적으로 정맥주사 EDTA 치료는 모든 환자에게 시술할 수 있다. 몇몇 환자들이 정맥으로 주사할 때 국부 통증이 있다고 호소한다. 그러나 이러한 국부 통증이 며칠간 지속되는 경우는 드물다. 주사를 놓기 전에는 항상 신장 기능을 확인했으며, 심지어 환자가 만성 신장 질환과 킴멜스틸-윌슨 증후군을 가지고 있는 경우에도 손상된 적이 없었다. 이따금 일부 환자의 경우에는 킬레이션 치료 동안 신장 기능이 손상되지 않아도 현미경적 혈뇨나 단백뇨가 진행되었다. 그러나 이러한 결과가 EDTA 시술과 관련이 있는지 여부는 확인되지 않았다.

EDTA를 시술하기 전에 환자들에게 BUN(혈중요소질소 검사)과 소변 검사를 실시했다.

검사 결과 킬레이션 치료로 인해 신장 기능이 손상되었다는 증거는 나타나지 않았다. 이 연구를 시작한 이후, BUN과 혈청 크레아티닌과 같은 신장 기능을 나타내는 지표들에 대해 치료 전의 수치와 비교했을 때 정상적으로 남아있거나 변화가 없었다. 프로토콜에 크레아티닌 제거율 측정을 추가한 결과, 치료가 거의 끝날 무렵에는 많은 환자들의 크레아티닌 제거율이 감소되었다는 사실을 알 수 있었다. 이제 치료를 시작하기 전에 크레아티닌 제거율을 알아내기 위한 연구조사 프로토콜을 살펴보자. 치료 전 BUN 혈중 농도와 혈청 크레아티닌이 정상이었던 환자들의 크레아티닌 제거율이 현저히 감소되었다는 사실을 알 수 있다. 예를 들면, 최근에 검사를 받은 69세의 노인 환자는 킬레이션 치료를 받기 전에는 정상적인 BUN과 혈청 크레아티닌 수치를 나타내고 있었지만 크레아티닌 제거율은 정상적인 속도인 분당 70~130ml에 비해서는 다소 늦은 분당 34ml로 나타났다.

현재 계획은 매번 EDTA를 8회 시술한 후에 크레아티닌 제거율을 측정하는 것이다. EDTA 킬레이션 치료가 신장 기능에 미치는 효과에 대한 명확한 평가는 진행 중인 이러한 연구의 결과로 판명될 것이다. 지금까지 수집된 데이터로는 킬레이션 요법과 관련하여 신장 기능에 손상을 준다고 입증된 증거는 없다. 실제로 두 명의 환자는 킬레이션 치료 과정에서 크레아티닌 제거율이 개선된 것으로 나타났으며 이러한 형태의 치료가 일부 환자의 경우에는 신장 기능도 개선시킬 수 있다는 가능성을 불러일으켰다.

적합한 수분보충은 킬레이션 치료 프로토콜의 중요한 부분으로서, 환자가 물, 차, 우유, 주스 등과 같은 일반적인 음료수를 매일 10잔 정도 마실 것을 권장한다.

EDTA를 주사한 후 12~24시간 동안 구역질과 구토 증세가 나타나는 환자 두 명이 있었다. 그리고 두 환자 모두 BUN은 정상적인데도 크레아티닌 제거율은 현저하게 감소되는 것으로 나타났다. 그래서 각 사례별 EDTA 투여량을 유산염 링거액 한 병당 3~1.5gm까지 줄였다. 이렇게 투여량을 감소시킨 결과 두 명의 여성 환자는 부작용 없이 킬레이션 요법으로 계속해서 치료를 받을 수 있게 되었다.

결론

테크네튬 99m 방사성핵종을 사용하여 뇌혈류를 객관적으로 측정하는 신기술을 설명했다. 정상적인 곡선 형태와 곡선 A, B, C에서 정상 부분에 대해서도 설명했다. 이는 처음으로 발표된 것이다.

뇌혈류 결핍으로 발생하는 변화뿐만 아니라 정상적인 곡선 형태도 설명하고 도식화했으며, 정맥주사 이나트륨 EDTA 킬레이션 요법의 치료 효과를 측정하고 비정상적인 상태도 객관적으로 계량화했다. 킬레이션 치료를 받은 환자 15명의 치료 결과도 제시했다. 환자 전부가 호전되었고 한 명을 제외하고는 뇌혈류도 모두 매우 효과적으로 개선되었으며 이에 관한 객관적이고 중요한 증거도 있다. EDTA는 동맥벽에서 칼슘 침전물을 제거한다. 그리고 혈관 평활근의 수축으로 인해 발생하는 동맥 경련을 진행시키는데 중요한 역할을 하는 느린 칼슘의 흐름을 차단시키는 작용을 한다. 이나트륨 EDTA의 정맥주사는 비정상적인 뇌혈류와 관련한 다양한 증상에 대해서 효과적인 치료 방법인 것으로 밝혀졌다. 특히 의학에서 이러한 증상에 대해 다른 효과적인 치료 방법이 없다는 관점에서 주목할 만하다.

9. 동맥협착증 치료를 위한 EDTA 킬레이션 요법의 안구뇌혈관 효과 분석

안과전문의 맥도나 FACGP, 안과전문의 의학박사 루돌프*

개요 : 이나트륨 EDTA를 평균 20회 정맥주사하기 전과 후에 환자 15명의 뇌혈관 동맥폐색을 객관적으로 조사했다. 비교적 간단한 비침습성의 안구뇌혈관 분석법으로 동맥폐색을 측정했다. 뇌혈관 동맥폐색은 치료를 받은 후 평균 18%(보통 28%~10%)정도 감소되었다(P<0.001). EDTA 킬레이션 치료를 받은 환자 가운데 88%는 뇌혈관 혈류가 객관적으로 개선된 것으로 나타났다.

1951년에 밀러C. Miller가 경동맥폐색 질환의 증세를 임상적으로 설명[1]한 이후로 일반적인 내경동맥 병변을 진단하기 위한 비침습성 시험을 발전시키기 위한 노력을 기울였다. 다혈증 진단 과정은 확실한 단일 기술을 개발하기가 어렵다는 것을 보여주고 있다.[2]

비침습성 기구와 기술에 관한 수백 가지의 문헌이 발표되었지만, 현재의 일반적인 비침습적인 요법으로 치료하는 협착증의 비수술적 치료 결과에 관한 것은 없다는 사실이 중요하다.

지금까지 확인한 바로는, 이 보고서에서 동맥부전증(협착증) 치료를 위해 종합비타민과 미량무기물 보충을 병행하여 시술한 정맥주

* 치과전문의 의학박사 체라스킨 맥도나 박사는 미국의학진보학회 이사를 역임했다. 미주리 주 글래드스톤(Missouri Gladstone)에 맥도나 메디컬센터를 설립했으며, 루돌프 박사와 함께 진료를 하고 있다. 루돌프 박사는 미국의학진보학회와 킬레이션요법협회 이사를 역임했으며, 둘 다 미국의학진보학회의 명예회원이다. 체라스킨 박사는 알라바마대학의 치의학 학과장을 역임했으며 현재는 명예교수이다.

사 이나트륨 EDTA 요법의 효과를 가장 대중적인 비침습성 기술인 안구뇌혈관법OCVM을 사용하여 최초로 조사했다.

이 실험조사에는 일반적인 만성 퇴행성 질환을 앓고 있는 환자 57명이 참여했다. 남자는 34명으로 연령 분포는 23~83세였으며 평균연령과 S.D.(표준편차)는 61.4 ±11.2였다. 여자는 23명으로 연령대는 48~77세, 평균 60.2세로 표준편차는 ±7.8이었다.

초기 조사에서 환자들은 세부적인 병력 및 신체검사와 종합적인 생화학적 혈액검사를 받았다. 그리고 동맥부전(협착증)을 감지하기 위해 독특한 비침습성 압력계 검사인 안구뇌혈관법 검사를 실시했다. 이 기술은 존스홉킨스 의과대학 윌머연구소의 모리스 랭엄 Maurice Langham 박사가 공동 개발했다.[3, 4] 이러한 비침습성 방식은 안구동맥 혈압에서 증가되는 안압으로 안구 내 압력과 안구 맥을 동시에 측정한다. 상완 혈압과 비교할 때 안구 동맥압을 측정하는 이 방법은 경동맥폐색 질환, 뇌혈관폐색 증세 그리고 안구혈관 병변을 검사할 수 있는 정확한 방법이다.[5]

초기 조사에 이어, 각 환자들은 일련의 정맥주사 이나트륨 EDTA 치료를 평균 28.4회 받았으며 표준편차는 ±7.7이었다(범위는 10~46회). 그리고 종합비타민과 미량무기물이 보충되었다(투여량은 RDA의 약 다섯 배에서 열 배). EDTA 치료와 종합비타민 및 무기물 보충이 완료되자 환자들은 다시 한 번 종합적인 병력검사와 신체검사, 생화학 배터리 시험 그리고 안구뇌혈관법 검사를 받았다.

특히 다섯 가지 사항을 고려해야 한다. 우선 시작 시에 동맥협착증의 평균 비율은 28%로 그 범위는 3~74%였다. 치료 후에는 평균 10%, 그리고 범위는 0~54%로 줄어들었다. 따라서 동맥폐색이 18% 정도로 통계적으로 유의하게 감소했다(t=7.193, P<0.001). 둘

째, 그림 1에 나타난 것처럼 나이가 많을수록(수평축) 혈관부전이 점차적으로 증가하는데, 최초 조사에서 젊은 그룹은 23%, 연장자 그룹은 32%에까지 이르렀다. 셋째, 치료 후 각 온도 지점에서는 18%(t=2.6147, P〈0.001), 22%(t=5.2566, P〈0.001) 그리고 15%(t=2.6147, P〈0.025)의 순서로 협착증이 평균적으로 상당히 감소되었다. 넷째, 전체 57명 환자의 수치에는 나와 있지 않지만 50명은 임상적으로 개선되었고 7명은 악화되었다. 따라서 환자 가운데 약 88%가 호전된 것이다. 마지막으로, 비교적 간단한 비침습성 도구와 기술을 사용하는 안구뇌혈관법으로 이러한 조사를 할 수 있었다.

그림 2A

전체 협착증(좌우)에 대한 EDTA 치료와 종합비타민 및 미량무기물 보충 요법의 효과

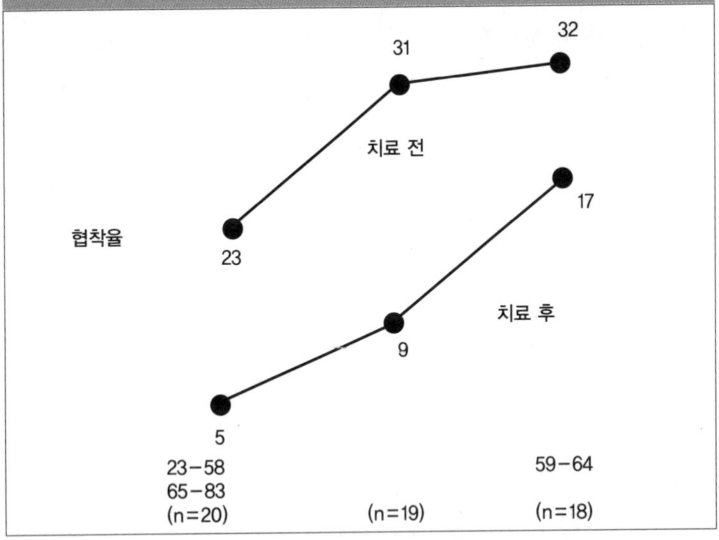

총(좌+우)협착율에 대한 EDTA + 종합비타민 · 미량무기물 요법 효과

10. 종합비타민 및 미량무기물 보충과 EDTA 요법의 혈관역학적 효과: 발목/상완 도플러 수축 혈압비

안과전문의 맥도나 FACGP, 안과전문의 의학박사 루돌프,
치과전문의 의학박사 체라스킨

개요 : 말초혈관폐색 협착증으로 판명된 노인 환자 77명을 대상으로 종합비타민과 미량무기물을 보충하면서 EDTA를 정맥으로 약 60일 동안 26회 주사 치료한 후에 환자들의 하지 117군데를 도플러 수축 발목/상완 혈압비로 진단한 검사 결과, 동맥 혈류가 현저하게 개선된 것으로 나타났다(P〈 0.001).

번스타인Bernstein과 동료 연구자들[1]은 유명한 저서인 《혈관 질환의 비침습성 진단 기술》에서 네 가지 핵심적인 사항을 강조했다. 첫째, 일반 임상에서 비침습성 진단 기구와 해석은 이제 우수한 수준에 이르게 되었다. 둘째, 일부 방법은 간단하고 실용적이어서 일반 개업의 진료 환경에서 사용될 수 있다. 셋째, 가용한 모든 단일 비침습성 진단 기술 가운데 발목/상완 도플러 수축 혈압비가 선호된다. 마지막으로 비침습성 진단과 예측 측정으로 수술 및 비수술 치료의 결과 모두를 확실하게 검사할 수 있다.

이 연구에서는 일반적인 임상 진료에서 종합비타민과 미량무기물 보충을 병행하여 정맥주사 EDTA 킬레이션 치료 전후에 실시하는 발목/상완 도플러 수축 혈압비의 측정 결과를 평가한다.

문헌 검토

혈관조영술로 병변의 부위와 정도에 대한 더 세밀한 정보를 얻을

수 있겠지만, 많은 환자들의 사례를 보면 면밀한 병력검사와 신체검사로도 말초혈관폐색 질환 발현을 충분히 확인할 수 있는 것으로 일반적으로 알려져 있다. 임상 평가는 매우 주관적이지만 혈관조영술은 침습성이 있어 환자에게 심각한 위험을 초래할 수 있다. 비침습성 발목/상완 도플러 수축 혈압비는 재현 가능한 정확성이 있고 객관적으로 쉽게 도출할 수 있기 때문에 폐색 과정의 심각한 정도를 나타내는 신뢰성 있고 섬세한 지표로 사용된다.

다리의 다양한 부위와 수준에서 측정할 수 있는 분절 도플러 수축혈압으로 부가적인 정보를 얻을 수 있지만(파형분석과 혈량측정법도 있음), 발목/상완 지표가 보편적으로 널리 사용되고 있는데, 다른 단일 판독보다는 근위 혈관의 전반적인 상태를 더 잘 나타내기 때문이다.[2, 3, 4]

진단과 내과 진료 및 외과 수술 치료의 조사기록 방법으로서도 발목/상완 도플러 수축 혈압비를 많이 이용했으며 또한 이를 연구해왔다. 이 보고서가 혈관 역학에 대한 EDTA 킬레이션 효과를 특별한 비침습성 기술로 조사한 최초의 연구라고 생각된다(삽입한 내용과 사례는 이전 연구 보고서[5]에서 인용한 자료이며, 안구뇌혈관 측정법을 사용하여 EDTA 킬레이션 치료 후에 뇌혈류가 개선되었다는 사실을 밝히고 있다).

조사 방법

본 실험 대상으로 남자 41명과 여자 36명이 참여했으며, 이들의 하지 117군데(남자 60, 여자 57)를 검사했다(표 1). 파크 모델[Parks Model] 806-C 지향성 도플러를 사용하여 연구 시작과 끝날 무렵에 발목/상완 도플러 수축 혈압비를 측정했다(오리건 주 비버턴[Oregon Beaverton]의 파크 일렉트로닉 연구소[Parks Electronic Laboratory]). 치료 기간은 환자 한 명

표 1

연령 및 성별 분포			
연령대	남자	여자	전체
30-39	0(0.0%)	1(2.8%)	1(1.3%)
40-49	1(2.4%)	6(16.7%)	7(9.1%)
50-59	8(19.5%)	7(19.4%)	15(19.5%)
60-69	18(44.0%)	15(41.7%)	33(42.8%)
70-79	13(31.7%)	7(19.4%)	20(26.0%)
80-89	1(2.4%)	0(0.0%)	1(1.3%)
전체	41(100.0%)	36(100.0%)	77(100.0%)
평균	65.0	61.3	63.4
	8.8	10.8	9.9
			t 1.6322
			P〉0.100
최소	47	35	35
최대	84	79	84
범위	37	44	49

당 평균 60일이 소요되었다. 치료 방법으로는 EDTA 3gm을 평균 26.2±8.1회 시술했으며 종합비타민과 미량무기물을 보충 투여했다. 실험 대상 환자 전부의 최초 발목/상완 혈압비는 1.0 미만(〈1.0)으로 나타났다. 발목/상완 혈압비가 1.12 정도[6]이면 일반적으로 '정상'으로 인정되고 0.97보다 작으면 비정상으로 간주해야 하기 때문에 이러한 기준치를 적용했다.[7, 8, 9] 이 보고서에는 초기 혈압비가 1.0 미만이며 조사 기간에 치료를 받은 환자 모두가 포함되어 있다.

종합비타민, 무기물, 미량원소 등의 양은 생화학 및 임상 평가를 토대로 각 환자의 상황에 맞게 맞추었다. 수용성 비타민과 비타민 C와 B 복합제의 투여량은 일일 권장섭취량RDA보다 열 배나 더 많게 처방되었지만 다른 비타민과 무기물 그리고 미량원소들은 거의 RDA량으로 보충했다.

모든 검사는 반듯이 누운 편안한 자세에서 실시되었는데, 이러한 상태에서 측정한 도플러 수축혈압이 동맥폐색의 세밀한 지표를 나타낼 수 있다고 입증되었기 때문이다.[10, 11]

결과

표 2의 라인 1은 실험의 시작 시에 나타난 발목/상완 도플러 수축혈압비를 정리한 것이다. 환자들의 혈압비가 1.0미만으로 선정되었기 때문에 모든 환자들이 동맥부전증(평균 0.77±0.22)을 가지고 있다는 것이 명확했다(범위는 0.00~0.99). EDTA 킬레이션 치료 후(라인 2) 혈압비는 증가했다(평균 0.94±0.27, 범위 0.43~1.59). 이어서 환자별로 EDTA를 약 60일에 걸쳐 평균 26회 주입한 결과 발목/상완 혈압비는 평균 22% 증가했으며 이는 동맥 혈류가 개선되었다는 것을 나타낸다. 그리고 통계적으로 매우 중요하다(t=8.0041, P〈0.001). 발목/상완 혈압비가 15% 이상 변화한 경우는 중요하다고 밝힌 다른 연구 결과가 이러한 결과를 지지하지만 10~15%의 편차는 그 의미가 다소 모호하다.[7] 조사한 사지 117개 가운데 95(81%)군데가 평균 29% 향상되었으며 22군데는 평균 10% 정도 악화되었다.

최초 혈압비를 고려하여 협착 정도의 경중에 따라 전체 사지 117군데를 두 개 그룹으로 구분했다. 초기 평균 혈압비가 0.80미만인 사지 46군데를 '악화' 그룹으로 지정했다. 초기 혈압비가 0.80(=0.80)인 사지 71군데는 '개선' 그룹이라고 했다.

표 2

발목-상완 수축혈압에 대한 비타민/무기물 보충과 EDTA 킬레이션의 효과

라인	표본 크기	발목 상완 혈압	평균 변화율	평균 편차의 의미
1 시작	117	0.77±0.22	+22	t = 8.0041
2 최종	117	0.94±0.27		P〈0.001*
3 시작				
저비율(악화)〈0.80	46	0.55±0.19	+29	t = 3.9771 P〈0.001*
4 최종				
저비율(악화)〈0.080	46	0.71±0.25		
5 시작				
고비율(개선) 0.80+	71	0.91±0.06		
6 최종			+19	t = 8.9790 P〈0.001*
고비율(개선)0.80+	71	1.08±0.17		

***평균의 통계적 편차**

표 2의 라인 3은 악화 그룹(0.55±0.19)의 초기 평균 20여 개를 요약한 것이다. 라인 4는 이 그룹의 최종 측정치(0.71±0.25)를 나타내고 있다. 폐색이 더욱 심각한 그룹에서 발목/상완 혈압비(동맥 혈류 반영)는 평균 29%가 개선되었고 이는 통계적으로도 매우 중요하다(t=3.997, P〈0.001). 이 그룹을 다시 세분화하면 33명(71%)은 개선되었으며 13명(29%)은 악화되었다. 환자 33명은 평균 46% 개선되었으며 운이 없었던 13명의 환자는 평균 11% 악화되었다. 일부 환자는 발목 수축혈압이 50mmHg 미만이었으며 이는 한계치 이하로 괴저가 발생할 수 있었는데,[12] 이러한 환자 모두는 임상적으로 호전되었다.

상대적으로 건강한 그룹의 환자 71명은 시작 평균 혈압비(라인 5)가 0.91±0.006이었다. 최종 평균 측정치(라인 6)는 1.08±0.17이었다. 이는 평균 19% 개선된 것으로 통계적으로도 매우 중요하다(t =8.9790, P<0.001). 실제로 환자 71명 가운데 62명(87%)이 개선되었고 반면에 9명(3%)이 악화되었다. 다르게 표현하면, 62명의 환자가 평균 23% 개선되었으며 9명의 환자는 10% 악화되었다.

논의

특별히 언급할 만한 점이 많다. 첫째, 이 실험에서 요약 보고된 감염된 다리로 유입되는 동맥 혈류의 개선이 통계분석적으로 매우 중요하다(표 2). 이는 일련의 다중 도플러 압축 발목 혈압의 측정치가 11mmHg까지 평균 세 개 이상 다를 수 있다는 사실을 고려하는 경우에는 더욱 중요하다.[7] 비율로 표현된 발목/상완 측정치에 대해서는 단 0.09만 일치한다. 따라서 정맥주사 EDTA로 치료한 후 나타나는 개선의 효과가 크기 때문에 단순히 기술적인 오류에 의한 것이라고 볼 수는 없다.

둘째, 말초혈관폐색 질환을 공세적으로 치료할 수 있는 주된 방법이 수술이라고 제시되었지만, 클로피브레이트clofibrate와 같은 비수술적 방법으로 혈관 부전증을 순조롭게 치료할 수 있다고 언급한 내용은 발표된 문헌에서는 제외되었다.[13] 따라서 이 보고서가 종합비타민과 미량무기물을 보충하여 EDTA로 치료한 개선 효과에 관한 최초의 연구보고서일 것이라고 생각된다.

셋째, EDTA 킬레이션 치료의 여과 효과 때문에 종합비타민, 무기물, 미량원소를 보충하는 것이 중요하다. 그리고 금속성 자유라디칼 촉매를 제거하는 데 EDTA의 효과를 강화하기 위해 산화방지 특성을 가진 영양 보충제를 투여하는 것이 일반적이다. 그러면 영양 보충과 EDTA의 상대적인 기여도에 대한 의문이 제기될 수 있다. 이러한 질문에 대해 이 실험을 통해 직접적으로 답하지는 않았지만 다른 연구를 통해서 동맥부전증의 치료에서 종합비타민 및 미량무기물 보충과 위약의 효과를 비교 조사하는 데 관심을 기울일 만하다.

넷째, 악화된 환자들도 악화된 정도는 약 10%에 불과했다는 사실에 주목해야 한다. 10%라는 변화량은 의문의 여지가 있다.

마지막으로 이 실험에서 평균 동맥 혈류에서 통계적으로 의미 있는 개선이 나타났다는 증거가 있지만 환자 각자 간에는 상당한 편차가 있다는 사실에 주목해야 한다(표 3). 사례 #1(HaGa)과 사례 #2(StVa)를 비교하면, 9회 치료 후 사례 #1에서 +0.30이 개선된 것으로 나타났지만 사례 #2는 30회 주입 후 +1.13이 개선되었다. 이러한 데이터는 주입 횟수와 최종 효과 간에 선형 관계가 있다는 것을 나타내고 있다. 그러나 항상 그런 것은 아니다. 사례 #3(CeHa)은 사례 #1에서 9회 주입으로 동일한 효과가 나타난 것에 비교하면 19회 주입 후에 불과 +0.30 개선되었으며 반면에 사례 #4(ToLy)는 29회 주입 후에 불과 0.12만 개선되었다.

표 3

개별 사례 편차				
사례 번호	최초	최종	차이	주입 횟수
1 (HaGa)	0.00	0.30	+0.30	9
2 (StVa)	0.00	1.13	+1.13	30
3 (CeHa)	0.55	0.85	+0.30	19
4 (ToLy)	0.55	0.62	+0.12	29

초기 연구에서는 EDTA 킬레이션 치료를 받은 개별 환자들 간에

생화학적 변화의 차이가 비슷하다고 보고했다. EDTA에 대한 환자 간의 개별 차이는 혈청 콜레스테롤,[14, 15] 고밀도 리포단백질 콜레스테롤,[16] 총 혈청 콜레스테롤/고밀도 리포단백질 콜레스테롤 비율,[17] 혈청 크레아티닌,[18] 혈청 칼슘,[19] 혈중요소질소[20] 등과 관련이 있다고 보고되었다. 손상된 동맥에서 혈류가 최대로 개선된 것으로 나타난 환자들이 생화학적으로도 상태가 양호한지 여부를 확인하기 위해 생화학적 및 혈관 데이터를 재검토하는 심화연구를 계획했다.

발목/상완 도플러 수축 혈압비가 말초동맥 상태를 나타내는 최고의 지표라고 확실하게 주장할 수 있지만 완벽한 진단검사는 아니다. 경화성 정도가 심각하여 동맥이 경직된 환자에게서 인위적으로 측정한 발목 혈압은 하지에서 즉각적으로 압축되지 않기 때문에(특히 당뇨병의 경우) 상당히 제한적이다. 더욱 완벽하게 말초동맥을 검사하기 위해서는 대퇴, 장딴지, 발목, 발, 발가락 등에서 혈압을 측정해야 하며 아울러 혈량 측정과 파형 분석도 병행해야 한다.

11. EDTA 킬레이션 요법의 효과: 절단수술 대체 말초동맥폐색 치료

의학박사 리처드 카스도르프(H. Richard Casdorph)와
찰스 파(Charles H. Farr)*

개요 : 뒤얽힌 말단이 괴저되는 말초동맥폐색 질환의 말기 증세를 보이는 4명의 환자 사례를 살펴본다. 이 환자들은 기존의 전통적인 모든 치료방식에 이미 기진맥진한 상태였으며 모두 절단수술을 받아야 한다는 진단을 받았다. 그러나 수술 대신에 정맥주사 EDTA 킬레이션 치료를 받았고 그 결과는 성공적이었다. 괴저에 걸린 사지들은 모두 치유되었으며 절단수술을 받을 필요가 없게 되었다. 1년 이상의 장기간 추적 결과, 4명의 환자 전부는 호전 상태를 계속 유지하고 있으며 괴저에 걸렸던 사지는 회복되었으며 통증도 사라졌다. 보조요법으로는 비타민과 무기물을 보충했으며, 두 가지 사례에서는 고압산소요법(HBO)도 병행했다.

처음에 저술한 두 개의 논문에서 정맥주사 EDTA 킬레이션 요법으로 죽상동맥경화 심장 질환과 뇌질환에서 통계적으로 유의한 개선이 나타났다는 객관적인 과학적 증거를 제시했다.[1, 2]

이 논문에서는 말초동맥폐색 질환의 치료에서 정맥주사 EDTA 킬레이션 요법의 지속적인 효과를 잘 설명해줄 수 있는 네 가지의 병력 사례를 기술했다. 연구자들이 처음 확인했을 때 환자들은 허혈성 합병증의 말기 상태였다. 그래서 4명의 환자 모두 손상된 말단을 절단하는 수술을 받기로 예정되어 있었다.

니페디핀nifedipine과 EDTA 모두 말단동맥 세지의 확장제로 보고

* 찰스 파 박사는 미국 킬레이션요법협회 회장을 역임했으며 킬레이션 요법 전문의이다. 오클라호마 주 오클라호마(Oklahoma)에서 개업의로 활동했다.

되었기 때문에 칼슘 통로 차단제와 EDTA 작용도 확실히 유사했다. 그리고 정맥으로 주사된 EDTA는 수많은 다른 생리학적 효과를 발현시키며, 시술을 중단한 지 한참 뒤에도 효과가 이어져 지속적으로 개선되는 것으로 알려졌다.

배경 지식

칼슘 침전물을 제거하기 위해 EDTA를 사용한 초기의 연구들은 1946년과 1948년에 취리히대학과 1948년에 베른대학에서 실시되었다.[3]

그랜트Grant는 EDTA가 생체조직에서 칼슘과 결합하여 이를 제거한다는 사실을 밝혔다.[4] 그리고 각막염 후에 각막 혼탁이 나타나는 환자의 눈에서 칼슘을 제거하기 위한 세안액으로써 EDTA 용액을 사용했다.

볼릭Bolick은 생체 밖 실험에서 죽종성 플라크에서 칼슘을 제거하는 EDTA의 효과를 입증했다. 관상혈관의 전체 칼슘 함유량과 칼슘 제거 속도가 결정되었다.[5] 볼릭은 연구를 통해 관상동맥 죽종성 경화 부위와 병변이 대동맥으로 확장될 수 있다고 밝혔다. 한 가지 형태는 EDTA로 서서히 축출되는 칼슘을 함유하고 있어 칼슘이 제거될 때 헤마톡실린homatoxylin 고리 모양의 소공이 나타났다. 경화의 다른 한 형태는 소공이 나타나지 않았으며 더욱 널리 확산되는 것으로 보였다. 두 번째 형태의 병변에 함유된 칼슘은 EDTA로 더욱 빠르게 축출되었다.[5]

코엔Koen은 콜레스테롤이 풍부한 음식을 섭취한 토끼의 피하에 마그네슘 이나트륨 EDTA를 주사했다. EDTA 주사 결과, 토끼의 대동맥 표면의 죽종이 감소했으며 인지질도 현저하게 줄었다. 그리고 코엔은 킬레이션 요법으로 인산염의 생성량이 증가할 뿐만 아니라 인지질이 더욱 빠르게 파괴되고 합성은 느려진다는 결론을 내렸다.[6]

인체 대상 연구 결과는 클라크가 최초로 발표했는데, 이 연구에서 다양한 형태의 진행성 동맥폐색 질환을 앓고 있는 환자들에게 EDTA를 정맥주사로 시술했다. 우회수술이나 다른 형태의 동맥 수술 치료 결과 나타나는 증상의 완화나 효과에 비해 EDTA 킬레이션 치료 후에 나타나는 효과가 훨씬 우수하다고 보고했다. 클라크는 뇌에 영향을 주는 혈관폐색 질환으로 간헐성 파행을 앓고 있는 환자에서 최고의 효과가 나타났다고 보고했다.[7]

니키티나^Nikitina^가 보고한 러시아 연구 문헌과 브루크네로바^Brucknerva^가 보고한 체코슬로바키아 연구 문헌에서는 뇌와 관상동맥 그리고 말초동맥폐색 질환을 앓고 있는 환자에게 정맥주사 EDTA를 시술한 결과 효과가 나타났다고 밝히고 있다. 연구자들은 킬레이션 요법이 말초동맥폐색 질환을 치료할 수 있는 특선의 방법이라고 결론을 내렸다.[8, 9]

워커^Walker^의 연구에서도 EDTA가 동맥벽에서 칼슘을 제거한다는 사실이 중요하다고 결론을 내렸다. 이 연구에서 경화 대동맥 플라크가 나타나 있는 뉴질랜드의 백색종 토끼에게 죽종을 유발하는 음식을 23주 동안 먹인 결과 혈청 콜레스테롤 수치가 약 1200mg/dL까지 증가했다고 밝혔다. 이러한 음식으로 죽종을 유도한 실험을 끝낸 지 1개월 후 토끼 귀의 연변 정맥을 통해 이나트륨 EDTA(50mg/kg)를 총 20회 격일로 번갈아가며 주입 치료했다. EDTA 킬레이션 치료를 마치고 6주가 지난 뒤 토끼는 사망했으며 조직 칼슘을 확인하기 위해 미세킬레이트화합물을 분석하여 대동맥을 조직학 및 정량적으로 검사했다.

EDTA 치료를 받은 토끼를 정상적인 식염수(조직의 635mcg/mg)로 치료받은 토끼와 그리고 치료를 받지 않은(조직의 778mcg/gm) 토끼들과 비교했을 때 대동맥 칼슘이 적게(조직의 300mcg/gm) 나타났다. 주사 치료를 받지 않은 토끼에서는 경화된 플라크를 확실히 볼 수 있었지만 EDTA 치료를 받은 토끼에서는 전혀 나타나지 않았다. 따라서 결론적으로 이나트륨 EDTA 킬레이션 요법은 대동맥의 죽상동맥경화 질환이 있는 토끼의 플라크 칼슘을 제거하여 죽종 병변의 크기와 숫자를 감소시키는 것으로 나타났다.

증례 1

57세의 백인 여성인 H.R.은 1981년 4월 30일에 처음으로 오른발의 허혈로 검사를 받았다. 이 환자는 상황이 위급해 보였는데, 오른쪽 하지의 절단수술을 위한 외과 진료 대신에 검사를 받았다.

특히 2개월 동안 편안한 자세에서도 오른발에 통증이 나타나는 진행성 허혈이 악화되고 있었다. 그리고 지난 수년간 양쪽 장딴지에서 간헐성 파행을 앓은 병력이 있었다. 또한 2년 전에는 오른쪽 대퇴부에 슬와 우회 이식수술을 받았다. 수술 후 환자 상태가 양호했었는데 우회 이식 부위가 엉기면서 오른쪽 하지에 허혈과 파행이 재발했다.

환자는 검사하기 두 달 전에 발톱을 깎았으며 그 후에 우측 발이 감염되었다. 1981년 4월 30일에 처음 검사를 받았을 때 환자에게 발을 절단하지 않아도 될 것 같다고 설명했다. 그때 초기 임상병리 검사와 더불어 신체검사를 실시했다. 그리고 환자는 EDTA 킬레이션 치료를 받았다. 그림 1은 세 번째 EDTA 주입 치료를 받은 후인 1981년 5월 5일에 찍은 발 사진이다. 그 당시 발은 감염으로 인해 염증과 반점, 붓기, 통증이 널리 퍼져 있었으며 발톱은 두 달 앞서 깎은 상태였다.

EDTA 주사 치료를 17회 실시한 결과 동맥 혈류는 확실히 개선되고 있었다. 그리고 롱비치 보훈병원에서 외래로는 처음으로 고압산소HBO 치료를 시작했다. 이어서 1981년 6월 8일에는 롱비치 보훈병원에서 집중 치료를 시작하여 정맥주사로 항생제를 투여했으며 세크리스트Sechrist 단독 고압산소실에서 매일 고압산소로 지속적으로 치료했다.

계속되던 고압산소 치료는 1981년 7월 27일에 완료했다. 그리고 환자는 계속해서 외래진료를 통해 진료실에서 킬레이션 치료를 받았다. 입원 치료 기간 동안에는 발의 동맥 관류가 지속적으로 개선되었다. 그러나 둘째, 셋째, 넷째 발가락 부위에 괴저가 진행되면서 딱지가 떨어지고 발가락의 말단 중간 부위에는 건성 괴저가 나타났다.

입원 치료 동안 비침습성 혈관 검사실에서 하지를 검사했다. 저

그림 1

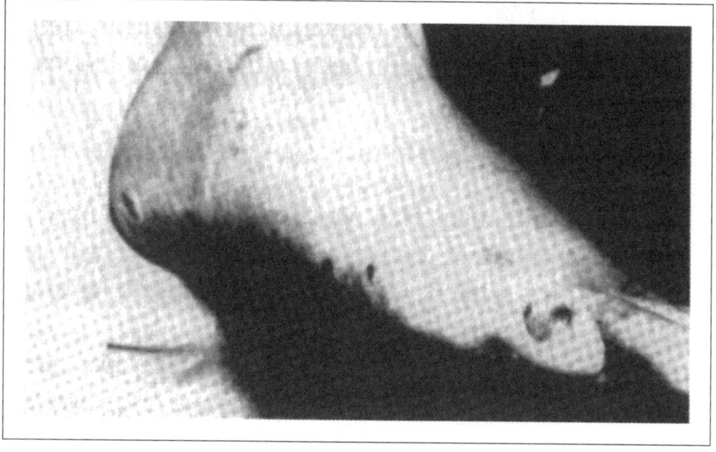

혈관맥 파동 검사 결과 사타구니 아래 동맥에서 심각한 경화증과 폐색이 나타났다. 사타구니에서 발목까지 오른쪽 하지의 수축혈압은 상당히 낮았으며 오른쪽 엄지발가락에서는 도플러 동맥박이 전혀 나타나지 않았다. "검사 결과, 오른발의 치유 가능성은 50% 미만인 것으로 나타났다."

환자는 1981년 8월 10일에 괴저에 걸린 발의 독성으로 유발된 고열과 BUN(혈중요소질소)의 증가로 인한 탈수로 거의 응급 상태로 롱비치 보훈병원에 다시 입원했다. 신장은 이전부터 손상되었던 것으로 EDTA의 영향을 받은 것은 아니었다. 감염된 우측 발은 정맥주사액과 항생제로 치료했다. 정맥주사 항생제로는 케플렌Keflene® 과 게오실린Geocillin® 등을 사용했다. 감염된 발에서 채취한 배양 조직을 검사한 결과 클렙시엘라Klebsiella와 슈도모나스Pseudomonsa 균에 감염된 것으로 밝혀졌다. 입원 중이던 1981년 8월 18일에 그림 2에

그림 2

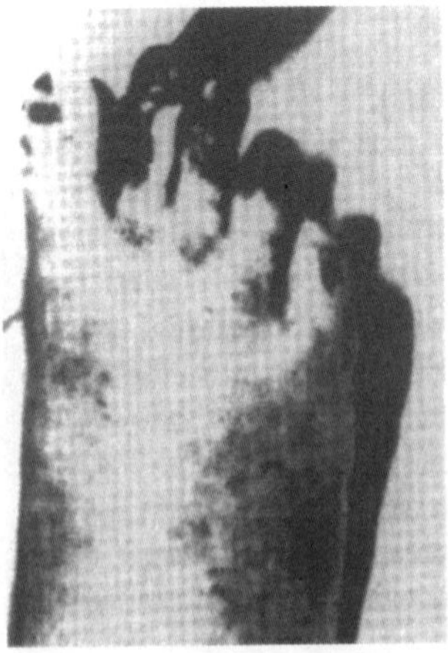

그림 3

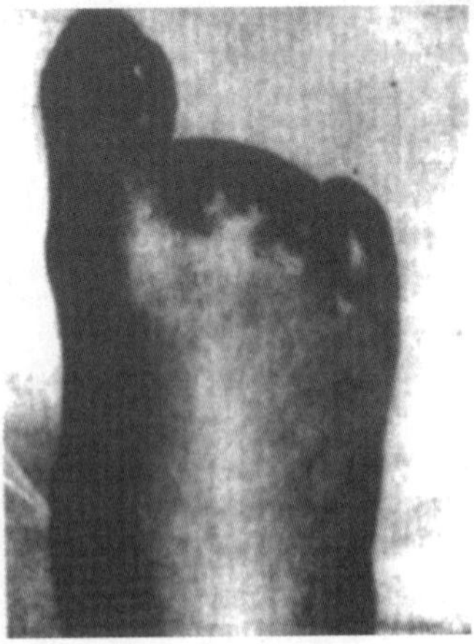

나온 발의 사진을 찍었다. 사진을 보면 둘째, 셋째, 넷째 발가락에 건성 괴저가 넓게 퍼져 있는 것을 알 수 있다.

환자는 다시 진료실로 와서 계속해서 EDTA 킬레이션 치료를 받았다. 기존의 저하된 신장 기능으로 인해 크레아티닌 제거율이 20~45ml/분(정상치는 70~130ml/분)이었으며, 유산염 링거액 500ml에 EDTA 양을 줄여 1.5ml를 첨가한 용액을 체중 1kg당 25mg으로 투여했다. 크레아티닌 제거율은 1981년 9월 14일에 32ml/분으로 기록되었다. 환자의 상태에 맞추어 이렇게 감소시킨 EDTA 투여량으로 매주 1~3회까지 킬레이션 치료를 계속해서 실시했다. 신장 기능을 철저히 확인하면서 1981년 12월 28일까지 EDTA 주입 치료를 45회 실시했다.

환자는 둘째, 셋째, 넷째 발가락의 끝에서 탈피가 일어나 1982년 1월 20일에 롱비치 커뮤니티병원을 다시 찾아왔다. 1982년 1월 23일에 괴사된 우측 둘째, 셋째, 넷째 발가락의 절단수술과 괴사조직 제거술을 받았고 우측 엄지발톱도 제거했다. 이 수술로 발에서 모든 괴사 조직을 제거했다. 수술은 잘 이루어졌으며 환자는 1982년 2월 6일에 병원에서 퇴원하여 그 후 외래진료를 받았다. 절단 부위는 깨끗하게 치유되었으며 환자는 통증을 느끼지 않고 걸어 다닐 수 있게 되었다.

1982년 3월 1일에 찍은 사진인 그림 3은 괴사나 허혈이 완전히 제거된 모습을 보여주고 있다. 환자는 수술을 받은 다리로 통증이나 허혈 없이 걸어 다닐 수 있었으며 장애나 제한을 전혀 느끼지 않고 정상적인 생활을 했다. 다리는 완치되었다.

증례 2

플로리다 주 웨스트 팜비치West Palm Beach에 살고 있는 A.H.는 오른발의 감염과 허혈을 검사하기 위해 1980년 7월에 진료를 받았다. 65세의 백인 남성이었는데, 치료를 위해 본인이 살고 있는 도시의 모든 의료 시설을 섭렵하여 기진맥진한 상태였다. 그는 여러 혈관 전문의들에게 검사를 받았으며 유일한 치료 방법으로 절단수술을 권유받았다.

A.H는 당뇨가 있었으며, 1980년 5월 15일에 웨스트 팜비치에 있는 세인트메리St. Mary병원에 입원했다. 그다음 날 첫째와 둘째 발가락 사이에서 철사를 제거했다. 2주 동안 철사가 박혀 있었지만 발등에서 봉와직염이 진행될 때까지 알아채지 못했다. 당뇨 신경병증과 발의 감각이 저하되었기 때문에 철사가 있는 줄을 몰랐다. 2주 동안 입원했으며 정맥주사 항생제를 투여했고, 1980년 5월 30일에 퇴원했다. 그 후로 항생제를 복용했지만 발가락 사이의 궤양이 점점 커져 절단수술을 권고받았다. 이 무렵에 환자는 킬레이션 치료가 가능하다는 캘리포니아로 왔다.

1980년 7월 22일부터 8월 15일까지 롱비치 커뮤니티병원에 입원했으며 이 기간 동안 킬레이션 치료를 받았다. 그림 4는 두 번째 EDTA 치료를 받고 난 후인 1980년 7월 26일에 찍은 오른발의 모습이다. 궤양이 심해져 길이와 깊이가 각 2cm에 이르렀으며 부위가 오른쪽 엄지발가락의 측면 바닥에서 발 앞부분까지 이른다는 사실에 유의해야 한다. 둘째 발가락의 바닥 표면에도 궤양이 있었다. X레이 사진에는 중족골의 골수염이 있는 것으로 나타났다. 그림 5에서는 발등 기시부에 봉와직염이 퍼져 있는 모습에 유의해야 한다.

발 궤양에서 채취한 배양검사 결과 항생제 치료가 필요한 복합

그림 4

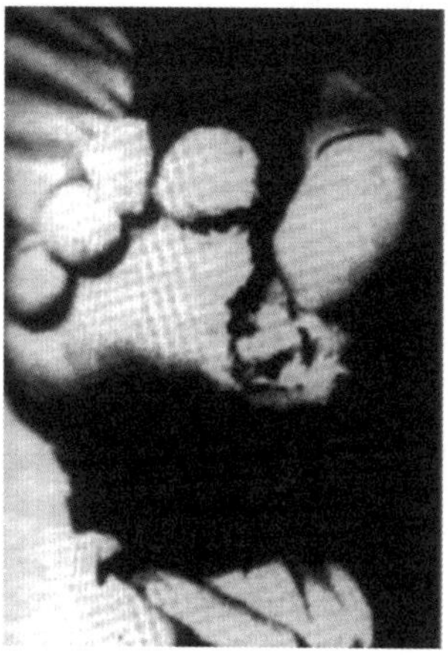

그림 5

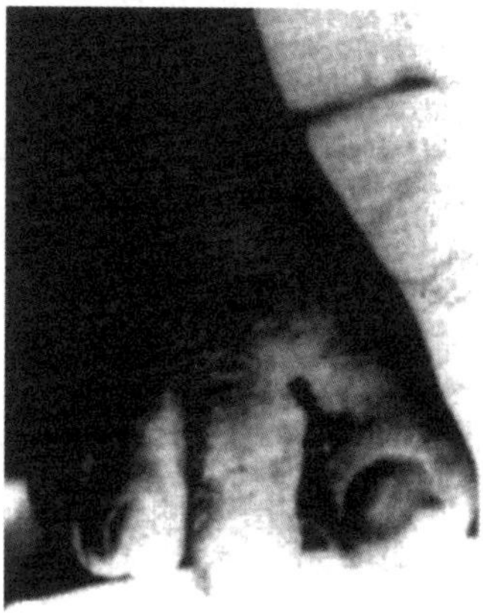

세균감염으로 밝혀져 제오핀[Geopen]과 아미카신[Amikacin]을 비롯한 정맥주사 항생제로 퇴원하는 날까지 치료했다.

병원에 있는 동안 환자는 EDTA 3gm을 함유한 500ml 유산염 링거액을 정맥주사로 13회 치료받았다. 1980년 8월 15일에 퇴원했으며 다음과 같은 최종 진단을 받았다.

(1) 인슐린의존형 진성당뇨병

(2) 첫째와 둘째 발가락 사이에 감염된 외상성 허혈성 궤양, 그리고 앞발 부위의 심각한 동맥폐색 질환과 봉와직염이 있었으며, 둘째 발가락 바닥 표면에는 궤양성 병변도 있었다. 이는 우측 말단부의 둘째 중족골과 근위지골의 기저를 비롯하여 급성 골수염과 연관된 것으로 해당 지골과 말초 중족골의 염증성 골다공증과도 관련이 있다.

(3) 심전도에서 우측 각차단bundle brach block이 나타났기 때문에 허혈성 심장 질환의 가능성이 있었다. 환자의 과거 병력으로는 심근 허혈로 인해 1963년에 입원했던 적이 있었다.
(4) 1974년에 뇌허혈 증세가 나타나기 전에 양측 경동맥 내막 절제 수술을 받은 상태
(5) 1956년에 담석으로 담낭절제술을 받은 상태

A.H.는 외래진료를 통해 계속해서 킬레이션 치료를 받을 수 있게 되었다. 그러나 전신 독성으로 발에 심각한 감염이 재발했기 때문에 1980년 8월 27일에 롱비치 커뮤니티병원에 다시 입원했다. 이 기간 동안에는 정맥주사 항생제와 EDTA 킬레이션 치료를 계속해서 받았다. EDTA는 거의 격일로 시술되었으며 입원 기간 동안 22회 주입했다.

발은 치유되기 시작했고 추가적으로 고압산소 치료를 하기 위해 환자는 1980년 9월 4일에 롱비치 보훈병원으로 이송되었다. 이러한 다양한 치료 결과 발의 괴사성 궤양이 지속적으로 치유되고 있었다. 그림 6A와 6B는 31번째 주사 치료 후인 1980년 9월 26일에 촬영한 사진이다. 각 주사 치료에는 EDTA가 3g 함유되어 있었고, 3주 동안 매일 고압산소 치료를 병행했다. 고압산소 치료는 1회 시술 시간이 한 시간 이상 소요되었다. 이 사진을 보면 발바닥 표면의 궤양이 상당히 치유되었으며 발등의 봉와직염도 사라진 것을 알 수 있다.

퇴원한 후 환자는 플로리다에 있는 집으로 돌아갔으며 그 후로 추가적인 치료 없이도 치유가 계속 진행되었다. 약 9개월이 지난 1981년 6월 5일에 촬영한 이 환자의 발바닥과 발등 사진을 보면 그림 7과 8에서 나타나듯이 완전히 치유된 것을 알 수 있다. 그림 9는

그림 6A

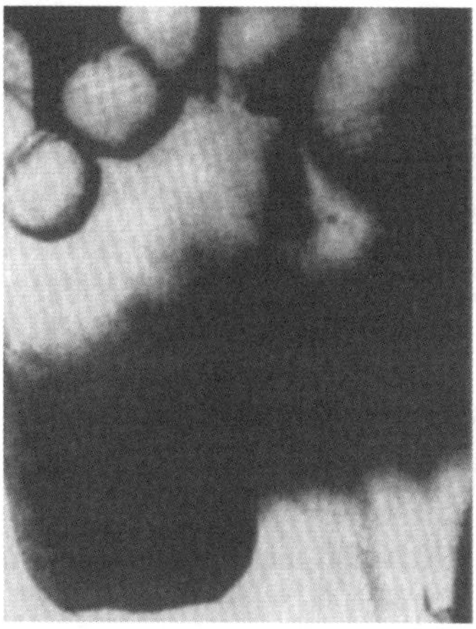

그림 6B

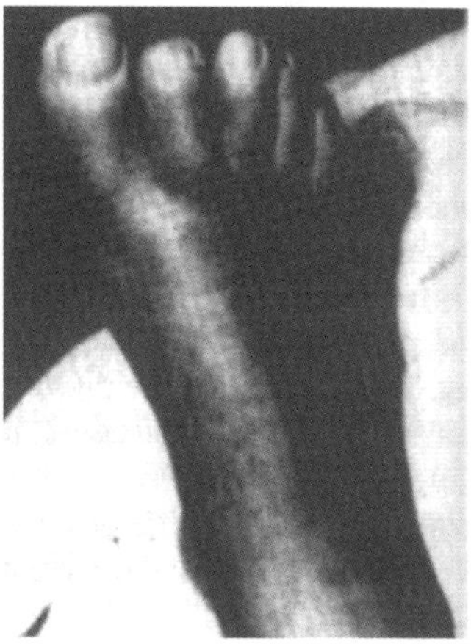

그림 7

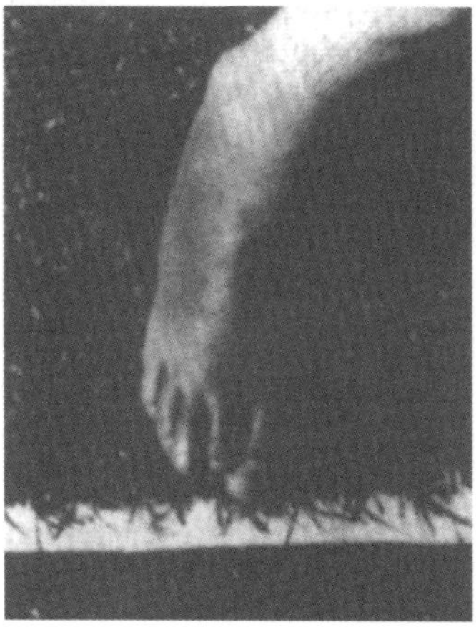

그림 8

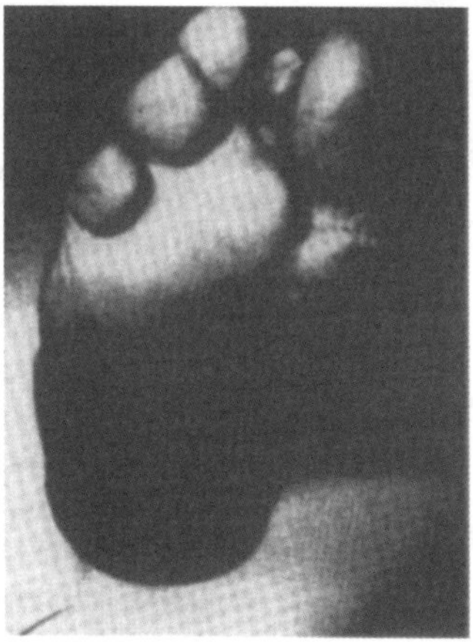

그림 9

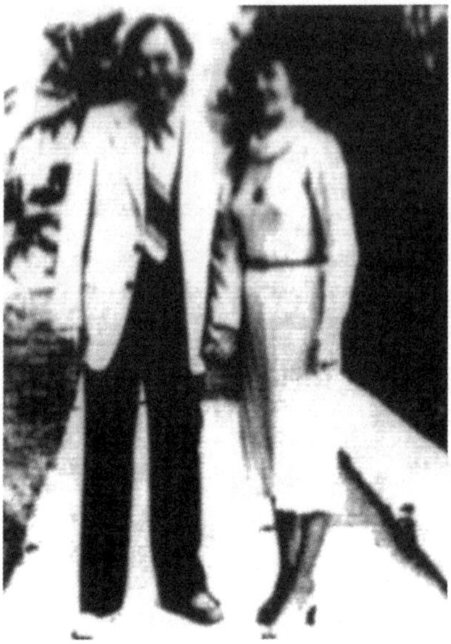

1981년 9월에 찍은 환자의 모습인데, 통증을 느끼지 않고 걸을 수 있었기 때문에 완전히 정상적인 생활을 할 수 있었다.

환자는 추적 검사를 위해 1982년 5월 12일에 캘리포니아의 롱비치로 돌아왔다. 이때 증세는 완전히 치유되었으며, 발의 X레이 사진이 골수염이 완전히 사라졌다는 것을 보여주고 있다. 환자는 통증 없이 정상적으로 걸을 수 있게 되었다.

증례 3

미국 원주민 인디언 추장인 79세의 G.O.는 절단된 하퇴 좌측 다리를 진찰하기로 예약한 날에 국가보훈처병원에 오지 않았으며 그

이틀 후인 1975년 1월에 처음으로 만났다. 두 달 전에 심각한 말초 동맥폐색 질환으로 같은 병원에서 하퇴[B-K] 절단술을 받았다. 절단한 오른쪽 다리가 완전히 회복되기도 전에 왼쪽 엄지발가락에서 괴저가 진행되었다. 이윽고 동일한 외과 의료진이 왼쪽다리 절단수술 일정을 잡았다. 환자는 부인에게 이끌려 우리 병원으로 왔다. 면밀한 검사 결과, 이 환자는 심장비대, 죽상동맥경화 심장 질환, X레이 사진에서 나타난 동맥 칼슘 침전물로 인한 전신 죽상동맥경화증, 만성 심방 세동, 심전도상의 허혈 변화 등을 비롯하여 전신 죽상동맥경화 증세와 관련한 여러 가지 문제가 있는 것으로 나타났다.

오른쪽 절단 부위는 잘 치유된 것으로 보였지만 상당히 민감해져 있고 부종이 있어 의족을 착용하기가 어려웠다. 다른 발에도 괴저가 나타났으며 왼쪽 엄지발가락의 측부 말단부는 약 절반가량이 괴저에 걸려 있었다. 이러한 괴저 부분의 말초신경에서는 고름이 나오고 있었으며 중앙 부위에는 건성 괴사가 나타났다. 그림 10은 감염된 발의 모습이며, 1975년 1월 30일에 촬영한 것이다. 버핑턴[Buffington] 디지털 맥파계로 측정한 손목의 맥박은 그림 14A에 나와 있다시피 디지털 맥박이 전혀 나타나지 않았다. 당뇨병의 징후가 있었지만 갑상선과 혈청 지질을 비롯하여 환자 혈액의 다른 화학적 성질은 모두 정상 범주 내에 있었다.

이 환자에게는 여러 종류의 비타민과 무기물을 가미한 저지방 식이요법을 보충했으며 헤파린[heparin] 5,000단위가 첨가된 5% 포도당 500ml에 각각 3gm의 EDTA를 함유하고 있는 정맥주사 EDTA 킬레이션으로 치료를 시작했다. 매회 세 시간의 주사 치료를 매주 4회 실시했다. 1975년 3월 18일에 그림 11의 두 번째 사진을 찍었을 당시에는 총 60gm EDTA를 20회 주입 치료를 받은 후였다. 발가

그림 10

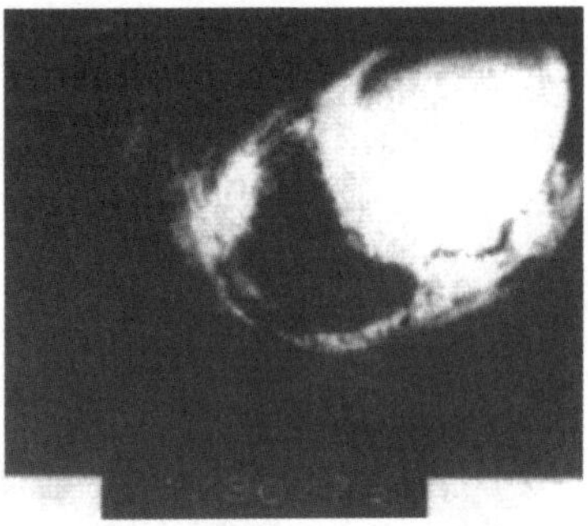

그림 11

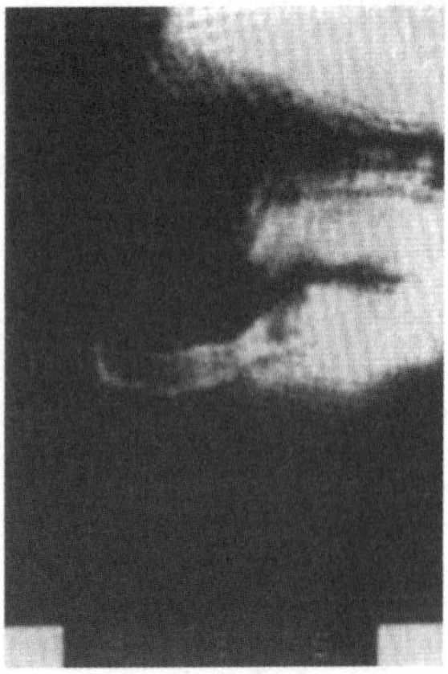

그림 12

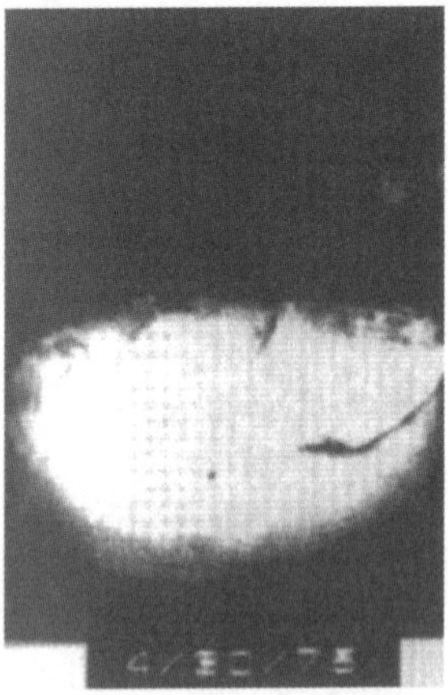

그림 13

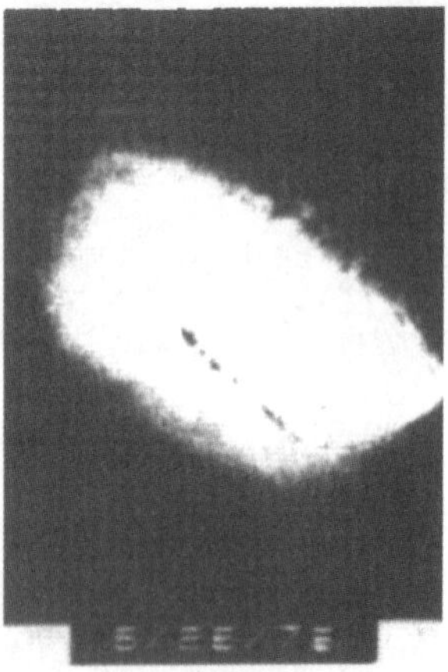

그림 14A

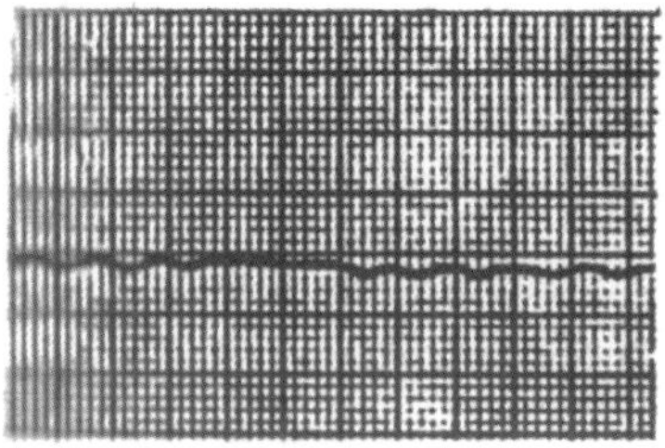

1/30/75

그림 14B

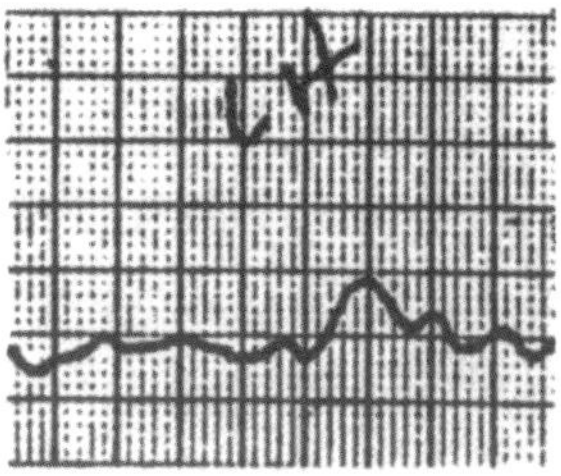

3/18/75

그림 14C

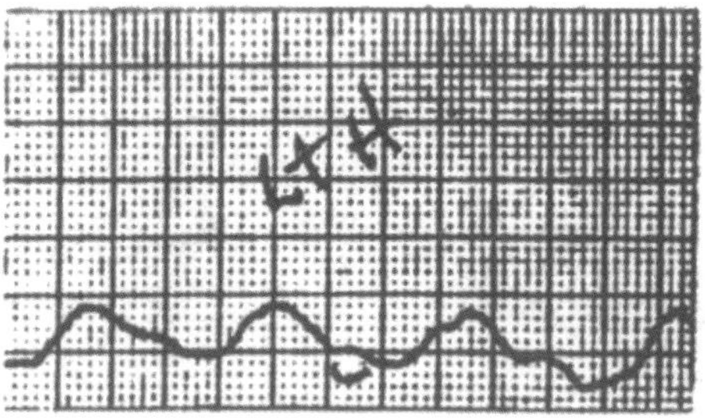

4/30/75

그림 14D

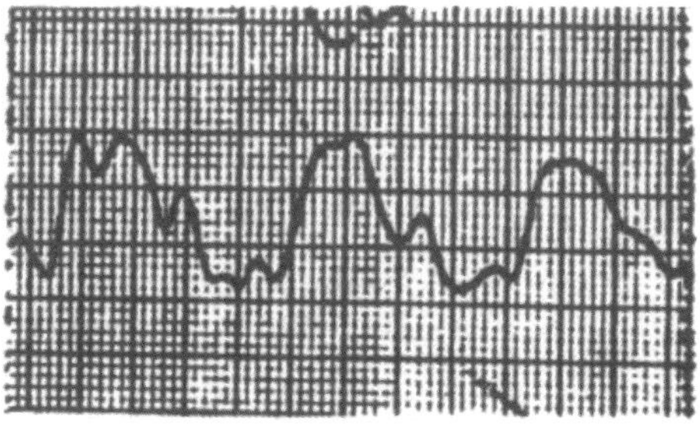

9/16/75

락의 괴저 부위는 건성이 되었고 측면 가장자리 부위는 확실히 치유되기 시작하여 육아肉芽가 형성되고 있었다. 그림 14B와 같이 이때 기록된 디지털 맥박은 중요한 맥동 없이 불규칙적이었다. 환자는 추가적으로 10회에 걸쳐 총 30번의 EDTA 치료를 받았다(EDTA 90gm). 그러자 발가락은 거의 완치가 되었으며 4월 30일에 촬영한 그림 12에 잘 나타나 있다. 이때 좌측 첫째 발가락의 맥박용적 기록은 파동이 잘 형성되었지만 그림 14C에 나타나 있듯이 진폭은 작았다.

EDTA 킬레이션 치료를 시작한 지 6개월 후인 1975년 6월 25일에 찍은 그림 13은 지속적인 치유 상태를 보여주고 있다. 1975년 9월 16일에 찍은 그림 14D에서 나타나는 것처럼 발가락에 정상적인 맥박용적 곡선이 나타났다. 2개월 후 환자는 마지막 EDTA 치료를 받았고 계속해서 호전되었다. 정맥주사 EDTA 킬레이션 치료를 받은 환자의 대부분은 마지막 주사를 맞은 후 수개월 동안 호전 상태가 지속되었다. 1976년 5월 5일에 환자를 마지막으로 봤는데 이때 검사 결과 완전히 회복되었으며 발가락의 맥박도 양호했다.

1976년 여름에 G.O.는 18개월 전에 외과수술로 절단될 뻔했던, 기능적으로 완치된 건강한 다리로 노스캐롤라이나에 있는 자신의 원주민 부족으로 돌아갔다. EDTA 킬레이션 치료 동안에는 다른 약물치료를 할 겨를이 없었다. 킬레이션 치료에 대한 부작용은 없었다.

증례 4

V.A.는 67세의 백인 남성으로 1981년 4월 8일에 처음 진료했는데, 20년 동안 성년기 발생 당뇨병을 가지고 있었다. 당뇨병은 식이요법과 오리네이즈Orinase® 250mg을 매일 네 번 투여하여 상당히

잘 조절되고 있는 것으로 나타났다. 환자는 9개월 전에 오른쪽 엄지 발가락의 원위지 관절의 내측 부위에 잠행성 궤양화가 시작되고 있다는 것을 감지했다. 이윽고 궤양은 발가락의 내부와 말단부로 퍼져 나갔다. 초기에는 가정의가 처방한 칼륨-과망산간염 치료를 받았다. 후에 요양치료로 항생제와 단백질 분해효소 연고가 추가되었다. 일반적인 강력한 처방과 치료에도 불구하고 궤양 부위가 급속히 악화되었다.

혈관 전문의는 V.A.를 진찰한 후 오른발의 절단수술을 권유했다. 그러나 환자는 비수술적인 방법을 찾아 나섰다. 그는 EDTA 킬레이션 치료를 위한 검사를 받기 위해 우리 클리닉으로 왔다. 혈액 분석과 신장 기능 시험 결과는 정상이었다. 소변과 조직의 미량원소를 측정한 결과 영양 상태는 양호한 것으로 나타났다. 공복혈당을 반복해서 측정한 결과 90~120mg/dL이었다. 혈관 검사에서는 발가락의 파동이 상당히 빈약한 것으로 나타났다. 그리고 스트레스 충혈 시험 결과 오른쪽 다리의 충만이 비정상적으로 지연되는 것으로 나타났다. 환자의 양쪽 다리의 발목/상완 도플러 수축 혈압비는 0.23 이하였다. 경험상으로 보면, 이 비율이 0.3 아래로 떨어지는 경우에는 대개 허혈성 궤양이 진행된다. 검사 결과, 오른쪽 엄지발가락 내측과 말단 부위에서 심한 괴사성 궤양이 있는 것으로 밝혀졌다. 궤양으로 인해 모든 조직이 완전히 파괴되어 발가락 뼈가 노출되었다. 환자는 말초신경 장애가 생겨 양쪽 다리의 통각과 진동감각이 저하되었다. 환자 본인은 오른쪽 첫째 발가락 뼈의 끝이 골절되었다는 사실을 전혀 모르고 있었다. 괴사 부위에서 분리된 골절선을 쉽게 확인할 수 있었다. 그림 15A와 15B는 킬레이션 치료를 하기 전에 발현된 심한 궤양을 보여주고 있다. 매일 투여한 칼

그림 15A 그림 15B

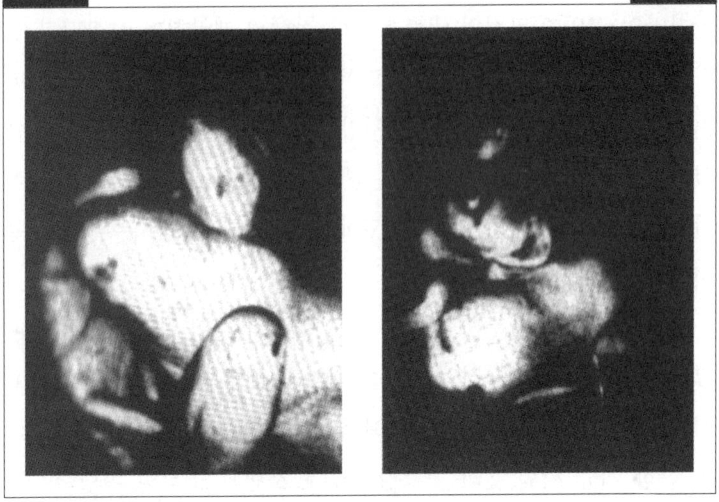

륨-과망산간염 때문에 발톱이 변색되었다.

식이요법은 별도로 조절하지 않았다. 그러나 치유 과정을 보강하기 위해 환자는 여러 가지 비타민과 무기물 그리고 미량원소를 섭취했다. 정맥주사 EDTA 킬레이션은 포도당 2.5%를 혼합한 생리식염수 500ml에 EDTA 3g을 첨가하여 사용했다. 헤파린 5천 단위와 마그네슘 염화물 2g을 각 투여량에 첨가하여 이나트륨 EDTA를 마그네슘 이나트륨 EDTA로 바꾸었다. 1981년 6월 10일에 치료를 시작하여 환자는 일주일에 한 번 치료를 받았다. 1981년 12월 2일까지 총 90g의 EDTA를 30회에 걸쳐 시술했다. 혈당검사와 더불어 크레아티닌 제거율 그리고 기타 신장 검사를 자주 실시한 결과 정상으로 유지되었다. 킬레이션 치료를 30회 실시한 결과 궤양은 확실히 점차적으로 치유되었다. 1년 후인 1982년 6월 12일에는 그림 16에 나타나

그림 16

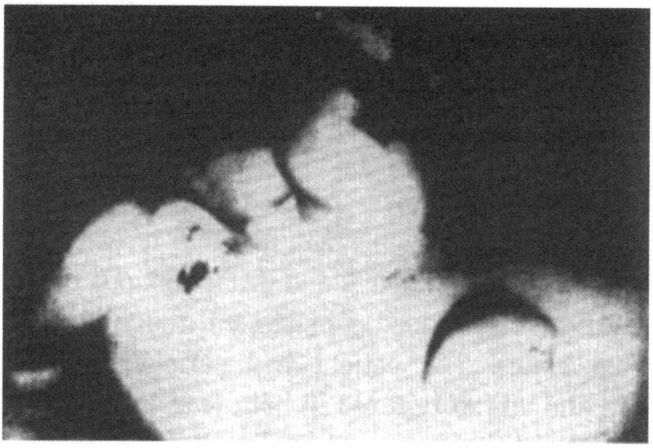

있듯이 궤양 부위가 완전하게 치유되었다.

발목/상완 도플러 수축 혈압비는 1.1까지 증가했다. 사지의 감각은 회복되었다. 환자는 지속적으로 호전되었고 절단수술을 하지 않고도 치유된 자신의 다리를 보고 무척 기뻐했다.

논의

위에서 언급한 기본적인 학술 연구에서는 EDTA가 동맥벽에서 비정상 위치의 침전물과 결합하여 이를 제거시킨다고 밝혔다. 더욱이 임상 연구에서는 정맥주사 EDTA 킬레이션 요법의 치료 과정을 마친 결과 허혈 부위로 가는 혈류의 개선으로 소혈관 질환과 대혈관 동맥폐색 증상 모두를 개선시킨다고 지속적으로 밝히고 있다.

이 보고서에서 언급한 네 가지 증례는 환자들이 모두 하지 부분에 진행성 동맥폐색 질환을 앓고 있었던 경우이다. EDTA 킬레이션 요법은 이러한 질환의 자연적인 진행 과정을 역진시킬 수 있는 가장 중요한 치료 방법이었다. 증례에서 네 환자 모두는 혈관전문 외과의에게서 절단수술을 진단받았다. 그리고 환자들은 여러 다른 형태의 약물과 수술 치료로 인해 상당히 지쳐 있었다. 증례 1에서는 예전에 우측 하지에 우회수술(대퇴-슬와 이식)을 받았는데 일시적으로만 호전되었다. 증례 3에서는 이미 환자의 우측 다리는 B-K 절단수술을 받았고 나머지 다리도 추가적으로 절단수술을 받기로 예정되어 있었다.

네 환자 모두 감염, 궤양, 봉와직염, 괴저 등을 겪었다. 다른 보충적인 약제 투여와 함께 킬레이션 치료로 환자들의 사지가 절단되는 것을 효과적으로 막았다. 증례 1에서는 오른쪽 둘째, 셋째, 넷째 발가락만 절단되었으며 바로 치유되었다. 환자 네 명 모두 지금까지 생존해 있으며 건강하다. 모두 통증이 없으며 제한이나 장애 없이 걸을 수 있다.

환자 가운데 두 명은 3주 동안 입원하여 매일 또는 하루 두 번씩 고압산소 치료를 받았다. 고압산소 치료는 2기압의 단실고압산소실에서 실시되었으며 약 한 시간 정도 소요되었다. 고압산소 치료는 특히 혐기성 조직체나 뼈가 감염되어 악화된 봉와직염이 발현되는 경우에 상승효과를 나타냈다. 증례 1에서 여러 발가락의 건성 괴저는 고압산소 치료 과정에서 명확히 분획되어 생육 조직으로 진행되었다. 결국 장기적으로 이러한 발이 호전된 이유는 EDTA 킬레이션 치료에 의해 사지의 혈류가 개선되어 가능해졌다는 것이 연구자들의 견해이다. 임상 조사 결과 증례 3에서도 말초 맥박파동이 확실히 증가한 것으로 나타났다.

역사적으로 보면, 당뇨병 환자의 말초혈관폐색 질환의 말기 증세는 치료가 어려웠고 효과도 실망스러웠다. 증례 4에 설명되어 있듯이 정맥주사 EDTA 킬레이션 요법은 효과적이었으며 중요한 의미가 있다. 당뇨 환자의 혈관 질환은 주로 미세혈관을 비롯하여 세동맥에서도 나타난다. 이 증례에서 중형 혈관의 맥박 용적은 킬레이션 치료 결과 큰 변화가 없는 것으로 나타났다. 그러나 세혈관 관류의 증가로 인해 완치되었다.

이 보고서와 다른 문헌에서 보고된 임상 증거는 중형과 소형 혈관의 동맥폐색 질환을 안전하고 효과적으로 치료하는 방법으로서 정맥주사 EDTA 킬레이션 요법의 사용을 지지하고 있다.

12. EDTA 킬레이션 치료 후 암 사망률 90% 감소

의학박사 월터 블루머(Walter Blumer)와 엘머 크랜턴*

개요 : 칼슘-EDTA 치료를 받은 환자 59명을 18년간 추적한 결과 암 사망률이 90% 감소한 것으로 나타났다. 치료를 받은 59명 가운데 단 한 명만이(1.7%) 암으로 사망한 반면에 치료를 받지 않은 조절 환자 172명 가운데 30명(17.6%)은 암으로 사망했다(P=0.002). 죽상동맥경화증으로 인한 사망도 감소했다. 이 연구를 시작할 당시에 치료받은 환자들이 암에 걸려 있었다는 증거는 없다. 암 발생의 임상적인 징후가 나타나기 전에 킬레이션 치료가 시작되었다면 그 효과는 악성 질환으로 인한 장기적인 사망률 억제에만 관련한 것이 된다. 조절과 치료 환자들은 모두 같은 스위스 소도시의 교통량이 많은 고속도로 인근 지역에서 이웃으로 살고 있었다. 이 두 그룹은 자동차 배기가스, 산업 오염, 기타 발암물질에서 나오는 동일한 양의 납에 노출되었다. 연구 대상 모집단의 발암물질에 노출된 정도가 전 세계 다른 대부분의 대도시에 거주하는 사람들보다 더 크지는 않았다. 통계적 분석 결과, 암 사망률이 현저하게 감소한 이유를 설명할 수 있는 것은 조절과 치료 환자 간에 유일하게 차이가 난 EDTA 킬레이션 요법의 치료 여부라고 밝혔다.

EDTA는 납 중독 치료 방법으로 잘 알려져 있다. 그리고 EDTA는 자유라디칼 병리에 촉매작용을 하여 암을 촉진시키는 철과 같은 영양소와 다른 유독성 중금속을 제거한다.

자동차 배기가스에서 나오는 납 성분, 자동차 타이어 마모로 배출되는 석유화학 성분, 카드뮴, 그리고 기타 발암물질 등은 교통량이 많은 고속도로 인접 지역에서는 농도가 더 높다. 이러한 물질은

* 블루머 박사는 스위스 네스탈(Netstal)에서 일반 내과 진료와 킬레이션 요법 치료를 하고 있다.

암을 유발하고 다른 발암물질의 효력을 증대시킨다.

초기 논문에서는 교통량이 많은 고속도로 근처에 살고 있는 성인 231명의 암 사망률이 같은 도시의 교통량이 없는 지역에 살고 있는 사람들보다 더 높았다고 보고했다.[1] 신경 질환, 두통, 피로, 위장 질환, 우울증, 약물 남용도 더 많이 나타났다.[2] 자동차 배기가스의 납 성분에 대한 노출이 이러한 차이를 만든 한 가지 요인이라고 가정할 수 있다.

1961년부터, 이러한 증상을 가진 환자 59명을 칼슘 EDTA 비경구 주입으로 치료했다. 증상은 호전되었고 소변의 델타-아미노 레불린산levulinic acid은 감소했다.[3]

EDTA 킬레이션 치료로 암 사망률도 감소한 것으로 나타났다. EDTA 치료를 받지 않은 환자인 조절 그룹과 비교했을 때 암 사망자가 훨씬 적은 것으로 기록되었다.[4, 5] 조절 그룹은 EDTA 킬레이션 치료를 제외하고는 모든 면에서 치료 그룹과 비슷했다.

이 연구의 목적은 EDTA 치료 후에 암 사망률의 장기적인 변화를 통계적으로 분석하여 더욱 신중하게 판단하는 것이다.[1]

통계 데이터

1958년 후반에 231명 성인에 대한 연구조사를 시작했다. 이들 모두는 전체 인구가 약 3,000명 정도인 스위스 소도시에서 주요 고속도로 인근 지역에 거주했다. 231명(남자 195명, 여자 126명) 가운데 31명(남자 17명, 여자 14명)은 18년간(1959~1976)의 조사 기간 동안 악성 종양으로 사망했다. 사망의 원인으로는 기관지암 증례 네 가지, 결장암 5, 위암 5, 유방암 2, 난소암 3, 췌장암 1, 흉막 내피종 2, 기타 유형의 암 증례 9 등이었다. 한 가지 경우만 제외하고 전부에 대해 임상병리 전문의들이 조직 병리적 진단을 했다. 사망한 환자 가운데 28명은 고속도로 바로 인접 지역에 약 10여 년 이상 살았으며 대부분 거의 매일 24시간 동안 집에 있었다.

연구대상 성인 59명은 1.9g의 칼슘 EDTA를 10회 이상 그리고 비타민 C와 B를 투여받았다. 1959년부터 1976년까지 EDTA 치료를 받은 환자 가운데 단 한 명만이(1.7%) 암으로 사망했다. 치료를 받지 않은 환자의 암 사망률은 열 배나 높은 것으로 나타났다(P=0.002). 이 두 그룹의 다른 모든 면은 비슷했다.

치료받은 그룹은 여자가 35명, 남자가 24명이었다. 처음에는 여성의 비율이 더 높아서 흡연자가 더 적게 포함되어 있기 때문에 사망률이 감소될 수 있다고 생각했다. 분석 결과 치료를 받은 35명의 여성 가운데 암으로 사망한 환자는 없었다. 치료를 받지 않은 91명 가운데 15%인 14명이 암으로 사망했으며 암으로 사망한 여성은 모두 비흡연자였다.

치료를 받은 환자 집단 가운데 직업상 발암물질에 덜 노출되거나 낮시간 동안 교통체증이 심한 고속도로 주변 지역에서 벗어나 지낸 시간이 더 많은 사람들의 비율이 상대적으로 많은 것은 아니었다. 직업 데이터와 주간의 위치를 분석한 결과 이 두 그룹 간에 별다른 차이가 없었다. 두 그룹 모두 잠재적인 발암물질에 대한 직업 및 환경적 노출의 정도는 동일했다.

치료와 조절 환자들 사이에 연령 분포도 그다지 차이가 나지 않았다. 아울러 치료를 받은 사람과 받지 않은 사람들 사이에 사회경제적 여건도 별반 다르지 않았다. 암 사망률은 금전적인 소득과는 별개로 영향을 받지 않았다.

실험 분석

EDTA 주사 후에 소변으로 배출되는 납 성분을 측정하여 인체에서 납 축적의 정도를 알아볼 수 있다. EDTA 주사 전후에 루젤스Roosels법[8]을 사용하여 원자흡수분광법[7]으로 환자 5명에 대해 소변의 납 배출을 측정했다. 모든 증례에서 납 배출이 상당히 증가한 것으로 나타났다. 동시에 소변의 델타-아미노 레불릭산DALA은 감소했다. DALA는 도스Doss와 슈미트Schmidt 방법에 따라 취리히대학병원 중앙실험실에서 측정되었다.[9]

이 논문에서 보고된 연구대상 모집단이 전 세계적으로 다른 대도시의 거주자들보다 납이나 기타 환경적인 발암물질에 더 많이 노출된 것은 아니라는 사실에 주목해야 한다. 연구대상 환자들의 거주지를 지나는 교통량은 1956년에 일일 통과차량 4,000대에서 1968년에는 일일 8,000대로 증가했다. 이 가운데 7,000여 대는 승용차량이고 400대 정도는 디젤 트럭이었다.

연구대상 지역과 인접지역에 대해 오염물질과 발암물질의 환경적인 측정을 실시했다. 시험은 미국 매사추세츠 우즈홀Woods Hole 연구소에서 자외선분광법, 집단분광법, 크로마토그래피 등을 사용하여 실시되었다.[10] 연구대상 모집단이 거주했던 고속도로 부근의 토질시험에서는 발암물질로 알려진 다환 방향족 탄화수소가 함유되어 있는 것으로 나타났다. 같은 시의 좀 더 떨어진 지역에서는 이러한 오염물질의 함유량이 약 세 배가량 낮은 것으로 나타났는데 이는 차량 통행에서 떨어진 거리와 반비례적인 관계로 나타났다. 심화 분석 결과 자동차 공해에서 많은 발암물질이 있는 것으로 측정되었다. 연구 모집단이 거주했던 고속도로 바로 인접 지역의 오염 정도는 미국 공중보건 및 환경 규정에서 허용치보다 약간 위에 있었다.

논의

이러한 데이터를 사전 검토하기 전에, 스위스의 공기오염도 조사를 주관하는 위원회에서 다른 통계적 방법으로 결과를 면밀하게 분석했다.[11] 이들은 스위스 전체 인구보다 비치료 그룹의 암 사망률이 더 크다는 것을 알았다. EDTA 치료를 받은 동일한 그룹은 사망자수가 감소했을 뿐 아니라 암으로 인한 사망률도 90%나 감소되었다는 사실이 확인되었다. 치료를 받은 그룹의 암 사망률뿐만 아니라 일반 사망률도 치료를 받지 않은 개인보다 더 낮았다는 사실도 크누티[Knutti]와 쉴라터[Schlatter]에 의해 확인되었다.[11] 이들은, 치료 환자들의 의료 급여 상태나 건강 의식이 더 양호했을 수도 있지만 이것으로 기록된 사실을 적절하게 설명할 수는 없다고 주장했다. 오염이 덜한 지역에 사는 주민들의 건강관리 상태는 동일한 수준이었음에도 암 사망률은 더 낮게 나타났다.

이 논문에서 제시된 증거는 (1) EDTA는 인체에서 암 유발 및 촉진 물질 성분을 제거하며, (2) 이러한 물질은 차량 통행으로 인한 환경오염과 관련이 있다고 밝히고 있다.

EDTA 치료 그룹에서 사망률의 감소와 수명의 증가는 킬레이션 치료가 죽상동맥경화증과 심장혈관 질환과 같은 다른 일반적인 사망 원인도 감소시킨다는 것을 보여준다. 암 사망률을 제외하고는 통계적 분석에 이용될 수 있는 정확한 데이터가 없다.

1961년 초, 동물실험 결과 정맥주사 EDTA로 실험용 암종의 진행을 지연시킬 수 있다는 사실이 보고되었다.[12] 암 억제 효과는 BAL, 시스테인[cysteine], 페니실라민[penicillamine], 구연산 등[13-16]을 비롯한 다른 킬레이트제로도 입증되었다. 5-플루로우라실[flurouracil]를 비롯한 많은 종양 억제 약물은 금속결합 속성을 가지고 있다.[17]

납은 벤조피렌benzopyrene과 같은 방향족 탄화수소의 발암물질을 다섯 배까지 강화시킨다.[18] 교통량이 많은 고속도로 인근 지역은 무기물과 테트라에틸납을 비롯하여 다환 방향족 탄화수소, 니트로사민nitrosamine, 에폭시드epoxide, 카드뮴, 석면 등과 같은 여러 다양한 발암물질로 오염되어 있다.

이러한 연구 데이터가 최종적으로 보고되었기 때문에[5] 새로운 연구에서는 자유라디칼 병리와 암을 연결시켰다.[19-21] EDTA는 철과 같이, 암을 비롯한 자유라디칼 병리를 가속화시키는 전이요소들을 제거한다. 철은 필수 영양소이지만 또한 노화와 함께 축적되는 것으로 알려져 있다. 철에 의한 지질 과산화의 촉매 작용은 암을 강화시켜 다환 방향족 탄화수소와 다른 물질의 특성과 작용을 촉진한다. EDTA는 미결합된 자유 촉매철을 납보다 열 배 더 많이 소변으로 배출시킨다. EDTA 킬레이션 요법이 암을 억제하기 위해 작용할 수 있는 이유는 많이 있다.

맥도나McDonagh, et al 박사가 발표한 최근 저술[22]에서는 본 연구대상 모집단에서 처음으로 보고된 것처럼 다양한 증상의 개선을 확증했다.[2] 신경 쇠약과 비특이성 다양한 장기 증세는 EDTA 킬레이션 치료 후에 현저하게 개선되어 삶의 전반적인 질이 상당히 높아졌다.

인체의 철 축적은 암[23-25]과 죽상동맥경화[26]의 발생 위험과 관련이 있다. EDTA는 자유롭고 잠재적으로 유독한 철을 인체에서 납보다는 더욱 효과적으로 제거하며,[21] 이러한 이유로 본 연구의 결과를 설명할 수 있다.

EDTA 치료에 따른 임상 결과에서 나타나는 많은 효과를 완전하게 기록적으로 입증하기 위해서는 대규모 이중맹검법의 조절 연구가 실시되어야 한다. EDTA는 시술하기에 저렴하고 상대적으로 안전한 물질이지만 특허가 만료되었으며 제약회사들은 이러한 연구에 기금을 지원할 어떠한 인센티브도 가지고 있지 않다.

13. EDTA 킬레이션 치료와 종합비타민/미량무기물 보충을 받은 환자의 '임상적 변화'

안과전문의 맥도나 FACGP, 안과전문의 의학박사 루돌프,
치과전문의 의학박사 체라스킨

개요 : 이 연구는 오랜 세월을 거쳐 유효성이 입증되어 신뢰받는 측정 방식인 코넬 의학지수 건강설문조사(Cornell Medical Index Health Questionnaire)로 제한적인 범위 내에서 킬레이션 치료를 받은 환자들의 '임상적 상태'를 정량화하려고 한 최초의 시도이다. 그 결과, 전반적으로 증세가 상당히 심각했던 환자들이 총 60일의 치료 기간 동안 약 26회의 주입 치료를 받은 후 임상적으로 증상이 약 15% 정도 감소되었다. 장기계통별 분석으로는 작게는 11%에서(위장과 비뇨기 계통에서) 많게는 31%까지(근골격 계통에서) 개선된 것으로 나타났다. 이 보고서를 통해 킬레이션 치료를 받은 환자의 '임상 상태'를 추적하는데 더 많은 관심이 진작될 것으로 기대하고 있다.

서론

EDTA 킬레이션 요법의 의학적 효과를 측정하는 데 관심이 싹트고 있다. 예외 없이 거의 모두가 생리학[1-4] 및 생화화적[5-11] 매개변수를 강조하고 있다. 그러나 판단을 내릴 수 있는 단독적인 정량적 임상 평가 기준은 없다.

문헌 검토

일반적으로 환자나 다른 실험 피험자들에게서 정확한 임상 데이터를 쉽게 확보하는 것이 중요하다. 물론, 만족스러운 단일 질문 방법이 부족하다는 것도 알고 있다. 간단하게 보면, 체계적인 설문조

사에서 즉석 인터뷰에 이르기까지 기존의 모든 수단과 실무 방식이 장단점을 가지고 있다.

이제 거의 35년이 된 코넬의학지수 설문조사[CMI]는 의사들이 적은 시간으로 막대한 인체 관련 의학 및 정신 건강 정보를 수집할 수 있는 방법을 강구하기 위해 만들어졌다.[12, 13] 30여 년 이상 이어오면서 이 방식은 다른 어떤 병력 조사 기법보다 효용성이 더 많이 검증되었다. 병원 내외부[16]와 외래환자 접수부에서의 정서적인 문제점[14, 15]과 군대[18, 19], 기업[20], 스포츠 의학[21]에서 연령, 성별, 인종, 교육[17]에 대한 환자들의 질환 관계를 연구하기 위해 이러한 방식이 사용되었다. 특히 이 연구와 관련하여 중요한 점은 EDTA 킬레이션 치료 전후에 환자의 '임상 상태'를 조사하기 위해 CMI(또는 다른 유사한 측정 방식)를 사용했던 연구가 한 번도 없었다는 점이다.

조사 방법

초기 발안자가 설정한 지침에 의거하여 설문조사를 사용함으로써[12] 다수의 하위 데이터뿐만 아니라 세 가지 주요 임상 데이터 그룹을 도출할 수 있다. 첫째, 설문에 대한 긍정 답변의 수를 확인하기 위해 전반적인 기록을 면밀하게 조사한다. 긍정 답변의 수가 25개가 넘는 경우에는 '건강' 문제를 의심해야 한다고 명시해야 한다. 이러한 특정 표시자의 중요성은 본 글의 뒷부분에서 명확하게 밝혀질 것이다.

코넬의학 건강설문조사는 항목별로(A에서 R까지) 정리된 195개의 질문으로 이루어진다. 예를 들면 A 항목은 눈과 귀에 관련된 질문이고 B 항목은 호흡계통, M-R 항목은 정서와 감정에 관한 것이다. 따라서 두 번째로, 부위와 계통의 관점에서 임상적 문제를 확인할 수 있다. 마지막으로 질문의 일부는 특별한 임상 문제(예, 고초열, 고혈압, 치질 등)들을 확인할 수 있도록 설명적으로 명시할 수 있다.

남자 83명(평균연령 62.5세, 편차 10.6년)과 여자 56명(평균연령 63.6세, 편차 9.7년)으로 구성된 139명의 일반 진료 환자들이 본 연구에 참여했다(표 1 참조). 최초 진료에서 환자들 모두는 코넬의학지수 건강 설문조사를 완료했다. 평균 61.4일에 걸친 일련의 EDTA 킬레이션(각 3g) 주사(평균 26.2회)와 종합비타민/미량무기물 보충으로 치료한 후에 모든 환자들은 다시 설문조사에 응했다.

결과

표 1은 전체 CMI 질의에 대한 긍정 답변 반응을 전반적으로 요약한 것이다. 특별히 세 가지 사항을 고려해야 한다. 첫째, 환자는 평균 31.7개의 '질환'을 보고했다. 따라서 평균적으로 이 그룹은

표 1

EDTA 킬레이션 요법에 대한 CMI 기록 변화		
표본 크기	139	
전체 연령대	63.0±10.3세	
연령(남자 그룹)	62.5±10.6세	
연령(여자 그룹)	63.6±9.7세	
최초 CMI	31.7±16.0	
최초 범위	3-95	t=6.5962 P<0.001*
최종 CMI	25.9±15.2	
최총 범위	4-86	
백분율 변화	-15	
치료 일수	61.4일	
*통계적으로 유의한 편차		

'건강' 상태가 매우 취약한 것으로 간주해야 한다. 둘째, 작게는 3에서 크게는 95까지 응답의 범위가 매우 크다는 것이다. 그래서 그룹의 일부는 '건강'이 매우 악화된 것으로 볼 수 있다. 마지막으로 표에서는 나타나지 않았지만 이 그룹 가운데 약 58%가 상당한 문제('예'라는 답변이 25개 이상)를 안고 있다.

임상 평가는 종합비타민과 미량 미네랄을 보충하여 EDTA 킬레이션으로 치료한 후에 재조사되었다고 앞에서 언급했다. 표 1은 임상 상태(긍정 답변이 31.8에서 25.9까지)가 전반적으로 15% 개선되었

표 2

전체 표본의 계통별 EDTA 킬레이션 효과

라인	샘플	크기	임상 평가치 샘플		평균 감소율(%)	편차의 중요도
			최초	최종		
1	근골격	139	1.77±1.76	1.77±1.76	25	t = 4.19009 P〈0.001*
2	신경	139	1.99±1.79	1.60±1.64	19	t = 3.5220 P〈0.001*
3	심장혈관	139	3.76±2.54	3.05±2.30	19	t = 4.9415 P〈0.001*
4	피부	139	0.88±1.21	0.73±1.03	18	t = 1.8490 P〈0.050
5	호흡기	139	2.23±2.14	1.86±2.01	17	t = 2.6806 P〈0.010*
6	생식기	139	1.13±1.67	0.99±1.54	13	t = 1.5898 P〈0.100
7	위장	139	3.23±2.54	2.88±2.56	11	t = 2.0669 P〈0.050*
8	비뇨기	139	1.74±1.39	1.55±1.25	11	t = 2.5679 P〈0.025*

*통계적으로 유의한 편차

다는 것을 나타낸다. 둘째로 범위는 3~95에서 4~86으로 감소했다. 마지막으로 46%(12% 하락)는 중요한 문제를 나타내고 있다.

설문조사는 계통별 하위데이터를 분석할 수 있도록 짜여 있어 표 2와 같이 전체 환자 139명의 샘플에 대한 계통별 결과를 산출하였다. 그 결과는 다음과 같이 다섯 가지로 요약할 수 있다. 첫째, 평균율을 기반으로 근골격 계통(라인 1)의 25% 감소에서 위장과 비뇨기 계통(라인 7과 8)의 11%에 이르기까지 모든 계통이 개선되었다. 둘째, 두 가지 계통(피부와 생식)을 제외한 모든 계통은 통계적으로 유의한 것으로 나타났다. 중요하지 않은 두 가지(라인 4와 6)에서 통계적 유의성이 부족한 것은 단순히 표준편차가 크기 때문일 수 있다. 특히 이러한 두 가지 계통에서 예외적으로 증상이 없는 환자가 많았다(평가점수 0). 따라서 세 번째로, 데이터는 증상이 있는 환자들에 대해서만 다시 계산되었다(표 3). 예를 들면, 근골격 계통(표 2 라인 1)에서 조사된 환자 139명의 전체 표본 가운데 101명만이 유효하였다(증상이 있었다)(표 3 라인 1). 네 번째, 이제 모든 그룹이 상당히 개선된 것을 알 수 있다. 마지막으로 질환의 감소는 이제 모든 범주에서 통계적으로 유의하다.

논의

여기에 제시된 모든 정보는 특별한 형태의 치료를 받는 이러한 종류의 환자 집단에서 도출된 적이 없는 전혀 새로운 것이다. 그래서 이를 입증하거나 반박하기 위해 비교할 수 있는 유사한 데이터가 없다. 그럼에도, 킬레이션 치료를 받은 환자의 임상적 '건강'에 대한 일부 수정된 형태의 데이터를 확보할 수 있다. 더욱 중요한 것은 임상 결과 모든 범주에서 특별한 감소가 있었을 뿐만 아니라 전

표 3

전체 표본의 계통별 EDTA 킬레이션 효과						
라인	샘플	크기	임상 평가치 샘플		평균 감소율(%)	편차의 중요도
			최초	최종		
1	근골격	101	2.44±1.62	1.69±1.76	31	t = 5.6688 P〈0.001*
2	피부	64	1.92±1.09	1.39±1.11	28	t = 3.2469 P〈0.005*
3	신경	108	2.56±1.63	1.97±1.67	23	t = 4.4536 P〈0.001*
4	생식기	58	2.71±1.56	2.10±1.70	23	t = 3.4717 P〈0.005*
5	심장혈관	130	4.02±2.43	3.13±2.20	22	t = 5.6488 P〈0.001*
6	호흡기	106	2.90±1.99	2.32±2.04	20	t = 3.5657 P〈0.001*
7	비뇨기	106	2.28±1.14	1.94±1.15	15	t = 3.7401 P〈0.001*
8	위장	124	3.62±2.41	3.16±2.54	13	t = 2.5317 P〈0.025*

*통계적으로 유의한 편차

반적으로 확실히 개선되었다는 점이다.

그리고 코넬의학지수 건강설문조사에서는 여러 질문이 계통별로 다르게 할당되었다(표 4). 예를 들면, 위장계통(라인 5)은 질문이 23개 있었지만 비뇨기 계통(라인 1)은 단지 다섯 개 질문으로 조사했다. 따라서 표 2와 3의 절대적인 수치가 흥미롭지만, 한 가지 남아 있는 문제는 가중치 설정 후에 통계적 문제의 상대적인 빈도를 나타내지 않았다는 것이다. 예를 들어, 표 4에서 이러한 요인들을 분석해보면 비뇨기 계통은 질문 수(라인 1)는 가장 적었지만 반응한 문제는 가

표 4

질문 분포			
라인	계통	질문 수	초기 가중치
1	비뇨기	5	0.35
2	심장혈관	13	0.29
3	근골격	8	0.22
4	생식기	6	0.19
5	위장	23	0.14
6	피부	7	0.13
7	호흡기	18	0.12
8	신경	18	0.11

장 많은 계통으로 나타났다. 반대로 신경 계통(라인 8)은 두 번째로 질문 수가 많았지만 문제는 가장 적은 계통으로 나타났다.

종합비타민/미량무기물로 보충한 EDTA 킬레이션 요법의 효과가 언제나 긍정적이라는 점이 이채롭다. 이러한 형태의 치료가 보편적으로 세포 영양의 개선을 유도한다는 공통된 생각에 관심을 기울일 만하다. 이어지는 연구에서는 정서적 질환에 대한 치료 효과를 조사할 것이다.[22]

14. EDTA 킬레이션 요법: 환자 2,870명에 대한 후향적 연구

의학박사 에프레인 올스제워(Efrain Olszewer)와 제임스 카터(James P. Carter)*

개요 : 정맥주사 디-소디움 마그네슘 EDTA 킬레이션 치료를 받은 죽상동맥경화와 기타 퇴행성 노화 관련 질환이 있는 환자 2,870명을 28개월 동안 후향적으로 분석한 결과를 제시한다. 나타난 효과는 이러한 증세에 대한 EDTA 킬레이션 요법의 사용을 강력하게 지지하고 있다. 치료를 받은 허혈성 심장 질환자 가운데 76.9%가 현저하게 호전되었으며 17%는 양호하게 개선되었다. 말초혈관 질환과 간헐성 파행이 있는 환자 가운데 91%가 현저하게 호전되었으며 8%도 좋아졌다. 뇌혈관 및 기타 퇴행성 뇌질환 환자 가운데 24%는 현저하게, 30%는 양호하게 개선되었다. 피부경화증 환자 4명 가운데 3명은 현저하게, 1명은 양호하게 호전되었다. 전체 환자의 75%는 최초 혈관 증상이 두드러지게 좋아졌다. 병리와는 상관없이 치료를 받은 전체 환자 가운데 89%가 개선되었다.

서론

에틸렌디아민테트라아세트산[EDTA]은 대략 친화도 순서대로 납, 철, 구리, 알루미늄, 칼슘 등과 같은 금속 이온과 결합한다. 1950년에 미국의 마틴 루빈[Martin Rubin] 박사가 납 중독을 치료하기 위해 처음으로 정맥주사 EDTA를 시술했다.

그리고 비슷한 시기에, 노만 클라크[Norman E. Clarke] 박사와 동료들은 EDTA가 죽상동맥경화증을 치료하는데 효과가 있을 것이라고 가

* 올스제워 박사는 이 연구가 실시된 브라질 상파울루에서 심장 전문의로 활동하고 있다. 카터 박사는 루이지애나 주 뉴올리언스의 툴레인(Tulane)대학교 보건 및 열대의학대학 영양학과의 전임 학장이자 명예교수이다.

정했다. 클라크 박사는 칼슘이 죽상동맥경화 플라크의 성분이었기 때문에 EDTA가 효과가 있을 것이라고 추론했다. 정맥주사 디-소디움 EDTA를 사용한 임상 연구에서 효과가 나타났지만,[1-3] 최근의 연구 결과는 이러한 효과를 다른 방식으로 설명한다.

1972년에 미국의 의사들이 현재 미국의학진보학회ACAM의 전신인 미국예방의학회AAMP를 결성했다. 이 학회 소속 의사들은 죽상동맥경화증과 관련 증세를 치료하기 위해 EDTA를 계속해서 사용했다. ACAM[4]에서 안전하고 효과적인 EDTA 시술을 위한 프로토콜을 개발했으며, 이 책에 게재되어 있다. 지금까지 약 50만 명의 환자들이 이 프로토롤에 의거 치료를 받았다. 이러한 방식으로 치료를 받은 환자 대부분은 상당히 호전되었다.

시술 초기에는 EDTA의 투여량이 지나치게 많고 또한 너무 빠르게 주입되어서 유해한 부작용이 나타났다. 그러나 ACAM 프로토콜에 따라 적합하게 시술되는 경우에는 부작용은 최소화되었다. 미국식품의약청의 관리들은 ACAM 대표와 말초혈관 질환을 치료하기 위한 EDTA의 이중맹검법 조절 연구를 위한 신약허가연구IND의 승인에 관하여 논의하면서 "안전은 문제가 되지 않았다"라고 밝혔다.

3g의 EDTA를 세 시간에서 세 시간 반에 걸쳐 정맥주사하면 신장 세뇨관에 일과성 공포vacuole를 형성할 수 있으며, 소변의 베타-2 마이크로글로불린beta-2 microglobulin을 측정하여 이를 확인할 수 있다. EDTA가 적합한 투여량과 속도로 시술되었다면 이러한 효과는 양성으로 후유증 없이 소산된다.

1956년에서 1960년까지 실시된 클라크 박사의 연구에서 283명의 환자는 EDTA 주입으로 소모된 미네랄과 미량원소를 보충하지 않았음에도 호전된 것으로 나타났다. 식이요법이나 흡연 등과 같은 위험인자의 변경도 없었다.

최근에 입증된 자료에 비추어 EDTA 작용 기제는 다음과 같은 효과가 나타난다고 가정할 수 있다. 1) 금속 교차결합의 감소와 동맥 조직 탄력성의 개선으로 동맥 직경이 10% 이상 증가, 2) 지질 세포막의 병리적 과산화를 억제하고 세포의 능동수송active transport을 개선하며 나트륨, 칼륨, 칼슘, 마그네슘, 대사산물, 체액성 인자 등의 세포막 안팎의 전하 차이를 정상으로 유지하여 세포의 기능을 개선, 3) 혈관 내피 기저막에 직접 작용하여 미세순환 개선, 4) 혈액 점도 감소와 적혈구 유동성 증가, 5) 죽종성 플라크 형성 속도 감소를 지연하여 자연적 치유를 통한 경감, 6) 혈소판 응집 감소, 7) 프로스타글란딘 물질대사 개선, 8) 인체 내 납 감소.[6, 8, 21]

혈액의 흐름이 와류 상태인, 죽상판이 채워진 혈관에서 동맥 직경이 10%만 증가하면 혈류는 두 배 이상 증가한다(푸아죄유 법칙).

체코슬로바키아와 브라질 연구는 EDTA가 칼슘 통로 차단제와 비슷하게 작용하여 말초 저항에 의해 동맥폐색 말단의 허혈성 조직의 회복을 지원한다고 밝혔다.[25, 27] 그러나 중요한 차이로는 EDTA 효과는 치료가 중단된 후에도 오랫동안 지속된다는 것이다.

EDTA는 병리적 자유라디칼 증식과 지질 세포막 과산화의 강력한 촉매로써 작용하는 철을 제거한다. 철은 노화에 따라 축적된다. 그리고 EDTA는 이온화되어 잠재적인 병인인 칼슘을 조직에서 제거하지만, 죽상동맥경화 플라크를 '용해'하는 것은 아니다. EDTA는 플라크 형성 자극제를 제거하여 정상적인 치유로 되돌려 준다. 그리고 과도한 칼슘 유입을 억제하는 세포막의 기능을 복원한다. 그러나 일부 증례에서는 주요 혈관폐색을 개복하거나 우회시키는 수술과 혈관조영술이 여전히 필요할 수 있다.

칼 아르포스Karl E. Arfors 박사는 미세순환에서 자유라디칼 작용에 대한 스칸디나비아 심포지엄에서, "세포 신진대사 기능과 조직을 유지하는 미세순환 혈류가 불충분한 경우에 허혈이 발생한다. 허혈 과정에서는 완전히 정체된 미세순환에서부터 적합한 혈류에 이르기까지 변화할 수 있다. 재관류는 불완전 또는 완전한 허혈에 따라 발생할 수 있는 혈류의 재구성이다. 1980년에 처음으로 발표된 파머시아Pharmacia 평론집《의학과 생물학에서 자유라디칼》이래로, 많은 연구자들도 관류와 관련한 유해 작용에서 자유라디칼이 중요한 역할을 한다고 밝혔다"라고 언급했다.[9]

자유라디칼은 외부 궤도에서 짝을 이루지 않은 전자를 가지고 있는 분자이다. 반감기가 매우 짧고 불안정하며 인근 조직, 세포막, 핵 DNA, 효소, 리보솜, 미토콘드리아, 그리고 기타 세포기관 등에 매우 유해하다.[14]

자유라디칼은 다음과 같은 세 가지 형태로 구분된다.

1. 초과산화 - 초과산화 디스뮤타제로 억제
2. 지질 과산화물 - 글루타티온 과산화물로 억제
3. 수산기 라디칼 - 어떤 생체 내 유기효소로도 억제되지 않음

기타 영양적 항산화제도 유해한 자유라디칼 생성을 감소시키고 만성 퇴행성 질환과 허혈 그리고 비정상적인 노화에서 조직의 재생 속도를 증가시킨다.[13]

철, 구리, 망간, 그리고 기타 전이성 금속 등은 가감을 통해 원자가 상태를 쉽게 변화시킬 수 있는데, 전자 이동을 촉진하여 산화촉매처럼 작용한다. 이러한 금속들은 노화에 따라 지질 세포막 주위

에 축적되기 때문에 지질 과산화와 병리적 자유라디칼 산화작용 속도를 백만 배까지 가속화시켜 노화를 촉진한다. EDTA는 이러한 결합되지 않은 자유촉매이면서 인체에서 비정상적으로 자리 잡고 있는 금속들을 제거한다. EDTA는 칼슘보다는 금속성 자유라디칼 촉매와의 친화력이 훨씬 더 크다.

칼슘을 제거하고 막의 안팎에서 생기는 칼슘 통로를 차단하는 EDTA와 기타 작용제는 죽상동맥경화증 증세도 완화시킨다.[16, 17] 클리블랜드Cleveland 클리닉에서 실시한 연구 결과, 생체 밖 실험에서 EDTA가 LDL의 세포살상 효과를 억제하는 것으로 나타났다.[18]

제크마이스터Zechmeister, et al가 보고한 동물실험 데이터에서는 정맥주사 EDTA가 대동맥벽의 비정상적 칼슘의 80%와 실험적으로 유도된 죽상동맥경화증에 걸린 돼지의 플라크에 있는 칼슘의 20%를 제거하는 것으로 나타났다. EDTA는 부갑상선 호르몬 순환에서 박동성을 증가시키는 일과성 칼슘과소혈증을 유발한다. 그 결과, 병리적 칼슘 침전물에 대한 효과가 커서 조직에서 칼슘이 제거된다.[7, 8]

죽종성 플라크의 조직 가운데 약 80%는 경화되지 않는다. 혈소판 응집 그리고 아라키돈산과 트롬복산-A2의 국소 배출을 유발하는 플라크 궤양과 응집으로 동맥 경련, 혈전증, 혈전 색전증 등이 유발될 수 있다.[6, 13, 23]

방법

1983년 5월에서 1985년 9월까지 브라질 상파울루의 클리니타 터피크 마타르Clinica Tuffik Mattar에서는 총 2,870명의 환자를 치료했다. 여자 환자가 54%(1,550명), 남자는 46%(1,320명)였다. 치료 방법은 3.0g의 EDTA를 정맥주사로 약 81,000회 시술했다. 적용된 프로토콜은 미국예방의학회에서 개발된 것으로 이 책에 실려 있다. 이 가운데 120명의 환자는 추적할 수가 없어서 이 보고서에는 포함하지 않았다.

EDTA는 주당 2~3회 주사로 주입되었다. 그리고 환자들에게 경구로 종합비타민, 무기물, 미량원소 등을 보충했다. 환자들에게 식이 위험요인들을 줄이도록 권고했으며 총 지방 섭취량, 특히 포화지방을 줄이고 소금과 정제 설탕의 소비도 줄이도록 권장했다. 아울러 규칙적으로 운동할 것을 지시했다.

환자들은 혈관과 퇴행성 질환에 따라 다음과 같이 구분되었다.

1. 심장 질환: 29.4%(844)
2. 말초혈관 질환: 39.4%(1130)
3. 뇌혈관 및 퇴행성 CNS 질환: 17.7%(504)
4. 피부경화증: 0.1%(4)
5. 기타 노인성 혈관 질환: 13.4%(384)

결과

허혈성 심장 질환

관상동맥 질환과 협심증을 가진 환자에서 나타난 임상적 반응을 다음과 같이 분류했다.

분류 기준

1. 현저한 개선: 20~30회 약물치료 후 중단했지만, 스트레스 시험이 이전에는 양성이었으나 음성이 된 환자, 이전의 증상이

사라진 환자 등은 현저하게 개선된 것으로 분류했다.

2. 양호한 개선: 약물치료 중단 후에 스트레스 시험 결과 개선되었고 정상적인 ST 분절을 나타내며 증상이 사라졌지만 여전히 부정맥이나 고혈압 증세가 남아 있는 환자들은 양호한 개선으로 분류했다.
3. 부분적 개선: 스트레스 시험 결과는 개선되었지만 ST 분절은 비정상적이며, 고혈압이나 부정맥이 있는 환자, 그리고 약물치료 유무에 관계없이 증세가 사라진 환자는 부분적으로 개선된 것으로 분류했다.
4. 불변: 변화가 없는 환자
5. 악화: 악화된 환자

허혈성 심장 질환을 앓고 있는 환자 844명이 치료를 받았으며, 질환의 유형은 다음과 같다.

1. 관상동맥 부전 - 57.6%, 총 486명(남자 232명, 여자 254명)
2. 최근 급성 심근경색을 나타낸 관상동맥 부전 - 27.6%, 총 233명(남자 102명, 여자 131명)
3. 관상동맥 부전 또는 급성 심근경색 - 1.3%, 총 11명(남자 8명, 여자 3명)
4. 관상동맥 부선 또는 급성 심근경색, 최근 우회수술 시술 - 13.5%, 총 114명(남자 84명, 여자 30명)

모든 환자들은 다음과 같은 기준에 따라 분류했다.

1. 임상 평가 (통증 강도 및 빈도)
2. 실험 검사 (혈소판 수, 크레아티닌 제거율, 공복 혈당)
3. EKG(심전도)

4. 스트레스 시험(부정맥, BP, ST 분절 이상)
5. 심초음파, 뇌실조영술, 그리고 동위원소 사상 스트레스 시험 등으로 검사한 환자

분석 결과 환자의 76.9%(649명)가 현저히 개선되었고, 16.6%(140명)는 양호하게 개선되었으며, 3.8%(32명)은 부분적으로 개선되었고 2.5%(22명)는 변화가 없었다. 단지 0.1%(1명)의 환자만이 심부전과 관련하여 악화되었다.

말초혈관 질환

총 1,130명의 환자(남자 496명, 여자 643명)가 말초혈관 질환으로 치료를 받았다. 레리헤Leriche증후군, 폐쇄성 죽상동맥경화증, 대혈관 폐색을 수반한 당뇨병을 비롯한 죽상동맥경화증을 가진 환자가 830명(남자 370명, 여자 460명)이며 증식증, 섬유증, 혈관경축, 버거스Burger's병, 레이노Raynaud증후군, 미세혈관병증의 당뇨병 등을 가진 비죽상동맥경화성 환자가 290명(남자 119명, 여자 180명)이었다. 그리고 괴저에 걸린 환자가 10명(남자 7명, 여자 3명)이었다. 말초혈관 질환에서 임상적 반응은 다음과 같이 분류했다.

1. 현저한 개선: 치료 전보다 파행 없이 걸을 수 있는 도보거리가 다섯 배 늘어났으며, 체온과 맥박 그리고 BP와 국소변환의 관점에서 하지의 임상적 외견이 정상으로 간주되는 환자들을 현저한 개선으로 분류했다. 도플러 초음파 혈류 검사 결과도 정상이었다.
2. 양호한 개선: 양호한 개선으로 분류된 환자들은 도보거리의 증가가 치료 전보다 다섯 배 미만인 것 이외에는 위의 사항과 동

일하다. 도플러 초음파 검사 결과가 정상으로 회복되지 않았거나 임상적 외견상으로 정상으로 회복되지 않은 환자도 여기에 해당한다.

3. 부분적 개선: 부분적으로 개선된 환자는 도보거리의 개선 정도가 다섯 배 미만이며, 도플러 초음파 결과와 임상적 외견도 비정상이다.
4. 불변: 파행 시작 전까지의 도보거리가 개선되지 않은 환자들은 불변으로 분류했다.
5. 악화: 악화된 환자.

파행이 시작될 때까지의 도보거리와 통증을 참을 수 없을 때까지의 최대 거리 그리고 휴식과 도보 후에 임상적 결과 등에 따라 환자들을 임상적으로 분류했다. 그리고 국소 피부 온도, 영양 변화, 도플러 수축혈압 등을 기록했다.

결과는 위에서 언급된 바와 같이 다섯 개 범주로 분류되었다. 파행이 있는 모든 환자들 가운데 91.2%는 완전히 회복되어 현저한 개선으로, 8%는 양호한 개선으로 분류되었다.

뇌혈관 및 기타 뇌질환

뇌혈관 및 기타 퇴행성 뇌질환 그룹에는 뇌혈관 장애CVA, 일과성 뇌허혈성 발작TIA, 노인성 치매, 알츠하이머 질환, 다발성 뇌경색, 파킨슨병 등의 환자들이 포함되었으며 그 구성은 아래와 같다.

1. CVA 또는 TIA-60.6%(504명 가운데 308명),
   이 가운데 남자 58.4%(180명), 여자 41.6%(128명).
2. 치매(알츠하이머 또는 다발성 경색)-27.8%(140명),

남자 38.6%(54명), 여자 61.4%(86명).

3. 파킨슨병 - 11.9%(60명), 남자 50%(30명), 여자 50%(30명)

환자의 반응은 다음과 같은 방법으로 평가했다.

임상	비침습성
운동 반응	초음파
감각 반응	도플러 혈류
인식	EEG
방향성	컴퓨터 단층촬영(CT 스캔)
기억력테스트	동맥조영술

환자들은 치료 반응 정도에 따라 다섯 가지 범주로 구분되었으며 이는 상기의 허혈성 심장 질환과 말초혈관 질환에서 반응을 구분하기 위해 사용된 방법과 비슷하다.

뇌질환의 치료 결과는 위에서 보고된 다른 상황과 마찬가지로 효과적이지 않았다. 전반적으로 단지 24%의 환자만이 현저하게 개선되었다. 부분적 개선이 나타난 환자들을 포함시키면 개선된 환자는 60%에 이른다.

환자 88명은 치료를 시작하기 적어도 6개월 전에 CVA를 가지고 있었다. EDTA 킬레이션 치료 후에 CVA의 개선이 나타난 객관적인 증거는 없었지만, 차후 CVA의 발현 가능성을 감소시켰다.

파킨슨병과 많이 진행되어 심각한 뇌 위축증 그리고 치매가 있는 환자에서는 효과가 나타나지 않았다.

384명의 환자는(남자 139명, 여자 245명) 무력, 마비, 불균형, 잦은 전도, 현기증, 현훈, 이명, 인식문제 등의 증상이 있었지만 뇌혈관 질환의 다른 징후는 없었다. 치료 결과, 이러한 환자 가운데 75.5%(290명)가 현저한 개선 그리고 18.2%(70명)은 양호한 개선, 5.7%(22명)은 부분적 개선으로 나타났으며 0.5%(2명)는 불변이었고 악화된 경우는 없었다.

피부경화증을 가진 3명의 여성 환자는 현저하게 호전되었으며 한 명은 양호하게 개선되었다. 피부 변화, 입을 벌리기, 삼키기, 심장부정맥, 장기 기능, 그리고 기타 피부경화증의 결과 등을 조사했다.

논의

체코슬로바키아의 안토닌 제크마이스터Antonine Zechmeister, et al가 실시한 동물실험이 이와 관련이 있다. 체코슬로바키아의 데이터는 EDTA의 효과를 더욱 강화시키기 위해 글루카곤을 사용할 수 있다고 나타낸다. 제크마이스터는 디히드로타크스테롤dihydrotachysterol을 사용한 실험에서 토끼 11마리에게 대동맥 경화를 유도했다. 토끼에게 10일 동안 글루카곤 0.1mg과 EDTA 125mg을 투여했다. 3마리는 조절 관리했다.[11]

글루카곤만으로 대동맥 벽에서 지질 함유물을 제거했지만 매질 내피층의 칼슘에는 그다지 많은 영향을 미치지 않았다. 글루카곤과 EDTA의 복합 시술로 지질과 칼슘의 대부분을 제거했다. 전자 현미경으로 보면 대동맥 벽에서 이러한 물질의 사소한 잔량만을 확인할 수 있다. 정량적 검사 결과, 디히드로타크스테롤을 사용한 실험에서 경화된 혈관과 비교했을 때 대동맥벽의 칼슘 함유량은 3% 이하로 감소했다.

또한 체코슬로바키아의 브루크네로바Brucknerova와 말리노브스카Malinovska는 처음으로 하지의 허혈성 질환을 글루카곤과 EDTA로 복합 치료하는 인체 임상시험을 실시했다.[15] 하지의 고지혈증(프레드릭슨 유형 IV)과 허혈성 죽상동맥경화증을 가진 환자 2명은 1회 3gm, 총 90gm의 EDTA 복합치료를 받았다. 글루카곤은 일일 0.5~1mg으로 총 20mg 투여했다. 혈관조영상으로는 측부순환이 현저하게 개선된 것으로 나타났다. 그러나 전체적으로 폐색된 혈관은 폐색된 채로 남아 있었다. 두 환자 모두 파행 없이 걸을 수 있는 도보거리는 현저하게 증가했다.

죽상동맥경화증 치료를 위한 최초로 임의 추출된 EDTA 킬레이션 요법의 이중맹검법 연구가 서독의 하이델베르크대학에서 실시되었다. 이 연구에는 말초혈관 질환과 통증 없이 200미터를 걸어갈 수 없는 파행 환자 24명이 참여했다. 매일 1/2N 식염수 500ml에 EDTA를 2.5mg 첨가해서 주입했는데, 30일 동안 일주일에 5일 총 20회 시술되었다. 10% 경사도에 3.5km/hr 속도의 답차 시험으로 치료 과정과 전후에 순차적으로 무통 도보거리의 변화를 측정했다. 측정 결과, 치료 후에는 파행을 시작하기 전까지의 도보거리가 평균 250% 증가한 것으로 나타났다. EDTA 치료를 받은 환자 가운데 4명은 도보거리가 1,000미터 이상 증가했다. 괴저에 걸린 환자 10명 가운데 7명은 만족스러울 정도로 회복되었다. 이 책의 서론 부분에서 설명한 것처럼 이러한 조사 결과는 널리 이용되지 않고 있다.

병리에 상관없이, 브라질 연구에서 모든 환자의 최종 평가 결과, 68.8%가 현저하게 호전되었으며 20.4%는 양호하게 개선되었다. 28개월의 연구 기간과 킬레이션 치료를 받는 동안 사망한 환자는 7명(0.2%)이었다. 주요 사인은 심부전이었으며, 치료를 시작할 때 심장 기능이 불확실했던 환자에게서 발생했다. 치료 방법과는 상관없이 이러한 환자들에게 심부전이 발병할 위험은 매우 높았다.

치료 후 6~9개월간의 추적 기간 동안 급성 심근경색 환자 5명을 포함하여 환자 6명(0.7%)이 심장 질환으로 사망했다. 한 환자는 급성 심근경색 발병 후에 패혈증으로 사망했는데, 병원에서 감염된 것이었다.

표 1, 2, 3은 본 연구의 데이터와 예전에 발표된 미국 데이터와 비교한 것이다. 미국의 데이터는 노만 클라크 박사가 최초로 확보했으며 이후 다른 연구자들에 의해 확증되었다. 브라질 연구에서 말초혈관 질환으로 간헐성 파행을 앓고 있는 환자 가운데 91.2%가 현저하게 개선되었으며 이는 미국 연구에서 나타난 74.2%와 비교할 수 있다(표 1 참조).

2년 동안 킬레이션이 아닌 기존의 의학적 요법으로 관상동맥 질환 치료를 받은 미국 연구 사례에서 사망률은 23.6%로 나타났다. EDTA 치료를 받은 후는 13%였다. 브라질 연구에서 EDTA 치료 결과 2년 사망률은 0.2%로 나타났다. 그리고 미국 연구에서 관상동맥 질환자 가운데 87%가 현저하게 개선된 것으로 나타난 반면에 브라질 연구에서는 76.9%로 나타났다(표 2 참조).

뇌혈관 질환의 증례에서는 미국 연구와 브라질 연구 간에 수치 비교를 할 수 없었다. 미국 연구에서는 현기증이 있는 환자들만 현저하게 개선되었다. 최근에 와서 마비로 분류되는 발작을 일으키는 환자들은 미국 데이터에서 좋은 결과를 나타내었다. 두 연구에서 CVA 환자의 대다수는 적어도 좋은 반응을 나타내었으며, 브라질 연구에서는 24%가 현저하게 개선되었다(표 3 참조).

이러한 질병에 대한 EDTA 킬레이션 치료의 안정성과 효과는 브라질 연구에서 훨씬 더 많은 환자들의 사례를 통해 지지를 더하고 있다.

표 1

간헐성 파행 환자의 EDTA 치료 효과에 대한 미국과 브라질 연구 비교						
환자 수	개선	현저	양호	부분	불변	악화
미국 연구	31	74.19%	12.90%	æ	3.23%	6.45%
브라질 연구	1130	91.15%	7.51%	795	0.35%	0.17%

표 2

DHD의 EDTA 치료와 일반적인 외과 및 내과적 방법 비교(관상동맥 내막 절제술 제외)							
환자 수	사망률(2년)	개선	현저	양호	부분	불변	악화
내과	—	23.6%	—	13%	—	87%	—
외과	—	—	44%	41%	—	15%	—
EDTA 미국 연구	76	13%	87%	9.2%	—	3.8%	—
EDTA 브라질 연구	844	0.2%	76.89%	16.58%	3.79%	2.60%	0.1%

표 3

CVA 치료의 EDTA 효과에 대한 미국과 브라질 연구 비교						
환자 수	개선	현저	양호	부분	불변	악화
브라질 연구	508	24.01%	36.41%	25%	13.38%	1.18%
미국 연구						
	임상 상태				치료결과	
	급성마비		6		양호	
	심각한 현기증		7		우수	
	만성 마비		3		다소 호전	
	노망		8		양호	
	이명		5		양호	

이어서 연구자들은 말초혈관 질환을 앓고 있는 10명의 환자 소그룹에 대해 임의 추출된 이중맹검법의 교차 연구를 실시했다. 이중맹검법 연구를 통해 발표를 위한 더욱 완전한 보고서가 승인되었으

며 예비 결과만 여기에서 소개할 것이다. 위약 그룹이 추가되었다는 것만 제외하고는 대규모 그룹에서 사용된 동일한 프로토콜에 따라 치료를 했다(보다 큰 규모의 비맹검법 연구에 관한 표 1~3에서는 맹검법 연구에 관한 데이터를 포함하지 않았다).

파행으로 인해 도보거리가 100~300미터로 제한되는 환자 10명을 선정했다. 발목-상완 도플러 수축 혈압비는 0.40~0.75였다. 무작위로 5명의 위약 치료 그룹을 선정했다. 선정된 환자들은 EDTA 치료를 받지 않았지만, 주사로 마그네슘, 헤파린, 그리고 기타 성분을 주입받았다. 그리고 두 번째 그룹 환자 5명은 완전한 프로토콜에 따라 1.5gm의 마그네슘-이나트륨-EDTA로 치료를 받았다. 10회 주입 치료 후에 두 그룹은 이중맹검법으로 연구를 실시했음에도 불구하고, 환자들의 명확한 치료 반응으로 쉽게 구분할 수 있었다. 그리고 코드가 해제되어 현저한 임상적 효과를 확인했다. 10회 주입 치료한 결과 EDTA 치료 그룹은 도보거리가 두 배(평균 2.2배)가 되었지만 위약 그룹은 무통 도보거리 예비검사 전인 4% 이내를 유지했다(평균 1.04배).

이때 위약 그룹은 교차되어 EDTA 치료를 받았다. 10회 주입 후 교차 그룹의 환자들도 도보거리가 두 배(평균 1.96배) 이상 증가했다. EDTA를 20회 주입한 결과 도보거리는 세 배가 되었다(평균 2.93배). 매우 적은 환자들을 대상으로 한 예비검사로 이러한 결과가 나타났음에도 통계적으로 유의했다($P<0.05$).

결론

후향적으로 분석한 결과, 만성 퇴행성 질환, 특히 죽상동맥경화 심장혈관 질환의 치료 방법으로 이나트륨 마그네슘 EDTA 정맥주사 킬레이션 치료가 안전하고 효과적이라는 결론을 내리게 되었다. 데이터가 설명해주고 있다. 이 연구에서는 위약이나 조절 그룹은 없었으며 맹검법을 적용하지 않았다. 이 보고서는 개선의 정도를 분류하기 위해 표준적인 기준을 사용한 대규모 환자를 후향적으로 분석한 것이다. 각 환자들은 본인의 조절하에 실험에 참여했다.

이러한 데이터가 비록 다른 나라에서 30년 후에 얻어졌지만, 그 결과는 1956년과 1960년 동안 클라크가 획득한 것과 매우 유사하다. 이 두 가지 데이터에서 치료 결과 특히 협심증과 간헐성 파행이 임상적으로 양호하게 또는 현저하게 개선된 비율이 너무나 커서 위약 효과만이라고 할 수가 없다(각각 77~91%까지). 위약 효과로 나타난 개선율은 거의 33%를 넘어서지 않는다.

발작 후에 몇 달 동안 치료가 지연되는 경우에는 CVA 환자에게 EDTA 킬레이션 요법의 효과가 잘 나타나지 않았다. 파킨슨병과 많이 진행된 뇌위축증으로 인한 중증인 노인성 치매에서도 효과가 나타나지 않았다.

EDTA 킬레이션 요법은 굿윈Goodwin이 정의한 '토마토 효과'의 사례와 비슷한 것으로 생각될 수 있다.[22] 여전히 많은 의사들이 효과가 없다고 생각하지만, EDTA는 죽상동맥경화증 치료에서 확실히 뛰어난 효과를 나타내는 약물이다.

클라크가 최초의 연구를 통해 입증한 이러한 데이터는 속히 임상의들에게 전해졌지만 실제로는 30여 년 이상 동안 간과되었다. 이러한 결론을 확증하거나 아니면 반박하기 위해서라도 임의 추출되는 이중맹검법 연구가 시급하며 다른 투여량을 적용하여 최적 투여량을 알아낼 수 있다. FDA는 EDTA로 말초혈관 질환을 치료하는 이중맹검법의 조절 연구를 승인했다. 1989년에 이러한 연구가 잘 진행되었으며 이 보고서도 그때 작성된 것이다. 기존의 코드가 해제되는 경우에 이러한 연구의 결과는 논란이 있는 킬레이션 요법의 효험에 대해 확신을 줄 것이다.

15. EDTA 킬레이션의 죽상동맥경화 치료 효과: 환자 470명에 대한 후향적 연구

의학박사 한케(C. Hancke)와 플라이더(K. Flythe)*

개요 : 후향적 연구에서 많은 객관적인 변수와 지표를 사용하여 470명의 환자에 대한 EDTA 킬레이션 치료의 결과를 보고한다. 환자 스스로 조절을 했지만, 사용된 검사 방법에 따라 80~91%가 개선된 것으로 나타났다. 수술치료를 진단 받은 환자 92명에게 킬레이션 치료를 실시한 결과, 단지 10명 만이 수술이 필요하게 되어, 약 300만 달러에 이르는 보험료를 절감했다. 이 연구는 6년에 걸쳐 진행되었으며 치료로 인한 심각한 부작용이나 손상이 나타나지 않았다. 따라서 EDTA 킬레이션 요법이 안전하고 효과적이며 비용을 절감한다는 결론을 내렸다.

서론

1950년대부터 전 세계의 많은 의사들이 죽상동맥경화 치료를 위해 정맥주사 EDTA을 사용해왔다. 지난 몇 년 동안 수술 치료에 대한 비판이 커지고 있는데, 수술로는 수명을 연장할 수 없을뿐더러 수술은 일반적인 만성 질환을 치료하는 데 임시방편에 불과하기 때문이다.[1] 그리고 수술은 재관류 배출 자유라디칼 파열로 필수 조직을 손상시킨다.[2,3] 여러 해를 거치면서 EDTA 킬레이션 요법의 효

* 클라우스 한케(Claus Hanke) 박사는 코펜하겐 대학에서 의학을 전공했다. 현재 덴마크 킬레이션의사협회 회장이며 일반 진료를 하고 있다. 그리고 ABCT 자격을 취득했다. 크누트 플라이더(Knut Flythe) 박사는 독일 구텐베르크대학에서 의학을 전공했다. 예방의학과 킬레이션 치료를 위한 클리닉을 운영하며 일반 진료를 하고 있다. ABCT 자격이 있다. 이 장에 실린 보고서는 미국의 학진보학회의 공식 학술지인 〈의학진보저널〉에 이미 발표된 것으로, 저작권자의 허가를 얻어 전재했다.

과에 대한 증거가 축적되었고,[4-9] 최근에 심장혈관 질환의 병인에서 철의 관련성[10]이 확실하게 인정받고 있다.

수많은 임상시험에서 그 유효성이 입증되었다.[11-16] 노화 관련 질환에서 산화과정이 미치는 영향에 관해서는 1950년대 후반부터 연구가 시작되었지만 비교적 최근에 밝혀진 분야이다. 산소 유도 자유라디칼이 재관류 손상에 미치는 영향은 잘 알려져 있다.[2-5, 8, 9] 덴마크 연구에서 이러한 사실이 간과된 것은 이러한 방법의 중요성에 대한 이해가 부족했기 때문이다.

한편으로는 1987년 덴마크에서 킬레이션 요법을 처음으로 도입할 때 덴마크의 혈관 전문의들이 보인 지나친 태도 때문이라고 할 수도 있다. 파행증이 있는 환자 153명에 대한 연구는 1991년과 1992년에 세 가지 다른 저널에 게재되었다.[17-19] 심각한 결함이 있는 이 연구 결과는 공공연한 반대에 부딪쳤다.[20, 21] 이는 기존의 연구 가운데 EDTA 치료로 중요한 효과가 나타나지 않는다고 결론을 내린 유일한 연구들이다. 연구 결과에서는 치료 그룹에서 더 나은 효과가 나타났지만 통계적으로 유의하지 않다고 보고했다.

자료와 방법

파행과 협심증을 앓고 있는 환자 470명을 대상으로 연구를 실시했으며, 환자들은 적어도 15회 이상의 치료를 받았다. 여자가 159명이고 남자가 311명이었다. 이 가운데 206명이 69세 이상이었으며 92명은 65~69세, 90명은 60~64세, 그리고 나머지 82명은 60세 미만이었다. 발목-상완 압축혈압비(도플러 방식)로 진단했으며 답차에서 스트레스 시험을 실시했다. 의사들은 치료 전후에 환자 모두를 면담하고 검사했다.

방법

모든 환자들에게 이나트륨 EDTA 50mg/Kg(최대 3gm)을 함유한 무균액 Ⅰ.V. 500ml를 주입했다. 미국의학진보학회의 프로토콜[22]에 명시된 것처럼 비타민C, 중탄산나트륨, 마그네슘 등을 첨가했다. 그리고 환자들에게 철과 구리가 함유되지 않은 경구용 고단위 비타민/무기물 보충제를 매일 6정씩 투여했다. 치료 전에 헤모글로빈, 적혈구 침강속도, 공복 혈당, 크레아티닌, 크레아티닌 제거율, HDL 및 총콜레스테롤, 트리글리세리드, 백혈구, 요산, 나트륨, 칼륨 등을 확인했다.

환자들은 운동과 적절한 영양 섭취 그리고 금연의 중요성에 대해 구두와 서면으로 상담을 받았다. 치료는 외래 진료 방식으로 진행되었으며, 환자가 임상적으로 안정된 상태에 이를 때까지 계속되었다. 치료는 매회 서너 시간 소요되었으며 3~4개월에 걸쳐 총 30회 실시되었다. 치료가 완료되었을 때 최종 평가를 했으며, 2개월 후에 신체검사를 다시 반복했다.

파행이 있는 환자들의 발목-상완 혈압비, 도보거리, 발의 체온, 휴식기 통증, 발의 피부색과 상처의 치유 정도를 조사하여 기록했다. 휴식기 통증에 대한 자각적인 판단은 1~3까지 수치를 매겼다. 협심증이 있는 환자들은 답차시험과 심전도에 의한 ST 분절로 운동능력을 평가했다. 부정맥, 혈압, 체중, 신장 기능 등을 모두 기록했다. 협심증의 심장 발작 회수와 니트로글리세린의 소모에 관한 자각적인 판단 결과를 1~3까지 수치로 평가했다(1: 악화, 2: 불변 ±10%, 3: 개선). 약물 치료, 일반적인 건강 상태, 에너지 수준, 흡연 습관, 청력, 시각, '현기증'의 발현 여부 등을 기록했다.

결과

치료를 마친 환자 470명의 결과는 표 1~5에 나와 있다. 표 1은 심근 허혈이 있는 환자 265명의 성별 분포와 결과를 나타낸다. 69세 이상 환자 가운데 101명이 호전되었고 6명은 변화가 없었으며 한 명은 악화되었다. 60~69세의 환자 가운데 93명은 개선되었고 9명은 불변, 1명이 악화되었다. 60세 미만 가운데 47명이 개선되었고 7명은 그대로였으며, 악화된 경우는 없었다. 유일하게 악화된 2명은 협심증이 있는 환자로 31회 미만의 치료를 받았다.

파행증이 있는 262명의 환자 그룹 가운데 82%가 개선되었으며, 나이와 성별에 따른 분포는 표 2에 나와 있다. 표 3에서 발목/상완 혈압비가 82% 개선된 것을 알 수 있다. 파행과 심근 허혈 환자 모두에서 도보거리는 87%가 개선된 것으로 나타났다.

그림 1은 EDTA 킬레이션 치료 전후에 절단수술이나 관상동맥 우회수술을 받은 환자들의 수를 나타낸다. 파행 그룹의 몇 몇 환자들은 말기 증세에서 치료를 시작했다. 치유에 문제가 있는 44명 가운데 31명이 개선되었고 11명은 그대로였으며 2명이 악화되었다. 발의 냉증을 호소한 137명 가운데 110명이 개선되었다. 27명은 변화가 없었으며 악화된 경우는 없었다(표 3).

협심증 그룹에서 상당수는 장애가 심해서 우회수술이 불가능했으며 다른 치료 방법은 강구되지 않았다. 표 4에 나와 있는 것처럼 심전도 S-T 저하가 나타난 환자 253명 가운데 175명이 개선되었고, 74명은 불변, 4명은 오히려 증가했다. 평균 혈압은 환자 109명이 감소했고, 37명은 불변, 1명이 고혈압으로 나타났다. 운동 능력은 심근 허혈과 파행 환자 모두에 대해 측정했다. 이는 컴퓨터 에르고메트리ergometry에 의해 줄Joule로 측정되었다. 이 연구에서 측정한 환자 318명 가운데 271명이 개선되었다(85%).

니트로글리세린을 사용하는 환자 207명 가운데 189명은 사용을 줄였다. 이들 대부분은 사용을 중단할 수 있었다. 그러나 16명에게는 이전과 동일한 양을 투여했으며 2명은 투여량이 늘어났다.

1987년에서 1993년까지 임상에서 치료로 인한 직접적인 이환율이나 부작용이 보고된 적이 없었다. 표 5는 다른 요인과 변수에서 나타난 효과와 더불어 흡연과 과체중의 문제를 다루는 데 어려움을

표 1

심근허혈이 있는 환자 265명의 치료 결과이다. 우회수술 진단을 받은 환자 65명 가운데 58명은 킬레이션 치료를 받은 후에 수술을 할 필요가 없게 되었다.

	악화	불변	개선	개선율
환자 성별				
여자	—	7	69	91%
남자	2	15	172	90%
환자 연령대				
69세 이상	1	6	101	93%
65-69세	—	4	48	92%
60-64세	1	5	45	86%
60세 미만	—	7	47	87%
킬레이션 치료 전 진단				
우회수술	1	7	57	85%
확장술	—	1	2	67%
킬레이션 치료 후				
우회수술	1	5	1	0%
확장술	—	1	2	67%
치료 횟수				
31회 미만	2	16	144	88%
31-35회	—	3	40	93%
36-40회	—	1	20	95%
41-50회	—	—	30	100%
50회 이상	—	2	7	78%

표 2

간헐성 파행이 있는 환자 262명의 치료 결과이다. 절단수술 진단을 받은 환자의 다리 27군데 가운데 24군데는 킬레이션 치료를 받은 후에 수술을 할 필요가 없게 되었다.

	악화	불변	개선	개선율
환자 성별				
여자	2	18	76	77%
남자	1	24	140	84%
환자 연령대				
69세 이상	2	21	105	80%
65–69세	1	9	44	80%
60–64세	—	8	39	83%
60세 미만	—	4	29	88%
킬레이션 치료 전 진단				
Y–의족	—	2	7	78%
절단수술	—	2	25	92%
킬레이션 치료 후				
Y–의족	—	1	2	67%
절단수술	1	—	2	0%
치료 횟수				
31회 미만	3	38	125%	73%
31–35회	—	4	33	89%
36–40회	—	—	25	100%
41–50회	—	—	24	100%
50회 이상	—	—	10	100%

보여주고 있다. 다행히 애초에 470명 가운데 147명만이 흡연자였으며 이들 중 86명은 치료 동안에도 계속 흡연을 했다.

대부분 환자의 일반적인 증상이 현저하게 개선되었다. 아울러 에너지와 운동 능력이 증가하고 다리 냉증이 자각적으로 개선되었다. 남자 환자 일부는 성기능이 개선되었고 시력과 청력이 좋아졌으며, 예상치 못한 부대 효과로 많은 환자들에게서 편두통, 이명과 같은 증상이 사라졌다. 물론 위약 효과를 배제할 수는 없지만 개선의 정

그림 1

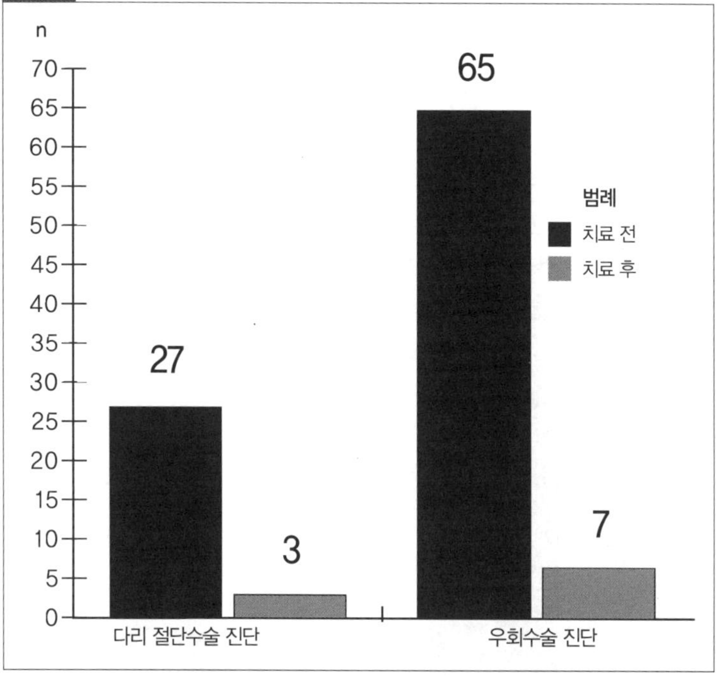

표 1과 2에서 제시된 데이터를 그래프로 도식화한 것이다. 첫 번째 막대그래프는 수술 진단을 받은 환자의 수를 나타낸다. 두 번째 막대그래프는 킬레이션 치료를 완료한 후 수술이 필요한 환자의 수를 나타낸다.

표 3

주로 간헐성 파행이 있는 환자 262명에게서 나타난 결과이다. 그러나 '도보거리'에는 협심증이 있는 환자들이 일부 포함되어 있다.

	악화	불변	개선	개선율
발목 상완 혈압비	3	42	217	82%
손상-치유	2	11	31	66%
휴식기 통증	1	15	87	83%
발 체온	—	27	110	80%
발 피부색	1	19	64	75%
도보거리	3	33	272	87%

그림 2

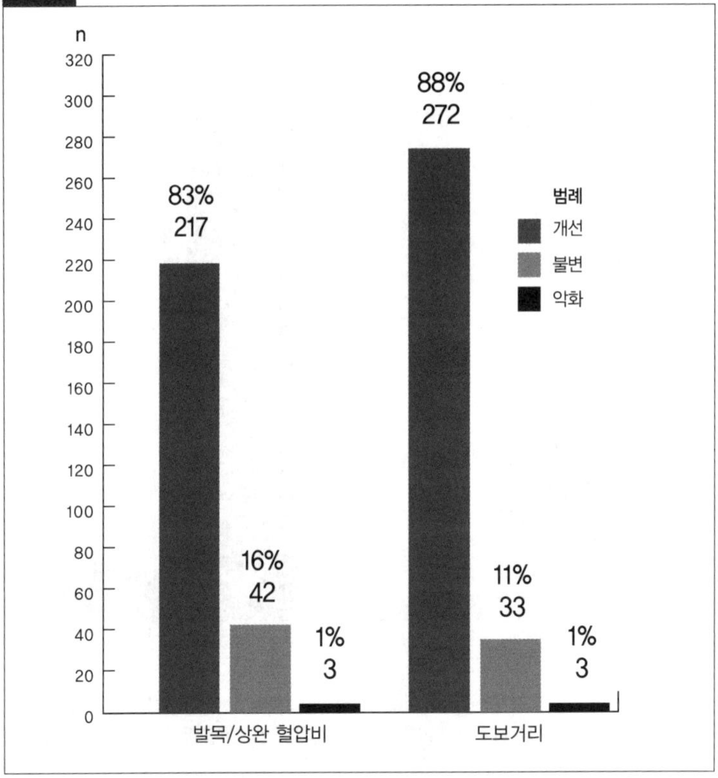

파행. 이 그래프는 표 3에 있는 데이터를 도식화한 것이다(출처: A&F Research).

표 4

간헐성 파행과 협심증을 모두 가지고 있는 환자의 운동 능력을 컴퓨터 에르고메트리로 측정했다. 나머지는 관상동맥 심장 질환 환자에 관한 것이다.

	악화	불변	개선	개선율
ST-저하	4	74	175	69%
부정맥	—	24	39	62%
혈압(평균)	1	37	109	73%
협심증	2	22	241	91%
니트로글리세린 요구량	2	16	189	91%
운동 능력(타각적)	4	43	271	85%

그림 3

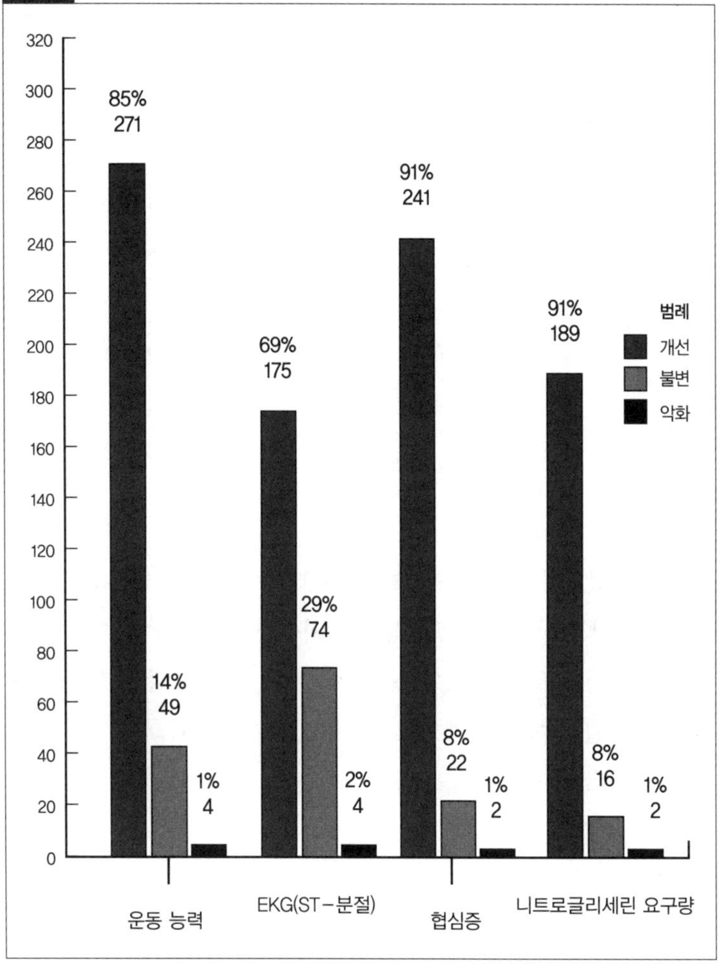

심근. 이 그래프는 표 4에 있는 데이터를 나타낸 것이다(출처: A&F Research).

표 4

전체 470명 환자의 자각적 증상을 평가한 결과이다. 신장 기능은 크레아티닌 제거율로 판단했다.

	악화	불변	개선	개선율
일반적인 후생	4	41	371	88%
운동 능력(자각적)	6	42	363	87%
에너지 원기	7	38	319	86%
현기증	4	13	71	76%
기억력	2	19	48	67%
약물 소비	5	98	212	66%
청력	2	60	121	65%
시력	5	22	54	60%
신장 기능	8	83	100	48%
흡연 습관	2	84	61	40%
과체중	13	107	36	15%

도는 상당했으며 비슷한 환자를 대상으로 예전에 실시한 연구조사 결과보다 더 향상되었다. 관상동맥 우회수술 진단을 받은 환자 65명 가운데 58명은 킬레이션 치료를 받은 후에 수술을 할 필요가 없게 되었다. 유일한 치료 방법으로 하지절단수술을 기다리고 있던 환자 27명 가운데 24명이 수술을 하지 않아도 되었다.

논의

이 연구조사의 결과로 나타난 효과는 조절 연구의 위약 그룹에서 일반적으로 나타났던 10~15% 정도의 개선을 훨씬 초과했다. 30미터 이상을 걸을 수 없었던 파행 증세를 보이던 일부 환자들은 치료를 받은 후에 통증 없이 3킬로미터를 걷거나 자전거로 수 킬로미터를 갈 수 있게 되었다. EDTA 주입 요법이 죽상동맥경화증 치료에 효과적이라는 사실이 확실하게 입증되었다. 이 연구의 결과는 다른 유사한 연구 결과와도 일치한다.[12-16] 연구는 두 가지 영역으로 이루어졌는데 하나는 1991년 3월, 그리고 다른 하나는 1993년 4월에 실시되었으며, 그 결과는 동일했다. 결과는 환자별, 병원별, 그리고 세계적으로 확연하게 재현이 가능하다.

이러한 연구 결과로, 전 세계적으로 산화 유도 자유라디칼의 이론적인 병리에 친숙한 의료계가 킬레이션 요법에 대해 점점 관심을 가지게 되었다. 이러한 관심은 많은 연구자들의 학술적인 연구 노력을 증대시켰다.[4, 12-16, 23-26]

잘 정리된 데이터를 도출했음에도 죽상동맥경화 치료를 위한 EDTA 킬레이션 요법의 승인을 얻기 위해 임의추출 이중맹검법의 교차 연구를 기다리는 것이 사리에 어긋난 것처럼 보이지만, 이미 발표된 연구 성과에 의거, FDA 승인연구가 이 요법에 대한 논란을 매듭짓고 성공적인 결말을 내릴 것이라고 믿는다. 서구 사회에서 자연 발생적인 죽상동맥경화증의 진행이 최고의 사망 요인이라는 수많은 증거가 있다. 그렇기 때문에 이러한 중요한 치료법을 가능한 빨리 주류 의학으로 도입하기 위한 노력을 증대시키고 서둘러야 할 것이다.

결론

조절 그룹이 없는 후향적 연구에서 결함과 편견이 있을 수 있음에도, 이러한 질환의 치료에 대한 역사적 기록과 자료가 빈약하다. EDTA 킬레이션 요법이 협심증과 간헐성 파행을 개선시키는 안전하고 효과적이며 저렴한 치료 방법이라고 결론을 내리지 않을 수가 없었다. 이 치료법에 관한 더욱 심화된 수많은 연구과 노력이 이어지기를 촉구한다.

감사의 말

통계 자료를 협조, 지원해준 덴마크의 A&F 연구소에 감사한다.

16. EDTA 킬레이션과 종합비타민 및 미량무기물 보충 요법을 사용한 황반변성 역전의 시야 징후

안과전문의 의학박사 루돌프, FACAM, 안과전문의 사무엘(R.T. Samuels)*

개요 : 부분적인 장애가 있는 59세의 백인 여성 환자는 시야의 결함과 무늬각막이영양증의 병력이 있는 것으로 나타났다. 검사를 한 결과 황반변성과 관련한 망막의 변화가 나타났다. 환자는 일련의 에틸렌디아민아세테이트산 3gm 주입 그리고 종합비타민과 미량무기물 보충의 복합적인 치료를 받았다. 치료 후 환자의 시야가 개선되었다. 환자의 시력은 우안 20/25와 좌안 20/20으로 회복되었으며 자동시야측정계로 검사한 결과 중심 황반시력의 기능이 매우 강화되었다.

서론

이 보고서는 정맥주사 EDTA의 효과를 분석한 일련의 논문들에 이어지는 것이다. 이전의 논문에서는 경동맥[1-3]과 하지[4]의 순환 그리고 심기능 개선에 중점을 두었으며 최대하 운동부하검사[5, 6]와 관상동맥 혈관조영술[7]로 측정했다. 이 연구에서 실험 대상 환자들을 치료한 결과, 심장혈관 질환과 수반성 시야 결손이 있는 환자, 특히 황반변성을 가진 환자에서 상당한 자각적인 시력 개선이 나타났다.

무늬각막이영양증은 상피성기저막이영양증이나 코간[Cogan]이영양증으로도 알려져 있다. 이 질환의 본질은 주로 각막 상피와 그 기저막을 포함하는 특성이 유전되는 것으로 여겨진다. 이는 준상피성

---

* 안과전문의 맥도나, ACGP, FACAM 안과전문의인 사무엘 박사는 캔자스(Kansas)에서 개업의로 활동하고 있다. 이 장에 실린 보고서는 미국의학진보학회의 공식 학술지인 〈의학진보저널〉에 이미 발표된 것으로써 저작권자의 허가를 얻어 전재했다.

융선으로 종종 회귀성 각막 미란과 상피내 소낭을 유발한다. 현미경으로 보면 이러한 결함은 지도나 지문과 같은 무늬처럼 보이는데 따라서 무늬각막이양증이라는 병명은 이러한 물리적 외관에 의한 것이다.[8, 9]

지금은 나이 관련 황반변성Age-related Macular Degeneration, AMD이라고 불리는 노인성 황반변성SMD은 1885년에 하브Haab가 처음 안질환으로 설명했다.[10] 무엇이 AMD를 형성하는지에 대해서는 일부 이론이 있지만 이러한 시각 손상으로 고통받는 환자들의 대다수에서 어떤 공통적인 현상이 나타나는 것으로 보인다. 프레이밍햄Framingham 안구 연구[11]에서는 이것이 나이와 관련된 질환이라고 설명했다. 유병률prevalence rate은 연령대가 52~64세에서는 1.6%, 65~74세에서는 11.0%, 75세 이상에서는 27.0%로 나타났다. 노령 인구가 급속도로 증가하고 있기 때문에 의료 전문가들은 앞으로 이러한 환자들을 더욱 더 많이 만나게 될 것이다. 황반변성은 현재 65세 이상 노인들의 심각한 시력 손실의 주요 원인이다. 알려진 치료 방법이 없기 때문에 관례적으로 돌이킬 수 없는 질환으로 여겨지고 있다.

65세 이상 노령 환자에서 시력 손실의 다른 주요 원인으로 꼽히는 이른바 백내장, 당뇨망막증, 녹내장 등에 대해서는 적어도 시력을 다소 회복할 수 있는 치료 방법이 있다.

이 논문에서는 황반변성의 개선 효과에 관한 객관적인 데이터를 제시한 최초의 연구를 보고한다. 그리고 이것이 이 보고서의 핵심이다.

증례 보고

59세의 백인 여성 환자가 무늬각막이영양증으로 클리닉을 찾아

왔다. 이 환자는 1992년에 이미 이러한 증세로 진단을 받았으며 전문의에게 효과적인 치료 방법이 없다고 들었다. 1993년 7월에 처음 클리닉에 나타났을 때 환자는 일련의 혈관계통 진단 검사를 받았다. 그리고 로버트 사무엘Robert T. Samuel 박사의 진료와 자동시야측정계 검사를 받았다.

1993년 7월 23일에 최초로 시야측정 연구를 위해 디콘Dicon TKS

그림 1

버넬 M-R-M 그리드 검사 기록 차트

(황반변성-망막병증-변시증)
M-R-M 그리드 검사책, 553M 슬라이드와 암슬러 그리드 검사

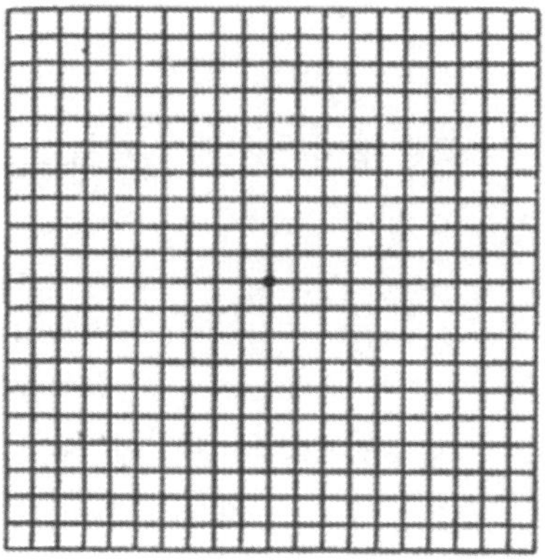

환자 이름 ______________________
내용 :
일자 __________ 의사 이름 ____________
암슬러 M-R-M 그리드 검사책 No.1
복사

황반변성 질환을 신속하게 검사하기 위해 암슬러 그리드(Amsler grid)를 사용했다.

4000 자동시야측정계(비자메드, Visamed)가 사용되었으며, 1993년 11월 5일에 추적 검사를 실시했다. 최초 검사 후, 환자는 미국의학진보학회의 프로토콜에 따라 종합비타민과 미량무기물 보충과 더불어 3gm의 EDTA를 정맥으로 30회 주사하는 치료를 받았다.[12]

환자는 본 클리닉의 치료 이외에 다른 수반성 치료는 전혀 받지 않았으며, 치료 후 우수한 결과를 얻었다. 지금은 환자의 시력이 훨씬 좋아졌다. 시력과 주변 시야 그리고 중심 황반시력이 개선되었다. 치료 전후에 직접적인 검안경 검사와 자동시야측정계(디콘 TKS 4000)로 황반을 검사했다. 치료 전후 환자에게 보여준 암슬러 그리드(그림 1) 검사에서 치료 후 안질환이 호전된 것으로 나타났다. 암슬러 그리드는 바둑판과 같은 격자무늬가 그려져 있는 그림표로 환자가 이를 응시한다. 황반 질환이 있는 경우에 환자는 격자선이 파도와 같이 굽이치는 것처럼 보이게 되지만, 반면에 황반 질환이 없는 경우에는 선들은 곧게 뻗어서 서로 직각으로 교차되는 것으로 보인다.

결과

그림 2a와 2b는 치료 전후 환자에게 실시했던 망막 검사의 세부내용을 나타낸다. 1993년 7월 23일에 실시한 검사 결과는 완전 역치인 80/30이었고 그림 2a에 나와 있다. 1993년 11월 5일에 실시된 검사는 그림 2b에 나와 있으며 초역치인 120/60으로 나타났다.

그림 2a와 2b에서 상승과 하강은 빛 자극에 대한 시각 민감도를 나타낸다. 이러한 시야의 정중앙은 중심와를 가리킨다. 그림에서 이러한 부분은 최고 정점을 가리키며 빛에 최고로 민감한 시야이다. 이를 원추 시야라고 한다. 국소적으로 지형이 중심 정점 주변에

까지 오르고 내리기 때문에 이러한 형상은 빛에 대해 크거나 작은 민감도를 나타낸다. 각 중심 정점의 측면에 나타나는 깊은 하강은 시신경이나 생리학적 맹점과 일치한다.

시험을 하는 도중에 비자메드 사의 장비가 갱신되었기 때문에 이러한 두 가지 별도의 시험 결과가 정확하게 일치하지는 않는다. 장비가 동일하지는 않지만, 시야가 현저하게 개선된 것은 틀림없다. 이 환자의 결과는 킬레이션 치료 전후에 시야의 개선을 조사하기 위해 시험한 일련의 환자 가운데 첫 번째 사례이다. 이어지는 연구에서 더욱 면밀하게 세분화시킨다면 의심할 여지 없이 더욱 균일한 결과를 도출할 것이다. 환자는 새로 찾은 시력으로 활기를 되찾았다.

표 1은 치료 전후의 환자의 시력을 나타낸다.

표 1

시력검사		
눈	치료 전 시력	치료 후 시력
오른쪽	20/60	20/25
왼쪽	20/30	20/20

말초혈관 조사 결과는 음성이었다. 경동맥의 분지에서 좌우 대칭의 경미한 플라크가 나타났다.

논의

연구 데이터는 종합비타민과 미량무기물 보충을 병행한 킬레이션 치료로 환자의 시력이 극적으로 개선되었다고 나타낸다. 과거 황반변성의 치료에서 영양 보충으로 나타난 임상적 효과보다 훨씬

그림 2a

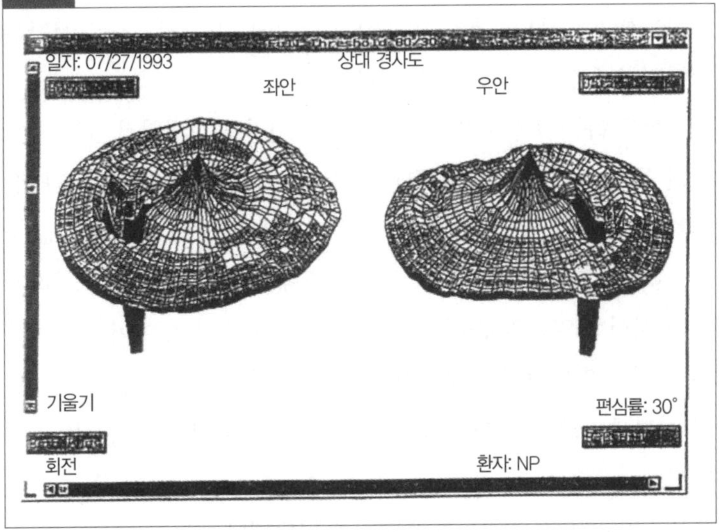

치료 전에 실시한 환자의 자동시야측정계 검사, NP.

빠르며 환자의 시력은 영양 보충 요법만을 사용했을 때보다 더 많이 좋아졌다.

이러한 한 가지 사례를 가지고 킬레이션의 효과와 영양보충 요법의 효과를 확연하게 구분하기가 어렵지만, 임상적으로 매우 현저한 개선이 나타났다는 것만큼은 부인할 수 없는 명백한 사실이다. 경험에 비추어보면, 킬레이션이 경동맥 분지의 소혈관에서 상당한 효과를 발휘한다. 따라서 망막의 말단 세동맥에서 비슷한 효과가 나타났기 때문에 조직에 산소혈류가 강화된다고 가정할 수 있다. 이 환자의 혈관 검사에서는 말초혈관 질환의 징후가 나타나지 않았다. 경동맥은 분지에서 좌우 대칭으로 경미한 플라크가 일부 진행되는 것으

그림 2b

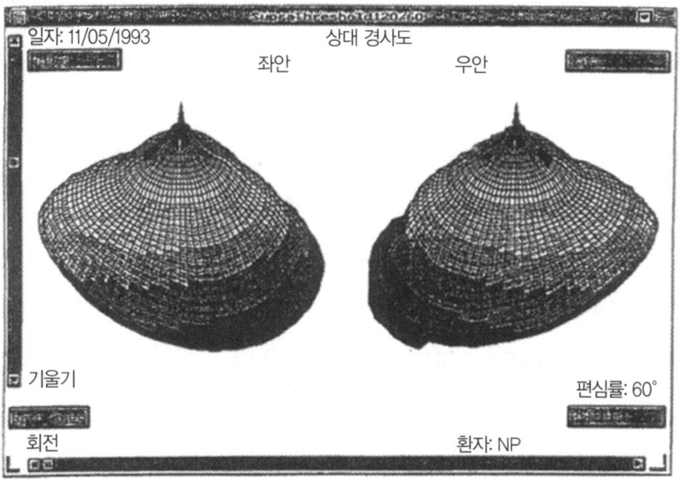

치료 후 환자의 자동시야측정계 검사 결과, NP.

로 나타났지만, 검사 결과 망막의 세동맥에서는 보이지 않았다. 일부 고려해야 할 여지가 있지만 이는 앞으로 이 질환에 대한 킬레이션 요법의 효과에 관한 연구를 진행하여 확증해보아야 할 것이다.

나이 관련 황반변성AMD을 이해하기 위해서는 먼저 망막, 특히 황반의 생리적 기능[13]을 고려해야 한다. 황반은 신경절 세포층에서 적어도 두 개의 핵 영역을 가지고 있으며, 혈관 아케이드 안쪽으로 있는 망막의 중심 부분이다. 황반의 안쪽은 오목하며, 오목한 경사의 가장자리에 의해 구분되는 약간 더 큰 색소 침착 지역이며 그 크기는 약 1.5mm이다. 이러한 부위에서는 맥락막이나 혈관층이 더 두꺼워지고 그 중심은 오목하며(350um), 외부 분절을 제외하고는 세포가 없고 적색과 녹색 원추체를 가지고 있다. 오목와에는 최고 농도의 '황색반'이 있다. 중심와 광반사UMBO는 와의 중심에서 약간 하강해서 형성된다. 황반은 망막의 색소 상피, 브루크막Bruch's membrane, 그리고 황반으로 영양소를 공급하는 내재 맥락막 모세혈관 등과 깊은 관련이 있다.[14, 15]

일반적인 노화 과정은 황반 아래층에서 변화를 유발하기 시작하여 AMD로 나타난다. 본래적으로 좌우대칭의 쌍방이며, 브루크막에서 유리질화의 패치로 두터워지는 드루젠drusen*으로 처음 나타난다. 미세한 과립성 침전물 형태인 드루젠이 퍼지기 때문에 임상적으로 색소의 장애가 나타나게 되고 맥락막 혈관이 더욱 뚜렷하게 보이게 된다.

브루크막은 계속 두꺼워지고 맥락막 모세혈관을 더 많이 침범한다. 이때 드루젠이 제한받지 않고 함께 성장하는 것으로 보인다. 색소 엉김은 더욱 확실해지고 시세포가 점점 더 왜곡되고 위축된다. 맥락막의 혈관은 좁아지기 때문에 황반으로 산소와 영양소의 공급이 감소한다. 신혈관 형성이 이어져 황반 아래에 허약한 혈관망을 형성한다. 이러한 변화로 색소탈실 영역이 나타나게 되며 이를 지리적 위축증이라고 한다. 이러한 유형의 AMD를 '건성' 또는 위축성 AMD라고 하며 오랜 기간 동안 이 상태로 살아갈 수 있다.[16]

AMD의 또 다른 종류는 '습식' 또는 삼출성 AMD라고 한다. 이 유형은 망막 색소 상피의 박리와 취약한 준황반 신경혈관망에서 출혈이 발생한다. 이로 인해 시력이 급속하게 손실된다. 프레이밍햄Framingham 안구 연구에 따르면 AMD 가운데 80%는 건성 또는 위축

* 드루젠(drusen). 노화로 인한 기능쇠퇴 및 혈류공급 장애로 인해 망막색소상피가 탐식 작용을 제대로 해내지 못해, 시세포의 찌꺼기가 쌓인 것(역주).

성 AMD이며 8%가 습성 또는 삼출성 AMD이며 12%는 불분명하다고 한다.[11] 맥락막의 순환을 개선시키는 치료 방법이 AMD의 발현을 억제시킬 수 있을 것이다.

황반변성은 인종에 따라 차이가 나지 않는다. 일부 연구[17]에서는 흑인보다 백인에게서 더 많이 나타난다고 밝혔지만, 다른 연구[18]에서는 인종과는 상관없이 동일한 분포가 나타난다고 밝혔다. 정통의학에서는 제시한 적이 거의 없다. 최근 몇 년 동안 영양적 접근방식이 대체로 가능성이 있다고 하는데, 신체의 나머지 부분과 비교했을 때 눈의 원추체가 불균형적으로 높은 수준의 아연을 함유하고 있기 때문이다. 매일 50~100mg의 이온화 아연을 투여하는 아연 요법이 효과가 있는 것으로 밝혀졌다.[19] 물론 이 환자에게 아연을 보충했지만, 황반에 대한 효과의 원인이 전적으로 아연 보충에 있다고는 생각하지 않는다. 사실, 연구자들의 경험[20, 21]에 의하면 아연 배출이 EDTA 킬레이션 치료 후에 6,170% 증가하는 것으로 나타나기 때문에, 치료로 인해 나타나는 일과성 아연 결핍을 보충해야 한다. 이 환자의 임상적 개선은 킬레이션 치료와 직접적으로 관련이 있다고 할 수 있는데, 아연 보충이 EDTA로 인한 손실의 정도와 균형을 이룰 것 같지는 않기 때문이다.

아연, 구리, 셀레늄, 망간, 리보플라빈뿐만 아니라 비타민A, 베타-카로틴, 비타민E, 비타민C 등을 비롯한 산화방지제의 식이 보충은 AMD 치료에 효과가 있다고 보고되었다.[22] 노인들은 종종 이러한 성분이 결핍되는 것으로 알려져 있다. EDTA 킬레이션 치료법은 효과가 있으며 위험도 적다.

AMD유발 요인이 명확하지 않기 때문에 맥락막 모세혈관의 강도가 유지된다면 황반변성을 유발하는 노화 관련 작용을 방지할 수 있다고 여겨진다. 따라서 황반 말단의 순환을 복원할 수 있는 모든 치료는 논리적으로 영양소를 더욱 원활하게 공급할 수 있게 될 것이다. 확실한 것은 킬레이션이 이러한 효과를 가지고 있다는 것이다.

종합비타민과 미량무기물 보충을 병행하는 EDTA 킬레이션의 정맥주사 치료는 안구 동맥의 기부의 신경간 근지, 즉 일반적인 내경동맥의 죽상동맥경화 폐색 질환을 역진시킬 수 있는 것으로 이미 정립되었지만, 이러한 동맥 말단 근지에 대한 효과는 밝혀진 바가 전혀 없었다.

내가 알기로는, 이 보고서가 종합비타민 및 미량무기물 보충과 EDTA 킬레이션 요법의 복합 치료 후에 나타난 AMD의 개선을 자동시야측정계로 밝힌 최초의 저술이다. 결과적으로 환자의 시야 문제는 비교적 잘 치료되었다. 1년간 환자를 추적했으며 이 보고서를 저술할 때까지 재발되지 않았다.

결론

황반변성은 미국에서 노인들의 시력 손실의 주요 원인 가운데 하나이다. 매년 75세 이상 노인 가운데 약 30%는 시력이 심각하게 손실되는 것으로 추산된다. 이는 노후 생활의 삶의 질적인 측면에서 너무나 중요할 때 노인들의 시력을 앗아감으로써 상당한 장애와 이환율을 초래할 수 있다. 천문학적인 비용은 아니지만 오늘날 증가하는 의료비용 때문에 여러 가지 대안의 치료법이 존재한다는 것만으로 안심이 된다. 더욱이 킬레이션 요법은 이러한 질환과 아울러 다른 퇴행성 안구 질환을 비교적 저렴하게 치료할 수 있는 방법이다. 따라서 이는 노인들의 만성적인 시력 손실 문제에 대한 해결책을 제시할 수 있다.

17. EDTA 킬레이션을 사용한 폐쇄성 경동맥협착증의 비수술적 치료 방법

정골의학 전문의 의학박사 루돌프, 정골의학 전문의 맥도나,
ACGP외과의 바버(R.K. Barber), ACSM, ETT*

개요 : 죽상동맥경화 혈관 질환을 앓고 있는 30명의 피험자들은 이나트륨 EDTA 주사 치료를 받았다. EDTA 킬레이션 치료 전후에 환자들의 좌우 내경동맥 분지에서 죽종성 협착증을 객관적으로 검사했다. 환자들은 약 10개월에 걸쳐 치료를 받았다. 동맥 내 폐색은 전반적으로 20.9±2.3% 감소했다(t=8.921, p<0.001*). 최초 평균 폐색을 넘어서는 3,396(즉, 통계적으로 +1δ) 이상인 환자들은 치료 후에 협착증이 35.00±4.390 감소되었다(t=8.178, p<0.001*, n=16). [*편차와 비교하여 통계적으로 유의한 변화]

서론

이 보고서는 정맥주사 EDTA의 효과를 분석한 일련의 논문들에 이어지는 것이다.[1-13] 많은 내과의들은 죽상동맥경화 혈관 질환을 치료하기 위해 EDTA를 성공적으로 사용해왔다.[14-16] 특히 이 연구에서는 EDTA 주입 치료 전후에 총경동맥과 내경동맥의 분지에서 협착증을 조사했다.

자료와 방법

일반 개인병원 진료 환경에서 실시한 본 연구에 참여한 환자 30명

---

* 바버는 메디컬 센터의 심장 과장이다. 이 장에 실린 보고서는 미국의학진보학회의 공식 학술지인 〈의학진보저널〉에 이미 발표된 것으로, 저작권자의 허가를 얻어 전재했다.

은 내경동맥의 혈관폐색 질환 때문에 선정되었다. 이 가운데 상당수 환자들에게서는 일과성 허혈성 발작이나 가청 경부 이상음의 발현 그리고 마비 등과 같은 경동맥협착증의 주요 문제들이 나타났다. 그 외에 다른 환자들은 관상동맥 질환과 간헐성 파행을 비롯한 혈관 계통의 부위에 국소적으로 집중된 퇴행성 질환을 앓고 있었다. 합당한 의학적 소견으로 경동맥 도플러 검사를 지시했다. 세 번째 유형으로 골관절염과 같은 비혈관성 질환을 가진 환자들은, 경부 척추의 X레이 검사 결과, 경동맥 분지 부위에서 경화가 나타났다. 일반적으로 증상이 발현되기 위해서는 70~80%의 폐색이 나타나야 하기 때문에 상당수는 증상이 없었으며, 일부 환자들에게서만 증상이 나타났다.

남자 환자 15명의 연령대는 51~80세(평균 65.5±8.6세)였으며, 여자 15명은 49~81세(평균 69.4±9.2세)였다. 환자들은 좌우 내경동맥 분지의 협착증에 대한 검사를 받았다.

호라이즌 리서치 연구소Horizons Research Laboratory, HRL의 공인 전문가들은 스캔넥스Scannex SV HRL의 고급 영상 단위로 초음파를 실시했다. 조직에서 돌아온 반향이 중개 장치를 거쳐 모니터 화면에 즉석 영상으로 나타났다. 동결 플레임 모드에서 특정 해부학 지점 간의 컴퓨터 바이크로프로세서 조절 거리로 세포벽 내강, 동맥벽 두께와 편위, 플라크 크기 등을 정확하게 측정했다.[17] 스캔넥스 SV는 0.5mm까지의 작은 죽상동맥경화 플라크 조각을 분석할 수 있다.[17] 음영과 인공물의 가능성을 배제하기 위해 전방, 후방, 측방의 세 개의 시점 중 두 개로 폐색의 정도를 검사했다. 참고로 측정 사진과 비디오테이프도 기록했다.

최초 검사 후, 환자들은 미국의학진보학회의 프로토콜에 따라 30

회의 정맥주사 EDTA 치료를 받았고 종합비타민과 미량무기물을 식이 보충했다.[18] 치료를 마친 후에는 약 10개월 전에 검사했던 것과 동일한 방법으로 경동맥을 반복해서 검사했다.

결과

다섯 가지 관점에서 데이터를 분석했다. 우선 전체 환자 그룹에 대해 내경동맥협착증의 순수 평균 변화율을 구했다. 그리고 좌우 동맥을 각각 개별적으로 조사했다. 초기 70% 이상의 협착증이 있는 환자(실제 이러한 환자들은 초기 평균 차단율에 미치지 않는 33% 또는 통계적으로 1시그마 이상)는 별도의 그룹으로 분리하여 고려했다. 마지막으로 데이터를 수학적으로 분석하여 뇌 관류의 개선 정도를 산정했다.

치료 전후에 전체 그룹의 데이터를 분석했을 때 남녀 모두의 죽종성 협착증의 감소가 통계적으로 유의했다. 표 1에 나타난 것처럼 환자 전체의 경동맥폐색의 정도는 평균 20.88% 미만이었으며(t=8.921, p〈0.001), 남자는 22.80%미만(t=6.878, p〈0.001), 여자는 18.97% 미만이었다(t=5.696, p〈1.001).

표 1

EDTA 킬레이션 치료 전후 내경동맥 차단율

	최초	최종	감소율	t-범위	p-값	연령
전체 그룹 n=60	51.23%	28.43%	−22.80+3.31	6.878	〈0.001*	65.5±8.62
남자 n=30	1130	91.15%	7.51%	795	0.35%	0.17%
여자 n=30	45.83%	26.86%	−18.97±3.33	5.696	〈0.001*	69.3±9.19

*통계적으로 유의한 편차

표 2

EDTA 킬레이션 치료 전후 좌내경동맥 차단율						
	최초	최종	감소율	t-범위	p-값	연령
전체 그룹 n=60	47.93%	28.96%	-18.97±3.32	5.713	<0.001*	67.4±8.91
남자 n=30	42.73%	28.73%	-14.0+4.20	3.336	<0.001*	65.5±8.62
여자 n=30	53.13%	30.13%	-23.0±5.30	4.340	<0.001*	69.3±9.19
*통계적으로 유의한 편차						

표 3

EDTA 킬레이션 치료 전후 우내경동맥 차단율						
	최초	최종	감소율	t-범위	p-값	연령
전체 그룹 n=60	49.13%	26.33%	-22.80±3.31	6.888	<0.001*	67.4±8.91
남자 n=30	59.73%	28.13%	-31.60+4.06	7.785	<0.001*	65.5±8.62
여자 n=30	38.53%	23.60%	-14.93±3.84	3.888	<0.001*	69.3±9.19
*통계적으로 유의한 편차						

표 4

EDTA 킬레이션 치료 전후 경동맥 차단율 (초기 차단율이 평균 이상 33%보다 높은 환자 비교)						
	최초	최종	감소율	t-범위	p-값	연령
전체 그룹 n=16>64.6% 남자 10, 여자 6	76.63%	41.63%	-35.0±4.28	8.178	<0.001*	67.1±10.23
남자 n=7>68.3%	78.71%	47.28%	-31.43+6.70	4.691	<0.001*	67.4±9.24
여자 n=7>61.1%	77.00%	37.57%	-39.43±13.92	2.832	<0.050*	65.1±11.23
*통계적으로 유의한 편차						

표 2와 3은 치료 전후 각각 좌우 총경동맥의 데이터를 나타낸다. 전체 그룹에 비해 동맥 구경 폐색의 평균 감소율은 통계적으로 유의했다. 그러나 여자는 좌경동맥에서 평균 개선율보다 높은 23%로 나타난 반면에(표 2), 남자는 우경동맥에서 평균보다 높은 32%로 나타났다(표 3). 이러한 차이에 대한 명확한 이유는 없으며 비교적 적은 수의 환자를 대상으로 분석했다는 점에서 우연일 수 있다. 그러나 차후 연구에서는 더 조사해볼 만하다.

표 4는 이 연구에서 더욱 중요한 결과 가운데 하나를 나타낸다. 치료 전, 그룹별로 초기 평균 폐색율이 평균 70%이상인 환자는 뇌혈관 질환과 그에 수반하는 경색이 나타날 확률이 높았다. 비록 이러한 환자 그룹에서 남자(n=7)와 여자(n=7)의 수가 적었다 할지라도, 평균 폐색율은 통계적으로 양성 모두 현저하게 감소했다. 평균 감소율은 35%였다(남자 31.496%, 여자 39.4%).

표 4에 요약된 데이터를 사용하여 혈류 증가량을 산출했다. 치료가 완료된 후 평균 증가율은 남자 610%, 여자는 734%, 그리고 남녀를 모두 포함한 전체 그룹은 620%가 증가했다(표 5). 이러한 수치는 100% 폐색율에서 제하여 계산했기 때문에 동맥의 내경율을 나타낸다.

치료 후 동맥 반경을 치료 전에 검사한 반경으로 나누어 개선비를 산출한다. 이러한 비율은 혈관 반경의 증가에 정비례한다. 혈류의 개선 정도는 일부 폐색된 동맥의 가상 교차 단면의 표면적을 계산하여 산출했으며 아래와 같은 식을 사용했다.

$$Q = \nu \pi r^2$$

Q = 혈류, ν = 혈류 속도, π = 동맥 구경의 반경을 의미한다. 혈류가

표 5

EDTA 킬레이션 치료 전후 경동맥 차단율 (초기 차단율이 평균 이상 33% 보다 높은 환자 비교)						
	폐색율(%)		개방율(%)		개선비	혈류 증가율(%)
	최초	최종	최초	최종		
전체 그룹 n = 60	76.63	41.63	23.37	58.37	2.49	620.00
남자 n = 7〉68.3%	78.71	47.28	21.29	57.72	2.47	610.00
여자 n = 7〉61.1%	77.00	37.57	23.00	62.43	2.71	734.00

*통계적으로 유의한 편차

일정한 속도로 흐르는 경우 혈류의 용적은 치료 전후 동맥의 반경의 제곱에 비례한다. 이것이 '개선비'이며, 제곱을 하면 혈류의 개선 정도를 나타낸다.

그러나 혈액은 혈관에서 정속으로 흐르지 않는다. 혈관벽 근처에서는 흐르는 속도가 늦어져, 동맥 반경은 혈류 계산에서 시간 다음으로 중요한 요소이다. 따라서 다음의 식과 같은 혈관에서 속도에 영향을 주는 요인을 고려할 때, 혈류의 초기 증가는 과소평가될 수 있다.

$$Q = \frac{\Delta P \cdot r^2}{8\eta 1}$$

π는 혈관의 압력 경도이며 η은 혈액의 속도 그리고 1은 혈관의 길이이다. 이러한 두 가지 수식을 조합하여 푸아죄유의 법칙을 공식화한다.[19]

$$Q = \frac{\pi \Delta P \cdot r^4}{8\eta 1}$$

푸아죄유의 법칙을 고려하여 개선의 정도가 반경의 4제곱으로 산출된다면, 표 5에 나타난 600~800에 이르는 혈류 증가율은 실제로는 3,700~5,400에 이르는 개선율일 수 있다. 다시 말해, 혈류는 혈관 구경에서 반경이 매우 조금만 커져도 급격하게 증가한다.

표 6은 환자 30명 각각에 대에 치료 전후에 평가한 데이터를 나타낸다. 10개월이 넘게 걸린 연구기간 동안 악화된 경우는 전혀 없었다. 단지 한 명만이 좌경동맥의 폐색이 전혀 감소되지 않은 것으로 나타났지만(증례 9), 우경동맥에서는 매우 현저하게 개선되었다. 일부 환자들의(증례 23, 27, 29, 30) 감소율은 최소였지만 통계적으로 전반적으로 유의했다. 이러한 증례들은 대다수가 매우 현저하게 개선되어 상쇄되었다.

논의

선진국에서는 혈관 뇌졸중으로 매년 인구 천 명당 한 명이 사망하고 있다. 미국에서 심장 질환과 암 다음으로 사망의 주요 원인이다. 가장 일반적인 폐색 부위는 총경동맥의 분지이다.[20] 매년 약 500만 건 정도의 뇌졸중이 발생하며, 이 가운데 75%는 경동맥 부위에서 발생한다.[21]

경동맥폐색의 치료 방법으로 일반적으로 권장되는 것은 약물 요법이나 동맥 내막 절제술이다. 이 연구의 결과로 EDTA 킬레이션도 대체치료 방법으로 제안할 수 있다. 연구 결과, 킬레이션 치료 후에 경동맥의 폐색적 차단이 통계적으로 현저하게 감소되었으며, 킬레이션 치료를 받지 않은 환자가 일 년 이내에 기대되는 증가율 4,096%와 비교하면 그 효과가 훨씬 뛰어나다.[21]

피험자 30명 가운데 16명은 폐색율이 평균 70% 이상인 협착증세

표 6

EDTA 킬레이션 치료 전후 경동맥 차단율(분지)									
환자	성별	좌내 경동맥			우내 경동맥			연령
		최초(%)	최종(%)	감소율	최초(%)	최종(%)	감소율	
1	F	*75.00	45.00	−30.00%	60.00	44.00	−16.00%	78
2	F	*86.00	53.00	−33.00%	60.00	57.00	−03.00%	81
3	F	*67.00	00.00	−67.00%	00.00	00.00	00.00%	57
4	F	0.00	00.00	−00.00%	*75.00	50.00	−2500%	58
5	F	*98.00	33.00	−65.00%	25.00	00.00	−25.00%	60
6	F	*75.00	45.00	−30.00%	50.00	49.00	−01.00%	49
7	M	*75.00	40.00	−35.00%	52.00	35.00	−17.00%	73
8	M	*65.00	50.00	−15.00%	60.00	55.00	−15.00%	73
9	M	34.00	34.00	−00.00%	*83.00	34.00	−49.90%	77
10	M	*80.00	69.00	−11.00%	33.00	00.00	−33.00%	64
11	M	48.00	44.00	−04.00%	*86.00	63.00	−23.90%	51
12	M	00.00	00.00	−00.00%	*84.00	25.00	−59.00%	65
13	M	*70.00	40.00	−30.00%	*67.00	33.00	−34.00%	80
14	M	00.00	00.00	−00.00%	*73.00	60.00	−13.00%	62
15	M	40.00	00.00	−40.00%	*67.00	22.00	−45.00%	66
16	M	25.00	22.00	−03.00%	50.00	22.00	−28.00%	75
17	M	00.00	00.00	−00.00%	54.00	00.00	−54.00%	57
18	M	45.00	45.00	−13.00%	33.00	20.00	−13.00%	60
19	M	43.00	43.00	−20.00%	48.00	00.00	−48.00%	68
20	M	00.00	00.00	−33.00%	50.00	25.00	−25.90%	52
21	M	50.00	44.00	−06.00%	56.00	38.00	−18.00%	59
22	F	42.00	34.00	−08.00%	56.00	47.00	−09.00%	64
23	F	50.00	40.00	−10.00%	00.00	00.00	−00.90%	67
24	F	40.00	20.00	−20.00%	25.00	00.00	−25.00%	77
25	F	57.00	25.00	−32.00%	44.00	00.00	−44.00%	78
26	F	21.00	20.00	−01.00%	63.00	37.00	−26.00%	73
27	F	44.00	35.00	−09.00%	30.00	26.00	−04.00%	70
28	F	44.00	22.00	−22.00%	40.00	00.00	−40.00%	83
29	F	50.00	40.00	−10.00%	00.00	00.00	−00.00%	67
30	F	48.00	40.00	−08.00%	50.00	44.00	−06.00%	78

*초기 차단율〉64.60% (전체 그룹과 비교하여 평균 차단율 10% 미만), 표 5에 포함

가 있었으며, 미국내과학회의 보건 및 공공정책 위원회에 따르면 경동맥 내막 절제술로 치료해야 한다.[22] 이 연구에서 EDTA 킬레이션 치료 후 이러한 환자들의 동맥 구경이 평균 41.6% 정도의 폐색율을 보이며 개선되었기 때문에(표 4) 수술이 필요 없게 되었다. 연구 결과, 모든 환자들이 죽종성 협착증이 다소 약화되는 것으로 나타났다. 치료 도중에 합병증이 진행된 경우는 없었으며 치료를 마친 후 30일 이내에 뇌혈관 질환이 발생하는 경우도 없었다. 랜드Rand 커뮤니티 기반 연구에서 동맥 내막 절제술과 관련한 합병증(수술 후 30일 이내에 뇌졸중 발생 또는 사망)의 발병률은 9.8%였다.[23] 증례 가운데 25% 정도가 수술 후 2년 내에 재협착되는 것도 중요한 문제이다.[21]

결론

경동맥폐색 질환의 치료는 적어도 수술만큼이나 효과가 있어야 한다. 이 연구 결과, 적절한 영양 보충과 식이 관리가 병행한다면 EDTA 킬레이션 요법이 죽종성 플라크와 뇌경색의 발현을 현저하게 감소시킬 수 있어 이러한 요건을 충족한다고 밝혔다.

더욱이 치료의 안정성이 보다 강조되어야 하는데, 동맥 내막 절제술의 알려진 위험에 비하면 EDTA 킬레이션 요법이 훨씬 안전하다는 사실이 이 연구에서 지속적으로 입증되었다. 킬레이션 치료의 최종 효과가 수술과 동일하거나 더 낫다면 우선적인 치료 방법으로 이를 선택해야 한다.

18. 골밀도 지수에 대한 정맥주사 이나트륨 EDTA의 효과

안과전문의 의학박사 루돌프, 안과전문의 맥도나 부조브(D.G. Wussow), M.S.C*

개요 : 61명의 일반 환자들을 대상으로 EDTA 치료를 비롯한 약 3개월의 치료를 마친 후에 일반적 진료 환경에서 연구조사했다. 연구 결과, 성별에 상관없이 EDTA 치료 후에 골밀도 지수가 감소되지 않았으며 실제 골밀도 검사 결과, 일부 골다공증 증세가 있는 환자들은 경미하지만 통계적으로 유의한 개선이 나타난 것으로 밝혀졌다. 이러한 결과는, 뼈에는 음성적인 효과가 있는 EDTA 요법이 일부 증례에서는 오히려 뼈의 성장에 유익할 수 있다는 사실을 나타낸다.

서론

인구의 평균 연령이 증가함에 따라 성인, 특히 여성에게 영향을 미치는 주요 문제 가운데 하나가 골다공증이 될 것이라는 것이 확실해지고 있다.[1] EDTA 치료는 인체 내 칼슘의 축적을 감소시켜 치료를 받은 환자들은 골다공증이 촉진될 것이라고도 여겨진다. 예로, 매우 인기 있는 〈유에스뉴스앤월드리포트U. S. News and World Report〉[2]의 기고가 스티븐 부디안스키Stephen Budiansky는 "… EDTA 치료를 받은 일부 환자들은 치료 결과, 극심한 칼슘 감소와 골다공증 그리고 뼈가 가늘어지는 현상으로 고통을 받았다!"라고 기술했다. 이러한 생각이 널리 퍼져 있고 또한 일반적으로 인용되지만, 연구 결과

* 부조브는 메디컬 센터의 관리자이다. 이 장에 실린 보고서는 미국의학진보학회의 공식 학술지인 〈의학진보저널〉에 이미 발표된 것으로, 저작권자의 허가를 얻어 전재했다.

EDTA 치료 전후에 검사한 뼈 스캔에서는 명백히 나타나지 않았다. 이 연구의 목적은 개인병원 진료 환경에서 EDTA 치료가 환자의 골밀도에 미치는 효과를 조사하는 것이다.

문헌 검토

많은 요인들이 골다공증의 진행에 영향을 미칠 수 있다. 이 요인에는 칼슘 결핍, 규칙적인 운동 부족, 유전적 요인, 과다한 식이 섭취, 흡연 등이 있다.[3] 이러한 요인으로 뼈의 화합물은 정상이지만 뼈의 밀도가 부족하기 때문에 약하고 부러지기 쉬워 골절에 더욱 취약해진다. 과거 몇 년 동안 많은 치료가 시도[4-7]되었으며 그 성공률도 다양했다.

문제는 이 보고서가 뼈 구조에 EDTA가 어떠한 효과를 미치는가에 관한 해답을 제시할 수 있느냐는 것이다. EDTA가 골다공증을 유발하는 것일까? EDTA를 사용하는 많은 내과의들은 실제로는 EDTA 치료로 뼈 구조가 개선된다는 사실을 알게 되었다. 이처럼 모순적으로 보이는 결과는 조골세포의 기능과 관련하여 부갑상선 호르몬의 작용에서 확인할 수 있다.[8]

EDTA가 인체로 정맥으로 주사되는 경우에 혈청 칼슘이 생성되고 이는 세뇨관을 통해 배출된다. 혈청 칼슘의 배출로 부갑상선 호르몬의 수치가 증가한다. 증가된 부갑상선 호르몬의 수치는 두 가지 중요한 결과를 나타낸다. 준안정의 칼슘 침전물에서 칼슘의 배출과 그리고 전조골세포의 조골세포 전환이다.

이 연구에서 제시하는 질문은 EDTA 요법이 골밀도에 미치는 효과가 양성이냐 음성이냐 하는 것이다.

자료와 방법

61명의 환자를 일반 진료 환경에서 연구조사했다. 환자의 연령과 성별 분포는 표 1에 요약되어 있다.

환자들은 모두 초기에 면밀한 임상 검사를 받았다. 그리고 놀랜드Norland 사가 제조한 단일 광학 골밀도계를 사용하여 검사했다. 모든 검사는 제조업체에서 지시한 표준 방법대로 실시되었다.[9] 각 검사에 전후에 골밀도계의 사정을 정확하게 조정했다.

표 1

연령과 성별 분포				
	인원수	평균 연령	분산	SD(표준편차)
남자	23	64.39	32.16	5.67
여자	38	65.13	96.49	9.82
전체 그룹	61	64.85	71.43	8.45

다른 보고서에서 더욱 자세하게 설명한 종합비타민-미량무기물 보충을 병행한 EDTA 요법을 모든 환자들에게 시술했으며, 환자들은 치료 후 재검사를 받았다.[10, 11] 계속되는 골밀도계 측정으로 EDTA 치료 전후의 차이를 비교했다. 그리고 치료 전후 남녀 환자 간의 차이에 대해 추가적으로 조사했다. 마지막으로 예상 골밀도보다 수치가 낮은 환자(골다공증 그룹) 간의 차이를 연령별 정상적인 골밀도 예상치보다 높은 환자들과 비교했다.

결과

표 2는 전체 환자 그룹의 결과를 요약한 것이다.

표 3과 4는 남자와 여자를 분리하여 검사 전후의 결과를 나타낸 것이다.

표 5는 환자들의 연령별 예상치보다 낮은 실제 골밀도를 가진 환자들의 치료 전후 검사 결과를 요약한 것이다.

논의

표 2에 나타난 전체 그룹의 결과, 치료 전후 검사에서 실제로 측정된 골밀도 수치가 감소되지 않았다는 것을 명백하게 보여준다. 실제로 측정된 골밀도 결과에서 약간의 증가가 있었지만, 이는 통계적으로 유의하지 않았다. 남자의 치료 전후 검사 결과와 그리고 여자의 검사 결과를 각각 비교하기 위해 결과를 분류하였을 때 결과는 기본적으로 동일하다. 표 3에서 나와 있는 여자 그룹을 다시 한 번 살펴보면 치료 전후 검사에서 골밀도 수치가 약간 증가한 것을 볼 수 있지만 통계적으로는 의미가 없다. 표 4에 있는 남자 그룹의 골밀도계 측정은 치료 전후 검사 결과가 동일했다. 살펴본 가운데 가장 관심을 끄는 그룹은 치료 전 검사에서 골밀도계 측정 결과가 연령별 예상치보다 아래에 있었다. 환자 25명이 이러한 그룹에 해당되었는데,

표 2

연령과 성별 분포

	치료 전 검사		치료 후 검사		T 점수
	평균	S.D.	평균	S.D.	
EDTA 주입 횟수	.67	2.19	33.30	13.14	20.04*
골밀도(실제)	.702	.137	.706	.133	.894
골밀도(예상)	.697	.104	.697	.104	.088
N=61, *P〉.001					

표 3

여자 환자의 치료 전후 검사					
	치료 전 검사		치료 후 검사		T 점수
	평균	S.D.	평균	S.D.	
EDTA 주입 횟수	.55	1.11	32.24	12.52	15.52*
골밀도(실제)	.629	.108	.635	.107	1.13
골밀도(예상)	.626	.055	.625	.056	.087
N=23, *P〉.001					

표 4

남자 환자의 치료 전후 검사					
	치료 전 검사		치료 후 검사		T 점수
	평균	S.D.	평균	S.D.	
EDTA 주입 횟수	.87	1.96	35.04	14.22	12.59*
골밀도(실제)	.821	.087	.822	.076	.118
골밀도(예상)	.814	.036	.814	.036	.000
N=23, *P〉.001					

표 5

골다공증 그룹					
	치료 전 검사		치료 후 검사		T 점수
	평균	S.D.	평균	S.D.	
EDTA 주입 횟수	.56	1.66	34.60	19.25	9.26*
골밀도(실제)	.624	1.34	.636	.134	2.29**
골밀도(예상)	.707	1.15	.702	.112	1.08
N=25, *P〉.001, **P〉.05					

골다공증 그룹이라고 일컬었다. 이러한 결과는 표 5에 나와 있다. 치료 전후 검사와 더불어 치료의 전 과정에서 이러한 그룹에서 측정된 골밀도는 실제로 2%가 증가했다. 이러한 차이는 통계적으로 신뢰도 0.05 수준에서 유의한 것이었다.

요약

골다공증이 사회에서 특히 여자에게 영향을 미치는 주요한 문제 가운데 하나가 되었지만, 이러한 질환의 치료 과정에 대해서는 많은 논란이 있다. 그리고 EDTA 치료는 인체의 칼슘 축적에 영향을 미친다. 일반 진료 환경에서 실시된 연구라서 제한적이었지만 연구 결과, EDTA 킬레이션 요법이 실제로는 뼈의 칼슘을 감소(골다공증)시키는 것이 아니라 골다공증에 감염된 환자 뼈의 재성장을 촉진하는 것으로 나타났다. 골다공증에 걸린 일반 환자 61명을, EDTA 치료와 종합비타민-미량무기물 보충을 비롯한 약 3개월간의 주기적인 치료 전후에 조사했다. 그 결과 EDTA 요법이 골다공증 환자와 정상적인 골밀도 측정에서 음성효과가 나타나지 않은 환자 모두의 뼈 성장을 강화시키는 것으로 나타났다.

19. EDTA 킬레이션과 종합비타민과 미량무기물 보충 요법을 사용한 고혈압 환자의 신동맥협착증의 역진

안과전문의 의학박사 루돌프, FACAM, 안과전문의 맥도나, ACGP, FACAM*

개요 : 70세의 백인 남자 환자는 중증 고혈압과 좌신동맥협착증 병력이 있었다. 도플러 이중 스캐닝 결과는 신동맥에서 최고 수축혈류 속도가 200cm/sec을 초과하는 것으로 나타났다. 대동맥 혈류 속도에 대한 신동맥 비율은 3.5이상이었다. 환자는 종합비타민과 미량무기물의 경구 보충을 병행하여 3gm의 EDTA를 주입하는 일련의 정맥주사 킬레이션 복합 치료를 받았다. 치료 후 환자의 혈압은 저하되었고 약물 치료도 줄었다. 그리고 좌신동맥의 혈류와 신동맥/대동맥 혈류비도 정상 범위 내에 있었다.

서론

본 증례 보고서는 정맥주사 EDTA 주입 치료의 효과를 분석한 일련의 논문들에 이어지는 것이다. 이전에 최대하 답차운동 검사[5]와 관상동맥 조영술[6]을 통해 경동맥 순환[1-3]과 하지[4] 그리고 심기능의 개선에 대한 데이터를 발표했다. 또한 망막의 자동시야측정계로 검사하여 황반변성 환자의 망막동맥 관류가 개선된 사례도 보고했다.[7]

이러한 여러 가지 연구조사에서 참여한 환자들이 혈관 질환으로 고혈압이 있었다면 EDTA 치료 후에는 혈압이 좋아졌다. 그리고 치

* 이 장에 실린 보고서는 미국의학진보학회의 공식 학술지인 〈의학진보저널〉에 이미 발표된 것으로서 저작권자의 허가를 얻어 전재했다.

료를 진행하면서 실시된 최대하 답차 운동 검사의 모든 단계에서도 수축혈압이 개선된 것으로 나타났다.[8]

증례 보고

오래 동안 고혈압 병력을 가지고 있었던 70세의 백인 남성인 C.M.은 좌신동맥협착증으로 우리 클리닉을 찾아왔다. 이 환자는 1997년에 혈관 전문의로부터 실시간 이중 도플러 컬러 초음파로 이러한 증상을 진단받았다. 그리고 유일한 치료 방법은 수술로써 혈관형성술이나 우회수술을 받아야 한다고 들었다. 1997년 6월에 환자가 처음으로 클리닉에 왔을 때 혈관 계통에 대한 일련의 진단 시험을 실시했으며, 그 결과 경미한 대동맥-장골 폐색 질환이 있는 것으로 나타났다. 스트레스 심전도를 실시한 결과 허혈에 대해서는 음성이었지만 파행의 진행으로 그 수치가 제한적이었다.

그 후 환자는 70회의 정맥주사 EDTA 치료를 받았으며, 각 주사에는 EDTA 3gm을 투여했다. 또한 미국의학진보학회[ACAM]의 프로토콜에 따라 종합비타민과 미량무기물을 보충했다.[9] 혈압 약물 치료로 아침에는 베라파밀이 240mg 그리고 자기 전에는 독사조신 메실레이트[doxazosin mesylate] 2mg을 투여했다. 혈압제는 연구 기간 동안 동일한 양으로 계속 투여되었지만, 킬레이션과 영양 보충 이외에 다른 치료는 없었다. EDTA 킬레이션 치료를 70회 받은 후에 두 번째 신장 초음파로 재검사했다.

결과

표 1은 하트랜드이스트[Heartland East]병원의 방사선과에서 진단 초음파로 측정한 신동맥의 혈류 속도를 나타낸다. 이중 스캔을 위해

사용된 장비는 아쿠손Acuson 128XP 진단 초음파기였다. 건강한 신동맥의 혈류 속도는 100cm/sec 이내[10]이며 협착으로 좁아진 구경의 폐색 정도에 비례하여 증가한다. 이러한 혈류 속도는 대동맥의 수반성 혈류에 따라 달라진다. 따라서 대동맥 혈류 속도에 대한 비율로써 신동맥의 혈류 속도를 나타내는 것이 유용하다. 그래서 신동맥의 최고 속도는 신동맥/대동맥 혈류비와 함께 보고되었으며, 이로써 혈류 측정을 표준화한다.

표 1

	혈류 속도	신대동맥 혈류비
치료 전	206cm/sec	3.75
치료 후	113cm/sec	1.69

요약

표 1은 EDTA 킬레이션 치료를 70회 받기 전후에 측정한 환자의 신동맥 혈류 속도를 나타낸다. 신/대동맥 혈류비는 신동맥의 혈류 속도를 대동맥 혈류 속도로 나눈 값이며 이것이 3.50보다 큰 경우에는 협착증을 나타낸다.

이 환자를 처음 검사했을 때 좌신동맥의 최고 혈류 속도는 206cm/sec이었다. 킬레이션 치료 후 검사가 반복되었고 최고 속도는 113cm/sec으로 기록되었다. 이 환자의 최초 신동맥/대동맥 혈류비는 3.75였으며 검사를 반복한 결과 1.69로 나타났다. 콜러Kohler et al.가 밝힌 정상 비율은 3.5 미만이다.[11] 콜러의 저술에 게재된 표는 신동맥/대동맥 혈류비에 관한 비협착 및 협착 환자의 분포를 보여준다.

혈관조영상을 사용하여 도플러 측정치와 비교하면, 신장 동맥 폐색률이 60%인 경우에 병변이 혈역학적으로 유의해지는 역치가 신동맥/대동맥 혈류비 3.5와 같다.[11] 콜러가 발표한 표를 사용하여 환자가 60~70% 범위에서 좌신동맥이 폐색되었다고 결론을 내릴 수 있었다. 마찬가지로 킬레이션과 영양보충 치료 후 폐색이 20% 이하로 감소되었다고 결론을 내릴 수 있었다. 확실히 신동맥 혈류가 혈역학적으로 현저하게 개선되었다.

그림 1

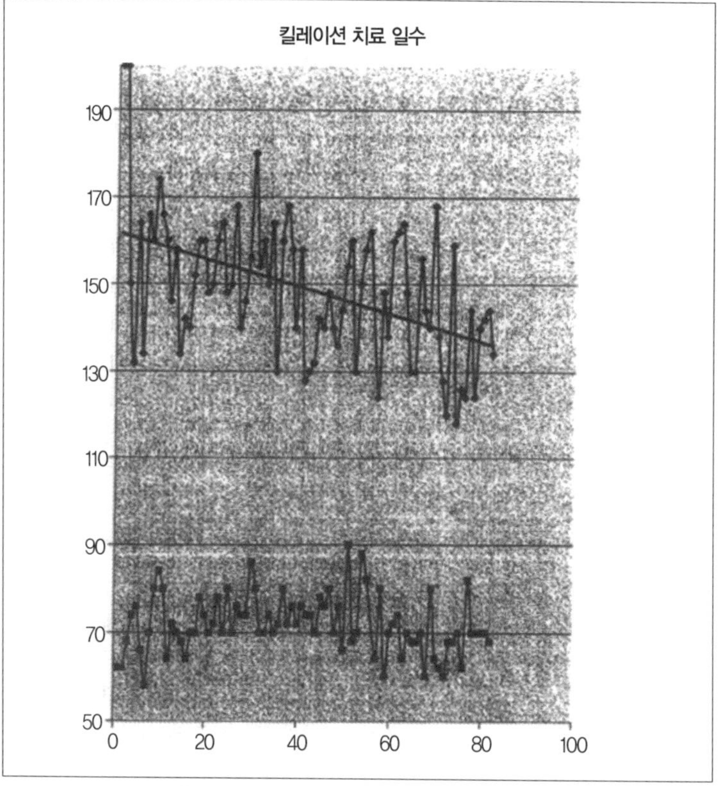

환자의 수축기(위 그래프)과 이완기(아래 그래프) 혈압과 킬레이션 주입 치료 횟수 간의 비교 도표. 수축기 측정치를 지나는 선은 혈압이 치유되는 전반적인 방향을 보여주는 추세선이다.

이 환자는 고혈압 증상을 가지고 있었기 때문에 원컨대 신동맥협착증의 개선으로 혈압의 임상적 변화를 유도해야 한다. 매일 정맥주사 EDTA 치료 전에 환자의 혈압을 측정했다. 그림 1은 측정 결과를 나타낸다. 위 그래프는 수축기 그리고 아래의 그래프는 이완기를 각각 나타내며, 이완기 측정치는 90mmHg 아래의 범위에서 비교적 일정했다.

주입 간에 실제 시간 간격은 달랐지만, 평균적으로 환자는 처음 30회 동안에는 일주일에 세 번 주입 치료를 받았으며 그 후 10회 동안에는 매주 2회, 그리고 그다음 10회는 매주 1회 그리고 나머지 치료는 격주로 받았다.

논의

이 연구의 데이터는 영양 보충을 병행하는 EDTA 킬레이션 요법은 신동맥협착증과 이에 수반하는 고혈압 치료에 극적인 효과를 나타낸다는 것을 보여준다. 과거 임상 경험에서 저지방과 저나트륨 식이와 영양 보충으로 고혈압을 개선시킬 수 있지만, 신동맥협착증에 대해서도 치료적 효과를 나타낸다고 입증된 적은 전혀 없었다. 혈관형성술과 신혈관수술은 현재 특선의 치료 방법이지만 색전 폐색, 정체, 마취 작용과 같은 위험이 수반되며 사망에 이를 수도 있다.

고혈압의 한 가지 원인이 신동맥협착증이다. 신동맥의 고정 폐색은 혈청 레닌, 앤지오텐신angiotensin 그리고 궁극적으로 알도스테론aldosterone의 증가를 유발한다. 애초에 내인성 병변은 죽상동맥경화(67%)나 섬유근성(33%)일 수 있다. 죽상동맥경화 병변을 가진 환자들은 노화가 빨라지며 수축 혈압이 높아진다. 그리고 젊은 사람이나 특히 여성에게서 흔히 발견되는 섬유근성 형태의 병변으로 가진 환자보다 종말 기관 손상이 진행될 가능성이 더욱 크다.

여기서 유발된 고혈압은 일반적으로 수술로만 치료될 수 있는 것이다. 죽상동맥경화 질환 치료에서 혈관형성술은 성공률이 60~70%이며 침습성이다. 신장혈관 수술이 필요한 경우에 치유율은 40~50% 정도이다. 만약 환자가 5년 이상 고혈압 병력을 가지고 있었다면 수술로 긍정적인 반응이 나타날 확률은 25%에 불과하다.[12] 하나의 사례이지만 이 환자의 경우 강력하고 위험한 수술 치료를 하기 전에 EDTA 킬레이션 요법을 우선적으로 고려해야 한다고 밝혔다. 영양 보충의 효과를 EDTA 킬레이션의 효과에서 분리할 필요는 없다. 그러나 수술로만 치료할 수 있는 상황에서도 킬레이션 치료로 현저하게 개선된 효과를 가져올 수 있다. 그리고 영양 보충은 그 자체만으로는 이러한 효과를 나타내지 않을 가능성이 매우 높다.

경험[2-6]에 비추어 보면, EDTA 킬레이션은 순환기 계통의 모든 영역에서 유의한 효과를 나타낸다. 그리고 계통적 문제에 대한 최고의 접근 방식은 계통적 솔루션이라는 것이다. 심지어 신동맥협착증이 단지 '빙산의 일각'인 경우라도, 증상으로는 아직 발현되지 않은 다른 혈관 병변이 나타날 수 있다.

신장 부전과 관련한 것 이외에도 고혈압의 많은 원인이 있다.[13] 중금속도 강력한 혈압 상승 물질로 알려져 있다. 고혈압과 신기능 부전을 모두 가지고 있는 환자들은(혈청 크레아티닌〉1.5mg/dl) 신장 손상이 없는 환자들보다는 훨씬 더 많은 양의 이동성 납을 가지고 있다. 이러한 납은 본태성 고혈압에서 작용할 수 있다.[14]

EDTA 킬레이션이 납 중독을 치료하는데 최고의 치료법이기 때문에 납이 병인으로 나타나는 경우에는 특선의 치료법이 될 수 있다.[14] 또 다른 혈압 상승 물질인 카드뮴은 조직, 특히 신장에서 아연을 치환시키는 것으로 알려졌다. 이는 혈압 상승의 원인으로 카드뮴의 비중을 더욱 커지게 한다.[15] 카드뮴은 담배 생산에서 사용되어 왔기 때문에 이는 건강과 심장 혈관 상태에 유해한 기제일 수 있다.[16] 수은은 신장 실질의 수황기 그룹과 강력하게 결합한다. 이는 독성을 유발하고 고혈압을 발현시킬 수 있다.[17] 환자의 모발 분석에 의한 선별검사 결과, 이러한 중금속 증가가 나타나지 않았으며 가능한 병인으로써 이것이 더욱 심화되었다고 나타난 바도 없다.

초기 연구에서 EDTA가 신독성이 있다고 주장했기 때문에, 이 환자의 신장 동맥 혈류에서 나타난 개선은 일부 혼란을 줄 수 있다. 크랜턴 박사[18]는 이러한 문제에 대해 종합적인 견해를 밝혔다. 박사는 초기 연구에서 더 많은 투여량(9gm 대 3gm)으로 더욱 빠른 속도(30분 대 세 시간)로 주입 치료했다고 밝혔다. 가끔씩 신장 관상 계통에 대해 역진시킬 수 없는 강습을 가했다. 맥도나와 동료들[19]은 현재 프로토콜을 사용하여 383명의 환자들을 연구 추적했다. 치료 전후에 혈청 크레아티닌으로 측정한 결과, EDTA 치료가 신장을 손상시키지 않으며 신장 기능이 약 15% 정도 개선되었다는 것을 알았다. 이후 유사한 연구에서 이러한 효과들이 확증되었으며 EDTA 킬레이션 요법으로 치료받은 환자의 혈액 요소니트로겐이 감소된 것을 보여준다.[20] 신장은 혈압 조절에서 가장 중요한 조직이기 때문에, 처음부터 고혈압 환자의 효과는 중금속의 제거와 관련이 있는 것으로 가정했다. 실제는 신장 기능이 개선되었다는 것은 신장의 순환기능이 개선되어 혈압이 저하된다는 것도 의미한다.

고혈압, 고콜레스테롤, 진성 당뇨병, 그리고 비만은 혈관폐색 질환의 주요 위험 요인이다. 고혈압을 치료하지 않으면 혈전이나 출혈성 뇌혈관 질환, 신부전, 울혈성 심부전, 심근경색을 수반하는 관

상동맥 심장 질환 등이 유발될 수 있다.[21, 22]

이 보고서는 EDTA 킬레이션과 종합비타민 및 미량무기물 보충의 복합 요법으로 환자를 치료한 결과 신장 동맥 병변이 개선된다는 사실을 혈역학적으로 입증한 최초의 연구 보고서이다. 환자는 호전되었으며 약물 치료 투여량이 감소된 후에도 혈압은 호전 상태를 유지했다.

결론

고혈압은 미국에서 노인 혈관 질환의 주요 원인 가운데 하나이다. 사망률과 직접적으로 관련은 없지만 이는 미국의 사망 원인의 1순위(심장 질환)와 2순위(심장마비)의 직접적인 원인이다. 오늘날, 막대하지는 않더라도 의료비용이 증가함에 따라 다양한 잠재적인 치료법이 있다는 사실만으로 안심이 된다. EDTA 킬레이션은 다른 치료법에 비해 상대적으로 비용이 저렴한 치료법이다. 이는 만성적인 고혈압 질환뿐만 아니라 이 때문에 유발될 수 있는 다른 치명적인 질환에 대해서도 해결책을 제시할 수 있다.

20. 자각 피로도에 대한 종합비타민/ 미량무기물 보충과 EDTA 킬레이션 치료의 효과

안과전문의 맥도나 FACGP, 안과전문의 의학박사 루돌프,
치과전문의 의학박사 체라스킨

개요 : EDTA 킬레이션 치료의 생화학 및 생리학적 요인과 변화에 대한 관심이 증가하고 있다. 이 보고서는 미국 최고의 임상 질환인 피로에 대한 킬레이션의 효과에 관한 쟁점을 제기하고 이에 답하고자 한 최초의 시도이다.

서론

최근의 정부 조사에 따르면, 의료에서 흔하게 나타나는 질환 중 하나가 피로감이라고 한다. 특히 약 1,500만 명이 주요 피로 질환으로 인해 의학적인 도움을 원하는 것으로 나타났다.[1] 더욱 주목할 만한 것은 부차적, 3차적 또는 인식하지 못하고 있는 피로 질환을 가지고 있지만 파악되지 않은 환자 수가 어마하다는 사실이다.

이 보고서는 주로 심장혈관이지만, 여러 가지 다양한 만성 질환을 앓고 있는 환자 139명을 정기적으로 연구조사한 것이다. (1) 의학적 관심이 필요하고, (2) 나타나는 주요 증상으로써 피로를 인식할 수 없지만, (3) 애초의 피로도와 종합비타민/미량무기물 보충 EDTA 킬레이션 치료 후 나타나는 피로도의 변화를 정량화할 수 있는 환자들을 조사했다.

문헌 검토

코넬의학지수 건강설문조사는 35여 년 전에 개발되었다.[2, 3] 초기

에 의사들이 시간을 적게 소요하면서 수많은 의학 관련 및 정신의학적 정보를 수집하기 위한 방법이 필요하여 만들어진 것이다. 이 방법은 수십 년에 걸친 오랜 세월을 통해 어떠한 다른 역사적인 방법보다도 그 유효성이 입증되었다. 이 조사의 1부는 피로와 관련한 일곱 개 문항을 담고 있다.

조사 방법

본 연구조사에는 일반 진료 환자 139명(63.0±10.3세)이 참여했으며, 남자가 83명(62.6±10.6세), 여자가 56명(63.5±9.7세)이었다(표 1). 최초 방문 진료 시에 환자 모두가 코넬의학지수 건강설문조사를 완료했다. 종합비타민/미량무기물을 보충한 3gm의 EDTA 킬레이

표 1

연령 및 성별 분포			
연령대	남자	여자	전체 그룹
30-39	1(1.7%)	0(0.0%)	1(0.7%)
40-49	9(14.4%)	6(10.7%)	15(10.8%)
50-59	19(30.2%)	14(25.0%)	33(23.8%)
60-69	28(44.4%)	20(35.7%)	48(34.5%)
70-79	24(38.1%)	14(25.0%)	38(27.3%)
80-89	2(3.2%)	2(3.6%)	4(2.9%)
계	83(100.0%)	56(100.0%)	139(100.0%)
평균과 표준편차	62.6±10.6	63.5±9.7	63.0±10.3
t=0.4821			
P〉0.50000			
최소	34	43	34
최대	82	82	82
범위	48	39	48

표 2

피로감 점수 분포		
피로감 점수	최초 점수	최종 점수
0	44(31.7%)	78(56.1%)
1	25(18.0%)	15(10.8%)
2	24(17.3%)	19(13.6%)
3	23(16.5%)	13(9.4%)
4	13(9.4%)	9(6.5%)
5	8(5.7%)	3(2.2%)
6	2(1.4%)	2(1.4%)
계	139(100.0%)	139(100%)
평균과 표준편차	1.77±1.64	1.12±1.54

표 3

결과 요약	
표본 크기(전체 표본)	139
최초 결과	1.77±1.64
최종 결과	1.12±1.53
변화율	−37
편차의 유의성	t=5.3052 P〈0.001*
표본 크기(증상 그룹)	95
최초 결과	2.59±1.35
최종 결과	1.58±1.65
변화율	−39
편차의 유의성	t=6.1771
P〈0.001*	
*통계적으로 유의한 편차	

션 주입 치료(평균 26회)를 평균 61.4일에 걸쳐 받은 후에 환자들은 다시 한 번 CMI 조사를 받았다. 이러한 방법으로 초기 피로감과 EDTA 킬레이션 치료 후에 나타나는 변화를 정량화할 수 있었다(표 2).

결과

표 1을 보면 최저 34세에서 최고 82세까지 다양한 연령대를 포함하고 있다는 것을 알 수 있다. 그리고 초기 피로감의 정도가 0~6까지 분포되어 있다는 것도 알 수 있다(표 2).

요약

표 2는 약 2개월 동안 피로가 나타나지 않은 환자가 31.7%에서 56.1%로 증가했으며 증가율은 약 25%라는 것을 나타낸다. 표 2에서 확실히 나타나 있으며 표 3에서도 평균 피로감이 1.77에서 1.12로 감소했으며, 특히 감소율이 37%라는 것을 강조했다. 피험자의 44%(표 2)는 애초에 피로 질환이 있다고 보고하지 않았다. 이러한 그룹에서는 당연히 개선이 나타날 수가 없었다. 그래서 피로감의 변화는 초기에 1이상의 피로 정도를 보고한 환자 95명에 대해 다시 산출했다(표 3). 이러한 피로 질환 그룹의 피로감은 평균적으로 2.59에서 1.58로 감소했으며 39%가 개선되었다.

논의

내가 확신하기에는 이러한 매우 흔한 질환의 과정과 임상적 발현을 정량화하기 위한 진중한 노력이 거의 없었다. EDTA 킬레이션 치료 전후 환자들의 피로감에 대한 정보는 전혀 없었다. 이러한 제한적인 간단한 실험이 앞으로 더욱 정교한 기기를 사용하여 이러한 문제를 적극적으로 검토하게 되는 계기가 되기 바란다. 의학적인 지원을 받고자 하는 주요 이유가 무엇이든 간에, 연구 결과는 피로감이 통계적으로 유의하게 감소되었다고 밝히고 있다.

물론 이러한 극적인 개선 효과가 조절 그룹이 포함될 수 없었기 때문에 우연이거나 정신적인 효과일 수 있다. 이러한 실험이 중증의 환자를 대상으로 일반 개인병원의 진료 환경에서 실시되었다는 사실도 강조되어야 한다. 위약 그룹은 도덕적으로 문제가 있으며 임상적으로도 위험할 수 있다. 아울러 EDTA 킬레이션의 삼출 효과 때문에 종합비타민/미량무기물 보충 프로그램이 필수적이라는 사실도 주지해야 한다. 그래서 EDTA와 종합비타민/무기물의 상대적인 기여도에 대한 의문을 제기할 수 있다. 그러나 이는 일찍이 밝혀졌기 때문에 이 보고서에서는 이러한 의문 자체를 언급하지 않았다. 그렇지만 앞에서 밝힌 이러한 조건하에서 중증의 일반 진료 환자 그룹에 대한 효과를 보고하는 것은 흥미로운 일이다.

21. 코넬의학지수 설문조사에 의한 EDTA 킬레이션 치료 환자의 임상적 개선 평가

의학박사 휴 리오단(Hugh D. Riordan), 문학석사 마빈 더크스(Marvin Dirks)
치과전문의 의학박사 엠마누엘 체라스킨, 파르하드 타다욘(Farhad Tadayon),
M.S.M.E, 페니 브리젠딘(Penny Brizendine), A.R.N.P*

개요 : 코넬의학지수 건강 설문조사 방법으로 28명의 고혈압 환자를 임상적으로 평가했다. 정맥주사 EDTA 킬레이션 치료를 한 결과 모든 계통이 확연하게 개선되었다. 그리고 의학 평가 시스템을 표준화한 한 가지 방법으로 정맥주사 EDTA 킬레이션의 치료 효과를 평가한다.

서론

최근에 많은 내과 교본 고전들의 최신판을 검토한 결과, 임상적 무징후나 무증상(암묵 고혈압)에서부터 여러 심각한 원인에 이르기까지 증상이 다양한 고혈압이 있는 것으로 나타났다. 그리고 이른바 '만성 본태성 고혈압'이 양성이 아니며 특발성 질환도 아니라는 견해가 늘어나고 있다. 하지만 이는 진단 측면에서 빙산의 일각에 불과하며 궁극적인 병인은 밝혀지지 않았다.[1, 2] '조기 또는 급성 고혈압'의 유일한 특징적인 징후는 혈압의 상승이다.

환자의 고혈압 증상 기질의 구조적, 기능적 특징을 조기에 탐지

---

* 이 연구는 미국 캔자스 주 위치토(Wichita)에 소재한 올리브 가비(Olive W. Garvey) 인간 기능 증진 연구센터의 재정적 후원과 인력 지원으로 완료되었다. 저작권자의 허가를 얻어 전재했다. Copyright © 1989 Hugh D. Riordan, M.D. 이 장의 내용은 〈분자교정의학저널〉에 이미 발표된 것으로, 허가를 얻어 전재했다.

할 수 있다면, 원컨대 더욱 효과적으로 예방과 치료를 할 수 있을 것이다. 주지하듯, 징후를 초기에 탐지하기 위해서는 연례행사와 같은 의례적인 신체검사와 형식적인 진료보다는 더욱 세밀한 검사가 이루어져야 한다. 두통, 신기능 손상, 망막병증, 교감신경 자극에 대한 과도한 반응, 산소 운반의 저하 등은 실제로 모두 고혈압으로 인해 비교적 늦게 나타나는 증상이기 때문에, 조기에 탐지하기 위해서는 오히려 더욱 빠르고 민감하게 나타나는 징후를 발견해야 한다.

고혈압 증세와 관련한 민감하고 일반적인 임상적 기질을 수량화하여 더욱 정확하게 진단할 수 있는 방법에 대한 관심을 거의 기울이지 않았다. 여기에서 보고된 연구로 연구자들은 고혈압 환자에서 발현하는 징후와 증상을 조사 기록하는 특별한 계기를 마련할 수 있다. 그리고 연구에서는 일련의 EDTA 킬레이션 20회 주사 치료로 기대할 수 있는 증상의 변화를 자세하게 열거하고 있다.

방법론

보고된 바와 같이, 만성 납 중독과 고혈압의 치료에서 EDTA 킬레이션의 작용에 대한 진행 중인 연구로 데이터를 생성했다.[3] 이 보고서에 실린 연구 방법에서 독특한 점은 코넬의학지수 설문조사[CMI]를 사용한 것이다. CMI에서 환자들은 항목에서 설명하는 증상을 경험했다면 대답으로 '예'를 표시하면 된다.

최초에 의사들은 최소한의 시간으로 방대한 의료 및 정신의학 관련 정보를 수집하기 위한 도구가 필요하여 CMI를 개발했다.[4,5] 이 방법은 40년 이상 사용되었으며, 다른 문진 방법보다 오랜 세월을 거치면서 그 유효성이 입증되었다.[6-10] 이러한 방법으로 신체 및 정서적 문제, 입퇴원과 외래 진료 결정, 군대, 기업, 스포츠 의학에서 연령, 성별, 인종, 교육 등과 같은 요인과 질환과의 관계를 조사했다. 내가 알기로는 고혈압에 대해서는 이러한 문진 방식을 적용하지 않았으며, 증상의 양상으로서 킬레이션의 결과에 대해서만 제한적으로 사용했다. 설문은 총 195개 문항이며 몇 개의 항목(A-R)으로 구분되어 있다. 본 보고서에서는 A-L 항목을 가지고 전체 CMI 점수로 산정했는데, 이는 물리적 계통의 징후와 증상을 수량화한 것이다.

결과

첫째, 연구에서 환자의 전체 CMI 점수는 연구 시작 시점에서 질환의 상태가 매우 '유의한' 환자들의 범주를 명확히 구분했다. 특히 전체 그룹의 평균 CMI 점수는 '예' 응답이 37.5였다. CMI의 창안자에 따르면, 전체 CMI 점수가 25 이상이면 유의한 질환을 나타내는

표 1

EDTA 킬레이션 치료 전후 경동맥 차단율
(초기 차단율이 평균보다 33% 이상 높은 환자 비교)

	계통/점수 문항 수	치료 전 평균 점수	10회 치료 후 평균 점수	10회 치료 전후 증상 감소율 %	20회 치료 후 평균 점수	20회 치료 전후 증상 감소율%
호흡기	18	2.4	1.7	29	1.9	21
신경	18	2.8	2.0	29	1.9	32
소화기	23	4.4	3.4	23	3.5	20
피부	7	1.3	1.0	23	8	38
심장혈관	13	3.9	3.2	18	3.2	18
근골격	8	1.3	1.2	8	1.0	30
비뇨기	11	3.1	3.2	3	2.9	6
계	98	29.1	22.5	23	22.3	23

것이다. 사실 표 1 데이터를 보면 전체 물리적 계통 그룹에 대해서만 '예' 응답의 평균 횟수는 29.1이었다. 질문수와 점수로 판단하기 때문에 계통별로 강조되는 측면이 다를 수 있다는 사실을 CMI 계획에서 명시해야 한다. 판독자의 편리를 위해 EDTA 킬레이션 10회 및 20회 주입 치료 후의 임상적 변화를 백분율로 변환하여 수치로 생생하게 나타냈다.

둘째, 연구 대상 환자들은 치료 전 CMI 조사 결과, 전체 계통 가운데 심장혈관 계통에 대한 긍정적인 응답률이 가장 높은 그룹이었다. 그림 1에서 이를 그래프로 도식화한 결과, 심장혈관 계통의 30%에서부터 호흡기 계통의 13%까지 나타났다. 놀라운 점은 고혈압 환자들이 동시에 다른 계통에서 유의한 증후를 나타낸다는 사실이다.

그림 1

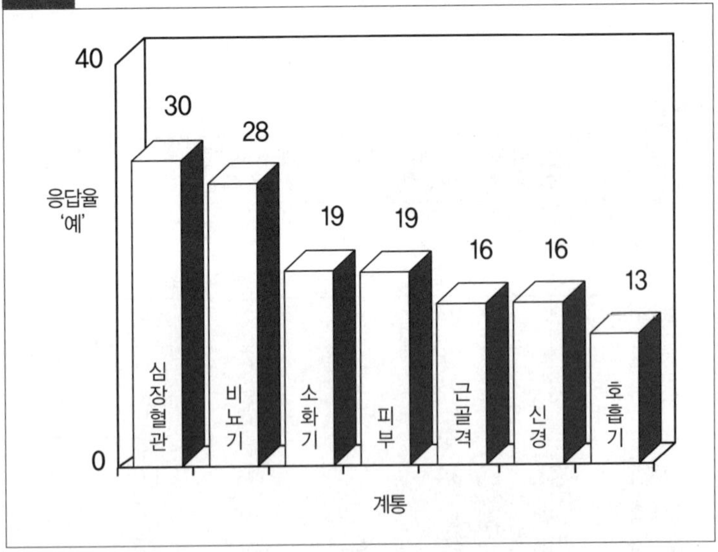

코넬의학지수 건강설문조사에 대한 환자의 응답률. '예'라는 응답은 환자가 질문에서 설명한 증상을 가지고 있다는 것을 의미한다.

그림 2

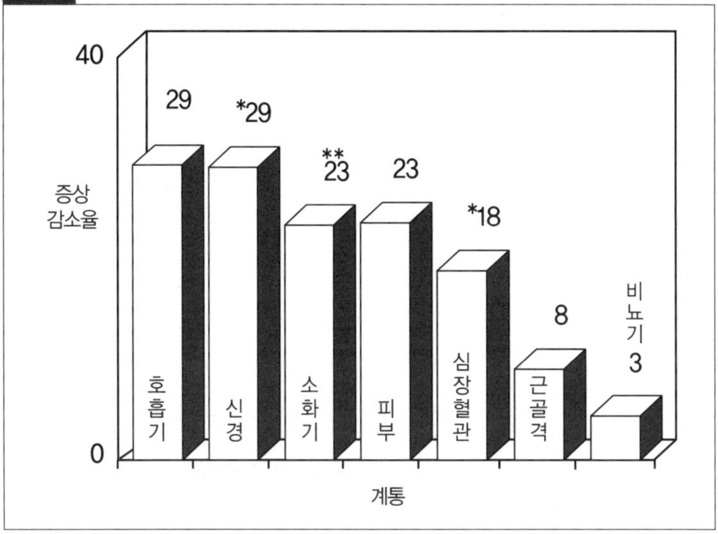

전체 그룹에서 EDTA 10회 주입 치료 후 증상의 감소율 (*)=p=.05 (**)=p=(.01).

그림 3

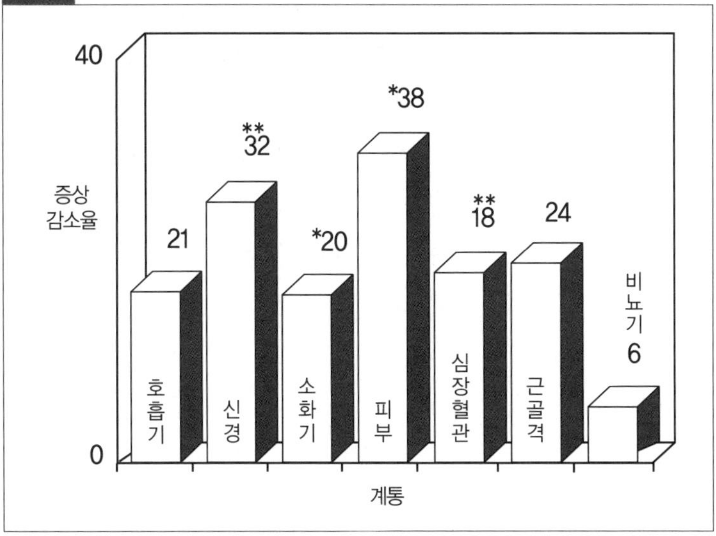

전체 그룹에서 EDTA 20회 주입 치료 후 증상의 감소율 (*)=p=.05 (**)=p=(.01).

셋째, 킬레이션 10회 치료 후에 전반적으로 모든 계통이 개선되었다(t=2.4, p=.02). 별표(그림 2)와 같이, 심장혈관과 소화기 그리고 신경 계통의 단일수치 개선도가 통계적으로 유의했다. 20회 주입 치료 후에 환자들의 증세를 치료 전 수준과 비교했을 때 대체로 호전 상태를 유지했다(t=2.7, p=.01). 심장혈관, 신경, 소화기, 그리고 피부 계통도 여전히 통계적으로 유의하게 지속적으로 개선되었다(그림 3).

논의

임상 치료의 결함 중에 하나는 증상의 변화에 대해 비공식적인 환자의 보고, 즉 일화적인 보고에 따라 치료 빈도를 결정했다는 사실이다. 임상 데이터가 치밀해야 하기 때문에, 이러한 방식은 특히 질환의 초기 단계에서 문제가 된다. CMI와 같이 좀 더 공식적인 데이터 수집 도구를 사용하여 증상에서 나타나는 미세한 변화를 확인함으로써 일반적인 관행을 개선할 수 있다.

위의 CMI 연구는 명백히 조절 그룹 없이 이루어졌다. 하지만 조사한 증상 데이터가 일반적인 임상적 판단보다는 더욱 세밀한 방법으로 수량화되었다는 사실이 이러한 약점을 어느 정도 보완할 수 있다. 만성 고혈압 치료 방법으로서 킬레이션을 연구할 때 CMI나 다른 공식화된 임상 설문조사 방식을 사용하는 방안에 대해 다른 연구자들이 관심을 갖게 되기를 바란다.

감사의 말

이 연구 프로젝트에 무한한 도움을 준 알파네트 맥도널드Alfanette McDonald, 조지아나 클라우드Georgianna Cloud, 돈나 쉬락Donna Schrag에게 감사를 전한다.

22. 말초혈관 질환에 대한 나트륨-마그네슘 EDTA의 예비 이중맹검법 연구

의학박사 에프라인 올즈베르(Efrain Olszewer),
의학박사 푸아드 칼릴 사박(Fuad Calil Sabbag)
의학박사 제임스 카터(James P. Carter)*

개요 : 이중맹검법 연구를 위해 유형2(라퐁텐)의 말초혈관 질환이 있는 남자 환자 10명을 무작위로 선정하여, 링거 유산염 수용액에 산화마그네슘 이나트륨 EDTA, B복합체와 비타민C를 첨가한 주입액과 산화마그네슘 위약과 B복합체, 그리고 비타민C를 첨가한 주입액 가운데 하나를 투여했다. 각 환자별로 총 20회의 정맥주사 치료를 시술하기로 계획했다. 임상 및 실험(비침습성) 검사 결과 일부 환자는 10회 주사치료 후에 극적으로 개선되었다. 따라서 누가 EDTA 치료를 받았고 누가 위약을 받았는지를 나타내는 코드를 해제했다. 그 후 실험은 단일 맹검법으로 완료되었다. 애초에 환자들은 위약을 투여받은 다음 EDTA를 10회 치료받기로 선정되었다. 반면에 처음부터 EDTA로 치료받기로 할당된 그룹은 EDTA 치료를 20회 받았다. 처음에 위약을 투여받은 환자그룹은 이후 EDTA 치료를 10회 받은 결과, 처음부터 EDTA로 10회 치료받은 환자들에게서 나타난 효과와 필적할 정도로 개선되었다.

서론

아직까지 어느 누구도 말초혈관 질환 치료에서 NaMg EDTA의 효과를 평가하는 이중맹검법 연구 결과를 발표하지 않았다.[1] EDTA 치료를 받은 만성 퇴행성 질환자 2,870명의 증례를 검토한 최근의

* 올즈베르와 사박 박사는 이 연구가 실시된 국제예방의학연구소가 있는 브라질 상파울루에서 심장전문의로 활동하고 있다. 카터 박사는 루이지애나 주 뉴올리언스의 툴레인(Tulane)대학교 보건 및 열대의학대학 영양학과의 전임 학장이자 명예교수이다. 이 연구는 〈국립의학협회저널〉에 처음 발표되었으며, 저작권자의 승인을 얻어 전재했다.

연구를 비롯하여 일부 증례 보고서와 후향적 연구 결과가 발표되었다.[2-5] 그래서 우리는 말초혈관 질환에서 EDTA 효과에 관한 예비 이중맹검 임상시험을 실시했다.

방법론

평균 연령 47세인 남자 환자 10명은 모두 당뇨와 죽상동맥경화로 인한 말초혈관 질환을 앓고 있었으며 흡연으로 인해 악화되었다. 이 환자 전부를 연구 대상으로 삼았다. 환자들은 모두 라퐁텐 분류LaFontaine Classification 2기 상태였다. 이는 간헐성 파행 증상이 있다는 것을 의미하지만 휴식기나 밤에는 통증이 없었으며 괴저에도 걸리지 않았다. 이들 가운데 8명은 애연가들이었지만, 연구가 시작되기 적어도 6개월 전부터 모두 금연했다.

다음과 같은 임상평가를 실시했다. 말초혈관 징후(피부 장애, 체온 및 모발 변화 등), 신장 기능, 혈압BP 등을 확인했다. BP지수는 상완 압축 BP에 대한 발목 압축 BP의 비율로 나타낸 것으로 평균 지수는 0.04~0.75 이다. 도보 시험에서 환자들은 100~300미터 사이에서 파행이 나타났다. 마스터 '2스텝'(Master 'Two Step') 운동 시험 결과 환자들은 40스텝 이전에 파행이 나타났으며 자전거 스트레스 시험에서는 시간당 50킬로미터 속도로 주행하여 3분이 지나기 전에 파행이 나타났다.

10명의 환자들을 임의적으로 동일하게 두 그룹으로 구분했다. 각 그룹은 제약회사(상파울루, 메스키타 연구소)에서 각각의 함유량을 구분하여 EDTA 10mL 또는 증류수(1에서 10까지 번호)를 작은 약병에 담아서 밀봉한 봉투에 넣은 앰풀을 받았다. 두 그룹 모두 영양 보충으로 비타민C(2g), B복합체(2mL), 비타민B6(300mg), 헤파린

500IU, 마그네슘 황산염(1g) 등을 첨가한 용액을 정맥주사로 주입받았다.[6] Na2 EDTA는 각 주사액에 1.5g씩 첨가했다. EDTA와 증류수를 식별하기 위해 10mL 흰색 병에 1에서 10까지 번호를 매겼다(증류수 5병, EDTA 5병).

결과

표 1과 2는 킬레이션 10회 치료와 위약 10회 치료를 마친 후 환자 10명에게서 나타난 결과이다. 도보시험과 마스터 운동시험 결과 치료 후에 상당히 개선되었다. 치료 전후 자전거 스트레스 시험에서 환자가 페달을 밟으며 운동할 수 있었던 시간이 분과 초 단위로 표 1에 나와 있다. 20회 치료 전후 두 그룹의 측정값은 표 1과 2에 나와 있다.

표 1

EDTA와 위약 치료 전후 기능의 개선

환자	EDTA 전 도보 거리 (미터)	EDTA 전 마스터 (스텝)	EDTA 전 자전거 (25km/hr)	10회 치료 후 도보 거리 (미터)	10회 치료 후 마스터 (스텝)	10회 치료 후 자전거 (25km/hr)	최종 도보 거리 (미터)	최종 마스터 (스텝)	최종 자전거 (25km/hr)
E1	180	32	3'30"	450	58	6'5"	760	70	9'
E2	200	36	4'50"	220	35	4'35"	480	52	6'
E3	150	32	3'10"	400	56	6'	620	68	8'15"
E4	120	24	3'15"	350	50	5'50"	480	64	7'55"
P5	150	30	3'30"	140	31	3'20"	350	52	5'50"
P6	200	35	4'35"	260	38	4'40"	550	56	7'55"
P7	250	40	5'10"	600	70	6'	770	70	9'
P8	180	30	3'25"	190	30	3'20"	350	48	6'15"
P9	230	38	4'55"	250	40	5'05"	480	63	7'30"
P10	100	18	3'10"	320	46	4'55"	380	50	6'45"

E=EDTA, P=위약(PLACEBO)

표 2

전체 개선율과 기준치 비교						
	EDTA 그룹			위약 그룹		
방법	휴식~ 10회 치료	10회~ 20회 치료	휴식~ 20회 치료	휴식~ 10회 위약 치료	10회 위약 치료 후 10회 EDTA 치료	휴식~ 10회 위약치료 후 10회 EDTA 치료
도보	2.65	1.42	3.76	1.1	2.08	2.30
마스터	1.86	1.07	2.00	1.02	1.94	2.00
자전거	2.10	1.44	3.04	1.01	1.60	1.60
평균	2.20	1.31	2.93	1.04	1.87	1.96

표 3

EDTA와 위약 치료 전후에 측정한 운동 시작 전후의 혈압 지수*						
	EDTA 그룹			위약 그룹		
	기준	EDTA 10회	EDTA 20회	기준	위약 10회	EDTA 10회
휴식	0.66	0.89	0.95	0.62	0.63	0.86
운동	0.54	0.78	0.88	0.56	0.54	0.75

*BP(혈압)지수 = 수축기 발목 BP/축기 상완 BP

표 4

EDTA 그룹, 위약 그룹과 시간에 대한 치료 효과 비교를 통한 기준점과 10회 치료, 기준점과 20회 치료 간 차이			
결과 변수	치료 효과	시간 효과	시간에 대한 치료 효과
도보	P=.06	P=.000	P=.0003
마스터	P=.07	P=.000	P=.000
자전거	P=.1018	P=.000	P=.0006
휴식 BP 지수	P=.005	P=.000	P=.0006
운동 BP 지수	P=.001	P=.000	P=.0042

10회 치료 후에 일부 환자들은 확실히 개선되었지만, 다른 환자들은 그렇지 않았다. 그래서 코드를 해제하기로 결정했다. EDTA 치료를 받은 환자들만 개선된 것으로 나타났기 때문이다. 따라서 나머지 10회 치료는 단일맹검법으로 실시하여 모든 환자들에게 EDTA를 투여하기로 결정했다. 위약 그룹의 나머지 10회(총 20회 중)를 EDTA로 치료한 결과, EDTA 그룹에서 최초 10회 치료 후에 나타난 효과와 비슷했다. EDTA 그룹을 10회에서 20회까지 킬레이션으로 치료한 결과 추가적으로 개선되었지만, 개선의 정도가 처음 10회 치료 후에 나타난 것보다는 덜했다(표 4).

EDTA 그룹은 10회 치료를 받은 후에 도보거리가 치료 전보다 두 배 정도(×2.2) 개선되었으며, 이에 비해 위약 그룹에서는 변화가 없었다(×1.04). 20회 주입 치료를 한 후 EDTA 그룹은 도보거리가 거의 세 배(×2.93) 증가했다. EDTA 치료로 전환한 후에 위약 그룹은 약 100%(×1.96) 개선되었다. 10회에서 20회까지 치료를 받은 최초 EDTA 그룹의 개선율은 31%였다(×1.31).

그리고 표 3에 나와 있는 것처럼 발목 BP를 상완 BP와 비교하는 BP지수를 조사했다. 위약 치료 환자들에 비해 EDTA로 치료를 받은 환자들은 개선의 정도가 확연했다.

데이터 분석

이러한 데이터를 분석하는 최상의 방법은 변수들을 반복해서 측정하는 것이다. 이 연구의 모형은 치료 효과와 시간을 모두 포함하고 있기 때문에 많은 증례에서 치료 자체만의 효과보다는 치료와 시간 간의 상호작용으로 인한 효과가 훨씬 크다. 연구 결과, 이러한 상호작용이 유의하다. 이는 치료의 효과가 시간이 지날수록 증가한

표 5

EDTA 그룹, 교차(위약 10회, EDTA 10회) 그룹과 시간에 대한 치료 효과 비교를 통한 10회와 20회 치료 간 차이			
결과 변수	치료 효과	시간 효과	시간에 대한 치료 효과
도보	P=.0255	P=.060	P=3.06
마스터	P=.0069	P=.0056	P=.0056
자전거	P=.013	P=.000	P=.662
휴식 BP 지수	P=.0005	P=.0004	P=.0097
운동 BP 지수	P=.0002	P=.0002	P=.0652

다는 것을 의미한다. 따라서 처음에 얼핏 나타나는 것보다 시간이 갈수록 위약 그룹과 EDTA 치료 그룹 간의 차이가 훨씬 더 커진다.

데이터 분석도 통계적으로 유의하다. 기준 측정과 도보와 마스터 스텝시험 간의 유의성만 다소 명확하지 않을 뿐이다(도보시험 P=.06, 마스터 스텝시험 P=.07). 그러나 시간에 따라 치료 효과가 다른 확연한 시간 효과가 있다(P=.075). 연구 결과에서는 10회 치료까지는 그룹 간에 차이가 없는 것으로 나타났다. 이는 위약 그룹이 10회 치료를 받은 후에야 EDTA를 투여받았다는 사실과 관련이 있을 듯하다.

EDTA 치료 효과가 있다는 것을 확증하기 위해 10회와 20회 치료 간의 데이터를 분석했다. 그 결과 EDTA 치료 효과와 시간 효과 그리고 시간에 따른 치료 효과가 나타났다.(표 5)

이는 EDTA가 유의수준 0.05에서 환자의 임상 상태를 개선시키는 데 유의한 영향을 미친다는 것을 의미한다.

논의

2,870명의 증례에 대한 후향적 분석 결과,[5] EDTA 킬레이션 요

법으로 치료했을 때 만성 퇴행성 질환 증상이 현저하게 개선된 것으로 밝혀졌다. 환자들은 조절되었다. 결과는 클라크Clarke가 최초에 설명한 데이터와 매우 유사했다.[6-8]

NaMg EDTA 킬레이션 요법의 효험을 평가하기 위한 다른 연구들이 실시되었다.[6-9] 미국의학진보학회의 프로토콜에 따라 시술되었을 경우,[10] 1960년 이래로 미국에서만 치료를 받은 50만 명 이상의 환자 가운데 신부전이나 사망과 같은 부작용이 보고된 적은 없었다. 이러한 측면에서 보면 안전성은 더 이상 고려의 대상이 아니었다. 그러나 1950년대에는 컴퓨터 다중연속 분석SMAC 20으로 환자들의 크레아티닌 제거율 또는 심전도를 주기적으로 검사하지 않았기 때문에 절대적으로 안전하다고 할 수는 없다. 더욱이 심부전이 진행된 환자의 증례 보고에서는 1회 치료 시에 EDTA를 3.0g이상 주입했을 경우에는 대부분 신장에서 납 복합체가 형성되어 납 중독이 유발되는 것으로 나타났다. 처음으로 임의 추출 위약 조절 이중맹검법을 사용하여 이 연구를 실시했다.

현재 지식으로는 EDTA 킬레이션 요법이 다음과 같은 기제로 작용한다고 볼 수 있다. EDTA는 먼저 혈관 구획에서 이온화 칼슘과 2가 양이온 그리고 아연과 같은 미량원소와 결합하여 이를 소변을 통해 인체 밖으로 결합 형태로 배출시킨다. 구리와 관련하여 고농도의 아연은 콜레스테롤과 리포단백질 물질대사에 부작용을 유발할 수 있다.[11] 부갑상선 호르몬을 분비하기 위해 혈청 칼슘을 저하시켜 부갑상선 반응을 유발한다. 이는 정상적인 칼슘/인 비율의 안정성을 유지하기 위해 뼈에서 칼슘을 추출하여 신장을 거쳐 인을 배출시킨다.

또한 혈관 구획 EDTA는 혈소판 응집을 저하시킨다.[12] 혈소판으로 배양되는 경우, 칼슘이 첨가되어 EDTA 효과의 일부가 가역될 수 있지만 다른 경우에는 그렇지 않다. 따라서 EDTA는 혈소판에서 적어도 두 가지 작용을 한다. 세포외 구획에서 칼슘을 제거하고, 혈소판막 칼슘 결합 능력을 비가역적으로 변화시킨다. EDTA는 세포 내 칼슘에서 발생하는 최종적인 일반 응집 경로에 영향을 미칠 수 있다.[13]

그리고 EDTA는 세포막에서 긴고리 불포화 지방산의 지질 과산화의 주요 촉매인 철과 구리를 제거하여 칼슘 이동 통로를 비롯한 자유라디칼의 생성을 억제하고 막구조를 파괴한다.[14, 15] 허혈이 발현하는 경우에 이러한 막 손상으로 인해 세포와 미토콘드리아로 칼슘이 유입되어 세포 내에 칼슘이 축적된다.[16-18]

이렇게 세포 내에 축적된 칼슘의 일부가 EDTA로 킬레이트화되어 제거되면 다음과 같은 효과가 발생한다.

1. 근육 수축력이 저하되어 동맥혈관의 직경이 적어도 10% 이상 증가[19-22]하여 혈류량이 두 배가 된다.
2. 혈관 긴장력과 수축력이 저하된다.[9-22]
3. 허혈성 조직으로부터 세포 내 칼슘을 제거하여 말초 저항을 감소시켜 폐색 혈관 주위의 부행혈관이 발달한다.[23]

루테늄 레드ruthenoum red로 킬레이션은(특히 돼지 실험의 확장기에서) 심장으로 유입되는 칼슘을 역진시키고 미토콘드리아의 에너지를 생성하고 심실의 기능을 개선시키는 것으로 나타났다[18, 24, 25](동일한 목적의 EDTA 사용에 관한 개인 논문, 1988년 5월 5일~15일 뉴올리언스 미국의학진보학회).

감사의 말

본 연구에 많은 기여를 한 마이클 타이아르Michael Taiar 박사를 기리기 위해 이 보고서를 헌정한다. 그리고 솔루션을 마련해준 상파울루의 메스키타Mezquita 연구소, 환자 간호와 평가를 지원해준 상파울루 국제예방의학연구소 직원, 통계분석을 도와준 아매드 바나시Ahmed Bahnassy, 그리고 지원과 격려를 해준 미국예방의학연구소의 로스 고든Ross Gordon 박사에게도 감사를 드린다.

23. EDTA 킬레이션 요법과 심장혈관 기능 개선과의 상관관계: 메타분석

의학박사 테리 샤펠(Terry Chappell), 박사 존 슈탈(John P. Stahl)*

개요 : 정맥주사 EDTA 킬레이션 요법으로 심장혈관 질환을 치료하는 데 효과가 있는지 여부를 규명하기 위해서 현재 가용한 학술 문헌을 토대로 메타분석(meta-analysis)을 실시했다. 문헌을 철저하게 검색한 결과 이 주제에 관한 40개 논문을 확인했다. 환자 22,765명의 데이터를 담고 있는 19개 연구 논문이 분석 기준을 충족했다. 메타분석 결과, 상관계수가 0.88로 나타나 EDTA 요법과 심장혈관 기능 개선 간에 연관성이 매우 높은 것으로 밝혀졌다. 메타분석 대상 환자 가운데 87%는 객관적인 시험을 통해 임상적으로 개선된 것이 입증되었다.

서론

전 세계적으로 일부 내과의들은 EDTA 킬레이션을 사용하여 죽상동맥경화 심장혈관 질환을 치료했다. 때로는 보수적인 내과의들이 이러한 치료법을 비판하는 사설을 게재하면서 일반적으로 효과를 입증할 수 있는 증거가 거의 없다고 주장한다.[1-5] 킬레이트로 치료하는 내과의들은 임상 효과가 우수한데, 널리 알려진 색인이 있는 저널에서 이러한 효과를 보여주는 임상 데이터를 발표하려는 자

---

* 샤펠 박사는 라이트(Wrigth)주립의과대학의 가정의학과 조교수이며, 오하이오 주 블루프턴(Bluffton)에서 개업의로 활동하고 있다. 슈탈 박사는 오하이오 주 에이다(Ada)의 오하이오노던(Ohio Northern)대학교 공과대학의 전기공학과 교수이자 공동교육(Cooertative Education) 학장이다. 이 절은 미국의학진보학회의 공식 학회지인 〈의학진보저널〉에 먼저 게재되었으며 저작권자의 허가를 얻어 전재했다.

신들의 시도를 무산시켰다고 주장한다.[6,7]

최근 의학에서 논란이 있는 문제들을 검토하기 위한 기술적인 방법으로서 메타분석이 부상했다. 전문가들은 이것이 약물과 의학적 치료 방법을 평가하고 비교하는 데 효과적인 도구라고 주장했다. 사례로는 심근경색의 치료적 실험에 관한 라우Lau의 메타분석[8]과 콜레스테롤 응축의 저하가 전반적인 생존에는 영향을 미치지 않는다고 밝힌 멀둔Muldoon의 메타분석[9] 등이 있다.

연구자들은 현재 가용한 문헌을 토대로 EDTA 킬레이션 요법이 심장혈관 질환에 대해 긍정적인 효과가 있다는 가능성을 평가하기 위해 메타분석을 사용하기로 결정했다.

문헌 검색 기법

메드라인Medline(미국 의학정보 온라인 데이터베이스-역주)에서는 유명한 의학 저널에서 발표된 몇몇 논문만 검색되었다. 엑스프타 메디커스Exerpta Medicus, 커런트 콘텐츠Current Contents 그리고 프랑스의 파스칼PASCAL 데이터베이스에서는 더욱 많은 자료가 검색되었다. 주요 저자 10명에 대한 과학논문 인용색인도 조사했다. 보건 간행물 데이터베이스와 톡스라인Toxline도 검색했다. 미국의학진보학회는 EDTA 치료에 관한 80개의 주요 논문의 모음집을 제공했다.[10] 그리고 세계 문헌에서 킬레이션 요법의 사용에 관한 부분을 추려낸 주요 발췌본[11]도 제공했다. 의학진보저널은 1987년에 발간되었는데, 이러한 주제에 관한 몇 가지 중요한 논문이 게재되어 있다. 이 저널은 상기의 데이터베이스 안에 포함되지 않았기 때문에 각 호를 구해서 검색했다. 마지막으로 메타분석에 적합한 형식이 아닌 경우에는 발표된 연구 자료의 원자료를 구하기 위해 저자와 임상의에게 개별적으로 연락했으며 아울러 이들의 추가적인 연구에 대한 파일들을 검색했다.

연구 선정

메타분석 대상 연구들이 선정된 기준은 다음과 같다.

1. 인간 대상 연구로 제한
2. 환자의 개선 여부를 명시한 자료
3. 심장혈관 질환의 개선을 객관적으로 측정한 데이터

선정 기준의 엄격성 때문에 많은 연구들이 메타분석에서 제외되었다. 이렇듯 제외된 연구의 상당수가 긍정적인 결과를 나타냈기 때문에, 이러한 연구가 포함된다 하더라도 메타분석의 결과가 현격하게 바뀌지는 않을 것이다. 그러나 수많은 연구와 환자들을 대상으로 분석했기 때문에 결과에 대한 신뢰가 더욱 커질 수 있다. 수많은 동물실험 연구[11, 12]에서는 EDTA의 긍정적인 효과를 보여주며 작용의 기제를 분명히 하고 있지만, 이 연구는 포함되지 않았다.

중요한 많은 인간 연구 결과가 제외되었는데, 이러한 연구들이 환자 그룹의 순수한 통계적 변화만을 조사했기 때문이다. 이러한 유형에서 보고된 데이터는 매우 유용한 정보를 담고 있었지만 선정 기준을 충족하지 못했다. 맥도나, 루돌프, 체라스킨 박사[13]는 자신들이 애초에 여러 저널에 발표한 EDTA 킬레이션 요법의 효험성에 대한 27개 논문 모음집을 발표했다. 이 가운데 네 개를 제외하고 모두가 선정 기준에 부합했다. 이 가운데 하나[14]는 경동맥폐색이 거의 50%가 감소되었던 환자 30명에 대해 설명한 개별 환자의 데이터가 포함되어 있어서 선정되었다. 리오단과 체라스킨[15, 16]은 EKG 변화에 대한 연구와 임상 변화에 대해 코넬의학지수를 사용한 연구를 각각 발표했다. 심장혈관 외과의 그룹인 덴마크의 굴더거Guldager와 그의 동료 연구자들[17]은 선정 기준이 논란이 될 만한 연구를 발표했는데, 아래에서 더욱 상세하게 논의할 것이다. 개별 환자에 대한 원자료를 얻기 위해 위의 저자들과 연락했다. 따라서 메타분석을 위한 자료들을 발췌할 수 있었다. 불행히도 발췌본 중에 제대로 사용할 수 있는 것은 없었다. 굴더거의 연구를 제외하고 나머지 연구들은 너무나 긍정적이었기 때문에 저자들은 연구 결과가 유의하지 않다고 생각했다.

데이터가 충분하지 않은 연구 결과로는 다양한 심장혈관 질환을 가진 환자 248명을 검토한 로빈슨Robinson의 보고서[18]가 있다. 여기서 로빈슨은 대다수 환자의 증상이 개선되었다고 밝혔다. 매기Magee[19]는 대동맥-대퇴수술이 필요한 환자를 EDTA로 치료한 한 가지 사례를 언급했지만 사전 및 사후 검사를 실시하지 않았다. 와이어바우Wirebaugh[20]는 EDTA 치료로 증상이 호전되었지만 이후에 단일 혈관 질환으로 혈관형성술을 실시한 환자의 증례 보고서를 기고했다. 환자의 질환이 경색으로 진행되지 않았지만, 기록된 유일한 전후 시험으로는 킬레이션과 혈관형성술을 한 지 5개월 후에 실시한 소극적인 답차시험이 전부였다. 라코Rahko, 살레르니Salerni, 우레츠키Uretsky 등[21]은 철 과부하로 인한 심근병증이 킬레이션 요법으로 역진된 첫 증례를 밝혔다. 킬레이트제로 EDTA에 대신에 디페록사민이 사용되었지만 두 물질 모두 철을 효과적으로 제거한다.[22]

일찍이 특히 라마르Lamar[23, 24], 클라크[25-28], 에버스Evers[29]와 동료 연

구자들의 논문은 매우 영향력이 있었는데, 이들은 많은 내과의들이 킬레이션 요법으로 환자들을 치료할 수 있도록 장려했기 때문이다. 하지만 이들이 발표한 많은 증례 연구들이 킬레이션 요법으로 개선된 환자들을 객관적으로 확인할 수 있는 시험에 관해 명시하지 않았기 때문에 이러한 연구 성과는 메타분석에서 제외되었다. 올윈Olwin[30]과 랭호프Langhof[31]는 혈장 지질에 대해 일반적인 조사를 했다.

피부경화증, 파킨슨병, 골다공증, 만성 폐쇄성 폐질환, 암, 포르피린증 그리고 알츠하이머 등과 같은 기타 만성 퇴행성 질환에 대해 언급한 저술이나 논문의 발췌본은 제외되었다. 디기탈리스 유도 부정맥[32]과 중증성 지중해 빈혈[33]에서 저하된 좌심실 구혈률에 대한 몇 가지 논문은 평가하기는 어렵지만, 연구 결과 이 두 가지 질환 모두는 EDTA 킬레이션으로 성공적으로 치료되었다. 이러한 연구는 심장혈관 질환에서 외부 원인이 있었기 때문에 제외되었다. 메타분석에 선정되지 않은 EDTA 킬레이션 요법과 심장혈관 질환의 연관성에 관한 논문들은 표 1에 요약되어 있다.

저자들은 대조를 통해 육중맹검 또는 단일맹검 연구에 대한 참조 자료를 찾을 수 있었다. 그러나 모두 문제가 있었다. 가장 신뢰 있는 것은 올즈베르와 카터[34]가 실시한 환자 10명에 대한 단일맹검 교차 연구이다. EDTA 치료 환자들과 위약 투여 환자들 간의 차이가 너무나 극명했기 때문에 코드는 조기에 해제되어 두 그룹 모두 EDTA 치료를 받았다. 윤리적으로는 합당한 조치였지만, 비정형적인 돌발 계획 때문에 연구 결과는 통계적으로 다소 유의성이 떨어졌다.

슬로스-닐센Sloth-Nielsen[35] 그리고 굴더거[17]와 동료 연구자들은 동일한 임상시험에 대한 두 가지 논문을 각기 다른 저널에 발표했다. 이 실험에서는 EDTA 치료를 받은 말초혈관 질환자에게서 아무런

표 1

메타분석에 포함되지 않은 심장혈관 질환과 EDTA 연관성 연구					
저자	저널&연도	진단	검사	환자 수	결과
McDonagh, et al	Med Hyp/81	고지혈증	콜레스테롤	221	콜레스테롤 평균 25-31 감소
McDonagh, et al	Med Hyp/82	고지혈증	콜레스테롤/ HDL 비율	358	저비율 증가, 고비율 감소
McDonagh, et al	J Ortho Psy/82	CAD	피로/ 코넬의학지수	95	피로감 수치 39% 개선
Cheraskin, et al	Jofl AP Med/84	CAD	HR w/SEKG	50	HR 8.7~9.2% 감소
McDonagh, et al	J Ortho Psy/85	Pts w/ 만성 질환	코넬의학지수	139	증상 수치 13~31% 감소
Riordan, et al	J Ortho Med/89	고혈압	코넬의학지수	28	증상 23% 감소
Riordan, et al	J Adv Med/88	납 농도 증가	QRS 간격	28	간격 .07~.064 감소
Lamar	J Am Ger Soc/66	CAD, PVD, CVD	비침습성 혈관검사	53	현저한 개선, 시력과 치매 호전
Lamar	혈관학/64	PVD, CAD, DM	증상 저하 인슐린	15	모두 개선, 인슐린 감소 7
Boyle, Clarke	FEd Proc/61	CAD, 협심증	증상/EKG	10	호전 9명, EKG 개선 7명
Clarke, et al	A J Med Sci/55	협심증, PVD	증상	22	특별한 증상 완화/ 청력 개선
Clarke, et al	A J Med Sci/60	CAD	증상	76	96% 개선
Clarke, et al		간헐성 파행	증상	31	87% 개선
Clarke, et al		CVD	증상	25	100% 개선
Clarke	A M J Card/60	PVD, CAD, CVD	증상	700	87% 이상 개선, 사망률 감소
Robinson	N Z Med J/82	CAD, PVD, HBP	EKG/BP, 통증	248	통증 완화, BP와 EKG 개선
Evers	ACAM/79	CAD, CVD, PVD	증상/ 도보거리	3,000	90% 이상 개선
Olwin, et al	Soc Exp Biol/68	고지혈증	혈장 지질	34	질 저하
Langhof	Proc Angiol/61	PVD, 고콜레스테롤	증상/ 콜레스테롤	12	증상 개선, 콜레스테롤 저하
Hancke, et al	-/93	CAD	운동 능력	208	84% 개선
Hancke, et al			협심증 증상	162	91% 개선
Hancke, et al			NTG 요구량	133	92% 개선
Guldager, et al	J Int Med/92	중증 PVD	도보거리, A/B지수	66	EDTA그룹이 위약 그룹보다 개선되었지만, 차이는 통계적으로 유의하지 않음
Magee	Med J Aust/85	PVD	수술 필요	1	치료 실패
Wirebaugh, et al	DICP An Ph/90	CAD	혈관형성술 필요	1	치료 실패
Rahko, et al	J A Coll Card/86	심근병증	증상	1	회복-EDTA가 아닌 DFO
Diehm	Z Deut Herz/86	PVD	도보거리	24	EDTA & 벤즈사이클랜 개선 70%, EDTA 치료 3개월 후 개선 증대, 통계적으로 유의하지 않음

유의한 개선이 나타나지 않았다.

첫 번째 논문에서는 치료 전, 중, 후에 혈관조영상과 경피성 산소압 측정을 받은 환자 30명을 선정했다. 환자 가운데 29명이 흡연자였다. 두 번째 논문에서는 전체 153명 환자의 평균 도보거리를 보고했으며, 이 가운데 절반에게는 위약을 투여했다. 환자의 70%가 흡연자였으며 금연하지 않았다. 이러한 논문에 대한 세 가지 비판[36-38]이 연구에 참여한 환자와 간호사들과의 면담을 토대로 발간되었다. 크랜턴과 프랙켈턴은 일부러 흡연자들을 선정했으며 환자들은 치료 기간 동안 아연 함유 정제 복용을 처방받았다. 이 두 가지 모두는 EDTA의 효과를 상당히 저하시키기 쉽다. 그리고 이들은 연구에서 주장한 것처럼 맹검법으로 실시하지 않았다. 그리고 Ⅳ 부위에서 통증이 나타나지 않았으며 호전되었다고 밝힌 일부 환자들을 개선되지 않은 범주로 분류했다. 이러한 근거 없는 주장은 우려스러웠지만, 반영되지 않았다. 심화 연구조사에서는 A/B 지수가 평균 0.5로 제한적인 치료(20Ⅳ)를 받은 중증 환자를 포함시키고 표준 프로토콜에서 정맥주사 마그네슘을 제외했다고 밝혔다. EDTA 치료를 받은 환자들은 위약 치료 환자들보다 도보거리와 6개월간 추적한 A/B 지수 모두가 더욱 많이 개선되었지만 결과는 통계적으로 유의하지 않았다. 첫 번째 논문은 개별 환자에 대한 결과를 보고했기 때문에 선정 기준에 따라 메타분석에 포함되었다. 두 번째 논문은 이 연구에 필요한 개별 환자에 대해 데이터가 가용하지 않았기 때문에 제외되었다.

올즈베르와 카터는 독일 하이델베르크대학에서 디엄Diehm이 실시한 이중맹검법 연구를 참조했다.[39] 이 연구는 환자 45명의 말초혈관 질환을 치료하는 데 정맥주사 EDTA와 벤즈사이클랜benzcyclan(항응고제 함유 혈관작용제)을 사용하여 서로 비교했다. 두 그룹 모두 도보거리가 70~76%까지 개선되었으며, 치료 후 3개월이 지난 뒤 EDTA 그룹은 개선 효과가 더욱 커진 것으로 보고되었다. 저자는 위약이 전혀 사용되지 않았는데도 '위약 효과'로 개선되었다고 결론을 내렸다. 올즈베르와 카터[40]는 원자료에서 EDTA 치료를 받은 환자 4명은 도보거리가 1,000미터 이상 증가되었지만 이상치라고 통계 분석에서 제외했다. 그리고 괴저에 걸린 환자 10명 가운데 7명은 EDTA 킬레이션 치료로 만족스럽게 회복되었다고 밝혔다. 논문 그 자체는 개별 환자에 대한 데이터를 밝히지 않았기 때문에 메타분석에는 포함되지 않았다.

몇 해 전에 베일러Baylor대학교 의과대학에서 소규모 환자 표본의 이중맹검법 연구를 완료했지만, 그 결과는 발표되지 않았을뿐더러 원자료도 확보할 수 없었다. 파운데이션 파트너Foundation Partners 사는 식품의약청이 승인한 신약허가 조사자이며, 혈관 질환의 EDTA 치료에 대한 FDA 승인 이중맹검법 연구의 공동 후원사이다. 마틴 루빈Martin Rubin과 로스 고든은 연구의 세부적인 방법을 계획하고 실시했다. 연구는 아직까지 완료되지 않았다. 뉴질랜드의 반 리즈Van Rij가 진행하고 있는 또 다른 연구는 거의 막바지에 이르렀다. 하지만 이러한 연구 가운데 어떤 것도 메타분석 대상으로 선정되지 않았다.

획스트라Hoekstra, 제다이Gedye, 스카칠리Scarchilli, 파렌테Parente와 동료 연구자들[41]은 온도기록법을 사용하여 말초혈관 질환의 EDTA 치료 전후에 환자 19,147명에 대한 대규모 후향적 연구를 완성했다. 발표되지는 않았지만, 이른바 '사이퍼Cypher 연구'라는 것이 몇 가지 법적 절차에서 증거로 용인되었으며 뉴질랜드 정부의 승인을 얻는 데 중요한 역할을 했다. 저자들은 메타분석에서 자신들의 논문

표 2

메타분석에 포함된 연구						
저자	출처 연도	진단	검사	환자 수	개선	불변·악화
Olazewer, Carter	M Hypoth/88	CAD, PVD, CVD	SEKG,도플러, 도보거리	2,482	2,379	103
Clarke	A J Med Sc/56	CAD	운동 능력	20	19	1
Kitchell, et al	A J Card/63	중증 CAD	운동 능력/ 수명 연장	38	23	15
Sloth–Nielson	A J Surg/92	PVD,흡연자	동맥조영상	30	2	28
Casdorph	J H Med/81	CVD	TECH99	15	14	1
Casdorph, Farr	J H Med/83	PVD/괴저	절단수술 회피	4	4	0
Casdorph	J N Med/81	ASHD	TECH99/ EjFx	18	17	1
Olszewer, Carter	J N Med As/91	PVD	A/B지수, 도보거리	10	10	0
Godfrey	NZMJ/90	PVD	도플러, AB지수	27	25	2
Morgan	J Adv Med/91	PVD	스트레서, EKG	2	2	0
Burcknerova	Cas Lekces/80	PVD	도보거리, 동맥조영상	2	2	0
Hancke	–/93	CAD,PVD	우회/절단 수술 회피	92	82	10
Hancke	–/93	CAD	SEKG/ ST분절	253	175	78
Hancke	–/93	PVD	(AB지수), 도보거리	(262) 308	(217) 272	(45) 36
McGillem	NEJM/88	CAD	신장 질환/ 혈관조영상	1	0	1
Rudolph, McDonagh	J Adv Med/90	CVD	도플러/초음파	1	1	0
McDonagh, et al	J Adv Med/82	CVD	Ocu CV분석	57	50	7
McDonagh, et al	J Adv Med/85	PVD	AB 수출혈압	117	95	22
Hoekstra, et al	–/93	PVD,CVD	온도기록	19,147	16,466	2,681
Van der Schaar	J Adv Med/89	CAD, CVD, PVD	운동내성	111	111	0
Rudolph, et al	J Adv Med/91	CVD	경동맥 초음파	30	30	0
연구				22,765	19,799 (87%)	2,986 (13%)

의 발표 전 초안을 사용할 수 있도록 허락했다. 모든 환자들은 적어도 경미한 협착증을 가지고 있었으며 이 가운데 86%는 EDTA 치료 후에 측정할 수 있을 정도로 개선되었다. 조절 그룹의 환자 64명은 개선되지 않았다. 통계학자들은 대표 표본에 대한 데이터를 맹검법으로 다시 분석하여 결과를 확증했다.

키첼과 멜처의 연구[42]를 메타분석에 포함해야 한다는 데는 의문의 여지가 없다. 초기 두 가지 연구의 데이터가 이들의 '재평가' 논문에 포함되었다. 이로 인해 거의 20여 년 동안 연구 발전과 논문을 통해 갱신된 최신 정보를 활용하기가 어려웠다. 크랜턴과 프랙켈턴이 지적한 것처럼 일부 중증 환자에 대해서도 긍정적인 결과를 보여준 데이터에 유의해야 한다.

이 메타분석에 알맞은 다른 연구로는 올즈베르와 카터[40]가 실시한 것이 있는데, 선정 기준에 적합한 2,482명의 환자를 보고했다. 이 연구에서 다른 환자들은 심장 질환이 없었기 때문에 제외되었다. 클라크와 동료 연구자들[25]은 1955년에 혈관 질환에 대한 최초의 EDTA 연구조사 결과를 발표했다. 추적검사 중 하나로, 개별 환자에 대한 객관적인 데이터를 조사했다. 1980년대에 카스도르프의 두 논문[44, 45]과 파르의 한 논문[46]이 중요한 역할을 했다. 가드프리Godfrey[47]는 뉴질랜드 의학저널에서 27명의 환자 사례를 보고했다. 모건[48]과 브루크네로바[49]의 증례 연구는 선정 기준을 충족했다. 덴마크의 행케Hancke와 플라이더Flythe[50]는 우회수술과 절단수술 대기 명단에 있는 환자들을 킬레이션으로 치료했다. 우회수술 대기 환자 65명 가운데 58명, 절단수술 대기 환자 27명 가운데 24명에게서 상당한 효과가 나타나 수술을 취소할 수 있었다. 유럽의학학회에서 보고된 동일한 두 개의 논문에서는 치료 결과로 관상동맥 환자의 운동

EKG에서 ST 분절이 개선되었으며 말초혈관 질환자의 도보거리와 발목/상완 지수가 일정하게 호전되었다고 설명했다. 그리고 CAD 환자 가운데 92%가 증상적으로 호전되었다고 보고했지만, 이는 자각적인 판단이었기 때문에 이후에 분석에서는 제외시켰다. 이 논문은 아직까지 발간되지 않았지만 데이터는 사용할 수 있다. 메타분석에 포함된 맥도나, 루돌프, 체라스킨의 네 가지 연구[14, 51-53]는 도플러 초음파, 안구뇌혈관 분석 그리고 AB 지수를 사용하여 치료 후에 나타난 경동맥과 말초 순환의 개선을 문서로 입증했다. 맥길렘McGillem과 그의 동료들은 저량의 EDTA를 투여받은 중증의 관상동맥 질환과 신장 질환을 가지고 있는 환자의 증례를 보고했지만, 치료 후 환자의 혈관조영상에는 개선이 나타나지 않았다. 네덜란드의 심장혈관 외과의인 반 더 샤르Van der Schaar[54]는 특히 흥미로운 2와 3의 배수의 곱으로 표시되는 분할표로 킬레이트화된 환자들의 운동내성이 증가한다는 것을 입증했다. 메타분석에 포함된 연구들은 표 2에 나와 있다.

분석 방법

심장혈관 질환의 EDTA 킬레이션 요법의 효과에 대한 가장 많은 연구는 조절 그룹이 없이 치료 전후에 검사를 실시하여 조사한 것이다. 연구자들은 치료 전 환자들의 심장혈관 기능을 측정하고, 치료를 실시한다. 치료 후에 다시 각 환자의 심장혈관 능력을 검사한다. 일부 논문에서는 사전 및 사후 시험 데이터를 통계적으로 분석하지 않고 표로 작성했다.

EDTA 킬레이션 요법을 사용하여 실시한 위약 조절 연구가 부족하기 때문에 의료계에서 이러한 치료기술의 효험이 널리 알려지지 못했다. 과학적 객관성을 유지하기 위해서 의사들이 의문의 여지가 있는 치료법을 실무에서 사용하려면 그전에 치료법의 효능에 대한 유의한 증거가 있어야 한다. 이전의 대부분의 EDTA 연구에서는 위약 대조 조절실험이 없었지만 이것이 수집된 데이터가 타당성이 없다거나 유용하지 않다는 것을 의미하지 않는다. 타당하게 계획된 메타분석에 사용된 데이터는, 적용된 연구가 위약 조절 이중맹검법 연구든지 또는 조절 그룹 없이 실시된 치료 전후 검사 연구든지 간에 효과의 발현 여부와 그 정도를 나타낸다. 물론 이는 측정 기술이 사용된 데다가 계획도 훌륭하여 변수와 요인들이 혼동되지 않는다는 것을 전제로 한다.

EDTA 요법의 효험에 대해 통계적으로 유의한 확증이 기존의 많은 문헌에서는 보고되지 않았기 때문에, 메타분석은 이러한 증거를 제시하기 위해 기존의 연구 데이터를 사용한다. 메타분석으로 EDTA 킬레이션 요법과 심장혈관 개선 간의 연관성을 나타내는 '효과 크기effect size'를 측정한다. 상관계수는 두 가지 변수 간의 관계를 나타내기 때문에 메타분석을 위해 선정된 통계적 서술자이다. 상관계수 0.0은 두 가지 변수가 완전한 연관성을 갖고 있다는 것을 나타낸다. 상관계수가 0.7 이상이면 변수들은 매우 관계가 깊은 것으로 간주된다.

이 분석에서 고려된 두 가지 변수는 치료 방법과 개선 정도이다. 그리고 이 두 가지 변수는 이분법으로 구분하여 조절된다. 치료 방법 변수는 EDTA 킬레이션 요법과 비치료의 두 가지 변수로 제한하며, 개선 정도 변수는 현저하게 개선된 심장혈관 측정치와 개선되지 않거나 악화된 경우의 측정치로 한정된다. 두 가지 변수가 구분되는 이분법인 경우, 이러한 방법으로 변수들을 공식화하면 특별한 경우의 피어슨Pearson r 상관계수인 파이(Φ) 계수를 계산할 수 있다.[55] 개별 연구에 대해 파이 상관계수를 계산한 후에 메타분석의 전체 결과가 결정된다. 복합 파이는 개별 연구의 각 결과를 종합한 것이다. 이는 사용된 각 개별 연구의 상관계수가 특정 연구에서 환자의 수로 가중되는 가중 평균 상관계수를 계산하여 공식화된다.[56]

각 개별 연구에 관해 설명한 것처럼 파이 상관계수의 계산은 메타분석에 포함된 각 연구가 다음과 같은 방법으로 실시되었다는 것을 의미한다. 일부 심장혈관의 기능적 측면에 대해 연구 대상 환자들을 사전 검사를 했다. 그리고 치료 그룹은 EDTA 킬레이션 요법으로 치료를 받았지만 가상조절 그룹에서는 치료가 보류되었다. 치료 그룹과 가상조절 그룹 두 그룹 모두 동일한 심장혈관 기능 측면에 대해 사후 검사를 실시했다. 그러면 특정 연구에 대한 파이 상관계수를 계산하기 위해 사용되는 2×2 분할표를 만들 수 있는 충분한 데이터가 나타난다.

글래스Glass, 맥가우McGaw, 스미스Smith[69]는 조절 그룹이 없는 연구에서 기존 측정치나 기준치를 '조절' 조건으로 사용할 수 있다고 한다. 이들은 '실험에서 비치료 조절 조건이 종종 나타나지 않지만' 치료하지 않은 조절 조건이 명시될 수 있다고 밝혔다. 메타분석을 위해 기존의 연구 데이터가 치료그룹의 데이터가 된다고 간주하고 치료그룹의 심장혈관 기능의 개선 정도를 심장혈관 기능이 개선되지 않는다고 정의된 조절 그룹과 비교한다.

비치료 조절 그룹은 개선되지 않는다는 가정의 타당성을 밝혀야 한다. 메타분석은 이러한 사실을 밝히기 위해 올즈베르와 사박의 이중맹검법으로 연구[34]를 실시한다. 이 연구는 코드가 해제되었고 결과 데이터는 유용하기 때문에 메타분석에서 특별히 중요하다. 중요한 특정 데이터는 이들 논문의 표 3 혈압 지수에 포함되어 있으며 일부분을 다음과 같이 발췌했다.

	EDTA 그룹			위약 그룹		
	기준	EDTA 10회	EDTA 20회	기준	위약 10회	EDTA 10회
휴식	0.68	0.89	0.95	0.62	0.63	0.86
운동	0.54	0.78	0.88	0.56	0.54	0.75

분할표를 만들기 위해 비치료 조절 그룹은 치료 그룹과 크기와 특징이 동일하다고 가정했다. 그리고 치료가 없이는 개선되지 않으며 효과가 나타난 데이터가 표에 표시된다고 가정했다. 이는 사실일 수도 있고 아닐 수도 있다. 비록 치료가 보류되었지만 조절 그룹 내에서 개선의 효과가 나타날 수도 있다. 일부 연구들은 다른 연구들보다 비치료에 대한 효과를 더 잘 보여줄 수가 있다. 올즈베르, 사박, 카터의 데이터[34]를 검토한 결과 위약 환자의 기능은 기본적으로 변화하지 않았지만 EDTA 환자의 기능은 10회 치료 후에 유의한 변화가 있는 것으로 나타났다. 이는 두 가지 가능성 중 하나인데, 위약이 효과가 없거나 아니면 위약 치료 환자들이 위약이나 EDTA 가운데 어떤 치료 방법에도 반응하지 않았을 경우이다. 두 번째의 경우는 위약 환자들이 10회의 치료를 남겨두고 위약 대신에 EDTA 치료를 받았을 때 개선되었기 때문에 배제되었다. 따라서 EDTA 킬레이션 요법 프로토콜을 사용한 유사한 모집단을 기준으로 개선되지 않은 조절 그룹에 대한 가정은 타당하다고 할 수 있다.

한 가지 사례로 20명 환자 가운데 15명이 EDTA 치료 프로토콜에 따라 치료를 받은 후에 심장혈관 기능이 유의하게 개선된 증거가 나타난 반면에 5명은 개선되지 않은 것으로 나타난 특정 연구를 가정할 수 있다. '비치료' 또는 '조절' 그룹의 검사 후 결과는 '무개선'의 검사 전 결과와 같기 때문에 분할표에 (0,20)이라고 기입해야 한다. '치료' 그룹은 명확하게 (15,5)라고 입력한다. 2×2 분할표와 동위 파이 상관계수는 다음과 같다.

	개선	무개선	계
조절(비치료)	0	20	20
EDTA 치료	15	5	20
계	15	25	40

파이 상관계수의 계산식은 다음과 같다.

$$\Phi = \frac{(15)(20) - (0)(5)}{[(20+0)(15+5)(0+15)(20+5)]^{1/2}} = 0.77$$

이는 상관관계가 높다는 것을 나타낸다. 상관관계가 높으면 EDTA 킬레이션 요법과 심장혈관 기능의 개선 간에 밀접한 관계가 있다고 해석할 수 있다. 일반적으로 상관계수나 결정계수의 제곱은 두 가지 변수 간의 공유 변량의 추정치로 사용된다.[57]

상관계수를 해석하기 위해 표 3을 지침으로 사용할 수 있다.

힝클Hinkle, 위어스마Wiersma, 저스Jurs 등[55]은 표 4에 나와 있는 것처럼, 상관계수의 크기를 해석할 수 있는 기준을 제시했다.

표 3

그룹 크기	개선	무개선	Φ
20	20	0	1.00
20	15	5	0.77
20	5	15	0.38
20	0	20	0.00

표 4

상관계수 크기의 해석 (힝클, 위어스마, 저스)	
90~1.00	매우 높은 긍정적인 상관관계
70~.90	높은 긍정적인 상관관계
50~.70	긍정적인 상관관계
30~.50	낮은 긍정적인 상관관계
00~.30	거의 없거나 약간 긍정적인 상관관계

아래의 공식을 사용하여 복합 상관계수를 계산한다. ith 연구에는 상관계수 Φi를 가진 Ni 환자가 포함된다. 복합 상관계수 $\Phi^{composite}$는 분석한 모든 연구로부터 얻은 데이터이며 심장혈관 기능의 개선과 EDTA 킬레이션 요법 간의 관계를 나타낸다. 각 개별 연구의 효과는 각 연구대상 환자 수로 가중된다. 10명의 환자 연구는 100명의 환자 연구보다 가중치가 10분의 1이다.

$$\Phi^{composite} = \frac{\Sigma N_i \Phi_i}{\sigma N_i}$$

결과

표 5는 메타분석에 포함된 연구들을 나타내며 각 연구에 대한 개별 상관계수와 전체 상관계수를 보여준다. 전체 상관계수는 0.88이다. 이 값은 EDTA 킬레이션 요법과 심장혈관 기능의 개선 사이에 높은 상관관계가 있다는 것을 의미한다.

표 5

모든 연구에 대한 상관계수

저자	환자 수	개선	불변/악화	상관계수
Olszewer,Carter	2,482	2,379	103	0.96
Clarke	20	19	1	0.95
Kitchell, et al	38	23	15	0.66
Sloth-Nielson	30	2	28	0.19
Casdorph	15	14	1	0.94
Casdorph, Farr	4	4	0	1.00
Casdorph	18	17	1	0.95
Olszewer,Carter	10	10	0	1.00
Godfrey	27	25	2	0.93
Morgan	2	2	0	1.00
Brucknerova	2	2	0	1.00
Hancke	92	82	10	0.90
Hancke	235	175	78	0.73
Hancke	308	272	36	0.89
McGillem	1	0	1	0.00
Rudolph, McDonagh	1	1	0	1.00
McDonagh, et al	57	50	7	0.88
McDonagh, et al	117	95	22	0.83
Hoekstra, et al	19,147	16,466	2,681	0.87
Van der Schaar	111	111	0	1.00
Rudolph, et al	30	30	0	1.00
전체 상관계수=0.88				

심장혈관 기능의 개선에서 두 가지 변수 간의 가변성의 추정치가 약 77%로 나타나는 경우에 상관계수의 제곱을 사용하는 기존의 해석은 EDTA 킬레이션 요법과 연관이 있다. 나머지 23%는 기타 알려지지 않은 요인들과 관련이 있다. 울페[56]는 로젠탈과 루빈이 상호 '통찰력' 방법을 제시하여 2×2 분할표에 대한 '이항효과 크기지표'(BESD)로 상관계수의 유의성을 평가한다고 밝혔다. 변수에 대한 BESD는 EDTA 킬레이션 요법과 심장혈관 기능 개선률의 평가 차이이다. 즉, 상관계수 0.88인 경우에 비치료로 개선된 6%의 환자에서부터 EDTA 킬레이션 치료 결과로 개선된 94%의 환자에 이르기까지 심장혈관 개선율의 증가를 기대할 수 있다. 이러한 조건을 보여주는 이항효과 크기지표는 표 6에 나와 있다. 이 표에 있는 데이터에 대한 상관계수가 0.88이라는 사실에 유의한다. 아래의 식을 사용하여 성공률을 산출했다.

$$\text{성공률} = .05 \pm \Phi / 2$$

표 6

	개선	무개선	계
조절(비치료)	6	94	100
EDTA 치료	94	6	100
계	100	100	200

표 7과 8은 연구의 규모에 따른 분석의 제한 여부를 나타내는 상관계수가 거의 차이나지 않는다는 것을 의미한다.

표 7

소규모 연구				
저자	환자 수	개선	불변/악화	상관계수
Clarke	20	19	1	0.95
Kitchell, et al	38	23	15	0.66
Sloth–Nielson	30	2	28	0.19
Casdorph	15	14	1	0.94
Casdorph, Farr	4	4	0	1.00
Casdorph	18	17	1	0.95
Olszewer,Carter	10	10	0	1.00
Godfrey	27	25	2	0.93
Morgan	2	2	0	1.00
Brucknerova	2	2	0	1.00
Hancke	92	82	10	0.90
Hancke	235	175	78	0.73
Hancke	308	272	36	0.89
McGillem	1	0	1	0.00
Rudolph, McDonagh	1	1	0	1.00
McDonagh, et al	57	50	7	0.88
McDonagh, et al	117	95	22	0.83
Van der Schaar	111	111	0	1.00
Rudolph, et al	30	30	0	1.00
전체 상관계수=0.84				

표 8

대규모 연구				
저자	환자 수	개선	불변/악화	상관계수
Olszewer, Carter	2,482	2,379	103	0.96
Hoekstra, et al	19,147	16,466	2,681	0.87
전체 상관계수=0.88				

작용 기제

고든Gordon, 밴스Vance[58], 할스테드Halstead, 크랜턴, 프랙켈턴[7] 등은 심장혈관 질환의 치료에서 EDTA의 약리작용을 검토했다. 산화방지 작용으로 중금속 그리고 아연과 구리를 제거하여 자유라디칼을 감소시킨다는 사실을 강조했다.[7] 브조크스텐Bjorksten[60]은 킬레이션이 수명을 연장하는데 중요할 수 있다고 주장했다. 도처Deucher[61]는 '노화방지 전략'으로써 킬레이션을 설명했으며, 구터리지Gutteridge[62]는 EDTA의 출현으로 수산기라디칼 제거제의 효과가 커진다는 것을 입증했다. 질케Zylke[63]는 사설에서 산소라디칼을 조절할 수 있는 치료법으로 에테트산EDTA을 언급했다. 카만Kaman, 루돌프, 맥도나, 워커Walker[64]는 토끼 대동맥에서 전이성 칼슘의 제거를 입증했다. 킨드네스Kindness와 프랙켈턴[65]은 혈소판 응집을 억제하고 트롬보플라스틴thromboplastin의 시간을 부분적으로 연장시키는 EDTA 킬레이션의 치료 효과를 밝혔다. 램브Lamb와 루케Leuke[66]는 최근에 대식세포와 구리에 의한 LDL의 산화를 억제하기 위해 시험관에서 EDTA에 필요한 응축에 대해 논의했다. 1989년 EDTA 킬레이션 요법 교재에 미국의학진보학회가 권장하는 EDTA 시술에 대한 프로토콜을 포함하여 우수한 논문들을 요약한 내용이 발표되었다.[67]

루고-미로Lugo-Miro와 동료들[68]은 논란이 있는 치료법을 평가하기 위한 최상의 방법은 메타분석이라고 주장했다. 이 논문에서는 유사한 방법으로 EDTA 킬레이션 요법과 죽상동맥경화 심장혈관 질환 치료의 긍정적인 효과 간에 통계적 연관성을 평가했다. 그 결과는 상관관계가 매우 높은 것으로 나타났는데 이는 효험성을 의미한다.

이 논문에서는 40개가 넘는 발표된 보고서와 두 개의 미발표된 연구를 검토했다. 덴마크의 혈관 외과의들이 실시한 다중 환자 연구[35] 하나만이 부정적인 결과를 나타냈다. 디엄[38]과 키첼[42]의 연구 실험에서는 임상 결과는 긍정적인 것으로 입증되었지만, 결론은 부정적으로 내렸다. 19개의 연구가 선정 기준을 충족하여 분석 대상으로 선정되었다. 따라서 메타분석은 환자 22,765명의 치료 결과를 분석했으며 이 가운데 87%에서 긍정적인 결과가 나왔다. 이러한 비율은 올즈베르와 카터 그리고 획스트라의 대규모 연구가 포함되었는지 여부에 따라 조금 달라졌다.

객관적인 시험에 의해 측정할 수 있는 개선 효과만 긍정적인 결과의 증거로서 받아들여졌다. 임상적으로 개선되었지만 객관적인 실험에서 입증되지 못한 환자들은 변화가 없거나 악화된 것으로 분류했다.

치료적 증상을 평가하는 데 한 가지 문제는 때로는 부정적인 데이터가 발표되지 않는다는 것이다. 글래스, 맥가우, 스미스[69]는 논문의 선정으로 인해 메타분석에 대한 편견을 가질 수 있다고 밝혔다. 이러한 편견의 잠재성을 최소화하기 위해 저자들은 추가적인 데이터를 수집할 참이었다.

대부분의 연구에서는 환자의 기능적인 평가를 고려했다. 슬로스-닐슨과 동료들[35]은 혈관조영상에 의존했는데, 이로 인해 소형혈관의 혈류에서 나타난 개선 효과가 무시되었을 수도 있다. 몇 가지 연구에서는 EDTA 요법의 기본적인 치료 과정이 완료된 지 3개월 후에 개선의 효과가 최대로 나타났다는 사실을 입증했다. 효과가 나타난 이유는 밝혀지지 않았다. 그러나 그 이유를 산화방지제 효과의 지연, 감소된 미량무기물의 점차적인 복구나 자유라디칼 촉매 작용 등이 제거되는 것으로 설명할 수 있다. 따라서 시간이 지나면서 자연적으로 치유될 수도 있다.

FDA는 파운데이션 파트너Foundation Partner 사의 시험을 통해 EDTA 치료의 안정성을 인정했기 때문에, IND하에 안정성을 입증하기 위한 더 이상의 연구는 필요 없다. 문헌 검색 결과 발표된 프로토콜을 유의 깊게 따르는 한 안정성에 대해서는 염려할 필요가 없다고 밝혔다. 프로토콜에서 허용하는 것보다 훨씬 많은 EDTA 투여량을 매일 빠르게 시술하는 경우에 독성이 나타난다는 보고[70, 71]가 있다.

1984년에 미국의학진보학회는 권장 프로토콜에 따라 별다른 위험 없이 안전한 치료를 받은 환자의 수가 약 40만 명에 이른다고 추정[72]했다. 그 이후 안전하게 치료받은 환자의 수는 아마 두 배에 다다랐을 것이다.

최근에 그레이트레이크 임상의학협회는 직장에서 대체의학의 비용효과에 대한 백서를 발간했다.[73] 여기에서는 우회수술과 혈관형성술을 대체하거나 보완할 수 있는 비용이 저렴한 치료법으로서 EDTA 킬레이션을 예로 들었다.

결론

메타분석에서는 EDTA가 심장혈관 질환의 치료에서 효과적이라는 사실을 확실하게 입증했다. 계획 단계에서는 많은 연구가 있었지만 재정적 지원의 부족으로 활성화되지 못했다. 저자들은 통계적으로 유의한 이러한 메타분석으로 지원이 늘어나기를 바란다. 뉴질랜드, 캐나다, 영국, 덴마크, 브라질 등을 비롯한 기타 국가에서도 관심이 증대되고 있다. 심장혈관 질환의 치료에서 EDTA 요법의 입지를 가늠해볼 필요가 있다.

감사의 말

본 논문을 준비하는 과정에서 보내준 많은 사람들의 지원에 진심으로 감사한다. 특히, 메타분석의 준비과정에서 통계적인 지원을 해준 오하이오노던대학교 수학과의 로널드 에반스Ronald L. Evans 교수와 문헌 검색에서 협조해 준 마크 웨틀러Mark Wettler, 카렌 슬레서Karen Slessor 그리고 사라 바세트Sara Bassett에게 많은 신세를 졌다. 감사의 말을 전한다.

24. 혈관 질환의 EDTA 킬레이션 치료: 미발표 데이터를 사용한 메타분석

의학박사 테리 샤펠(Terry Chappell),
박사 존 슈탈(John P. Stahl) 문학석사 로널드 에반스*

개요 : 저자들은 이전에 발표된 데이터만을 사용하여 EDTA 요법과 심장혈관 기능 개선 간의 상관관계에 대한 메타분석 결과를 보고했다. 데이터 발표의 편향성 때문에, 많은 분석가들은 발표된 데이터만을 독점적으로 사용하여 메타분석을 하게 되면 결과에 대한 신뢰수준이 낮아질 수 있다고 주장한다. 저자들은 최초 논문 결과의 신뢰수준을 높이기 위해 가능하다면 미발표 데이터를 사용한 연구와 분석을 반복했다. 최초 연구에서 사용되었던 것과 동일한 프로토콜로 정맥주사 EDTA를 적용한 임상의 32명으로부터 미발표 '파일상자' 데이터를 수집했다. 여러 가지 객관적인 측정을 통해, 전체 상관계수가 0.88인 환자 1,241명 가운데 88%인 1,086명의 개선 효과를 입증했다. 발표된 데이터와 미발표 데이터를 사용한 연구를 비교했을 경우 결과는 기본적으로 동일했다. 이러한 데이터는 EDTA 치료 효과에 대한 확신을 준다.

배경

혈관 질환을 치료하기 위해 생활양식의 변화와 더불어 미량원소와 비타민 보충을 병행하는 정맥주사 EDTA를 사용하는 내과의들이 점점 늘어나고 있다. 메타분석[1]을 실시한 저자들은 EDTA 치료와 혈관 질환의 개선 간에 매우 긍정적인 상관관계가 있다고 밝혔

---

* 에반스 교수는 오하이오노던대학교 인문교양대학의 수학 부교수이다. 이 보고서는 미국의학진보학회의 공식 학회지인 〈의학진보저널〉에 게재되었던 것으로, 저작권자의 허가를 얻어 전재했다.

다. 메타분석 대상으로는 발표된 논문 18개와 출간을 위해 제출된 대규모 연구가 한 개 있다. 메타분석에 포함된 모든 연구들은 개별 환자에 대한 데이터가 있어야 하고 객관적인 실험을 통해 결과를 측정해야 한다는 선정 기준을 충족시켰다.

분석된 환자 22,765명 가운데 87%인 19,779명은 치료 후 측정할 만한 개선 효과가 나타났다. 전체 상관계수는 0.88이었다. 로젠탈Rosenthal과 루빈Rubin이 이항효과 크기지표를 사용하여 상관계수를 해석했다. 그 결과 상관계수 0.88은 심장혈관이 성공적으로 개선된 것으로 해석할 수 있다면서 치료를 받지 않은 환자 중에서는 6%가 개선된 반면에 EDTA 킬레이션 치료를 받은 환자는 94%가 개선되었다고 밝혔다. 처음으로 메타분석을 실시한 결과, 심장혈관 질환 치료에서 EDTA 킬레이션 요법의 효과가 확실하게 입증되었다.

메타분석의 편향적 비판

메타분석에 대한 한 가지 비판은 발표된 데이터만 사용하여 분석하는 경우에 I 형 공표 오류가 나타날 가능성이 있다는 것이다. I 형 오류가 실제로 존재하는 경우에는 귀무가설은 기각된다. 이 보고서의 경우 귀무가설은 'EDTA 킬레이션 요법으로 심장혈관 기능이 개선되지 않는다'라는 것이다. 메타분석에 대한 이러한 비판의 기본적인 전제는 긍정적이고 유의한 결과만 발표하려는 경향이 있어서 유의하지 않은 데이터는 발표되지 않은 채 남아 있다는 것이다. 이는 '파일박스 문제'[2]라고도 일컬어진다. I 형 공표 오류의 가능성을 언급하는 경우에 두 가지 방법 가운데 하나를 사용할 수 있다. 그 방법으로는 발표된 데이터의 유의한 결과를 무효로 하거나 미발표 데이터를 확보하여 발표된 데이터와 비교하는 것이다. 비교 결과가 현저하게 다르다면 최초 분석의 결과가 의문시되기 때문에 그 차이를 해결해야 한다.

쿡Cook과 동료 연구자들[3]은 최근에 메타분석을 실시하면서 특히 논란이 있는 의료 요법을 평가하는 경우에 미발표 데이터의 중요성에 관해 기술했다. 그리고 울프Wolf[4]는 〈실무 지침Guidelines for Practice〉에서 메타분석을 하는 연구자들에게 Ⅰ형 공표 오류에 의한 편향성을 시험하기 위해 미발표 연구를 검색할 것을 권장했다. 초기 논문 결과의 타당성, 즉 Ⅰ형 공표 오류의 유무를 확인하려고 저자들은 발표된 데이터와 미발표 데이터 결과를 비교하기 위해 미발표 데이터를 검색하기로 결정했다. 미국의학진보학회 회원들에게 의료 실무에서 확보한 미발표 데이터를 제출해줄 것을 요청하여 미발표된 데이터를 추가적으로 구했다. 이 보고서는 이러한 노력의 결과를 분석한 것이다.

미발표 데이터 범위

메타분석에 포함시키기 위해 미발표 데이터를 검색하는 데에 문제점이 몇 가지 있다. 중대한 문제 가운데 두 가지는 대표성이 있는 데이터 세트data set와 양질의 데이터를 확보하는 것이다. 미발표 데이터 세트는 최초 메타분석의 모집단과 동등한 모집단의 표본에서 얻었을 경우에 대표성이 있다. 적합한 조절 조건이 있어야 데이터가 양호하다. 내외부 타당성과 신뢰도가 떨어지지 않도록 데이터를 적절하게 조절해야 한다. 일반적으로 분석에서 동료 검토를 하지 않은 채 미발표 데이터를 포함시키는 것을 반대하는 사람들은 발표 과정에서 동료 검토를 함으로써 수준 이하의 불충분한 자료나 부적절한 데이터를 걸러낼 수 있다고 한다. 발표되는 논문들이 최소한의 기준을 충족할 수 있도록 하기 위해 동료 검토를 한다. 미발표 데이터를 사용하여 동료 검토 과정을 무시하면 표준 이하의 데이터가 유입되어 오류가 있는 데이터가 포함될 가능성이 있다.

이러한 위험을 인식함에도 저자들은 EDTA 킬레이션 요법의 실무자로부터 미발표 데이터들을 추가적으로 수집했다. 이러한 미발표 데이터도 유용하다. 최초 메타분석의 모집단에서 샘플로 추정되는 표본 데이터 세트를 선정한다. 다른 연구에서 얻은 개별 데이터 세트는 다음과 같은 이유로 타당했으며 신뢰도도 높았다. 작은 변화는 허용되지만 EDTA 킬레이션 요법에 적용된 프로토콜은 표준화되어 있다. 그리고 EDTA를 시술하는 의사들은 모두 프로토콜을 사용하기 위한 교육을 받았으며 자격도 취득했다. 객관적인 데이터 수집, EDTA 킬레이션 요법의 실험 방법, 사용 장비와 도구, 그리고 효과의 해석은 모두 일반 의료 실무에서 표준이며 의료 전문가들이 승인했다. EDTA 킬레이션 요법으로 치료하는 데 불분명하고 특별한 프로토콜이 필요한 것은 아니다.

데이터 획득과 축소 방법

전미 ACAM 회의에서 회원들에게 미발표 데이터를 확보하기 위해 협조 요청을 했으며 ACAM으로는 공문을 발송해 미발표 데이터를 요청했다. 데이터 유형은 EDTA 킬레이션 요법으로 혈관 질환을 치료한 결과로 제한했다. 데이터 수집 기준은 다음과 같다.

1. 치료 전후에 객관적인 실험을 받은 일련의 환자들을 포함한다.
2. 환자들은 관상동맥 질환, 말초혈관 질환, 그리고 뇌혈관 질환 등으로 구분되는 혈관 질환이 있다고 진단받아야 한다.

3. 모든 회원들이 사용하도록 동의한 프로토콜에 따라 치료를 해야 한다. 프로토콜[5]에는 특정 명시된 첨가제와 함께 정맥주사 EDTA 20~30회 치료, 경구 영양보충, 그리고 필요시에는 생활양식의 변화 등이 포함되어 있다.
4. 타당성 있는 객관적인 실험을 통해 치료로 인한 환자의 개선 여부를 입증한다.
5. 발표된 데이터는 제외한다.

그리고 데이터를 표로 만들었다. 각 조사자와 전체 미발표 데이터에 대한 상관계수를 계산했다. 비교를 하기 위해, 발표된 데이터와 미발표 데이터를 모두 포함한 전체 데이터에 대한 상관계수와 발표된 데이터만의 상관계수를 각각 계산했다.

상관계수는 다음과 같은 방식으로 계산했다. 메타분석에서는 두 가지 변수를 고려했는데, 치료 방법과 개선의 정도이다. 그리고 이러한 두 가지 변수는 별도의 이항으로 조절되었다. 치료 방법 변수는 비치료와 EDTA 킬레이션 치료를 비교한 값으로 제한했으며, 개선의 정도 변수는 심장혈관의 개선 결과와 불변 또는 악화의 결과를 비교한 값으로 한정되었다. 이러한 방법으로 변수를 공식화함으로써 두 변수가 별도의 이항인 경우에 피어슨 r 상관계수의 특수한 형태인 파이(Φ) 상관계수를 계산할 수 있다. 개별 연구에 대해 파이 상관계수를 계산한 후 전체 메타분석의 상관계수를 결정한다. 복합 파이는 각 개별 연구 결과를 종합한 것이다. 이는 특정 연구에서 각 개별 연구의 상관계수에서 환자 수를 고려해야 하는 경우에는 가중평균 상관계수를 계산함으로써 공식화된다. 그리고 데이터 환산 방법에 대한 전제조건과 상세한 내용이 발표되었다.[1]

표 1

미발표 연구에 대한 상관계수 데이터, 전체 상관계수=0.88

저자	연구 유형	환자 수	개선	불변/악화	상관계수
Garg	B,D,F,H	32	31	1	0.97
Hart	B,D,F,H	7	7	0	1.00
Hodara	B,D,F,H	1	1	0	1.00
Janson	B,D,F,H	10	7	3	0.73
Laird	B,D,F,H	19	12	7	0.68
Affandi	B,D,F,H	10	10	0	1.00
Bock	B,D,F,H	11	10	1	0.91
Born	B,D,F,G	748	645	103	0.87
Darbro	B,D,F,H	10	10	0	1.00
Goldberg	B,D,F,H	4	3	1	0.77
Gonzalez	B,D,F,H	3	3	0	1.00
Gunter	B,D,F,H	7	6	1	0.87
Eckerly,Dole	B,D,F,H	19	19	0	1.00
Harris	B,D,F,H	1	1	0	1.00
Malulfair	B,D,F,H	9	8	1	0.89
Penwell	B,D,F,H	49	42	7	0.87
Reynoso	B,D,F,H	8	8	0	1.00
Chappell	B,D,F,H	33	27	6	0.83
Sams	B,D,F,H	18	18	0	1.00
Magaziner	B,D,F,H	1	1	0	1.00
Speckhart	B,D,F,H	1	1	0	1.00
Young	B,D,F,H	35	32	3	0.92
Braverman	B,D,F,H	1	1	0	1.00
Rosema	B,D,F,G	53	50	3	0.94
Kindness	B,D,F,H	29	26	3	0.90
DeSouza	B,D,F,H	9	9	0	1.00
Moharram	B,D,F,H	1	1	0	1.00
Olzsewer, et al	B,D,F,H	30	26	4	0.87
Godfrey	B,D,F,H	16	16	0	1.00
Levin	B,D,F,H	22	15	7	0.72
Wolverton	B,D,F,H	21	19	2	0.91
Walker	B,D,F,H	23	21	2	0.92
	계	1,241	1,086	155	

연구유형: A-생활양식 불변, B-생활양식 변화, C-발표된 데이터, D-미발표 데이터, E-대규모 연구, F-소규모 연구, H-투여량 3.0gm

표 2

메타분석에 사용된 미발표 연구 데이터

의사	지역	진단	객관적 검사	환자 수	개선	불변/악화
Garg	영국 런던	ASHD, 경동맥 부전	혈관조영상(15), 도플러(31)	32	1	1
Hart	워싱턴 스포캔	PVD, CAD, CVD, HBP	도플러, EKG,BP, 콜레스테롤, 도보거리	7	7	0
Hodara	브라질	CAD,CVD	EKG,초음파	1	1	0
Janson	메사추세츠 캠브리지	CAD	콜레스테롤,약물치료	10	7	3
Laird	노스캐롤라이나 레스터	PVD	도플러	19	12	7
Affandi	인도네시아	CAD, CVD	SEKG, EKG ,EMG, BP, 콜레스테롤	10	10	0
Bock	뉴욕 라인베크	PVD, CAD, CVD	SEKG, EKG, 도플러, Cultsd	11	10	1
Born	미시건 그랜드피드	CAD, PVD, CVD	도플러, EKG, 심장인터그래프	748	645	3
Darbro	인디애나 인디애나폴리스	ASHD	SMAC 24	10	10	0
Goldberg	오하이오 데이턴	CAD, 고지혈증	콜레스테롤, Trig, 우회반복	4	3	1
Gonzalez	플로리다 호모사사	CAD, PVD	SEKG, 도플러, 콜레스테롤	3	3	0
Gunter	조지아 카밀라	PVD, CAD, CVD	도플러	7	6	1
Eckerly, Dole	미네소타 플리머스	PVD, CAD, CVD, HBP	도플러, BP, Cog 기능	19	19	0
Harris	뉴저지 아일랜드 하이츠	괴저	치유	1	1	0
Maulfair	펜실베니아 머츠타운	PVD. 레이온, CAD, CVD	도플러, STR EKG	9	8	1
Penewell	미시건 런던	CAD(21), CVD(3), PVD(25)	HM ,EKG, STR, 도플러, XSUR	49	42	7
Reynoso	마닐라	CAD, PVD	CATH(3),도플러	8	8	0
Chappell	오하이오 블루프턴	PVD, CVD	도플러	33	32	6
Sams	미시시피 콜럼버스	CVD, PVD	도플러	18	18	0
Magaziner	뉴저지 체리힐	CVD	경동맥 초음파	1	1	0
Speckhart	버지니아 노퍽	CAD	스트레스 탈륨	1	1	0
Young	오레곤 세일럼	CVD, CAD, PVD	도플러, 홀터, EKG, 콜레스테롤	35	32	3

Baraverman	뉴저지 스킬맨	CAD	PET 스캔	1	1	0
Rozema	노스캐롤라이나 랜드럼	PVD	도플러	53	50	3
Kindness	오하이오 블루프턴	고지혈증	아폴리단백질	29	26	3
De Souza	브라질	CAD, PVD, CVD, HBP	혈관조영상(3), EKG, 도플러	9	9	0
Moharram	캘리포니아 샌타바버라	CAD	우회수술 필요	1	1	0
Olzsewer, et al	브라질	CAD	스트레스 EKG	30	26	4
Godfrey	뉴질랜드	PVD,CAD	도플러, 스트레스, EKG,약물	16	16	0
Levin	뉴욕 뉴욕	CAD, PVD, CVD	스트레스 EKG, HM, PVR, 도플러	22	15	7
Wolverton	인디아나 클라크스빌	PVD, CAD, CVD	혈관조영상(2), 스트레스 EKG, 도플러	21	19	2
Walker	미주리 세인트루이스	CAD, CVD	경동맥 초음파	23	21	2
			계	1,241	1,086 (88%)	155 (12%)

결과

표 1에 나타난 것처럼, 내과의 32명이 환자 1,241명에 대한 데이터를 밝혔으며, 이 가운데 1,086명(88%)은 객관적인 실험 결과 측정할 수 있을 정도로 개선되었다. 환자 '1명'을 대상으로 한 연구를 포함시킨 것이 통계적으로는 트집을 잡힐 수 있지만, 효과에 대한 확신을 보여주기 위해 이러한 연구도 포함했다. 그리고 상관계수는 '1명' 환자 연구의 유무에 상관없이 동일하다는 사실에 유의해야 한다. EDTA 치료와 혈관 질환의 개선 간에 전체 상관계수는 0.88이었기 때문에 관련성이 매우 높다는 것을 의미한다. 표 2는 데이터를 제공한 개별 의사의 실험과 결과를 보여준다. 표 3은 발표 및 미발표된 모든 연구에 대해 전체 상관계수가 0.88이라는 것을 나타낸

다. 최초 메타분석의 결과인 표 4는 발표된 연구에 대한 전체 상관계수도 0.88이라고 나타낸다. 발표 데이터와 미발표 데이터 모두 동일하게 상관계수가 0.88이기 때문에 Ⅰ형 공표 오류는 없다고 결론을 내렸다. 미발표 데이터를 사용한 이러한 메타분석 추적의 결과처럼 'EDTA 킬레이션 치료로 심장혈관이 유의하게 개선되었다'라는 진술에 대한 우리의 신뢰는 매우 확고하다.

논의

미발표 데이터의 결과는 발표된 연구의 메타분석과도 일치한다. 양 데이터 모두 EDTA 치료와 심장혈관 기능의 개선 간에 상관관계가 매우 높다는 것을 반영한다. 지금까지 발표된 것 가운데 가장 규모가 큰 것은 올즈베르와 카터[6]가 보고한 환자 2,870명의 데이터였다. 보고서에서는 혈관 질환자 가운데 적어도 87%가 EDTA 치료로 측정할 수 있을 정도로 현저하게 개선되었다고 밝혔다.

이 보고서에서 설명한 임상의 32명은 연구에서 모두 다양한 혈관 질환을 치료하기 위해 ACAM 프로토콜을 사용했다. 표 1과 4에 나타난 것처럼, 대부분의 데이터 세트는 생활양식의 변화를 담고 있지만 초기 메타분석에서 그렇지 않는 경우가 다소 있었다. 생활양식의 변화가 없는 데이터는 상관계수는 높았지만 데이터의 수가 너무 적어서 추가적인 결론을 도출할 수는 없었다. 초기 메타분석의 저자 중 한 명과 미발표 그룹의 2명은 일반적인 EDTA 투여량인 3g보다 적은 1.5g를 사용했다. 두 가지 투여량을 비교하는 것은 이 보고서의 범위를 벗어나지만 하위 상관계수는 기본적으로 동일했으며 이는 전체 결과에 영향을 미치지 않았다.

의사들이 실시한 실험은 다양했지만 서로 비슷했으며 일반적으

표 3

모든 연구에 대한 상관계수 데이터, 전체 상관계수=0.88 '전체 데이터'					
저자	연구 유형	환자 수	개선	불변/악화	상관계수
Olzsewer,Carter	B,C,E,H	2,482	2,379	103	0.96
Clarke	A,C,F,H	20	19	1	0.95
Kitchell, et al	A,C,F,G	38	23	15	0.66
Sloth-Nielson	B,C,F,H	30	2	28	0.19
Casdorph	B,C,F,H	15	14	1	0.94
Casdorph,Farr	B,C,F,H	4	4	0	1.00
Casdorph	B,C,F,H	18	17	1	0.95
Olzsewer,Carter	A,C,F,G	10	10	0	1.00
Godfrey	B,C,F,H	27	25	2	0.93
Morgan	B,C,F,H	2	2	0	1.00
Brucknerova	A,C,F,G	2	2	0	1.00
Hancke	B,C,F,H	92	82	10	0.90
Hancke	B,C,F,H	253	175	78	0.73
Hancke	B,C,F,H	308	272	36	0.89
McGillem	B,C,F,H	1	0	1	0.00
Rudolph,McDonagh	B,C,F,H	1	1	0	1.00
McDonagh, et al	B,C,F,H	57	50	7	0.88
McDonagh, et al	B,C,F,H	117	95	22	0.83
Hoekstra, et al	B,D,E,H	19,147	16,466	2,681	0.87
Van der Schaar	B,C,F,H	111	111	0	1.00
Rudolph, et al	B,C,F,H	30	30	0	1.00
Garg	B,D,F,H	32	31	1	0.97
Hart	B,D,F,H	7	7	0	1.00
Hodara	B,D,F,H	1	1	0	1.00
Janson	B,D,F,H	10	7	3	0.73
Laird	B,D,F,H	19	12	7	0.68
Affandi	B,D,F,H	10	10	0	1.00
Bock	B,D,F,H	11	10	1	0.91
Born	B,D,F,G	748	645	103	0.87

Darbro	B,D,F,H	10	10	0	1.00
Goldberg	B,D,F,H	4	3	1	0.77
Gonzalez	B,D,F,H	3	3	0	1.00
Gunter	B,D,F,H	7	6	1	0.87
Eckerly,Dole	B,D,F,H	19	19	0	1.00
Harris	B,D,F,H	1	1	0	1.00
Malulfair	B,D,F,H	9	8	1	0.89
Penwell	B,D,F,H	49	42	7	0.87
Reynoso	B,D,F,H	8	8	0	1.00
Chappell	B,D,F,H	33	27	6	0.83
Sams	B,D,F,H	18	18	0	1.00
Magaziner	B,D,F,H	1	1	0	1.00
Speckhart	B,D,F,H	1	1	0	1.00
Young	B,D,F,H	35	32	3	0.92
Braverman	B,D,F,H	1	1	0	1.00
Rozema	B,D,F,G	53	50	3	0.94
Kindness	B,D,F,H	29	26	3	0.90
DeSouza	B,D,F,H	9	9	0	1.00
Moharram	B,D,F,H	1	1	0	1.00
Olzsewer, et al	B,D,F,H	30	26	4	0.87
Godfrey	B,D,F,H	16	16	0	1.00
Levin	B,D,F,H	22	15	7	0.72
Wolverton	B,D,F,H	21	19	2	0.91
H.Walker	B,D,F,H	23	21	2	0.92
	계	24,006	20,856	3,141	

연구 유형: A-생활양식 불변, B-생활양식 변화, C-발표된 데이터, D-미발표 데이터, E-대규모 연구, F-소규모 연구, G-투여량 1.5gm, H-투여량 3.0gm

로 수용되었다. 영양 보충한 종류도 그다지 차이가 나지 않았다.

이 보고서의 결과는 심장혈관 질환의 치료에서 EDTA 킬레이션 요법의 효과를 확증했다.

표 4

발표된 연구에 대한 상관계수 데이터, 전체 상관계수=0.88					
저자	연구 유형	환자 수	개선	불변/악화	상관계수
Olzsewer,Carter	B,C,E,H	2,482	2,379	103	0.96
Clarke	A,C,F,H	20	19	1	0.95
Kitchell, et al	A,C,F,G	38	23	15	0.66
Sloth-Nielson	B,C,F,H	30	2	28	0.19
Casdorph	B,C,F,H	15	14	1	0.94
Casdorph,Farr	B,C,F,H	4	4	0	1.00
Casdorph	B,C,F,H	18	17	1	0.95
Olzsewer,Carter	A,C,F,G	10	10	0	1.00
Godfrey	B,C,F,H	27	25	2	0.93
Morgan	B,C,F,H	2	2	0	1.00
Brucknerova	A,C,F,G	2	2	0	1.00
Hancke	B,C,F,H	92	82	10	0.90
Hancke	B,C,F,H	253	175	78	0.73
Hancke	B,C,F,H	308	272	36	0.89
McGillem	B,C,F,H	1	0	1	0.00
Rudolph,McDonagh	B,C,F,H	1	1	0	1.00
McDonagh, et al	B,C,F,H	57	50	7	0.88
McDonagh, et al	B,C,F,H	117	95	22	0.83
Hoekstra, et al	B,D,E,H	19,147	16,466	2,681	0.87
Van der Schaar	B,C,F,H	111	111	0	1.00
Rudolph, et al	B,C,F,H	30	30	0	1.00

연구 유형: A-생활양식 불변, B-생활양식 변화, C-발표된 데이터, D-미발표 데이터, E-대규모 연구, F-소규모 연구, G-투여량 1.5gm, H-투여량 3.0gm

감사의 말

데이터를 수집하는 데 지원해준 미국의학진보학회에 감사를 드리며, 데이터의 관리와 진행을 도와준 사라 바시트Sara Bassitt에게도 감사를 전한다.

25. EDTA 킬레이션의 효과가 좋다면 왜 널리 인정받지 못하는 것일까?

의학박사 제임스 카터(James P. Carter)*

개요 : 'EDTA 킬레이션 요법이 그렇게 훌륭하다면 왜 더욱 널리 인정받지 못하는 것일까?'라는 의문에 대한 답변으로 EDTA 킬레이션 요법에 대한 의료 정치적 문제, 의료 전문 분야 간의 논란, 그리고 의료 경제적인 측면의 문제점에 대해 살펴본다.

의사들을 비롯하여 대부분의 사람은 의료 정치와 법률적인 구조 그리고 경제적인 제재 조치 등으로 미국의 의료가 암암리에 조정되고 있다는 사실을 인식하지 못한다. 혁신적이고 기존의 형태와는 다른 새로운 치료법을 소개하는 의사들은 종종 이러한 배후 권력의 표적이 된다. EDTA 킬레이션과 같은 새로운 요법이 1) 과학적 패러다임에서 주요한 변화를 내포하고 2) 현재 사용되고 있는 의학적 치료 방법이 다소 부적절하다는 의미를 함축하며, 아울러 3) 새로운 치료법이 정치적 영향력이 있는 기존의 의료 전문 분야의 재정적인 후생을 위협한다면, 특히 더 그러하다. 우회수술과 풍선혈관확장술은 이를 재빠르게 인정하고 널리 사용한 외과의, 심장전문의, 대규모 의료팀과 병원에게 부와 명성을 안겨다주었다.

킬레이션과 같은 혁명적인 새로운 치료법이 처음 도입되었을 때

---

* 카터 박사는 루이지애나 주 뉴올리언스의 툴레인(Tulane)대학교 보건 및 열대의학대학 영양학과의 전임 학장이자 명예교수이다.

이 요법을 사용하지 않는 의사들은 전문가로서의 입지가 흔들리고 재정적인 위협도 받게 되었다. 자신들의 학술 지식의 퇴보로 전문가적 특권이 위협을 받으며 새로운 치료법을 찾는 환자들을 잃게 된다. 이들은 자신들의 치료 방법이 실제로 심각한 부작용 없이 성공적이라면 환자들이 다른 형태의 치료법을 찾지 않을 것이라는 사실을 망각한다.

EDTA 킬레이션 요법의 사용을 주장하는 의사들은 '비정상적' 의사로 왜곡되면서 기존의 치료방식을 수용하도록 압력을 받게 된다. 이들은 동료들에게 도외시되는데, '윤리의식 결여'에 대한 전문가들의 비난을 받게 된다. 의학적 함양이 의문시되며, 개인적 영달을 위해 환자를 '이용'한다고 비난받고, '사기꾼', '돌팔이'의사라는 악의적인 질타가 진로를 방해한다. 설득력 있는 학술적인 비판은 없는 가운데 혼란스러운 비방이 난무했다.

이러한 현상에 관한 잘 알려진 역사적 사례로 질환의 배종설이 주창되었던 때를 들 수 있다. 이 간단한 개념이 의료계에서 전적으로 인정되기까지 무려 50년이 걸렸다.

리스터Lister는 무균 기술이 사용된다면 수술 후에 감염되지는 않는다고 주장했을 때 악의적인 공격을 받았다. 제멜바이스Semmelweis도 마찬가지로 산모들이 산욕 패혈증으로 사망하는 것을 방지하기 위해 의사들에게 출산 전 손을 씻기를 권고했을 때 비난을 받았다. 리스터의 주장은 수십 년 동안 주류 의학에서 인정받지 못했으며 제멜바이스는 동료 의사들에게 죽을 때까지 멸시를 받았다. 의사들은 씻지 않은 손으로 자신들이 수많은 환자들에게 질병을 옮겼다는 사실에 격분했다. 그 이후로는 인간성이 바뀌었단 말인가?

의학 역사에서, 결국에는 중요한 업적으로 인정받은 의학의 '이

단자'가 많이 있다. 이들은 때로는 죽을 때까지 자신들의 업적을 전혀 인정받지 못했다. 예를 들면 파라셀수스Paracelsus는 의학에서 위대한 개척자로 칭송받고 있지만 생전에는 본시 '돌팔이quack'였다. 파라셀수스는 매독을 치료하기 위해 수은을 사용해야 한다고 주창했다. 지금은 많은 치료법이 있지만, 그 당시에는 별다른 매독 치료법이 없었으며 치료하는 데 필요한 수은의 투여량은 치명적인 투여량과 비슷했다. 동료 의학자들은 파라셀수스를 혹독하게 비난했으며 돌팔이(독일 고어로 수은을 뜻하는 돌팔이 의사 'quack salber'의 줄임말)라고 조롱했다.

미국에서 과학과 의학은 강력한 권력이며 경제적 법적 권한과 효력으로 강화된다. 킬레이션 요법이 더욱 널리 용인된다면 정치 경제적으로 막강한 많은 산업과 특수 이해 집단이 재정적으로 타격을 받을 것이다. 의료 산업은 미국 사회의 모든 분야에서 상당한 영향력을 행사한다. 대학교와 의과대학의 연구 기금도 지원한다. 자신들의 이익을 보호하고 경쟁을 제압하고 법률과 규제에 관한 로비를 하기 위해 정부 기금 의학 연구에 자금을 쏟아붓는다. 만약 연구 방향이 이들의 특정 이해와 상반되는 경우에는 강력한 반대 로비에 직면하여 NIH 연구 기금을 확보하기가 어렵다.

이러한 특수 이해 집단은 뉴스 매체를 통해 일반 대중과 전문가들에게 미칠 수 있는 막강한 영향력을 가지고 있다. 의학 저널, 신문, 잡지, 텔레비전, 라디오 등에서 광고수입은 생존에 필수적이다. 그래서 종종 자신들에게 받은 은혜를 배신하는 행위에 대해서는 당연히 거부감을 갖게 된다. 미디어의 협조 없이 새로운 치료법을 대중과 의료 전문가에게 전파하기는 어렵다. 의과대학도 연구 기금을 지원하는 기관이나 단체를 거스를 수는 없다.

미국 일반 대중의 후생은 산업집단의 영리 추구와 경쟁을 제압하기 위한 압력으로 인해 밀려나기도 한다. 모든 산업부문은 가능만 하다면 독점을 원한다. 주류 의학계도 이러한 목표를 가지고 있다.

학술적인 오만은 흔한 일이다. 의사들은 자신들이 의학 분야의 전문가라고 생각한다. 대다수 의사가 새로운 치료법을 지지하지 않는다면, 대중들이 인정하는 자신들의 '전문적 지식'에 집단적으로 의지하여 스스로 인식하지 못한 새로운 개념을 무시하는 것이다. 의학의 모든 위대한 업적은 작은 곳에서 시작했다는 사실을 망각한다. 이들은 '우리가 전문가이기 때문에, 우리가 신뢰하지 않고 사용하지 않는 요법은 문제가 있다. 다수인 우리와 다르게 생각하는 소수의 의사들이 잘못된 것이다. 우리가 옳다. 왜냐하면 우리가 바로 전문가들이기 때문이다'라고 생각한다.

전통적이지 않은 대체 의약 요법을 비난하는 보편적인 비판론은 새로운 요법에 대한 임의추출 이중맹검법의 조절 연구가 실시되지 않았기 때문에 유효성이 '입증되지 않았다'는 것이다. 이러한 비판론은 의료 실무에서 일상적으로 실시되고 있는 가장 보편적인 치료법도 이러한 동일한 기준을 사용하여 입증되지 않았다는 사실을 무시하고 있다.

미국의회의 기술평가국은 유명 대학 교수진으로 구성된 자문단의 협조를 얻어 다음과 결론의 보고서를 발간했다. "…의료 실무에서 사용되고 있는 현행 치료법 가운데 불과 10~20%만이 조절 시험 결과 효험이 있는 것으로 나타났다." 따라서 일상적으로 사용되고 있는 의학적 치료법 가운데 80~90%는 입증되지 않은 것이다.[1] 보고서는 나아가 나머지 10~20%의 치료법의 효과를 입증했다고 주장하는 연구도 대개 결함이 있다면서 "…다른 많은 방법도 효험이 없을 수 있다"라고 지적한다. EDTA 킬레이션 요법의 효과와 가치를 받아들이지 않은 가장 흔한 이유가 명백한 이중적인 잣대를 나타내는 것이다.

킬레이션 요법의 전 과정은 정제 및 가공 식품을 삼가는 식이요법을 포함한다. 제약 산업에 의해 생산되는 고가의 고수익 약품보다는 비처방 영양 보충을 강조한다. 킬레이션 요법은 의사의 진료실에서 간단히 시술되기 때문에 매년 우회수술과 풍선혈관확장술 사업으로 60억 달러 규모의 수익과 명성을 얻는 병원과 외과의, 심장전문의, 그리고 대규모 의료팀을 필요로 하지 않는다.

우회수술이나 풍선혈관확장술의 임상적 효과를 입증하거나 반증하는 이중맹검법 연구가 실시된 적은 전혀 없다. 이 책에 게재된 임상 데이터로도 밝혀진 것처럼, EDTA 킬레이션 요법의 효과는 우회수술과 혈관형성술의 효과와 동일하거나 그 이상이라는 사실이 임상적으로 입증되었다.

최근 보고서에서는 관상동맥 우회수술 가운데 44~85%가 효과 기준을 충족하지 못하는 환자에게도 통상적으로 시술되고 있으며, 그 기준도 비맹검법 연구에서 도출된 것을 사용한다고 밝혔다.[2-9] 언론에서는 지속적으로 이러한 파렴치한 수술의 남용을 밝히고 있지만, 킬레이션과 관련된 사소한 결함도 침소봉대하여 널리 전파하고 있다. 미국의학협회는 공식 저널JAMA에서 전체 관상동맥 우회수술 가운데 44%가 부적절한 이유로 시술되었다고 인정했다.[9]

특정 치료법이 의료 전문가들에게 널리 인정받는 경우에는 효과에 관한 과학적 증명이 필요하지 않으며 일화적인 증거도 타당한 것으로 받아들여진다. 그러나 대체 요법이 이러한 전문가들에 의해 논란이 생기면, 이 경우에는 비용이 막대하고 시간도 많이 소요되는 이중맹검법의 위약조절 실험으로 입증되어야 한다고 주장하면서 공격한다. 메디케어(미국의 노인의료보험제도-역주) 규정도 다수의 의사들이 사용하고 있는 치료법에 대해서는 학술적인 증명의 필요성을 배제하고 있다. 이로 인해 연방정부도 이러한 이중적인 기준에 대한 지지를 보내고 있다.

EDTA의 경우 이러한 요구를 충족하기 위해서는 이중맹검법 연구를 통해 효과를 입증해야 한다. 이러한 연구에는 수백만 달러가 소요되기 때문에 정치적 지원이 없이는 공공 연구 기금을 확보할 수가 없다. 마찬가지로 제약업체도 특허 보호 없이 이러한 연구에 기금을 지원할 리 만무하다. 그리고 킬레이션 요법을 사용하는 일반 개업의들이 이러한 연구에 소요되는 시간과 비용을 감당하기에는 역부족이다. 그러므로 EDTA 킬레이션 요법은 연구에 대한 재정적인 지원 출처가 없는 '외톨이'였다.

이러한 장애와 반대론자들이 정한 가혹하고 불공정한 이중적인 기준에도, 이러한 치료법을 신뢰하는 사설 재단과 환자 그리고 의사들의 지원으로 연구기금이 성공적으로 확보되었다. 환자들도 이중맹검법 연구를 기꺼이 받아들여 1988년 중반에 연구가 시작되었다[정치적인 이유로 완료되지 못했다].

의료보험으로 지원하지 않기 때문에 환자들은 자신들의 호주머니에서 EDTA 킬레이션 치료 비용을 전적으로 부담해야만 했다. 메디케어가 한 가지 치료법에 대해 지불을 거절하면 대부분의 다른 보험사들도 이러한 선례를 따른다. 치료 비용을 지불하는 것보다 법정에서 이러한 부당한 정책과 싸우는 법률 비용이 훨씬 더 많이 든다.

조직된 의료계와 특수 이해집단에 유리하게 의료 실무를 조정하는 경우는 역사적으로도 비슷한 사례를 쉽게 찾을 수 있다. 많은 혁신적인 의사들이 발견한 영양요법이나 비독성적이 비침습성 치료를 적용한 암 치료법도 대다수 의사들의 반대에 부딪혔다.

1953년 8월 3일, 고인이 된 상원의원 찰스 토비Charles Tobey의 아들이며 상원 주 및 국제 통상위원회 의장인 찰스 토비 주니어Charles W. Tobey Jr.는 특별위원회에서 발표한 베네딕트 피츠제럴드 주니어Benedict F. Fitzgerald Jr.의 의회보고서를 조사했다. 피츠제럴드의 보고서는 1950년대에 암 치료의 대체 방법으로 고려되었던 방법을 억압했던 음모를 조사한 것이었다. 암 치료를 위한 다른 혁신적인 방법에 대해서도 그 결과를 동일하게 적용할 수 있었다.

피츠제럴드는 미국의학협회AMA의 방침과 정책을 지지하면서 새로운 치료법의 효과를 은폐하고 억압하려는 사람들을 비난했다. 이러한 요법에는 암 환자의 생생한 증언과 더불어 임상 기록, 증례 역사, 병리 보고서, X레이와 기타 증거 자료 등으로 성공적으로 입증된 약품도 포함되어 있었다. 피츠제럴드는 AMA의 견해를 따르지 않는 클리닉, 병원 그리고 실험 연구소를 폐쇄하기 위해 공공과 사설 기금이 전용되었다는 음모를 밝혔다.

부상하는 비전통적인 치료법을 조사하기 위해 사용된 기법은 1) 거만하고 2) 다른 사람들의 권리를 알아내려고 하며 3) 선택의 자유 권리를 앗아가면서 4) 결과로 방법을 정당화하는 형태로 실시되었다. 비전통적 새로운 치료법의 반대자는 역정보, 비방 선전, 조롱, 해당 단체의 IRS 세무 조사, 환자의 의사 고발 독려, 함정 수사, 불법 도청, 심지어 침입 조사 등도 합법적인 활동처럼 생각하고 자행했다. 정맥주사 EDTA 킬레이션 요법을 시술하는 의사들을 반대하기 위해 이러한 부당한 방법을 사용했다.

실제든 가공이든 증거를 공개하여 이것이 표적 대상 의사들에게 불리한 경우에는 반대자들의 대표자는 주 의학심사관위원회를 찾아가 공식적인 조사를 요청한다. 비정상적인 진료를 중단하거나 의사 자격을 박탈하도록 압력이 가해진다.

자격관리 위원회의 조사 과정은 조사 대상 의사에게도 기밀이어서 확인할 수가 없다. 몇 년에 걸쳐 점진적으로 진행되는 이러한 조사 업무가 어떻게 진행되는지에 대해 추측은 할 수 있겠지만 은폐 전술 특성상 외부자가 전모를 알기는 어렵다.

의료계의 조직적인 권력 구조는 피라미드와 같다. 다른 전문 분야별 협회가 모여서 이루어진 것으로 각각은 자신의 특수 이익을 보호한다. 그 결과 일률적으로 '조직된 의료계'라고 할 수 있다. 피라미드의 정점은 이러한 조직체의 집행위원회와 관리자를 나타내고 기저는 각 일반 회원을 의미한다. 권력은 집중화시키고 최저 기본 조직으로 지방과 주에 지부를 두어 전국적으로 영향력을 행사한다. 의료 정치에서 이러한 피라미드 구조는 피라미드의 핵심을 이루는 소수의 이익을 위해 다른 집단과 연대하여 운영한다는 음모론의 바탕을 형성한다. 전체 조직은 개별 회원으로부터 집단적인 행동을 승인하는 권한을 위임받지만 회원들은 권력 브로커와 의료 정치인들이 운영하는 더 큰 규모의 구조와 음모를 제대로 알지 못한다.

전국의 모든 임상의들과 전문가 그룹을 대표하기 때문에 이러한 연합체 조직은 국가적인 현안에 지대한 영향력을 미친다. 특히 의료계와 제약업체 그리고 식가공회사가 조직적으로 연결되는 경우에는 더욱 그러하다. 식품 산업은 마가린, 불포화 지방, 가공 계란 그리고 기타 의사들이 추천하는 정제 및 분별증류 식품 등의 판매로 막대한 수익을 창출한다.

AMA와 기타 조직화된 의료 단체들의 상원과 하원 선거 정치자금 기부 규모는 미국총기협회 다음으로 많다. 전국적으로 어떠한 특수이해 집단보다 더 많이 기부한다. 돈으로 매수한 정치적 영향력을 통해 공공 기관과 연방 및 주 기관의 정책이 의과대학, 대학교, HHS, PHS, FDA, FTC, NIH, 주의료자격관리위원회 등을 비롯한 이러한 의료 집단에 의해 좌우될 수 있다. 의료 조직과 의사 간에 분쟁이 발생하는 경우에 FDA, FBI, IRS, 우편물 조사관, 지방 검사, 메디케어 부정방지국, 기타 준사법 권력기관 등은 분쟁에 신속하게 개입한다. EDTA 킬레이션 요법으로 환자를 치료하는 용기 있는 의사들에게 발생할 수 있다.

주의료자격관리위원회의 전체 업무 시간 가운데 평균 약 60%를 문제가 있거나 결격 사유가 있는 의사들을 조사하고 계도하고 자격을 박탈하는 데 소요한다. 이러한 의사들 대부분은 화학적으로 알코올과 약물에 의존한다. 중독된 의사들은 관련 의료 단체와 성공적으로 치유된 의사들의 도움으로 재활하게 된다. 이러한 활동은 의료 전문가와 소비자 모두에게 진정으로 최상의 이익을 가져다 준다.

나머지 40%의 주의료자격관리위원회 업무 시간은 위에서 언급한 방식으로 의료계를 관리하고 조정하기 위한 노력으로 '마녀사냥'을 하는 데 보낸다. 다수의 의료 전문가들을 현실에 순응하도록 길들이고, 자신들의 동료들보다 앞서 혁신적인 치료법을 사용하며 지지하는 대담한 '이단아' 의사들과의 경쟁으로부터 보호한다. 결국 정부가 거래를 제한하고 의료 독점을 지원하고 있는 것이다.

의과대학의 학구적인 의사들과 연구 학자들이 진실을 규명하기 위해 실제 자료를 확보하고 자신들의 분석 능력과 과학적 방법에 의존하는 대신에 선전 활동과 역정보에 영향을 받게 만든다. 절대 다수의 의사들은 임상에서 음모가 존재한다는 사실과 독점을 보호하고 경쟁을 방지하기 위해 일상적으로 은밀한 활동이 이루어지고 있다는 사실을 전혀 알지 못한다.

AMA 의료정보조정위원회CCHI는 1964년에 설립되었으며 엉터리 치료에 관한 분과 위원회이다.[10] 책임 있는 모든 시민들은 엉터리 치료에 반대해야 한다. 엉터리 치료에 대한 AMA 위원회와 최근에 설치된 CCHI 간의 주요 차이점은 CCHI는 비밀스럽고 은밀한 조직으로 다른 비슷한 그룹과 함께 네트워크로 활동한다는 것이다. CCHI는 많은 주에 지부를 설치한 전미보건사기대책협의회와 공동으로 활동한다. 각 지역 협의회의 의장은 비밀 유지 서약을 맹세해야 한다. 보건사기대책협의회의 전국 및 지역 협의회는 각 주의 의료자격시험관위원회의 개별 회원과 연락을 유지한다. CCHI는 이러한 비밀 네트워크를 통해 운영되어 공개적으로 접근할 수 없다. 견제와 균형이 없는 것이다.

CCHI와 국가보건사기방지협의회는 모두 과학적이고 신뢰할 만한 정보의 출처라고 주장한다. 그러나 실제 활동의 상당 부분은 엉터리 치료와는 상관이 없으며 오히려 임상의들에게 의료계에서 정치적으로 승인한 치료법을 사용하도록 강요한다. 최종 목적은 조직적인 의료계가 향유하는 경제적인 독점 이익을 보전하는 것이다.

1960년 이후부터 1980년대 중반까지 죽상동맥경화와 합병증의 치료에 EDTA를 사용하는 연구가 중단된 중요한 이유는 실무에서 EDTA를 사용한 의사들에 대한 불공정한 비난이 쏟아졌으며 악의적인 역정보가 적극적으로 전파되었기 때문이었다. 연구에 관심을 가졌던 학자들도 비난에 시달려 위축되었다.

EDTA를 사용한 임상의들은 민원에 답변하기 위해 의료심사관주위원회에 소환되었다. 때로는 책임도 부과되었지만 면밀한 조사를 통해 입증된 경우는 드물었다. 연방 의료심사관위원회는 법률에 의해 설치된 기구로서 의사 면허를 취소시킬 수 있는 막강한 권한을 가지고 있었다. 적어도 여섯 개 주에서 운영하고 있는 의료자격관리위원회는 주 내에서 킬레이션 요법을 전면적으로 금지하려고 했었다. 다행히도 법원에서 재빨리 이러한 임의적인 규정을 무효화시켰다.

EDTA는 이미 시중에서 납 중독, 디기탈리스digitalis 중독, 만성 고칼슘혈증 등을 치료하는 합법적인 약제였다. 내과적 치료를 위해 EDTA를 사용하는 것은 합법적이며, 환자에게 최상의 방법이라고 판단되면 의사들은 어떠한 목적으로도 합법적으로 약물을 사용할 수 있다. 유일한 제한사항은 EDTA를 생산하는 제약회사들이 광고를 하지 못한다는 것이다. 사용설명에 대한 FDA 승인이 없는 관계로 죽상동맥경화 치료 효과에 대한 광고와 마케팅을 할 수가 없다.

EDTA에 대한 특허는 수년 전에 이미 만료되었다. 지금은 상표등록에 의해 보호되지 않는 일반 의약품이다. 모든 제약회사가 EDTA를 제조 판매할 수 있다. 연구 기금과 인허가 비용을 충당할 수 있는 어떠한 특허 보호도 더 이상 없다. 일반적으로 EDTA와 같이 승인된 약물의 약제 사용 설명서에 새로운 치료 효과를 추가하려면 제약회사는 해당 요건을 충족시키기 위한 연구와 행정처리 비용으로 수백만 달러를 지불해야 한다. 시장에서 이러한 비용을 충당할 수 있는 가능성이 없다면 어떠한 회사도 선뜻 자금을 지출하지 않을 것이다. 죽상동맥경화에 대한 FDA 승인이 없기 때문에 킬레이션 비판자들의 의견과는 반대로 사용하고 있지만 그 효과는 입증되었다. 하지만 FDA에서는 의사가 일반 진료에서 EDTA를 사용하는 것을 승인하지 않았다. 이 또한 이중 잣대의 사례를 나타낸다.

텍사스에서 킬레이션 요법을 사용하고 있는 내과의 존 파크 트로

브리지John Parks Trowbridge 박사는 1986년 8월까지 진료 과정에서 환자에게 킬레이션 요법을 제시하는 경우에 의사들이 맞닥뜨린 어려움을 간결하게 말해 준다. 억압 시스템이 어떻게 작용하는지를 설명하면 다음과 같다.

'지난 90일 동안 적어도 3명의 킬레이트 치료를 한 의사들이 위원회에 끌려가 2명이 경고를 받고 1명은 면허를 박탈당했다. 경고를 받은 의사를 통해 통보를 받은 셈인데, 위원회는 우리도 한 명씩 차례로 소환할 것이다.'

법적 권한을 가진 기관에서 자행하고 있는 이러한 법적 억압에 대항하게 되면 막대한 법률 비용이 소요되어 해당 의사를 파산시킬 수 있다. 적법한 항의는 합법적인 권리이지만 비용이 많이 든다. 주위원회는 공적 자금으로 변호사와 법률 비용을 지불한다. 하지만 부당하게 피소된 의사들은 자신의 비용으로 방어해야 한다. 이것이 주인허가위원회가 표적으로 삼은 의사가 자신을 방어하기 위해 더 이상 비용을 지불할 수 없을 때까지 압력을 가하는 전술적 토대이다. 이러한 이유 때문에 역량 있고 윤리적인 의사들이 부당한 조치에 굴복하여 EDTA 킬레이션 요법을 더 이상 사용하지 않기로 합의했다. 그래야 법적 비용과 시달림에 따른 스트레스에서 벗어날 수 있기 때문에 근신 기간과 비난도 기꺼이 감수했다.

죽상동맥경화증의 치료 방법으로서 EDTA를 불신하게 된 본래적인 동기는 EDTA의 효과를 무시하면서 그것이 위험한 치료이며 그 효과도 제대로 나타나지 않는다는 오만한 믿음에서 출발했을 것이다. 실제로 그렇다면 일찍이 사기와 엉터리 치료라고 폐기되었을 것이다. 혈관과 경동맥 수술뿐만 아니라 관상동맥 우회수술과 혈관형성술로 막대한 수익을 누리고 있는 의료계와 병원 및 관련 산업은 불과 10%의 비용으로 의사의 진료실에서 간단하게 시술할 수 있는 EDTA 킬레이션 요법이 널리 확산된다면 크나큰 타격을 입을 것이 분명하다. 그래서 현재 EDTA 킬레이션 요법의 사용과 임상 연구 조사에 대한 억압이 자행되고 있는 가장 주된 이유가 바로 이러한 사실 때문이라고 여겨진다. EDTA 킬레이션 요법을 지지하는 수많은 임상과 과학적 데이터를 보고서를 달리 어떻게 설명할 수 있겠는가?

최근 몇 년 동안 주류 의학저널은 죽상동맥경화증의 EDTA 킬레이션 치료 연구 결과의 게재를 거절해왔지만 반면에 편집자에게 보내온 킬레이션 요법을 비난하는 많은 하찮은 편지들은 공개했다. 일관적인 편집자의 편견과 검열 때문에 EDTA에 관심을 가지고 있는 임상의와 연구자들이 우호적인 임상 데이터에 쉽게 접근할 수가 없게 되었다. 킬레이션 요법의 최근 연구들은 잘 배포되지 않은 저널에 게재되었으며, 이들 중 상당수는 의학문헌색인집Index Medicus에도 포함되지 않는다.

대부분의 임상의와 의학도들은 전 세계적으로 전체 생체의학 문헌 가운데 불과 10%만이 이러한 데이터베이스에 실린다는 것을 알지 못한다.[11] 의사가 죽상동맥경화를 치료하기 위해 EDTA 킬레이션 요법에 관심을 가지고 컴퓨터로 이를 검색하려고 하면 넘쳐나는 부정적인 사설적 논평과 선동적인 문헌을 발견하게 되겠지만, 실제로 이러한 비판론을 지지하는 부정적인 데이터는 전혀 없다. 죽상동맥경화 치료에서 EDTA의 효과를 지지하는 대부분의 임상 데이터는 일반적인 의료 색인목록에는 등재되지 않은 저널에 나와 있다.

서독 하이델베르크의 대학병원 진료실에서 셰틀러Schettler et al 박사가 죽상동맥경화를 치료하기 위한 EDTA 킬레이션 요법에 대한 최고의 임의추출 이중맹검법 조절 연구를 실시했다. 셰틀러 박사는 내과학장이자 세계죽상동맥경화연구학회의 회장이었다. 연구 기금은 상표명이 플루딜라트Fludilat®라는 혈소판 억제제 벤사이클랜을 제조하는 타이먼 제약회사에서 지원했다. 플루딜라트는 죽상동맥경화증 치료제로 유럽에서 널리 처방되고 있다. EDTA 킬레이션 요법을 벤사이클랜과 비교했다.

제약회사가 왜 특허가 만료된 일반 의약품의 연구 기금을 지원했는지는 모를 일이다. 타이먼 사는 EDTA가 효과가 없다는 AMA의 선동을 믿었을 가능성이 있다. 그렇지 않으면 자신들의 플루딜라트에 대항하는 EDTA에 왜 연구기금을 지원했을까?

타이먼 사는 만일을 대비해 조치를 취해두었다. 타이먼 사는 셰틀러 박사와의 서면 계약을 통해 모든 연구 결과를 편집할 수 있는 권리를 보장받았다. 모든 연구 기록 데이터에 대한 소유권은 타이먼 사가 가졌다. 연구 종료 시 모든 데이터는 타이먼 사에 귀속되는 것으로 합의했다. 이러한 계약으로 편향되지 않은 연구는 불가능한 것으로 보인다. 아울러 다른 연구자들은 최초 편집되지 않은 연구 데이터에 자유롭게 접근할 수가 없게 되었다.

전체 48명의 환자 가운데 24명은 플루딜라트, 그리고 나머지 24명은 EDTA로 치료를 받았다. 이나트륨 EDTA는 1/2N 식염수 500ml에 2.5g의 투여량으로 시술되었다. 치료는 매주 5일씩 총 4주 동안 시술되어, 환자는 총 20회 주입치료를 받았다. 이 연구에는 파행의 통증 없이 200미터를 걸을 수 없는 말초혈관 질환을 가진 환자들만 포함했다. 치료 전, 중, 후에 10%의 경사도를 가진 답차에서 3.5km/hr 속도로 도보거리를 측정했다.

측정 결과, EDTA 치료를 받은 그룹은 4주 동안의 치료 후에 파행으로 통증이 나타날 때까지 걸을 수 있는 거리가 250% 증가한 것으로 나타났다. 이에 비해 벤사이클랜 치료 그룹에서는 60%만 증가했다. 그러나 벤사이클랜은 치료 효과가 있는 것으로 입증되었으며 이러한 결과로 유럽에서 널리 처방되고 있다.

불과 30일 간의 치료가 끝났을 때에 무통 도보거리가 1,000미터 이상 증가된 환자가 EDTA 치료 그룹에서는 4명이 있었다. 이러한 4명의 환자의 극적인 개선 데이터는 신기하게도 최종 결과가 일반에게 발표되기 전에 사라졌다. 물론 타이먼 사는 계약 조건에 따라 자신들에게 맞는 방식으로 데이터를 해석하고 최종 결과를 편집할 수 있는 법적인 권리를 가지고 있었다. 이들의 최종 보고서에는 250%나 증가된 EDTA의 효과를 70%대로 깎아내려 단지 72%의 개선이 나타났다고 밝혔다. 이렇게 최상의 효과가 나타난 EDTA 치료 환자에게서 얻은 데이터가 조작된 사실은 연구 결과를 면밀하게 분석한 하이델베르크 학자들이 없었더라면 세상에 알려지지도 않았을 것이다. 학자들은 비윤리적이고 불공정한 학술 행위에 충격을 받았다. 독립적인 해석을 위해 연구의 원데이터는 ACAM의 관계자들에게 개인적으로 전달되었다.

연구가 진행되는 동안 미국 의료조직 단체의 고위급 대표가 하이델베르크로 가서 셰틀러 박사를 만났다는 사실이 중요할 수도 있지만 그렇지 않을 수도 있다.

연구 결과는 1985년 호주 멜버른에서 개최된 제7차 죽상동맥경화증 학술회의에서 보고되었다. 회의 발표에서 발표한 자료에는 치료가 끝난 지 3개월 후까지 무통 도보거리가 증가하는 그래픽 도표가 있었다. 그 당시, 공개 발표용 수정된 데이터를 보더라도 EDTA 치료 환자의 무통 도보거리는 처음보다 430% 증가했지만 벤사이클랜 치료 환자 가운데 평균 절반 이하가 30일 간의 치료를 마친 후에는 유의한 개선이 나타나지 않았다. EDTA 킬레이션 치료 효과가 임상적으로 상당한 유의성이 있는데도 발표 자료의 개요에서는 이러한 데이터의 효과를 설명하는 문구가 전혀 없었다. EDTA의 완전한 효과가 때로는 치료 후 3개월 뒤에 나타났다는 사실은 잘 알려져 있다.

증상이 극적으로 호전된 EDTA 환자에 대한 삭제된 데이터를 고려할 경우 EDTA 킬레이션 치료 후 3개월 뒤에는 평균 도보거리가 400% 이상 증가했다.

호주에서 보고된 데이터는 EDTA 치료 그룹의 무통 도보거리가 평균 70%만 증가한 것으로 나타내고 있다(원데이터에는 30일 뒤에 250% 증가한 것으로 나타나 있다). 벤사이클랜 치료를 받은 환자 그룹에서 평균 76% 증가한 데이터와 비교해 보더라도 이 정도의 개선 효과는 유의하다. 위약 효과만으로 33% 이상 증가하기는 어렵다.

유일한 사망 환자는 벤사이클랜 그룹에 있었다. EDTA 그룹에서는 심각한 부작용도 발견되지 않았다. 보도 매체에서는 부정적으로 보고된 연구 결과를 취재했지만 이러한 데이터는 동료 검토peer-reviewed 저널에는 전혀 게재되지 않았다. 더욱이 언론에서는 연구 사례에서 '위약'은 약품의 효험성이 입증되었다는 타이먼 사의 바로 그 플루딜라트였다는 것을 인급하지 않은 채, 'EDTA의 효과는 위약과 별반 다르지 않았다'라고 보도했다.

다른 사례와 비교해보면, 미국 FDA가 파행 치료제로서 펜톡시필린(트렌탈®)을 승인하게 만든 연구에서는 파행의 통증이 나타나기 전의 도보거리는 치료 전보다 불과 평균 25%만 증가한 것으로 나타났다. 그럼에도 이 정도의 작은 효과도 통계적으로 유의하다고 간주되었고 FDA에서는 트렌탈®의 마케팅을 승인했다. 공개적으로 발표된 하이델베르크 연구를 보더라도 EDTA의 효과는 이보다 두 배가 넘었다.

이러한 범죄행위와 같은 은폐와 음모는 결국에는 밝혀져 그 위상과 권위가 실추될 것이다. 누군가는 이러한 방법으로 광범위하게 퍼진 엉터리 진료를 척결할 수 있다고 정당화 논리를 펼 것이다. 그러나 누가 기득권을 지키기 위해 경쟁적인 치료법을 부당하게 억압하는 독선적인 의료 집단에 엉터리 진료 여부를 결정하는 권한을 부여했는가? 어째서 이들만이 공공을 위한 최상의 이익이 무엇인가를 알 수 있는 권리를 가지고 있단 말인가?

첨단 병원과 최고의 수술치료에도 불구하고 미국에서만 매년 80만 명의 환자들이 죽상동맥경화와 합병증으로 사망하고 있기 때문에 일반 대중에게 EDTA 킬레이션 요법을 받을 수 있는 선택권을 반드시 보장해주어야 한다. 의료보험 회사들이 고비용의 입원과 수술치료, 혈관형성술에 대한 소요를 줄임으로써 장기적으로는 의료비용을 현저하게 절감할 수 있는 요법에 대한 의료비 지불을 계속해서 거절하는 것은 몰지각한 행위일 뿐 아니라 나아가 범죄행위가 될 수 있다. 보험금 지급을 줄일 수 있어 의료보험 회사들은 비용을 상당히 절감할 수 있다.

미합중국 헌법에 서명한 의사 벤자민 러시Benjamin Rush 박사는 다음과 같이 기술했다.

"공화국의 헌법은 종교의 자유뿐만 아니라 의료의 자유에 대한 특별한 조항을 만들어야 한다. 치료 방법을 특정 계층에게만 국한하고 다른 사람에게 동등한 특권을 제한하는 것은 의학의 바스티유를 만드는 것이다. 이러한 모든 법률은 전제적이며 미국적이지 않다."

척추지압 전문 분야는 CCHI가 최초로 가책을 느낀 경우이다. 1987년 8월 28일 연방법원의 수잔 겟젠더너Susan Getzendanner 판사는 AMA가 '유자격 전문 분야를 말살시키기 위한 목적으로 체계적이고 장기적인 위법행위에 가담하면서' 척추지압 전문직을 없애려는 노력을 기울였다고 판결했다. 이는 1976년에 제기된 반독점 소송의 판결이었다.

이 보고서에서 설명한 '음모'는 망상과 허구를 자아냈기 때문에 은폐되어서는 안 된다. 척추지압의만을 대상으로 삼은 것이 아니다. AMA와 의료계는 회비, 막대한 부동한 수익, 간행물의 광고 수익 등을 기반으로 제약회사와 식가공 및 기타 관련 기업과 연대하여 조성한 기부금을 보건사기방지협의회에 후원한다. 이러한 기금 후원과 같은 영향력 행사를 통해 EDTA 킬레이션 요법을 비롯하여 기존의 치료법보다 안전하며 독성도 적고, 저렴한 영양 지향적인 자연적인 요법들을 폄하하기 위한 노력을 주도해왔다.

현재 진행 중인 연구의 결과와 더불어 이 책에서 밝힌 정보로 의료 전문가와 죽상동맥경화증 환자들이 EDTA 킬레이션 요법의 효과를 더욱 편견 없이 이해할 수 있게 되기를 바란다.

3장

안전성

A TEXTBOOK ON EDTA CHELATION THERAPY

26. EDTA 신장 효과: 문헌 검토

의학박사 엘머 크랜턴

개요 : 최근에 EDTA 주사 치료에 따른 포유류의 신장 변화에 관해 발표된 보고서를 검토했으며 그 결과를 제시하고자 한다. 대부분의 보고서에서는 신장 부작용의 원인이 EDTA의 과도한 투여량 때문이라고 밝히고 있다. 그리고 주로 기정의 신장 손상과 잠재적인 질환으로 인해 신부전이 유발되는 것으로 보고되었다.

지난 30년 동안 일반적인 EDTA 사용을 연구한 학술 문헌을 검토한 결과, 비경구용 EDTA 주사 치료가 신장에 유해할 수 있다는 결론이 나왔다. EDTA 킬레이션 요법을 비판할 때 자주 인용되는 크레이븐Craven과 모렐리Morrelli의 논문은 예전에 발표된 몇 가지 연구[1]를 검토한 결과를 근거로 하고 있다. 그러나 신장독성에 관한 저자들의 경고는 과장된 것으로 보인다. 이 문제에 관한 학술 문헌을 더욱 면밀하게 검토한 결과, EDTA를 과도하게 투여하면 신뇨세관에 경미한 변화가 생길 수 있지만 이러한 변화의 유의성은 입증되지 않았다. 실제로 맥도나와 루돌프 그리고 체라스킨의 논문(전인의학저널 4권 2호에 게재)은 정맥주사 EDTA가 안전할 뿐만 아니라 신장기능을 통계적으로 유의하게 개선시키는 효과가 있다고 입증했다.[2]

이전의 보고서에서 주장하는 EDTA 치료 결과로 신장독성이 나타날 가능성은 전이성 암종, 고칼슘혈증, 비타민D 중독, 납 중독, 탈수증, 그리고 기타 심각한 잠재적인 질환의 말기 상태에 있는 환자들에게서 나타났다. 이러한 기존의 질환은 EDTA 치료를 하지 않아도 신장 합병증 발현과 관련이 있다. 발표된 모든 보고서에서

EDTA의 투여량과 주입 속도를 측정하는 것이 늘 가능한 것은 아니지만, 대부분의 경우에는 관련 정보가 제시되었으며 신장의 변화와 관련한 투여량과 속도는 현재 안전하다고 생각되는 투여량-속도보다 훨씬 더 많고 빨랐다.

홀랜드Holland et al.는 지금 사용되는 투여량보다 몇 배는 더 많은 투여량으로 치료를 받은 후 사망한 두 명의 환자에게서 수크로오스 신증과 유사한 신뇨세관의 공포화가 나타났다고 보고했다. 환자들은 악성 흑색종과 다발성골수종으로 유발된 고칼슘혈증에 대한 치료를 받았다. 한 환자는 현재 안전하다고 판단되는 투여량-속도의 아홉 배에 이르는 60분 동안 EDTA 9g 이상을 투여받았다.[3] 매우 많은 양의 EDTA를 빠른 속도로 주입했을 때 뚜렷한 부작용은 없었지만, 고칼슘혈증이 있는 환자에게서는 급성 진행성 신부전증이 나타났다는 사실에 유의해야 한다. 저자들은 부검에서 나타난 조직학적인 임상적 유의성에 대하여 의문을 가졌으며, 또한 모든 부위에서 신부전 작용이 나타나는지 여부에 대해서도 의구심을 표출했다.

EDTA 요법과 관련한 신장 합병증에 대한 보고서를 보면 환자들은 EDTA 치료를 받기 전에 이미 고칼슘혈증, 비타민D 중독, 설사 등과 같은 질환을 앓고 있었다.[4]

입증 근거가 빈약한 동물실험 보고서를 보면 EDTA 치료를 받은 기니피그에서 신장 지혈대 쇼크로 신장이 손상되었지만 이 실험에서 쇼크 그 자체만으로 신장이 악화된 것은 아니며 신장기능 실험도 이루어지지 않았다.[5]

EDTA와 관련된 것으로 추정되는 공포 형성은 신장 세관의 정상적인 상피 세포에서도 나타난다.[6] 동물실험 연구 결과 EDTA의 대량 투여로 인해 시술 후에 신뇨세관에서 전이성 변화가 발생한다는 사실을 확증했다.[7-16] 그러나 이러한 변화도, 지금은 인간에게 안전하다고 여겨지는 한계치보다 무려 여섯 배나 더 많은 EDTA 투여량이 주입되었을 경우에도 신장 기능의 손상과 관련이 있다는 사실이 확인되지 않았다.[17]

할스테드Halstead가 내린 결론처럼, EDTA 킬레이션 치료 후에 나타나는 모든 잠재적인 신장독성은 EDTA의 양과 시술 속도와 직접적으로 관계가 있다. 할스테드는 "투여량과 시간은 신장독성에서 매우 중요한 요소이며… 동물실험과 인간 연구에서 나타난 신장독성에 대한 보고서에서는 EDTA의 안전 투여량을 상당히 초과한 대부분의 사례를 검토했다고 밝혔다. 신장독성은 약물의 과다 투여량을 빠른 속도로 주입했을 때 나타나는 결과이다. 일반적으로 환자에게 24시간 내에 EDTA를 3g 이상 투여해서는 안 된다. 이는 권장 투여량인 평균 성인 체중 1kg당 50mg보다 약간 적은 것이다… 시술 시에는 약 세 시간에 걸쳐 한 방울씩 서서히 주입해야 한다."라고 말했다.[18]

메릴랜드 주 베네스다Bethesda 국립해군병원의 둘란Doolan과 슈워츠Schwartz 그리고 동료 연구자들은 쥐를 대상으로 조절 연구를 실시했다. 현재 인간에 대한 안전 투여량보다 여섯 배에서 열 배나 더 많은 EDTA를 쥐에게 주입했다. 근위 신장 세관의 상피 세포에서 공포가 형성되었지만, 기능적으로는 전혀 손상되지 않았다. EDTA를 대량 주입했음에도 혈청 크레아티닌이나 요소질소에서 어떠한 유의한 조직적인 변화도 수반되지 않았다. PAH를 응축하는 신장피질의 기능은 손상되지 않았으며 사구체 여과율도 정상이었다. 저자들은 "…임상의들에게 신장 기능의 중요성을 상기시켜야 함에도, 경멸적으로 '신장독nephrotoxin'이라고 부르는 것은 부당하다."라고 말했다.[17]

더들리[Dudley, et al.]는 기존의 고칼슘혈증, 전이성 암종, 비타민D 중독증으로 매일 EDTA 5g을 투여받은 환자 두 명의 근위 신장 세관에 심각한 손상이 나타난 부검 결과를 보고했다. 이러한 잠재적인 질환은 EDTA 치료 없이도 신장에 손상을 유발하는 것으로 알려져 있다. 그리고 한 환자는 EDTA 치료 전에 이미 신부전증이 있었던 것으로 보고되었다. 이 환자들의 신장 세관 세포는 호산구성 침전물을 함유하고 있어 이것이 세망내피 계통을 통해 발현된다. 따라서 EDTA 치료 때문이 아니라 이로 인해 합병증이 나타날 수 있는 것이다.[19]

포그트[Vogt]와 코티어[Cottier]는 5일 동안 매일 체중 1kg당 EDTA 600mg으로 치료받은 납 중독 환자의 신장 부전을 보고했다. 납 중독이 신장 손상의 원인이지만, 투여량과 주입 속도도 안전한 기준보다 12배나 더 많고 빨랐다. 환자는 또한 EDTA 치료 이전에 이미 출혈성 대장염, 폐렴, 그리고 급성 뇌부종을 가지고 있었다.[20]

루버[Reuber]와 브래들리[Bradley]는 EDTA와 관련한 신장의 부작용을 보고했다. 환자들은 탈수되었으며 10일 동안 구토를 하기도 했다.[21]

납 중독으로 EDTA 치료를 받은 다른 세 명의 환자의 보고서에서는 계통적 합병증으로 인해 기존의 질환이 더욱 악화된 경우를 설명했다. 그러나 저자들은 EDTA와 신장의 변화 간에 명확한 인과관계를 밝히지 못했다.[22-24]

스펜서[Spencer, et al.]는 단기간에 EDTA를 다량 투여받은 후에 사망한 환자의 신세뇨관의 변화를 보고했지만 이 환자는 중증의 고칼슘혈증으로 치료를 받았다.[25]

포맨[Foreman, et al.]은 플루토늄 노출을 치료하기 위해 EDTA를 주입받은 환자의 비정상적인 요침전물에서 요단백질이 과다 배출되었다고 보고했다. 연구자들은 쥐 실험 연구에서 체중 1kg당 130mg의 EDTA 투여량으로 주입 시간을 늘리면 신장 변화를 유발할 수 있다고 결론을 내렸다. 이 투여량은 현재 인간에게서 안전하다고 용인되는 투여량의 1.5배가 넘는다. 저자들은 나아가 인체에 안전한 투여량으로 매일 체중 1kg당 50mg을 초과하지 말아야 한다고 밝혔다. 이는 현재 정맥주사 EDTA 킬레이션 요법에 대한 교육을 받고 이를 적합하게 사용하고 있는 전문가들이 용인하는 최대 투여량이다.[26]

피터스Peters, et al.도 보고서에서 신장 합병증은 현재의 안전 투여량을 초과하는 경우와 관련이 있다고 밝혔다.[27]

포맨과 루버 그리고 리Lee는 EDTA 시술을 중단한 후 며칠 이내에 동물 신세뇨관 세포에서 조직학적 변화가 사라진다고 보고했다.[16, 26]

세븐Seven은 EDTA가 24시간 동안 3g을 초과하는 경우 인체에서 신장 기능의 전이성 이상이 나타난다고 보고했다. 세븐은 "모든 사례에서 치료를 중단한 결과 신장의 이상이 사라졌다."라고 전했다.[28, 29]

심장혈관 연구 분야에서 필라델피아 장로교병원의 멜처와 키첼 그리고 팔몬Palmon은 2년에 걸쳐 환자 81명에게 매주 2~4회씩 EDTA를 연속으로 2,000회 주입한 결과, 신장 합병증의 징후는 없었다고 보고했다. 연구자들은 "0.5% 수용액에 EDTA를 3gm 첨가한 주사액을 두 시간 반~세 시간 동안 주입하는 경우에 이나트륨 EDTA의 주입으로 인한 심각한 부작용이나 독성이 나타나지 않았다. 따라서 우리의 견해는 주입 시간을 연장시키면 EDTA를 더욱 안전하게 사용할 수 있다는 것이다."라고 밝혔다.[30]

카스도르프는 폐색형 뇌혈관 질환의 증세로 치료를 받은 노인 환자 15명 가운데 신부전증이 있는 환자 2명을 보고했다. EDTA 킬레

이션 치료 동안 크레아티닌 제거율이 개선되었다.[31]

이렇게 여러 출처에서 수집된 많은 데이터를 검토해보면, 기존의 신장 질환이나 과도한 EDTA 투여량이 실제 신장 손상과 관련이 있는 것으로 나타난다.

EDTA의 독성에 대한 결론을 내리는 부분에서 할스테드는 언급했다. "사전에 독성에 대한 경고에도 불구하고, 관련 교육을 받은 의사와 의료진들이 EDTA 킬레이션 요법을 적합하게 시술하는 경우에 이는 만성 퇴행성 질환을 치료하는 데 안전한 주요 요법 가운데 하나로 꼽을 수 있다…거의 30여 년 동안 EDTA를 사용한 결과, 10만 명이 넘는 환자에 대해 200만 번이 넘는 치료 횟수를 포함하여 미국의 킬레이트 치료 의사의 종합적인 임상 경험에 비추어 보면 유의한 부작용의 발생 수는 다른 주요 치료법보다 훨씬 적을 것이다."[18]

EDTA와 신장 기능 간의 관계에 대해 발표된 보고서를 검토한 결과를 보면, EDTA가 적합하게 시술되는 경우에도 불안전하다는 오해를 불식시킬 수 있다. 맥도나, 루돌프, 체라스킨은 논문에서 EDTA의 신장 안전성에 대한 과학 및 통계적으로 유의한 증거를 제시할 뿐만 아니라 이전에 손상된 신장 기능이 EDTA로 유의하게 개선될 수 있다는 사실도 밝히고 있다.[2]

궁극적인 것은 예방이다. EDTA는 주로 신장을 거쳐 체내에서 배출된다. EDTA 킬레이션 요법을 적합하게 사용하는 임상의들은 통상 24시간 신장 크레아티닌 제거율 측정, 소변 분석, 혈청 요소질소 그리고 크레아티닌 농도, 기타 그 밖의 해당 검사를 하기에 앞서 신장 청정도를 주기적으로 평가한다. 신장 기능에 심각한 손상이 나타나면 EDTA 투여량, EDTA 시술의 빈도와 속도를 감소시키거나 치료를 중단한다. 모든 치료 방법처럼 각 환자의 특이 반응, 알레르기, 기타 예상치 못한 과민증은 이를 예방하기 위해 주의 깊게 살펴보아야 한다.

미국의학진보학회에서 승인한 EDTA 사용 프로토콜에서 개관한 방법은 부작용을 방지하기 위해 강구된 것이다. EDTA 킬레이션 요법을 사용하려는 의사들은 사용 지침을 참조하면 된다.

27. 종합비타민-미량무기물 보충 EDTA 킬레이션 요법이 신장 기능에 미치는 효과: 혈청 크레아티닌 연구

안과전문의 맥도나 FACGP, 안과전문의 의학박사 루돌프,
치과전문의 의학박사 체라스킨

개요 : EDTA 사용을 금지해야 한다고 주장하는 이유 중 하나가 신장 기능을 손상시킨다는 것이다. 만성 퇴행성 질환자 383명이 약 50일 동안 종합비타민-미량무기물 보충 EDTA 치료를 받았다. 그 결과, 공복 혈청 크레아티닌 수치가 감소했다 (P<0.05). 특히 상대적으로 낮은 초기 혈청 크레아티닌 수치는 증가했으며, 높지만 일반적인 생리학적 범위 내에 있다고 간주되는 수치는 감소했다. 약 1.0mg/dl(신장 청소율 측면에서 이상적인 수치)의 범위에 있는 수치는 변하지 않았다. 따라서 연구 결과를 보면, 이 치료법이 신장독성을 유발하는 것이 아니라 오히려 신장 기능을 개선할 수 있다고 주장한다.

서론

킬레이트제, 특히 EDTA는 오랜 기간 사용되어 왔다. EDTA 사용을 반대하는 주요 이유 중 하나는 신장독성을 유발한다는 것이다. 이 연구의 목적은 혈청 크레아티닌 수치의 변화를 평가하여 종합비타민-미량무기물 보충 EDTA 치료가 인체의 신장 기능에 미치는 영향을 조사하는 것이다.

자료와 방법

이 연구에서는 일률적으로 일반 개인병원 진료 환자 가운데 노화에 따른 만성 퇴행성 질환을 앓고 있는 환자 383명을 피험자로 선

정했다. 환자들의 연령과 성별 분포는 표 1과 같다. 남자가 193명, 여자는 189명이었다(1명의 나이와 성별은 미확인). 환자의 연령대는 14~84세로 평균연령과 표준편차는 60±12세였다. 연령과 성별 간에 통계적으로 유의한 차이는 없었다(t=0.3923).

표 1

성별 및 연령 분포

연령대	남자 그룹	여자 그룹	전체 그룹
10–19	0(0.0%)	1(0.5%)	1(0.3%)
20–29	2(1.0%)	3(1.6%)	5(1.3%)
30–39	7(3.6%)	5(2.6%)	12(3.1%)
40–49	20(10.4%)	22(11.6%)	42(11.0%)
50–59	65(33.7%)	59(31.2%)	124(32.3%)
60–69	68(35.2%)	51(27.0%)	119(31.1%)
70–79	24(12.4%)	42(22.2%)	66(17.2%)
80–89	7(3.6%)	6(3.2%)	12(3.4%)
미확인	1(0.3%)		
계	193(100.0%*)	189(100.0%*)	383(100.0%)
평균	59.4	59.9	59.5
표준편차(S.D.)	11.0	12.5	11.7
	t=0.3923	P〉0.5000	
최소	21	14	14
최대	84	86	86
범위	63	72	72
*근사치			

최초 진료 검사 시에 공복 혈청 크레아티닌 수치를 비롯한 일련의 면밀한 생화학적 검사와 더불어 광범위한 병력검사와 신체검사를 실시했다. 표 2는 최초 검사 시에 혈청 크레아티닌 수치를 정리한 것이다. 환자들에게는 평균 5일 간격으로 세 시간 동안 일반 식

염수 1000cc에 이나트륨 EDTA 3g을 첨가한 주사액을 정맥으로 10회 주입했다. 평균 50일 동안 종합비타민/미량무기물을 보충한 EDTA 요법을 10회 시술한 후 생화학적 검사(혈청 크레아티닌 포함)를 반복해서 실시했다. 표 2는 두 번째 검사 후 나타난 혈청 크레아티닌 수치를 요약한 것이다.

표 2

최초 및 최종 혈청 크레아티닌 수치 분포

혈청 크레아티닌 그룹(mg/dl)	최초 수치	최종 수치
0.7	7(1.8%)	8(2.1%)
0.8	6(1.6%)	13(3.4%)
0.9	25(6.5%)	38(9.9%)
1.0	41(10.7%)	48(12.5%)
1.1	47(12.3%)	53(13.8%)
1.2	58(15.1%)	68(17.8%)
1.3	71(18.5%)	50(13.1%)
1.4	61(15.9%)	36(9.4%)
1.5	37(9.6%)	33(8.6%)
1.6	16(4.2%)	15(3.9%)
1.7	8(2.1%)	15(3.9%)
1.8	0(0.0%)	2(0.5%)
1.9	3(0.8%)	2(0.5%)
2.2	1(0.3%)	0(0.0%)
2.3	1(0.3%)	0(0.0%)
2.7	1(0.3%)	1(0.3%)
3.6	0(0.0%0	1(0.3%)
계	383(100.0%)	383(100.0%)
평균	1.25	1.22
표준편차(S.D.)	0.25	0.28
t=2.0520	P〈0.0500*	
*통계적으로 유의한 편차		

이 보고서에서는 지금까지 해결되지 않은 다음과 같이 질문에 답하고자 한다. (1) 일반 진료 환경에서 EDTA 킬레이션 치료 전에 측정한 만성 퇴행성 질환을 앓고 있는 환자 그룹의 혈청 크레아티닌 분포는 어떠한가? (2) EDTA와 종합비타민-미량무기물 보충 요법은 혈청 크레아티닌 수치에 어떠한 효과를 미치는가? (3) 이러한 데이터에서 도출할 수 있는 임상적 결론은 무엇인가?

결과

질문 1. 표 2는 최초 검사 시에 측정한 혈청 크레아티닌 수치의 분포를 나타낸다. 최저 0.7mg/dl에서 최고 2.7mg/dl의 범위에 평균 및 표준편차는 1.25±0.25mg/dl으로서 주목할 만한 수치라는 사실이 중요하다.

연구자와 연구기관에 따라 사용된 기술과 판단 기준이 다르기 때문에 혈청 크레아티닌의 이른바 '정상' 범위는 부분적으로 달라질 수 있다. 이 연구의 목적상, 실험을 주관한 공인 HEW 연구소인 메트패스METPATH의 기준을 적용하여 정상 범위는 0.5~1.7mg/dl로 설정했다. 따라서 이러한 임의적인 범위에 근거하여, 최초 검사 시에 환자 383명 가운데 불과 6명만이 비정상적으로 나타났다. 크레아티닌 수치는 모두 높게 나타났으며 낮은 경우는 없었다. 따라서 첫 번째 질문에 대한 답변으로, 혈청 크레아티닌을 신장 기능의 척도로써 적용한 결과 전체 환자 383명 가운데 불과 6%인 6명만이 신장 기능이 손상된 것으로 나타났다.

질문 2. 약 50일 간의 치료 후에 혈청 크레아티닌을 측정한 것을 상기해야 한다. 표 2는 최초와 최종 검사 전부를 포함한 치료의 효과를 요약한 것이다. 몇 가지 사항을 살펴봐야 한다. 첫째, 전체 표본의 평균 혈청 크레아티닌은 확실히 감소했다. 최초 평균 및 표준편차 1.25±0.25mg/dl은 1.22±0.28mg/dl까지 감소했다. 이러한 약 2% 감소는 통계적으로 유의하다(t = 2.0520, P〈0.050).

둘째, 다른 환자들과는 반응이 매우 다른 환자 1명에 대해서는 보충 설명을 해야 한다. 이 환자는 86세의 여성으로 최초 혈청 크레아티닌 1.9mg/dl(일반적인 기준에 의하면 확실한 비정상)이 25일 후에 3.6mg/dl까지 증가했다. 그러나 60일 후에는 2.8mg/dl, 그리고 100일 후에는 1.8mg/dl로 감소했다는 사실에 유의해야 한다. 이러한 예외적인 사례는 EDTA 치료 동안 신장 기능을 면밀하게 추적해야 할 필요성을 강조한다.

셋째, 혈청 크레아티닌의 변화를 다르게 평가할 수 있다(표 3). 전체 환자 그룹 383명 가운데 131명(34%)은 혈청 크레아티닌이 증가했으며, 62명(16%)은 변하지 않았고, 190명(50%)은 감소한 것으로 나타났다. 따라서 전체 표(표 4)에서는 2%(라인 6)의 순서로 통계적으로 유의한 감소를 나타내지만, 상당수가 변하지 않았으며 실제로는 많은 수가 증가했다.

표 3

최초 및 최종 혈청 크레아티닌 수치 분포	
혈청 크레아티닌 수치 변화	환자 수와 비율
+1.7	1(0.3%)
+0.8	2(0.5%)
+0.7	3(0.8%)
+0.6	2(0.5%)
+0.5	6(1.6%)
+0.4	14(3.6%)
+0.3	21(5.5%)
+0.2	33(8.6%)
+0.1	49(12.8%)
0	62(16.2%)
−0.1	59(15.4%)
−0.2	66(17.2%)
−0.3	33(8.6%)
−0.4	15(3.9%)
−0.5	8(2.1%)
−0.6	5(1.3%)
−0.7	2(0.5%)
−0.9	1(0.3%)
−1.1	1(0.3%)
계	383(100%)

표 4

혈청 크레아티닌에 미치는 종합비타민-미량무기물 보충 EDTA 요법의 효과

라인	최초 크레아티닌	표본 크기	평균 연령	일수	최초 간격	최종	변화	통계적 평가
1	〈0.1	38	57	82	0.85	1.07	+0.22	t=6.6399 P〈0.0010*
2	1.0−1.1	88	60	62	1.05	1.07	+0.02	t=1.0909 P〉0.2000
3	1.2−1.3	129	60	45	1.26	1.20	−0.06	t=2.6469 P〈0.0100*
4	1.4−1.5	98	58	46	1.44	1.32	−0.12	t=5.3922 P〈0.0010*
5	1.6+	30	65	30	1.73	1.53	−0.20	t=2.2305 P〈0.0500*
6	계	383	60	52	1.25	1.22	−0.03	t=2.0520 P〈0.0500*

*통계적으로 유의한 편차

표 5

종합비타민-미량무기물 보충 EDTA 치료 후 혈청 크레아티닌이 증가, 불변, 감소된 환자 수와 비율					
라인	최초 크레아티닌(mg/dl)	증가	불변	감소	전체 그룹
1	<1.0	30(79%)	7(18%)	1(3%)	38(100%)
2	1.0-1.1	39(44%)	12(12%)	39(44%)	88(100%)
3	1.2-1.3	36(28%)	25(19%)	68(53%)	129(100%)
4	1.4-1.5	21(22%)	19(19%)	58(59%)	98(100%)
5	1.6+	5(17%)	1(3%)	24(80%)	30(100%)
6	계	131(34%)	61(16%)	190(50%)	383(100%)

마지막으로 이러한 데이터에 대한 또 다른 접근 방식이 있다(표 5). 최초 혈청 크레아티닌에 따라 환자들을 여섯 개 그룹으로 구분했다. 최초 혈청 크레아티닌이 1.0mg/dl(라인 1) 미만인 환자 38명 가운데 7명(19%)은 변화가 없었으며 1명(3%)은 감소했다. 최초 혈청 크레아티닌 농도가 증가했기(라인 1에서 5로 이동) 때문에 혈청 크레아티닌 증가를 보여주는 환자의 비율이 점진적(순서대로)으로 각각 79%, 44%, 28%, 22%, 17%로 감소했다는 사실에 유의해야 한다. 반대로, 표 5에서 보듯이 라인 1에서 5로 이동하면서 초기 혈청 크레아티닌이 증가했기 때문에, 실제로 혈청 크레아티닌이 감소한 환자의 비율은 3%, 44%, 53%, 59%, 그리고 최종적으로 80%까지 증가했다.

표 4에서 나타난 것처럼, 초기 혈청 크레아티닌(라인 1)이 최저(<1.0mg/이)인 환자는 통계적으로 유의하게 혈청 크레아티닌이 0.22mg/dl(26%) 증가했다. 초기 수치가 높은(라인 3, 4, 5) 환자는 통계적으로 유의하게 각각 5%, 8%, 12% 감소했다. 특별히 관심을 두어야 할 사항은 초기 혈청 크레아티닌이 1.0~1.1mg/dl(라인 2)인 그룹에서만 치료 결과 아무런 변화가 없었다는 것이다.

논의

질문 3. 앞의 데이터에서 도출할 수 있는 결론은 다음과 같다. 전체 신장 기능은 요분석 검사로 평가할 수 있다고 알려져 있다.[1] 그러나 신장 기능을 더욱 정량적으로 평가하기 위해서는 크레아티닌 제거율도 측정해야 한다. 제거율을 정확하게 측정하는 한 가지 방법으로 인슐린을 사용하지만 내생 크레아티닌을 사용하는 것이 더욱 실용적이다.

크레아티닌은 근육 물질대사의 내생적 최종 산물이다. 상당히 일정한 속도로 생성되며 주로 사구체여과로 제거된다. 크레아티닌 제거율은 임상의들이 쉽게 이용할 수 있는 사구체여과율로 효율적으로 측정될 수 있다. 일반적인 조건에서 크레아티닌 제거율은 약 140L/24시간 또는 100ml/분이다.

특히 이 보고서에서 주목한 것은 혈청 크레아티닌이 크레아티닌 제거율과 상당한 상관관계가 있다는 점이다. 1.0mg/dl의 혈청 크레아티닌은 이른바 정상(100%) 크레아티닌 제거율과 서로 관련이 있다. 크레아티닌 제거율이 정상의 25%까지 감소하는 경우에 혈청 크레아티닌은 2mg/dl까지 이르게 된다. 따라서 신장 기능에서 7.5% 감소하는 것은 혈청 크레아티닌이 1~2mg/dl 사이에서 0.1mg/dl 증가하는 것과 비슷하다.[2]

EDTA 치료와 비타민 및 무기물 보충적인 요법으로 혈청 크레아티닌은 전반적으로 감소했다. 그러나 혈청 크레아티닌과 신장 청소율 간의 관계에 비추어, 이 연구에서 밝힌 조건에서 이러한 종류의 치료법으로 높은 혈청 크레아티닌 수치는 감소하고 매우 낮은 수치는 증가했다. 그리고 증감의 추세는 저자들이 '이상적'이라고 가정한 1mg/dl 근처로 수렴하고 있으며, 이는 예전에는 보고되지 않았

그림 1

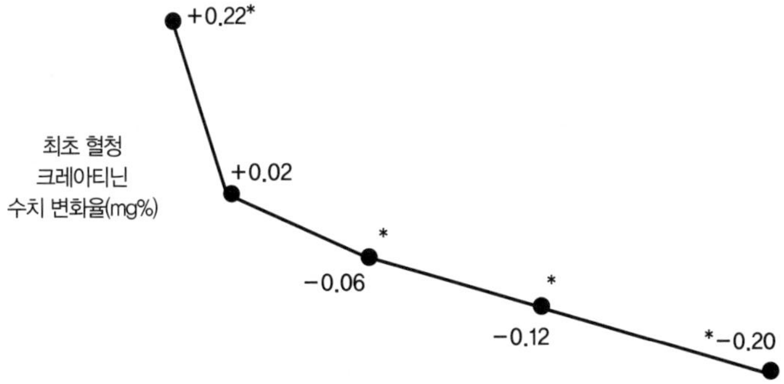

최초 평균 크레아티닌(mg%)	0.85	1.05	1.26	1.44	1.73
표본 크기	38	88	129	98	30
최초 크레아티닌 그룹(mg%)	〈1.0	1.0-1.1	1.2-1.3	1.4-1.5	1.6+

*통계적으로 유의한 차이

최초 혈청 크레아티닌(수평축)과 치료 후 변화(수직으로 수치 표시) 간의 관계.
1.0mg% 미만의 초기 혈청 크레아티닌은 증가했고, 1.0mg% 이상은 감소했으며 1.0mg%대는 불변했다는 사실에 특히 유의해야 한다.

다는 사실이 중요하다. 그림 1에서 이를 도식적으로 묘사하고 있다.

카스도르프는 "실제로 킬레이션 요법 과정에서 환자 2명의 크레아티닌 제거율이 개선되었으며, 일부 환자의 경우는 신장 기능까지 개선시킬 수 있는 것으로 나타났다."라고 말했다.[3] 환자 383명을 대상으로 한 이 연구에서 도출된 결론은 카스도르프의 이전 연구 결과를 확증한다.

28. 종합비타민-미량무기물 보충 EDTA 킬레이션 요법이 신장 기능에 미치는 효과: 크레아티닌 제거율 연구

의학박사 키이스 세너트(Keith W. Sehnert), 클라그(A. F. Clague),
치과전문의 의학박사 체라스킨*

개요 : EDTA 킬레이션 요법의 사용을 금기해야 한다는 일반적인 이유 중 하나는 신장 기능을 손상시킬 수 있다는 것이다. 이 연구의 실험에서는 신장 기능이 손상되고 만성 퇴행성 질환이 있는 환자 13명에게 비타민과 무기물 그리고 경구용 보충제를 투여하고 EDTA 치료를 실시했다. 20회 주입 치료 후에 크레아티닌 제거율은 현저하게 개선되었다. 이 보고서는 만성 심장혈관 질환을 치료하는 데 EDTA가 안전한 주요 치료법이라고 밝힌 의사들의 연구 결과를 입증하고 지지한다. 이 연구는 혈관 폐색 질환에 대한 EDTA 요법의 효용성을 평가하기 위해 진행 중인 일련의 연구 실험에 참여하고 있는 수백 명의 환자 가운데 일부를 대상으로 실시했다.

서론

킬레이트제 특히 EDTA의 효용성은 수십 년 동안 알려져 왔다. EDTA에 관한 주요 비판 가운데 하나는 신장 기능에 유해한 효과를 미칠 수 있다는 것이다. 이 실험의 목적은 크레아티닌 제거율을 평가하여 종합비타민-미량무기물 보충 EDTA 치료가 인체의 신장 기능에 미치는 효과를 조사하는 것이다. 다이얼로그 정보 서비스 Dialog Information Service가 실시한 최근 조사에서는 의학 문헌에 있는 예

---

* 이 연구 결과는 예전에 〈의학가설〉 1984년 제15권에 게재되었다. 발간인인 처칠 리빙스톤(Chruchill Livingstone)의 허가를 얻어 전재했다.

전의 자료를 인용하지 않았다고 밝혔다.[1]

이 연구는 킬레이션 치료를 받고 있었던 혈관폐색 환자 수백 명에 대한 일련의 데이터를 수집하기 위해 실시되었다. EDTA로 독성이 유발된다는 비판의 타당성을 검토하기 위해 크레아티닌 제거율에 관한 데이터를 수집했다. 이러한 비판은 EDTA의 투여량이 1970년 식품의약청의 권장 투여량인 3.0g보다 두서너 배나 많았던 1960년대의 학술 문헌의 보고서를 근거로 하고 있다.[2] 일본과 유럽에서는 180만 명이 넘는 환자에게 이와 같은 투여량으로 EDTA를 사용해왔기 때문에 미국에서는 독성의 가능성이 상당히 큰 문제였다.[3]

미국의 학술 문헌 가운데 에머슨[4], 카스도르프,[5] 맥도나, 루돌프, 체라스킨 등[6,7]이 발표한 보고서에서는 킬레이션은 유해하지 않으며 실제로는 신장 기능을 개선시킨다고 밝혔다. 이러한 보고서들은 크레아티닌 제거율, 혈청 크레아티닌, 혈압에 관한 연구를 다루었다. 세계 여러 나라에서 광범위하게 사용되는 종합 아미노산과 이러한 연구 결과에도 미국의학협회의 존스Jones는 최근에 "EDTA는 신세뇨관 괴사와 신부전 그리고 영구적인 신장 손상을 유발할 수 있다."라고 밝혔다.[8]

할스테드는 동물실험과 인간 연구에서 모두, 대부분 과도한 투여량으로 발생한 신장독성에 대한 보고서를 비판적으로 검토해야 한다고 주장하면서 다음과 같이 결론을 내렸다. "…전문교육을 받은 의사와 의료진이 EDTA 킬레이션 요법을 적합하게 시술하는 경우에는 이를 만성 퇴행성 질환을 안전하게 치료할 수 있는 중요한 치료법 중 하나로 꼽을 수 있다."[9]

자료와 방법

진행 중인 이 연구는 최초 크레아티닌 제거율이 낮았던 환자 13명을 종합비타민-미량무기물 보충 EDTA로 20회 치료한 후 나타난 결과를 보여준다. 특별한 선별 기록 시스템을 개발하고 임상 프로토콜을 정립한 후에, 90~160일 동안 각각 10회와 20회 주입 치료를 했다. 치료 전과 후에 나타난 결과를 일정 간격으로 조사했다. 이 연구는 여러 유형의 혈관폐색 질환을 가진 총 300여 명의 환자를 대상으로 실시했다. 환자 가운데 13명은 크레아티닌 제거율이 확실하게 낮게 나타났다.

가장 일반적으로 구분되는 혈관 질환은 관상동맥 질환과 죽상동맥경화증이었다. 적용된 기준은 미국 보건후생부 보건의료재정관리청에서 1980년에 설정한 것이다.[10]

킬레이트를 사용하는 미국의학진보학회 소속 의사들에게 권장되는 실험 방법과 일치하는 데이터를 수집하기 위해 연구를 계획했다. 그리고 크레아티닌 제거율을 비롯하여 상완과 다리의 혈압, 운동 내성, 약물치료 요건 등을 조사하는 연구를 계획하고 있다. 종합비타민-미량무기물 보충과 아울러 EDTA 3g을 정맥으로 주사하는 이 연구의 치료법은 일주일에 두 번 약 네 시간 동안 시술되었다. 비타민과 미량무기물도 매일 정구로 보충했다. 모든 환자들은 영양적으로 균형 잡힌 식이를 일률적으로 섭취했다.

메트패스Metpath(본사 소재지, One Malcolm Avenue, Teterboro, New Jersey 07608)에서 크레아틴 제거율 시험을 실시했다. 메트패스는 연방 승인 공인 연구소로서 미국 전역의 많은 도시에서 임상 병리와 화학 실험을 실시한다. 메트패스의 표준 프로토콜을 사용하여 표본을 추출했다.

결과

표 1은 최초 크레아티닌 제거율의 평균과 표준편차 그리고 10회 및 20회 EDTA 주입 치료 후에 나타난 결과를 수치의 범위와 비율의 편차와 함께 보여준다. 크레아티닌 제거율이 10회 주입 치료 후에 현저하게(46%) 개선되었다는 것을 확실하게 알 수 있다. 이 연구에서 10회와 20회 치료 사이에 크레아티닌 제거율은 추가적으로 8%가 증가했다. 표 2는 결과의 유의성을 나타내고 있다. 10회 치료 후의 편차는 통계적으로 유의했으며 20회 후에는 더욱 증가했다. 10회와 20회 주입 치료 사이에 나타난 결과에서는 유의한 차이가 없었다.

표 1

EDTA 킬레이션 치료 전후 크레아티닌 제거율 (환자 13명) (ml/min/1.73cm)				
간격	평균	표준편차	범위	비율 변화
최초	62.5	14.8	32.3−83.6	
10회 주입	91.0	25.2	70.7−137.5	+46
20회 주입	97.9	30.7	58.6−161.0	+8

표 2

편차의 통계적 유의성		
	10회 주입	20회 주입
최초	t=3.8125 p=0.005*	t=4.3465 p=0.001*
10회 주입		t=0.7547 p=0.400
*통계적으로 유의한 편차		

논의

크레아티닌은 근육 물질대사의 내생적 최종 산물이다. 상당히 일정한 속도로 생성되며 주로 사구체여과로 제거된다. 임상의들이 쉽게 이용할 수 있는 사구체여과율로 크레아티닌 제거율을 효율적으로 측정할 수 있다. 일반적인 조건에서 크레아티닌 제거율은 약 140*l*/24시간 또는 100ml/분이다.

이 보고서에서 개관한 조건 하에서 킬레이션 치료 후에 크레아티닌 제거율은 최적(100ml/min/1.74cm) 상태로 수렴한다. 이 문제를 조사했던 다른 연구들과 결과가 일치한다. 카스도르프는 다음과 같이 밝혔다. "실제로 킬레이션 요법 과정에서 환자 2명의 크레아티닌 제거율이 개선되었으며, 일부 환자의 경우는 신장 기능까지 개선시킬 수 있는 것으로 나타났다."[5]

29. 종합비타민-미량무기물 보충 EDTA 킬레이션 요법이 신장 기능에 미치는 효과: 혈중요소질소(BUN) 연구

안과전문의 맥도나 FACGP, 안과전문의 의학박사 루돌프,
치과전문의 의학박사 체라스킨

개요 : EDTA 사용을 금기시해야 한다는 일반적인 이유 중 하나는 신장 기능을 손상시킬 수 있다는 것이다. 앞선 보고서에서 혈청 크레아티닌 평가를 토대로 EDTA는 신장에 유해하지 않을 뿐만 아니라 실제로는 신장 기능을 개선시킬 수 있다고 밝혔다. 이 보고서는 BUN 연구를 통해 이러한 결론을 강조한다.

서론

1982년 〈전인의학저널〉[1]의 가을/겨울호에 EDTA의 신장 기능에 대한 관계를 잘 검토한 보고서가 게재되었다. 우리는 같은 저널[2]에 신장 기능을 나타내는 척도로서 혈청 크레아티닌에 대한 기록을 보고했다. 이 연구의 목적은 혈중요소질소[BUN] 변화를 평가하여 종합비타민-미량무기물 보충 EDTA 요법이 인체 신장 기능에 미치는 효과를 재검토하는 것이다.

자료와 방법

이 연구에서는 동맥폐색 질환 가운데 주로 만성 퇴행성 질환으로 일반 진료를 받고 있던 환자 80명을 일률적으로 피험자로 선정했다. 환자들의 성별과 연령분포는 표1에 요약되어 있다. 남자가 46명, 여자가 34명이다. 환자의 연령대는 31~86세로 평균 연령과 표준편차

표 1

성별 및 연령 분포			
연령대	남자 그룹	여자 그룹	전체 그룹
30−39	0(0.0%)	1(2.9%)	1(1.2%)
40−49	2(4.3%)	1(2.9%)	3(3.7%)
50−59	14(30.4%)	9(26.5%)	23(28.9%)
60−69	17(37.0%)	15(44.2%)	32(40.0%)
70−79	10(21.8%)	7(20.6%)	17(21.2%)
80−89	3(6.5%)	1(2.9%)	4(5.0%)
계	46(100.0%*)	34(100.0%*)	80(100.0%)
평균	64.2	63.1	63.8
표준편차(S.D.)	9.0	9.6	9.2
t=0.3923 P〉0.5000			
최소	43	31	31
최대	83	86	86
범위	40	55	55

표 2

BUN 수치, 환자 수와 변화율 분포				
BUN 그룹 (mg/dl)	최초 수치	10회 주입 후	20회 주입 후	30회 주입 후
〈10	1(1.3%)	5(6.2%)	2(2.5%)	1(1.3%)
10−20	11(13.7%)	13(16.3%)	14(17.5%)	11(13.7%)
13−15	16(20.0%)	18(22.5%)	17(21.2%)	25(31.2%)
16−18	15(18.7%)	18(22.5%)	24(30.0%)	15(18.7%)
19−21	12(15.0%)	11(13.7%)	6(7.5%)	12(15.0%)
22−24	16(18.7%)	8(10.0%)	8(10.0%)	9(11.3%)
25−27	7(8.8%)	3(3.8%)	3(3.8%)	4(5.0%)
28+	3(3.8%)	4(5.0%)	6(7.5%)	3(3.8%)
계	80(100.0%)	80(100.0%)	80(100.0%)	80(100.0%)
평균	18.66	17.64	17.41	17.59
표준편차(S.D.)	6.58	8.41	6.37	6.37
최소	9	4	7	9
최대	45	62	43	49
범위	37	58	36	40

는 64±9세였다. 연령과 성별 간에 통계적으로 유의한 차이는 없었다(t=0.5156, P>0.500).

최초 검사 시에 공복 혈중요소질소를 비롯한 일련의 세밀한 생화학 검사와 더불어 광범위한 병력조사와 신체검사를 실시했다. 표 2는 최초 검사 결과 나타난 BUN 수치를 정리한 것이다. 환자들에게는 세 시간에 걸쳐 평균 7일 간격으로 이나트륨 EDTA 3g이 함유된 1000cc 식염수를 정맥으로 총 30회 주사했다. 그리고 종합비타민과 미량무기물을 보충했다. 영양 보충과 주사 치료와 관련한 특별한 사항은 저자들에게 연락하면 알 수 있을 것이다. 평균 50일 동안 종합비타민-미량무기물 보충 EDTA를 10회 주입한 후 일련의 생화학 검사(혈중요소질소 포함)를 반복해서 실시했다. 표 2는 두 번째 검사(10회 주입 후)에서 나타난 혈중요소질소 수치를 나타낸다. 20회와 30회 주입 후에 다시 검사했다.

이 보고서에서는 지금까지 해결되지 않은 다음과 같이 질문에 답하고자 한다. (1) 일반 진료 환경에서 EDTA 킬레이션 치료 전에 측정한 만성 퇴행성 질환을 앓고 있는 환자 그룹의 혈중요소질소 분포는 어떠한가? (2) EDTA와 종합비타민-미량무기물 보충 요법은 혈중요소질소에 어떠한 효과를 미치는가? (3) 이러한 데이터에서 도출할 수 있는 임상적 결론은 무엇인가?

결과

질문 1. 표 2는 최초 검사 시에 측정한 혈중요소질소의 분포를 나타낸다. 최저 9mg/dl에서 최고 46mg/dl의 범위에 평균 및 표준편차는 18.66±6.58mg/dl으로서 주목할 만한 수치라는 사실이 중요하다.

연구자와 연구기관에 따라 사용된 기술과 판단 기준이 다르기 때문에 혈중요소질소의 이른바 '정상' 범위는 부분적으로 달라질 수 있다. 이 연구의 목적상, 실험을 주관한 공인 HEW 연구소인 메트패스의 기준을 적용하여 정상 범위는 6~25mg/dl로 설정했다. 따라서 이러한 임의적인 범위에 근거하여, 최초 검사 시에 환자 80명 가운데 10명만이 비정상적으로 나타났다. 혈중요소질소는 모두 증가했다. 따라서 첫 번째 질문에 대한 답변으로, 혈중요소질소를 신장 기능의 척도로서 적용한 결과 전체 환자 80명 가운데 10명만이 신장 기능이 손상된 것으로 나타났다.

질문 2. 약 50일 동안의 치료 기간과 10회 주입 치료 후에 혈중요소질소를 다시 측정한 사실을 상기해야 한다. 표 2는 최초 및 10, 20, 30회 주입 치료 후의 결과 전부를 요약한 것이다.

표 3은 다양한 시간대와 비율 간의 차이에 대한 통계적 유의성을 나타낸다. 초기 10회 주입 후에 혈중요소질소는 확실히 변화하지 않았다(-5%). 그러나 20회와 30회 주입 후에는 각각 -7%와 -6%로 통계적으로 유의하게 감소되었다. 그 밖에 통계적으로 유의한 관계는 없다. 따라서 두 번째 질문에 답하기 위해 이러한 방식으로 조사한 결과, 20회와 30회 주입 치료 후 전체 그룹의 혈중요소질소는 유의하게 감소했다.

혈중요소질소의 변화를 측정하는 또 다른 방법이 있다(표 4). 10회 주입 후에 최초 수치와 비교했을 때 전체 환자 가운데 22명(27.4%)은 BUN이 증가했으며, 7명(8.8%)은 불변, 51명(63.8%)은 감소한 것으로 나타났다. 따라서 전체적으로 10회 주입 치료 후에 최초 수치로부터 5%씩 순서대로 통계적으로 유의하게 감소되었다고 나타

표 3

변화율과 표준편차의 유의성			
주입 횟수	10	20	30
0	t=1.21(−5%)	t=2.32(−7%)*	t=2.00(−6%)*
10	æ	t=0.28(−1%)	t=0.60(〈1%)
20	æ	−	t=0.35(+1%)
*통계적으로 유의한 편차			

표 4

혈중요소질소 변화 분포			
	최초 10회 주입 비교	최초 20회 주입 비교	최초 30회 주입 비교
BUN 증가	00(27.4%)	25(31.3%)	29(36.2%)
불변	7(.8%)	6(7.5%)	9(11.3%)
BUN 감소	51(63.8%)	49(61.2%)	42(52.5%)
계	80(100.0%)	80(100.0%)	80(100.0%)
최대 증가	32	27	11
최대 감소	28	29	11

났지만, 상당수는 변화하지 않았으며 오히려 실제로는 많은 수가 증가했다. 이는 최초와 20회 치료 그리고 30회 치료 간의 관계에서도 마찬가지이다.

마지막으로 이러한 데이터에 관해 세 번째 접근 방식이 있다(표 5). 최초 혈중요소질소에 따라 환자들을 거의 동일한 네 개 그룹으로 구분했다. 최초 BUN이 9~14mg/dl(라인 1)인 환자 22명이 실제로는 2.4mg/dl(12.0~14.4) 증가했다. 이는 20% 정도 증가한 것으로 통계적으로는 유의하지 않았다(P〉0.100). 한편으로 최초 BUN이 15~17mg/dl(n=18)인 그룹(라인 2)은 통계적으로 유의하게 7% 감소했다(P〈0.025). 최초 18~22 BUN은 이보다 훨씬 많은 13%(라인 3)나 감소되었다

표 5

종합비타민-미량무기물 보충 EDTA 10회 주입 후 혈중요소질소에 미치는 효과

라인	최초 BUN 그룹(mg/dl)	표본 크기	최초 BUN 평균	10회 주입 후 평균	실제 변화	변화율	t	p
1	9-14	22	12.0	14.4	+2.4	+20%	1.4834	〉0.100
2	15-17	18	16.1	15.0	-1.1	-7%	2.5970	〈0.025*
3	18-22	20	20.0	17.5	-2.5	-13%	3.4554	〈0.005*
4	23-46	20	27.1	24.5	-2.6	-10%	1.0016	〉0.200
5	계	80	18.7	17.6	-1.1	-6%	1.2100	〉0.200

*통계적으로 유의한 편차

표 6

종합비타민-미량무기물 보충 EDTA 20회 주입 후 혈중요소질소에 미치는 효과

라인	최초 BUN 그룹(mg/dl)	표본 크기	최초 BUN 평균	20회 주입 후 평균	실제 변화	변화율	t	p
1	9-14	22	12.0	13.5	+1.5	+13%	1.6662	〉0.100
2	15-17	18	16.1	15.0	-1.1	-7%	1.0106	〈0.200
3	18-22	20	20.0	18.1	-1.9	-10%	2.1111	〈0.050*
4	23-46	20	27.1	23.2	-3.9	-14%	3.0225	〉0.010*
5	계	80	18.7	17.4	-1.3	-7%	2.3200	〉0.025*

*통계적으로 유의한 편차

표 7

종합비타민-미량무기물 보충 EDTA 30회 주입 후 혈중요소질소에 미치는 효과

라인	최초 BUN 그룹(mg/dl)	표본 크기	최초 BUN 평균	20회 주입 후 평균	실제 변화	변화율	t	p
1	9-14	22	12.0	14.6	+2.6	+22%	0.4012	〉0.500
2	15-17	18	16.1	14.8	-1.3	-8%	1.7627	〈0.050
3	18-22	20	20.0	17.3	-2.7	-14%	2.9979	〈0.010*
4	23-46	20	27.1	23.7	-3.4	-13%	2.7314	〉0.025*
5	계	80	17.4	17.6	-1.1	-6%	2.0000	〉0.050*

*통계적으로 유의한 편차

(P〈0.005).

최초 BUN 23~46mg/dl(라인 4) 그룹에서는 10%가 감소했지만 통계적으로 유의하지 않았다(P〉0.200). 따라서 킬레이션 치료 후에 나타나는 혈중요소질소의 변화는 최초 BUN 수치에 따라 달라지는 것으로 보인다. 혈중요소질소 수치가 낮은 환자들은 치료 후 수치가 증가한 반면에 높은 수치는 감소했다. 따라서 신장독성과 관련한 증거는 없었다.

최초 BUN과 20회 주입 후 수치를 비교한 것도 요약되어 있다(표 6). BUN 수치가 최저(라인 1)인 환자들은 치료 후 수치가 증가했지만 P〉0.100으로 통계적으로 유의하지 않으며, 최고 수치(라인 4)는 유의하게 감소했다(P〈0.0100). 따라서 전반적으로 20회 주입 후와 최초 BUN을 비교한 결과는 10회 주입 후의 경우와 매우 유사하며 수치는 더욱 명확하고 유의한 것으로 나타났다.

마지막으로 30회 주입 후와 최초 BUN 수치를 비교한 결과를 표시했다(표 7). 10회와 20회 주입 후 나타난 결과와 비슷하다. 특히 20회 주입 후의 결과와 매우 유사하여, 결과에 대한 분석은 기본적으로 앞에서 언급한 내용과 같다.

논의

질문 3. 일반적으로 신장 기능을 측정할 수 있다는 방법이 많다는 데 동의한다. 임상과 실무 차원에서 혈청 크레아티닌은 상당히 복잡해 보이며 이전 보고서에서 이를 논의했다.[2] 그 결과, 비타민-무기물 보충 EDTA 치료 후에 비교적 낮은 혈청 크레아티닌 수치는 증가했고, 높은 수치는 감소한 것으로 나타났다. 이전에 발표된 데이터(그림 1)를 보면, 이러한 조건에서 EDTA 요법이 독성을 유발하

그림 1

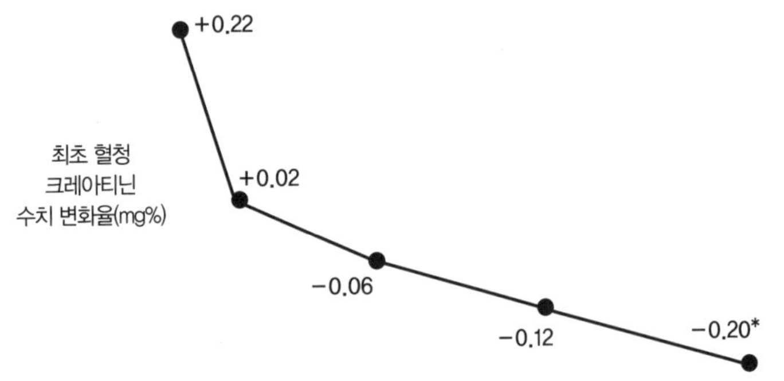

최초 평균 크레아티닌(mg%)	0.85	1.05	1.26	1.44	1.73
표본 크기	38	88	129	98	30
최초 크레아티닌 그룹(mg%)	〈1.0	1.0−1.1	1.2−1.3	1.4−1.5	1.6+

*통계적으로 유의한 차이

혈청 크레아티닌 농도에 대한 종합비타민−미량무기물 보충 EDTA의 효과

그림 2

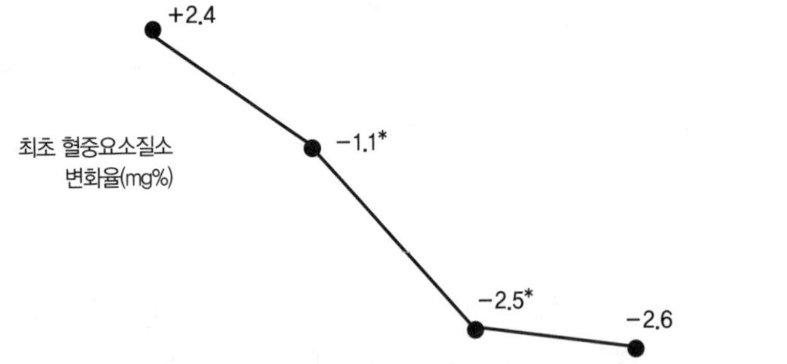

최초 평균 BUN(mg%)	12.0	16.1	20.0	27.1	1.73
표본 크기	22	18	20	20	30
최초 BUN 그룹(mg%)	9−14	15−17	18−22	23−46	1.6+

*통계적으로 유의한 차이

혈중요소질소 농도에 대한 종합비타민−미량무기물 보충 EDTA(10회 주입)의 효과

그림 3

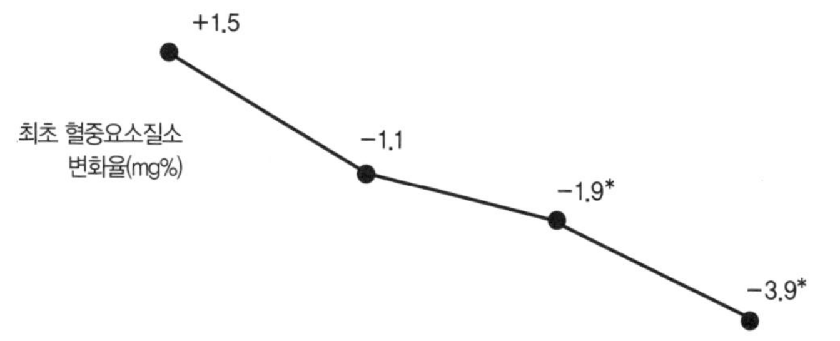

최초 평균 BUN(mg%)	12.0	16.1	20.0	27.1	1.73
표본 크기	22	18	20	20	30
최초 BUN 그룹(mg%)	9−14	15−17	18−22	23−46	1.6+

*통계적으로 유의한 차이

혈중요소질소 농도에 대한 종합비타민−미량무기물 보충 EDTA(20회 주입)의 효과

그림 4

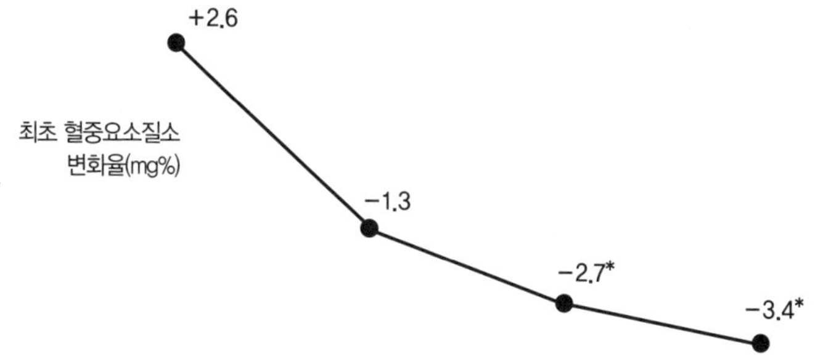

최초 평균 BUN(mg%)	12.0	16.1	20.0	27.1	1.73
표본 크기	22	18	20	20	30
최초 BUN 그룹(mg%)	9−14	15−17	18−22	23−46	1.6+

*통계적으로 유의한 차이

혈중요소질소 농도에 대한 종합비타민−미량무기물 보충 EDTA(30회 주입)의 효과

지 않으며 실제로는 생체항상성을 유지한다. 혈중요소질소 검사는 혈청 크레아티닌 작용보다는 통계적으로 불완전한 시험이다.

그림 2, 3, 4를 살펴보면 BUN의 양상이 혈청 크레아티닌과 비슷하지만 유의성은 적은 것으로 나타난다. 따라서 EDTA 10, 20, 30회 주입 후 상호 간에 유의성은 감소하지만 BUN 수치는 비슷하다.

30. 신장 기능과 EDTA 킬레이션 치료 방법

의학박사 휴 리오단(Hugh D. Riordan), 치과전문의 의학박사 엠마누엘 체라스킨, 문학석사 마빈 더크스(Marvin Dirks), 마비스 슐츠(Mavis Schultz) A.R.N.P, 페니 브리젠딘(Penny Brizendine) A.R.N.P*

개요 : 치료 방법으로서 EDTA의 사용을 금기해야 한다는 이유 중 하나가 신장 기능에 유해할 수 있다는 것이다. 하지만 최근의 몇몇 연구 보고서에서는 실제 치료 결과 신장을 손상시키기보다는 오히려 개선시킨다고 주장한다. 신장 기능에 상대적으로 유해하지 않다는 주장을 지지하는 데이터를 제시하기 위해 연구를 실시했다. 그리고 신장독성 가능성을 연구하기 위해 본태성 고혈압 환자들만 피험자로 선정했다. 실험 데이터를 기존의 통계적인 방법을 적용하여 분석한 결과 EDTA 킬레이션은 신장독성의 원인이 아니라는 결론을 내렸다.

서론

관련 문헌을 검토한 결과, 상당수의 논문이 EDTA 킬레이션과 신장독성과의 관련성을 연구한 것이다. 할스테드[1]와 크랜턴[2]은 최근 논문 가운데 두 개를 종합적으로 검토한 결과, 1) 특정 조건에서는 EDTA 사용으로 신장 기능을 손상시킬 가능성이 있지만, 2) 이러한 손상은 EDTA를 과다하게 지나치게 빠른 속도로 주입하는 경우에 발생한다고 밝혔다.

---

* 이 연구는 미국 캔자스 주 위치토(Wichita) 소재 올리브 가비(Olive W. .Garvey) 인간 기능 증진 연구센터의 재정적 후원과 인력 지원으로 완료되었다. 저작권자의 허가를 얻어 전재했다. 이 장에 실린 보고서는 〈분자교정의학저널〉에 이미 발표된 것으로, 허가를 얻어 전재했다.

방법

이 연구는 뉴잉글랜드의학저널N. Engl. J. Med.의 최근 호[3]에 게재된 흥미로운 보고서에 자극을 받아 실시되었는데, 보고서에서는 납 중독과 본태성 고혈압 간에 관련성이 있다고 주장했다. 본태성 고혈압 치료 요법으로서 EDTA 킬레이션의 효과를 평가하기 위해 연구를 계획했으며, 피험자는 지원자 127명 가운데에서 선별했다. 피험자의 선정 기준은 다음과 같다. 40세 이상의 외래 진료 환자로서 고혈압 병력이 일 년 이상이며 광범위한 병력 패킷과 병리 검사 기록이 있어야 한다. EDTA 킬레이션 치료 결과, 납과 카드뮴 수치가 다섯 배 증가되고 마지막으로 공복 혈청 크레아티닌 수치가 1.7mg% 미만이어야 한다.

환자 28명에 대한 치료 프로토콜에는 다양한 생화학과 심리 그리고 생리 실험이 포함되어 있다. 이에 관해서는 다른 지면을 통해 보고될 것이다. 다만 이 연구 보고서에서는 가장 일반적인 신장 기능의 침습성 평가 방법으로 알려진, 혈청 크레아티닌과 혈중요소질소 수치가 세 배 증가한 것으로 나타났다.[4] 여기에 대해서는 다음 보고서에서 논의할 것이다. 주입 전과 EDTA를 10회 그리고 20회 주입한 후에 혈액 샘플을 추출했다. 이러한 방법으로 신장 기능에 대한 주입 치료의 연속적인 효과를 평가했다.

일련의 EDTA 20회 주입으로 이루어지는 치료는 가능한 경우 20주 동안 약 일주일 간격으로 시술되었다. 극소수의 환자는 최대 38주 동안 치료를 받았다. 멸균 탈이온 수용액 500cc에 EDTA 3g(킬레이트: 에데트산 이나트륨, Key Co.), 나트륨 중탄산염 완충액으로 처리한 아스코르브산(브론슨 제약) 15g, 마그네슘 염화물 800mg, 프로카인 40mg, 헤파린 1,000단위 등을 첨가한 주사액을 정맥으로 세 시간에서 다섯 시간 동안 주입했다. 그리고 환자들은 매일 브론슨 제약Bronson Pharmaceuticals의 인슈런스 포뮬러Insurance Formula 3정을 복용했다.

결과

표 1은 EDTA 킬레이션 치료 전, 10회, 20회 주입 치료 후와 같이 주요한 3번의 시점에서 측정한 크레아티닌 수치의 분포를 나타낸다. 이 데이터를 개략적으로 살펴보면 여러 가지 점을 명확하게 알 수 있다. 첫째, 기존의 전통적인 규정(0.5~1.5mg%)에 의거하여 신장이 명백하게 손상된 것으로 나타난 환자는 없었다.

그러나 두아르테Duarte[4]에 따르면 생리학적으로 이상적이라고 할 수 있는 범위는 남녀 각각 0.8~1.2와 0.6~0.9mg%에 가깝다고 한다. 후자의 임계치를 적용하면 환자 가운데 30%는 신장의 효율성이 확실히 감소된 것으로 나타났다. 둘째, 두아르테는 더욱 정확하

표 1

킬레이션 치료 전과 10회 및 20회 치료 후 혈청 크레아티닌 수치 분포(%)

크레아티닌 그룹*	치료 전	10회 후	20회 후
0.6−0.8	6(21.5)	3(10.7)	4(14.2)
0.9−1.1	11(39.3)	19(67.9)	16(57.2)
1.2−1.4	9(32.1)	5(17.9)	7(25.1)
1.5−1.7	2(7.1)	1(3.6)	1(3.6)
계	28(100)	28(100)	28(100)
평균 수치	1.08	1.06	1.05
최소/최대	0.6/1.5	0.7/1.5	0.7/1.7**

* 1.0mg%에서 실험 변동계수는 17.4%

** 크레아티닌 수치가 치료 전 1.4mg%에서 킬레이션 20회 주입 후에는 1.7mg%까지 증가한 환자에 유의. 다른 임상 데이터의 검토 결과로도 변화의 의미를 명확하게 해석할 수 없음.

게 1.0mg% 이상 매 0.1mg%마다 표시한 세밀한 범위를 적용해야 한다고 주장했다. 이를 적용하면 약 7.5%가 신장이 손상되었다. 이는 가정상의 '이상 수치'로서 1.0mg%를 개념화할 수 있다고 한다. 이러한 점에 비추어 표 1은 환자들의 다양한 신장 손상의 정도를 보여준다.

마지막으로, t 유의성 시험 전에 그룹 간 편차를 전통적인 방법으로 비교해보면, 설명한 것처럼 이 데이터는 혈청 크레아티닌을 측정한 결과 EDTA 킬레이션 치료가 신장 기능을 유의하게 손상시키지 않는다는 것을 나타낸다. 특히, 치료 전과 10회 치료 후의 혈청 크레아티닌을 비교하면 그룹 간에 유의한 차이가 없다는 것을 알 수 있다(t = .391 P〉.20). 기본적으로 10회와 20회 치료 후의 결과가 동일하며(t = .68 P〉.20), 20회 치료 전후도 마찬가지다(t = .83 P〉.20). 따라서 위에서 설명한 킬레이션 치료는 의학의 기본적인 교리에 충실하며 유해하지 않는 것으로 보인다.

논의

EDTA 킬레이션의 신관 효과를 평가할 때, 이 요법은 비타민, 무기물, 국부 마취, 등장성 운반체, 그리고 EDTA 등을 사용하는 다인성 치료법이라는 점을 늘 강조해야 한다. 이러한 다인성 치료법의 연구는 환자에 대한 치료의 효과 측면에서 효험이 있는 성분을 구분하거나 각 성분별 효과를 순서대로 평가하기는 어렵다는 약점을 가지고 있다. 위에서 언급했듯이 보고된 데이터에서는 EDTA 화합물 주사액을 주 단위로 주입하는 경우에는 고혈압 환자에게 안전하다고 나타났다. 이러한 결론은 이전에 맥도나가 보고한 300명이 넘는 일반 진료 환자를 대상으로 한 대규모 연구[5]의 데이터와 일치한다는 사실을 재확인하는 것이다. 치료 효과를 데이터로 입증하기 위한 확실한 방법 가운데 하나는 이중맹검법 연구이지만, 이 보고서의 취지와 논점은 신장독성의 가능성을 확인하는 것이기 때문에 위에서 적용한 방법은 상당히 정확한 편이다.

설명한 바와 같이 치료 결과는 신장독성이 없는 것으로 나타났기 때문에 실제로는 건강에 유익하다고 주장할 수 있을까? 처음에 더욱 세밀한 두아르테의 생리학적 이상 범위를 사용하면 10회 치료 후에 환자들은 크레아티닌 수치 분포가 감소된 것으로 나타났기 때문에 치료 전보다 신장이 더욱 호전된 것으로 결론을 내릴 수 있다. 다른 방식으로 보면, 치료 전 검사에서 1.0mg% 이하였던 환자의 수치는 10회 치료 후에 1.0mg%을 향하여 증가했으며, 1.0mg% 이상인 수치는 1.0mg%를 향해 감소했다(표 1). 10회 치료 후에는 치료 전 표준편차가 0.24에서 0.17로 감소되었기 때문에 이러한 증감 추세가 입증되었다. 다소 낯설지만 초이Choi와 웨트Wette(1972)가 주장한 등분산에 대한 일반 실험[6]은 10회 주입 전후 간에 분산의 감소가 상관계수 .39에 .025의 수준으로 유의하다고 밝히면서 이를 더욱 확실하게 입증한다. 다시 말해, 이 데이터는 EDTA 킬레이션 10회 치료로 실제로는 신장 기능이 개선되었다고 밝히고 있다.

10회와 20회 치료 사이의 수치는 두아르테의 이상적인 혈청 크레아티닌 수치인 1.0mg%로 수렴하지 않았지만, 표준편차가 0.17에서 0.21로 증가하여 통계적으로는 유의하지 않은 것으로 입증되었다. 초이와 웨트의 등분산 실험에서 상관계수가 0.15였기 때문에 변화가 통계적으로 유의하지 않다는 사실이 다시 한 번 입증되었다.

감사의 말

EDTA 킬레이션의 과학적인 사용에 많은 관심을 가지고 재정적 정신적으로 이 연구를 지원해준 선견지명이 있는 분들에게 감사를 드린다. 아울러 연구에 많은 도움을 준 알파네트 맥도널드Alfanette McDonald, 조지아나 클라우드Georgianna Cloud에게도 감사의 말을 전한다.

4장

내력과 치료 프로토콜

A TEXTBOOK ON EDTA CHELATION THERAPY

31. 죽상동맥경화증 EDTA 킬레이션 치료의 개요와 현황 그리고 역사적 배경

의학박사 마이클 샤흐터(Michael B. Schachter)*

개요 : 모든 형태의 죽상동맥경화 심장혈관 질환을 치료하는 데 EDTA 킬레이션은 논란이 많은 치료법이다. 여기에서는 EDTA 킬레이션 요법의 개요를 살펴보고, 죽상동맥경화 질환을 치료하는 데 사용하게 된 역사적 배경을 살펴본다. 그리고 주류 의학계에서 이 치료법을 거부하는 이유를 개략적으로 설명한다. 주요 임상 결과와 이론적 연구를 전반적으로 살펴봄으로써 죽상동맥경화증 치료에서 킬레이션 요법의 중요한 가치를 제시하고 아울러 이에 관한 부정적인 일부 논문들을 간략하게 설명한다. 이 치료법에 대한 정치와 법적 활동도 살펴본다. 이 문제에 대한 세계적인 관심이 지대하게 증가하고 있어 몇 가지 조절연구를 계획하게 되었다. 이러한 연구를 통해 죽상동맥경화증에 대한 EDTA 킬레이션 요법의 효용성을 규명해야 한다.

개관

킬레이션은 집게를 뜻하는 그리스어 'chela'에서 유래했으며, 하나의 장기기관 분자가 협공을 하듯이 양이온과 결합하여 이종고리식 구조를 형성한다는 것을 의미한다. 자연적으로 발생하는 킬레이트 화합물로는 엽록소, 마그네슘 킬레이트, 헤모글로빈, 철 킬레이트 등이 있다. 가장 널리 인정받고 있는 킬레이트 요법은 인체에서 납과 같은 유해 무기물을 제거하는 것이다. 특히 이나트륨 EDTA의

* 마이클 샤흐터 박사는 미국의학진보학회의 회장을 역임했으며 현재 뉴욕에서 진료 활동을 하고 있다. 이 보고서는 미국의학진보학회의 공식 학술지인 〈의학진보저널〉에 이미 발표된 것으로, 저작권자의 허가를 얻어 전재했다.

사용과 관련하여 더욱 논란이 되고 있는 문제는 죽상동맥경화 심장 혈관 질환의 치료에 관한 것이다.

칼슘 EDTA는 납 중독 치료 용도로 승인되었지만, 이나트륨 EDTA는 차후에 명백해질 것이라는 이유로 죽상동맥경화의 치료를 위한 종합적인 프로그램의 일부로서 사용되고 있다. 종합 프로그램에는 영양과 식이요법, 영양 보충, 운동 프로그램, 스트레스 관리, 그리고 필요한 경우에는 약물 치료까지 포함된다. 드물게는 수술 치료가 도움이 될 수도 있지만 대다수의 환자들은 수술을 하지 않고도 효과적으로 치료될 수 있다.

킬레이션 치료는 정맥주사로 시술되며, EDTA, 나트륨 아스코르브산염, 마그네슘, 그리고 기타 표시 성분 등을 500ml의 멸균 수용액에 넣어 희석하여 사용한다. 일반적으로 진료실에서 서너 시간에 걸쳐 주입한다. 치료의 빈도는 대개 일주일에 한두 번 정도이다. 증상이 있는 환자에게는 보통 몇 개월에 걸쳐 주입 치료를 연속적으로 30회 이상 실시한다.

역사적 배경

1983년 알프레드 워너Alfred Werner는 현대 킬레이션 효법의 토대를 마련한 금속 리간드 결합 이론을 주장했으며,[1] 모건Morgan과 드류Drew가 이를 정의했다.[2] 1930년대, 문즈Munz는 니트릴 트리아테트산NTA의 구조가 구연산과 비슷하다는 것을 밝혔으며, 이것은 이후 섬유 산업에서 칼슘 킬레이트제로 사용되었다. 그리고 NTA는 구연산보다 더 효과적인 킬레이트제로 입증되었으며 결국에는 폴리아미노-카르복실산을 합성하게 되었다. 이 가운데 하나가 EDTA였다. 1935년, 독일에서 EDTA의 특허를 출원했다.

버즈워스Bersworth는 더욱 효과적인 EDTA 합성 과정을 개발했으며 1945년에 특허를 취득했다. 버즈워스와 루빈Rubin은 칼슘 생체항상성에 대한 생물학적 효과를 발견했으며, 이후 실험실에서 항응고제로 사용하게 되었다.[3]

초기 임상 사용

피터스Peters는 동료들[4]과 함께 비소화합물 전쟁 독가스의 해독제를 찾기 위한 연구에 열중하다가 킬레이트제인 2,3-디메르캅토-프로파놀(2,3-dimercapto-propanol)을 개발했다. 이들의 연구로 킬레이션 요법이 시작되었지만, 이전부터 납 중독 환자를 치료하는데 구연산나트륨을 사용하고 있었다.[5]

1947년, 연구의 일환으로 진행성 흉부 선암 환자에게 니켈 EDTA를 시술했다.[1] 이는 인체에 EDTA를 최초로 사용한 사례이다. 부작용이나 유해 효과는 없었으며 니켈 EDTA는 소변으로 배출되었다.

1950년대 초에 이나트륨 칼슘 EDTA가 인체에서 납을 제거하기 위한 치료제로서 입증되었으며[6-13] 이나트륨 EDTA는 고칼슘혈증의 치료 방법으로 인정받았다.[14-17] 관련 연구[18-22]에서는 EDTA와 기타 킬레이트제가 인체 내 방사능 중금속을 제거할 수 있기 때문에 방사능 중독의 치료 방법으로서 중요하다고 밝혔다.[39-43] 1954년 포맨foreman et al.은 인체 내에서 EDTA가 물질대사 되지는 않지만 주로 신장을 통해 그대로 배출된다고 밝혔다.[23]

연부조직의 경화가 죽상동맥경화 플라크의 일부이고 이나트륨 EDTA은 칼슘을 킬레이트화하는 것으로 나타났기 때문에, 클라크는 일부 죽상동맥경화 심장혈관 환자를 치료하기 위해 EDTA 킬레이션을 사용하기 시작했다(크랜턴, 퍼스널커뮤니케이션). 클라크는 많은 증례에서 즉각적인 개선이 나타났음을 밝히고 연구를 계속했다.[24] 그래서 플라크에서 칼슘의 킬레이션화로 칼슘이 파괴되어 혈류가 개선된다고 주장하는 논문 두 개를 발표했다.[25, 26]

토끼[27, 28]와 쥐[29]의 동물실험[30, 31]과 인체실험 연구에서는 EDTA가 혈청 콜레스테롤을 감소시키는 것으로 나타났다. 바우어Bauer et al.는 프로토콜 I /V 10g의 EDTA 투여량으로 급성과 아급성 독성이 나타난 사례를 최초로 보고했다.[32] 물론 비타민과 무기물은 보충되지 않았다. 더들리Dudley et al.는 고칼슘혈증을 치료하기 위해 EDTA를 사용하는 경우에 나타나는 약물의 병리학적 변화에 대해 보고했으며[33] 이후 포맨은 독성 효과를 정리했다.[34, 35] 보그트Vogt는 만성 납중독 남성 환자를 대량의 EDTA 투여량으로 치료한 후에 신장이 괴사되는 증례를 보고했으며,[36] 브룩쉬Brugsch[37]와 로이버Reuber[38]도 이러한 사례를 발표했다. 그러나 이후의 연구에서는 EDTA가 적정량으로 충분한 시간 동안 시술되는 경우에는 안전하다고 밝혔다. 최신 연구 결과, EDTA 킬레이션 치료를 완료한 후에 신장 기능의 경미한 손상은 오히려 개선될 수 있는 것으로 나타났다.[44]

페리Perry는 EDTA 치료 환자에게서 비타민B 복합체가 결핍되고 배뇨를 통한 아연의 손실과 유사한 병변이 나타났다고 보고했다.[45] 이후 페리는 소변에서 많은 미량무기물이 증가된 것을 발견[46]했으며, 배출되는 무기물의 농도는 인체 내의 농도와 체내 다른 무기물의 농도 그리고 EDTA로 유지되는 개별 안정성에 영향을 받는다고 밝혔다.

현대

1960년, 세븐Seven et al.은 킬레이션에 대한 논문을 담고 있는《약물의 금속 결합Metal Binding in Medicine》이라는 책을 편찬하여 주요 심포지엄 두 곳에서 발표했다.[47] 미국국립보건원에 몸담고 있었던 세븐은 1961년에 자동차 사고로 사망했다. 이는 EDTA 킬레이션의 발전에 큰 타격을 주었다. 이 책에 실린 연구 보고서 가운데 하나는 증가된 칼슘이온 농도가 쥐, 개, 토끼의 심실 심근의 자극 과민성을 증가시키고, 이나트륨 EDTA 치료는 인체에 효과적이어서 적어도 일시적으로나마 동맥과 심실의 이소성 박동을 감소시킨다고 밝혔다. 그러나 이것이 심방 조동이나 심방 세동에 영향을 미치지는 않는 것으로 나타났다. 일부 환자들에게는 디기탈리스를 투여했다.[48] 칼슘이 디기탈리스 작용을 강화시키기 때문에 이나트륨 EDTA는 혈청 칼슘을 저하시켜 디기탈리스를 감소시킨다.[49-54] 이나트륨 EDTA의 사용이 유일하게 승인된 경우는 디기탈리스 독성과 고칼슘혈증의 치료이며 아울러 이나트륨 칼슘 EDTA는 연독 치료에만 승인을 받았다. 마찬가지로 이나트륨 EDTA는 디기탈리스의 치료적 효험을 감소시킬 수 있으므로 치료를 할 때 이를 고려해야 한다.

멜처[55]는 클라크의 성공적인 사례를 들어 관상동맥 질환을 치료하려고 했다. 10명의 환자에게 EDTA를 20회 주입했지만, 치료를 받는 동안 효과가 나타난 환자는 없었다. 연구는 중단되었다. 그러나 치료가 중단되고 3개월이 지나자 한 명의 환자가 매우 호전된 것으로 보고되었다. 따라서 나머지 9명의 환자를 조사했으며, 그 결과 10명 가운데 총 9명이 자각적이고 객관적으로 개선된 것으로 나타났다. 연구자들은 관상동맥 질환에서 EDTA 킬레이션이 효과가 있다고 결론을 내렸고, 1년 후 다른 논문을 통해 자신들의 긍정적인 견해를 밝혔다.[56] 이들은 2000년에 관상동맥 심장 질환 환자 81명에게 2년 동안 연속적으로 EDTA를 주입한 결과 EDTA의 독성이 감소되었다고 보고했다.[57] 이나트륨 EDTA 3g을 0.5% 수용액에 첨가하여 두 시간 반~세 시간에 걸쳐 주입하는 경우에는 심각한 부작용이나 독성이 나타나지 않았다. 저자들은 이러한 형태의 치료는 주입 시간을 연장시키면 위험 없이 사용될 수 있다고 결론을 내렸다. 이러한 결론은 EDTA가 신장 기능이 정상인 환자에게 50mg/Kg보다 적은 양으로 적절한 속도로 주입하는 경우에는 안전하다는 세븐의 주장을 지지하는 것이다.[30] 포맨은 EDTA가 금속효소 복합체를 형성시켜 저혈당증의 부작용이 발생할 수 있으며, 이로 인해 글루코네오제네시스gluconeogenesis와 인슐린 관련 작용에 이상이 생긴다고 보고했다.[58]

1963년에 키첼은 자신들의 의견을 번복했다.[59] 최초 환자 10명에다 환자 28명을 추가한 후 1년 반에서 4년 동안 환자들을 추적 조사한 결과, 이들은 관상동맥 심장 질환 치료에서 EDTA 킬레이션 요법이 임상적으로 유용하지 않다는 결론을 내렸다. 1990년대까지 발표된 논문 가운데 EDTA가 죽상동맥경화증에 효험이 없다고 결론을 내린 것은 이들의 논문밖에 없었다. 이는 심장혈관 질환의 치료 방법으로서 이러한 킬레이션 유형의 치료법을 거부하는 조직적인 의료계의 전기를 마련해주는 계기가 되었다.

크랜턴과 프랙켈턴은 이 논문을 통렬하게 비판하는 보고서를 발표하면서[60] 원데이터에서 효과를 입증하고 있기 때문에 부정적인 결론이 정당화될 수 없다고 비난했다. 수많은 긍정적인 보고서가 발표되었지만 이는 대부분 무시되었으며, 몇 가지 사설과 논평[61-66]만이 EDTA 킬레이션 치료가 효과가 없고 위험하다고 경고했다. 이

를 반박하는 보고서가 발표되었다.[67]

라마르는 폐색 죽상동맥경화증의 치료에서 EDTA의 효과를 입증하고 종합적인 프로그램의 일환으로써 식이요법과 생활양식의 변화를 강조하는 몇 가지 논문을 저술했다.[68-70] 1962년에 와일더 Wilder et al.는 격리관류 이론을 적용한 실험에서 EDTA로 죽상동맥경화 플라크 칼슘이 어떻게 결집될 수 있는지를 밝혔으며,[71] 블랭큰혼Blankenhorn은 칼슘이 플라크 발생에 중요한 역할을 한다고 설명했다.[72] 이는 킬레이션 요법의 기제 가운데 하나인 경화에 관한 길을 열었다.[73] 저자들은 부갑상선의 펄스 자극으로 죽상동맥경화 플라크에서 칼슘이 결집된다고 주장했으며, 와트먼Wartmen et al.은 마그네슘 EDTA를 사용한 동물실험에서 플라크의 반전을 설명했다.[74] 유럽 연구는 1960년대와 1970년대에 죽상동맥경화증 치료의 중요성을 확증했다.[75-77]

1969년에 특허가 만료되어 심장혈관 질환에서 그 효험을 입증하려는 동기가 약화되었다. 케파우버 수정안Kefauver amendment은 법률로 제정되어 약물 효험성의 모든 주장에 대한 입증을 요구했다. 제약업체의 재정적 지원의 부족으로 연구에 대한 관심이 줄어들었으며, 약제 사용 설명서도 개정되어 심장혈관 질환 치료를 위한 효과적인 사용법과 관련한 내용은 모두 삭제되었다. 1960년대 초, 소퍼Soffer는 의약품에서 킬레이트제 사용의 효과를 발표했다.[78, 79] 그리고 킬레이션 요법에 관한 주요 서적을 편찬했다.[80] 그러나 몇 년 후에 별다른 설명 없이 몇 편의 사설에서 이전에 논문에서 주장한 견해를 번복했다.[62, 63, 65]

비르크Birk와 루프Rupe[81-83] 그리고 보일Boyle[84] 등은 EDTA 킬레이션 요법이 전신성 경화증이나 경피증을 가진 일부 환자에게 효과적이라고 보고했지만, 다른 학자들은 효용성이 없다고 결론을 내렸다.[85] 또 다른 그룹에서는 이것이 일부 류머티즘성 관절염 환자에게 효과가 있다는 사실을 밝혔다.[86, 87] 효과가 있다고 밝혀진 다른 질환으로는 포르피린증[88-90]과 고혈압[91]이 있다.

1976년, 탐부리노Tamburino et al.는 노인성 골다공증 환자의 혈장 칼시토닌 수치에 대한 EDTA의 효과를 연구했으며 그 결과 건강한 피험자의 수치와 같았다고 보고했다.[92] 이는 부갑상선 반응을 유도하여 파골세포와 조골세포를 모두 증가시켰다. 이러한 펄스 부갑상선 작용은 뼈조직을 감소시키기보다는 오히려 증가시켰다. 고든Gordon과 반스Vance는 죽상동맥경화증에서 EDTA의 내력과 기제를 약술했다.[93] 자유라디칼 병리를 감소시키는 기제94와 그것의 생물학적 계통의 조절과 관련된 메커니즘 중 하나는 디모폴러스DemoPoulos에 의해 설명되었다.[95] 하퍼와 고든은 EDTA 킬레이션 요법과 관련한 1950년대와 1960년대의 주요 연구들을 검토했다.[96] 신소크는 킬레이트제의 수명 연장과 관련한 문제를 연구했으며, 킬레이션으로 단세포 생물의 수명이 연장될 수 있다는 사실을 밝혔다.[97] 비요르크스텐[98]은 노화에서 교차결합 이론을 주장했으며 킬레이트제가 고분자의 교차결합을 역진하여 어떻게 인간의 생명을 연장할 수 있는가를 연구했다.[99]

펭Peng et al.은 실험실 연구에서 허혈성 심장 조직의 비정상적인 미토콘드리아의 산화인산화 반응이 EDTA로 역진되었다고 보고했다.[100] 인체를 통해 미량무기물의 재분배에 부차적인 자유라디칼 병리가 감소되었기 때문에 이러한 변화가 나타났다. 할스테드[1]는 죽상동맥경화에서 연부조직의 경화가 동맥벽에서 효소를 억제하여 동맥벽에 필요한 뮤코다당을 불활성화시키고 엘라스틴의 기능을 저하시키며 플라크 내에 비정상적인 리포단백질을 고정한다고 밝혔다. 그런데 EDTA가 이러한 모든 과정을 역진시켜서 동맥 질환을 개선한다고 주장했다. 또한 자유라디칼 형성과 지질 과산화 그리고 혈소판 응집을 감소시키고 미토콘드리아의 기능을 개선시킨다고 입증했다.

EDTA 킬레이션의 최근 현황

부르크네로바Brucknerova et al.는 하지의 허혈성 질환에서 킬레이션과 글루카곤의 결합에 관한 임상 결과를 최초로 보고했다.[101] 설리반은 인체 내 과도한 철이 자유라디칼 형성을 증가시켜 죽상동맥경화의 원인이 되기 때문에 동일한 연령대의 폐경 전 여성과 남성 간에 발병률과 사망률의 차이를 설명할 수 있다고 주장했다.[102-105] 수보로프Suvorov와 마크소얀Marksoyan은 혈소판 응집을 저하시키는 EDTA 작용 기제에 대해 보고했다.[106] 카스도르프는 EDTA 킬레이션 치료로 심장 질환 환자의 구출 분획[107]과 뇌죽상동맥경화 환자의 뇌혈류가 증가된 사실을 밝혔다.[108]

1982년에 시작한 일련의 논문을 통해 맥도나, 루돌프, 체라스킨 등은 EDTA 킬레이션의 긍정적인 임상 효과를 발표했다. HDL 콜레스테롤,[109] 총 혈청 콜레스테롤,[110] 고밀도 리포단백질 콜레스테롤 비율,[111] 혈청 크레아티닌,[112] 혈중요소질소,[113] 공복 칼슘 농도,[114] 글리코헤모글로빈,[115] 피로도,[116] 심장박동률,[117] 수축혈압,[118] 심리적 요인,[119] 전반적인 임상적 변화[120] 등에 관한 효과를 보고했다. 이들은 평균 28회의 정맥주사 치료 전후 환자 57명의 뇌혈관동맥폐색 정도를 비침습성 방법으로 평가했다. 동맥폐색은 평균 18%(P〈0.001) 감소되었으며, 환자 가운데 88%는 뇌혈류가 객관적으로 개선된 것으로 나타났다.[121] 또한 말초혈관폐색 협착증 노인 환자 77명의 하지 117군데를 치료한 후 도플러 수축 발목/상완 혈압비로 그 효과를 입증했다. 약 60일에 걸쳐 26회의 주입 치료 결과 혈압비가 개선되어 동맥 혈류가 유의하게 호전되었다($P<0.001$).[122]

루돌프도 만성 폐질환에서 치료의 효과를 보고했다.[123] EDTA 30회 주입 치료 전후에 환자 38명의 폐기능 검사를 실시했다. 폐활량FVC과 1초간 노력성호기량FEV1 모두 현저하게 개선되었다. 실험 결과를 보면 상대적으로 비정상적인 환자들이 더 많이 개선되었다. 치료를 완료한 결과 환자 38명 가운데 34명의 폐기능이 개선되었다.

이러한 유형의 치료가 인체 내 칼슘을 결집하기 때문에 골다공증의 유발 가능성에 대한 의문이 제기되었다. 루돌프는 전완 골밀도를 사용하여 골밀도 수치에 미치는 부작용이 없었다고 밝혔다.[124] 크랜턴과 프랙켈턴은 자유라디칼 병리에 대한 효과를 보고했으며[126] 크랜턴과 브레쳐Brecher는 대다수 증례에서 관상동맥 우회수술의 대안으로서 EDTA 킬레이션 요법을 사용할 수 있다고 주장했다.[126] 그리고 이들은 주요 작용 기제는 자유라디칼 병리를 억제한다는 이론을 자세하게 설명했다. 카스도르프와 파르는 말초동맥 혈관 질환과 괴저에 걸린 환자 4명에 관해 보고했다.[127] 감염으로 인해 절단될 뻔한 환자의 다리가 EDTA로 치유되었다. 올즈베르와 카터는 자각적 기준과 객관적 기준을 모두 적용해서 죽상동맥경화증 환자 2,870명의 치료 결과를 보고했다.[128] 허혈성 심장 질환 환자 가운데 76.9%가 상당히 호전되었으며 다른 16.6%의 환자도 유의한 개선 상태를 보였다. 말초혈관 질환자 가운데 91%는 현저하게 개선되었으며 7.6%도 유의하게 개선되었다. 뇌혈관 질환자의 24%가 현저하게 좋아졌으며 30%는 유의하게 개선되었다.

블루머Blumer와 크랜턴은 EDTA 킬레이션이 암도 예방할 수 있다는 가능성을 보고했다.[131] 교통량이 많은 고속도로 인근에 거주하는 환자들은 유연휘발유 가스에 노출되었다. 이들 가운데 50명은 칼슘 EDTA 치료를 지속적으로 받았다. 18년간 추적 조사한 결과, 이 가운데 오직 1명만이 암으로 사망했다. 반대로 동일한 지역에 거주하고 있으면서 치료를 받지 않은 환자 172명 가운데 30명은 암으로 사망했다. 연구를 시작할 때 임상적으로 암 증상을 가진 환자는 없었다. 연구 대상 지역의 발암물질의 노출 정도는 세계적인 대도시 지역보다 더 크지 않았다.

EDTA에 대한 뉴질랜드의 부정적인 연구 결과[132]는 논란을 야기했다.[132, 134] 그리고 호주의 부정적인 논문[137, 138]에 대해 나타난 반응처럼 다른 부정적인 논문들도[135] 발표하자 논란에 휩싸였다.[136] 이는 의학에서 모든 혁신적인 기술의 출현에 따른 충분히 예기할 수 있는 논란이다. 지난 몇 년 동안 자연적으로 논쟁은 더욱 격렬해졌다. 동물 연구에서는 동맥경화를 유발하는 식이를 섭취한 토끼는 EDTA로 주입 치료를 받는 경우에는 대동맥에서 칼슘 플라크의 진행을 억제할 수 있었다고 밝혔다.[139] 동일한 저자 가운데 두 명[140]은 우경동맥에서 심각한 경동맥 질환과 전단 운동이 나타나는 환자 한 명을 보고했다. 이들은 이중 스캐닝을 사용하여 98%의 폐색이 33%로 감소된 것을 보여주었다. 처음에 나타난 전단 운동은 정상이 되었다. 1년 후 30명의 환자에게서도 비슷한 결과를 얻었다.[141] 전체 환자 그룹에서 경동맥의 평균 폐색율은 매우 현저하게 감소했다.

소규모의 조절 교차 연구 결과[142] 간헐성 파행을 가진 환자 10명이 현저하게 호전되었다. 그리고 루돌프는 환자 85명에게 13개월 동안 30회 이상의 EDTA 주입 치료를 한 결과 평균 혈소판 용적이 개선되었다고 밝혔다.[143] 할스테드에 따르면 실험 결과 EDTA 치료로 인해 혈소판이 변화했다고 한다.[1] 이러한 변화는 응집을 저하시키는 다른 혈소판의 변화와 관련이 있다.

영양 보충과 병행하는 킬레이션 요법으로 황반변성의 시야가 개선되는 것으로 나타났다.[144] 이를 밝힌 저자들은 혈관조영상 결과 심각한 관상동맥 심장 질환으로 진단받은 환자들의 사례를 보고했다.[145] 이 환자들은 EDTA 킬레이션 치료 대신에 우회수술을 권고받았다. 72회 주입 치료 후에는 혈관조영상에서도 관상동맥이 개선된 것으로 나타났다.

아담스Adams와 맥기McGee는 킬레이션 치료를 받은 54명의 환자를 추적 조사했다.[146] 환자 가운데 36%만이 자각증상이 없다고 밝혔지만, 검사 결과 92%가 개선되었다고 보고했다. 증상이 사라진 환자들은 증상이 나타난 지 1년 이내에 치료를 받았으며 영양보충과 아울러 지속적으로 필요한 생활양식을 변화시켰다.

핀란드의 연구에서는 혈청 페리틴이 200mcg/L 이상인 경우에는 심장마비의 위험도 두 배 이상이라고 밝혔다.[147] 킬레이션으로 철을 제거하는 것이 이러한 위험을 감소시키는 적합한 방법이다.

덴마크의 혈관 전문의들은 EDTA 킬레이션을 사용하여 간헐성 파행 환자에 대한 이중맹검법의 위약조절 연구를 발표했다.[148, 149] 이들은 연구 결과 환자들 간에 차이가 없었다고 결론을 내렸다. 하지만 조절연구 결과는 덴마크조사위원회의 학술적 부도덕성에 대한 불만과 아울러 혹독한 비판의 항의를 불러 일으켰다.[150] 위원회는 임의추출과 이중맹검법 진행 과정에 결함이 있었으며 아울러 코드가 조기 해제되었다는 사실을 인정했다. 기술적인 특성과 방법에 대한 비판론이 이어졌다.[151-154] 뉴질랜드에서 또 다른 이중맹검법의 임의추출 위약조절 연구가 실시되었다.[155] 연구자들의 결론은 간헐성 파행 환자에서 EDTA 킬레이션 요법이 위약과 비교하여 현저한 효과가 없다는 것이었다. 연구자들이 내린 결론과 적용 기술과 방법에 많은 오류가 있었음을 입증하는 여러 통의 항의 편지가 쇄도했다.[156-158] 더욱 중요한 사실은 두 명의 미국 통계학자가 미발표된 연구의 원데이터를 분석했는데, 그 결과 실제로는 이 실험 결과가 EDTA의 효험을 입증한다고 결론을 내렸다. 한 가지 유의해야 할 사항은, 조절 그룹의 환자 가운데 한 명은 다른 모든 환자보다 도보거리가 월등하게 증가하여 통계적으로는 이상치였으며, 이 환자는 생활하면서 원인 모를 요인으로 개선되었다는 사실이다. 결과 분석에서 이 환자를 제외시키는 경우에 두 그룹 간에서는 현저한 차이가 났다.[158]

최근에 혈관 질환의 치료에서 EDTA 킬레이션의 찬반에 대한 논쟁이 이어졌으며[159] 이 요법을 사용하는 의사와 효과의 타당성을 아직까지 신뢰하지 않는 의사들 간에 의견이 팽팽하게 맞섰다. 혈관외과전문의가 실시한 덴마크 연구와는 전혀 반대로, 덴마크의 두 명의 내과의가 발표한 임상 연구 결과[160]는 매우 긍정적이었다. 연구 대상 죽상동맥경화증 환자 470명 가운데 임상적으로 현저하게 개선된 65명은 대부분 관상동맥 우회수술을 받기로 한 환자들이었다. 킬레이션 치료 결과 단지 7명만이 수술이 필요하게 되었다. 그리고 다리 절단수술이 예정되었던 환자 27명 가운데 킬레이션 치료 동안이나 후에도 수술이 필요하게 된 환자는 단 3명에 불과했다. 이러한 6년여 간의 임상 경험을 통해 치료로 합병증은 전혀 없었으며 아울러 의료 비용도 약 300만 달러를 절감할 수 있었던 것으로 추정된다.

일반적으로 과학과 의학에서 그 자체로는 유의하지 않는 모집단을 대상으로 한 임상 연구에서 정보를 얻기 위해 메타분석을 자주 사용한다. 이는 매우 효과적인 통계적 방법이며 대규모의 임의추출 위약조절 실험을 실시하는 것보다 비용도 저렴하다. 1993년에 샤펠Chappell과 스탈Stahl은 현재 발표된 데이터를 분석하여 EDTA 킬레이션의 효험에 대한 연구를 발표했다.[161] 이들은 연구 주제에 대한 40개의 논문을 확인했으며 이중 19개가 선정 기준을 충족하여 22,765명의 환자에 관한 데이터를 확보했다. 매우 높은 상관계수인 0.88은 EDTA 요법과 심장혈관 질환의 개선 간에 매우 깊은 관계가 있다는 것을 나타낸다. 분석에 포함된 환자 가운데 87%는 객관적인 실험에 의해 임상적인 개선 결과 입증되었다.

많은 분석가들은 발표된 데이터만을 메타분석에서 사용하는 것은 발표가 편향되었을 가능성 때문에 결과에 대한 신뢰도가 낮아진다고 주장했다. 따라서 저자들[162]은 미발표 데이터도 사용했다. 임상의 32명에게서 미발표 '파일상자' 데이터를 수집했다. 전체 상관계수 0.88로 다양한 측정을 한 결과, 환자 124명 가운데 88%인 1,086명이 개선된 것으로 입증되었으며, 이는 기본적으로는 이전의 연구 결과와 동일했다. EDTA 킬레이션 치료의 효과의 신뢰도를 확인하는 데 이러한 데이터를 간과할 수 없다.

죽상동맥경화증을 치료하기 위한 EDTA 킬레이션 요법과 관련한 법률과 정치적 활동

1978년에 에버스Evers는 한 가지 질환 치료에 대해 승인된 약물을 다른 질환 치료로 사용하는 것을 금지하는 선례를 깼다. 이로써 EDTA를 죽상동맥경화와 다른 질환에서도 사용할 수 있는 내과의의 권리가 확립되었다. 또한 1970년대 후반에 플로리다 주의 내과의인 로버트 로저스Robert Rogers는 자격관리위원회로부터 EDTA 킬레이션 사용에 대한 제재를 받았다. 플로리다 주 최고법원에서 이러한 규제를 해제하여 그 후 플로리다 주에서는 사용이 허가되었다. 치료에 대한 또 다른 중요한 성과로, 1979년의 입법 청문회에서 의사들의 증언에 따라 킬레이트를 사용한 의사들이 캘리포니아 의학협회 제재 조치에 대해 승소했다. 1994~1995년 캘리포니아에서는 다시 법무부장관과 주의료위원회의 주장에 따라 중금속 해독 치료 이외에 다른 질환에 대해 EDTA 킬레이션 요법을 금지하는 조치를 취했다. 그러나 ACAM(아래 참조)의 조직적인 반발과 비난 여론으로 주의료위원회가 이를 철회했다. 많은 주의 의료위원회는 EDTA 킬레이션 요법의 사용을 제한하거나 이러한 치료법을 사용하는 의사들을 고발하려고 했다. 타당한 증거와 증언으로 이러한 시도는 대부분은 실패했다. 환자들은 긍정적인 효과가 나타난 자신들의 임상 체험에 대해 증언을 했다.

1973년에 미국예방의학회AAMP가 설립되었으며 주로 심장혈관 질환 치료에서 EDTA 킬레이션의 사용을 장려하고 의사들을 교육시켰다. 처음에는 AAMP로 시작하여 후에 미국의학진보학회ACAM로 명칭을 변경했다. 의사들에게 이 요법을 교육하기 위한 워크숍을 개최했으며 컨퍼런스를 통해 영양 생화학적 데이터와 임상적 사용 결과를 발표했다. 그리고 EDTA 킬레이션 요법의 안전하고 효과적인 시술을 위한 프로토콜을 개발하여 발표했다.[163] 1983년에는 의료 특별위원회의 성격의 미국킬레이션요법위원회ABCT가 설립되었다. 위원회의 역할은 EDTA 킬레이션 요법에 대한 교육과 자격시험의 범위와 제반 사항을 계획하고 실행하는 것이다. 그리고 그레이트레이크 임상의학협회GLACM도 설립되었다. ACAM와 마찬가지로 주요 목표 가운데 하나는 컨퍼런스와 워크숍을 통해 EDTA 킬레이션 요법의 적합한 사용법을 의사들에게 교육하는 것이다.

죽상동맥경화를 치료하기 위한 EDTA 킬레이션 요법의 전망

의료기관의 반대에도 불구하고 지난 몇 년 동안 EDTA 킬레이션 요법에 대한 세계적인 관심이 증폭하여 많은 국가에서 이를 사용하고 있다. 의학 역사에서 새로운 유망한 치료법이 환영받지 못했던 사례는 드물지 않았으며, 최종적으로 인정받기까지 수년 동안 멸시를 받기도 했다. 전 세계적으로 긍정적인 임상 결과가 밝혀져, 최근에는 미국을 비롯하여 여러 국가에서 많은 임상적 실험을 진행하고 있다. 이러한 임상시험을 통해 궁극적으로는 이러한 치료법에 대한 의문이 해소되어야 한다.

32. EDTA와 기타 킬레이트제의 안전하고 효과적인 혈관 및 퇴행성 질환 치료를 위한 프로토콜

의학박사 테오도어 로제마(Theodore C. Rosema)*

1. EDTA 킬레이션 요법의 개요

'킬레이션'이라는 용어는 그리스어로 바닷가재나 게의 집게를 뜻하는 'chele'에서 유래했으며, 유기화합물이 금속이온(양이온)을 협공을 하듯이 결합하는 것을 의미한다. 나아가 '킬레이트제로 알려진 유기물 분자가 무기물 이온이나 양이온과 분자 결합을 하여 이종고리 구조를 형성하는 것'이라고 정의할 수 있다. 더욱 정확하게 정의를 내리자면 '양이온과 착화제 간에 한 개 이상의 결합이 이루어져 금속 이온이 결합한 고리 구조를 형성하는 금속 이온과 착화제 간의 평형 작용'이라고 할 수 있다. 킬레이트 화합물은 실제로 어디에나 있다. 예를 들면, 엽록소는 마그네슘의 킬레이트 화합물이며, 헤모글로빈은 철 킬레이트 화합물이다. 의학에서 가장 널리 인정받고 있는 킬레이션 이론은 인체 내의 납, 비소, 카드뮴, 수은,

* 테드 로제마 박사는 미국의학진보학회의 회장이다. 원문은 이 장에 실린 것보다 더 길며 다른 형태의 킬레이션 요법도 포함하고 있다. 이전에 미국의학진보학회의 공식 학술지인 〈의학진보저널〉에 발표된 것으로, 저작권자의 허가를 얻어 여기에 전재했다.

철, 구리, 알루미늄 등과 같은 독성 무기물을 제거한다는 것이다. 킬레이션 요법과 관련하여 임상적으로 유용하지만 상당한 논란이 있는 부분은 킬레이션으로 퇴행성 질환뿐만 아니라 관상동맥, 뇌, 말초 동맥혈관 질환 등을 비롯한 모든 형태의 죽상동맥경화증을 치료할 수 있다는 것이다. 프로토콜의 상당 부분은 EDTA를 사용한 이러한 질환 치료에 중점을 두고 있다. 그리고 다른 킬레이트제에 대해서도 설명한다. EDTA는 에틸렌디아민테트라아세트산Ethylene Diamine Tetraacetic Acid 화합물의 약어이다. EDTA는 납 중독을 치료하기 위해 FDA의 승인을 받았다.[1-5] 그리고 죽상동맥경화증을 치료하기 위해 사용되는 형태는 이나트륨 EDTA이며 그 이유는 뒤에서 설명할 것이다.[6-9] EDTA 킬레이션 요법은 죽상동맥경화를 치료하기 위한 종합적인 치료 프로그램의 한 부분이다. 다른 치료 요소로는 영양소 첨가와 식이요법, 경구 영양 보충, 운동 프로그램, 스트레스 관리 프로그램 등이 있으며 필요한 경우에는 약물 치료도 병행한다. 드물게는 수술 치료를 해야 할 필요도 있지만 대다수의 환자들은 수술을 하지 않고도 효과적으로 치료될 수 있다.

혈관 질환을 치료하기 위한 EDTA 킬레이션 요법은 정맥주사로 시술되는데, EDTA와 기타 명시된 성분을 적절한 삼투압 농도로 멸균 수용액에 희석 조절하여 주사액을 만든다. 일반적으로 의사의 진료실에서 한 시간 반~세 시간에 걸쳐 주사로 주입한다. 치료의 빈도는 대개 일주일에 한두 번 정도이다. 증상이 있는 환자에게는 일련의 30회 이상의 주입 치료가 필요하다.

2. 프로토콜 목적

치료 프로토콜의 목적은 동맥경화, 죽상동맥경화, 그리고 킬레이트제로 치료할 수 있는 기타 질환의 종합적인 치료 방식의 일환으로 에틸렌디아민테트라아세트산(또는 EDTA, 이나트륨 에데트산, 이나트륨 에틸렌디아민테트라아세트산염 등)과 기타 킬레이트제를 사용하는 데 임상적 효험과 환자의 안전을 극대화하는 것이다. 생화학과 약리학 그리고 기본적인 임상 의학 지식을 토대로 프로토콜을 수립했다. 또한 프로토콜의 목적은 종합적인 다중 치료 프로그램에서 킬레이션 요법을 가장 안전하고 효과적으로 사용하기 위한 국제 기준을 설정하기 위함이다. 칼륨 이나트륨이나 마그네슘 이나트륨 형태와 구분하기 위해 프로토콜에서 말하는 EDTA는 분자 형태의 이나트륨을 뜻한다.

다른 형태의 EDTA도 이와 같이 구분한다. EDTA 킬레이션에 대해 충분하게 이해하고 있는지를 확인하기 위해 미국과 국제 킬레이션요법위원회ABCT·IBCT는 정기적으로 필기 및 구술시험을 실시한다. (인증 킬레이션 워크숍 과정을 이수한 후) 시험을 통과한 의사들은 EDTA 킬레이션 요법 임상 경험과 ABCT의 자격 취득 요건을 충족한 것으로 인정된다. 따라서 프로토콜과 첨부에 명시된 기준을 준수해야 한다. 그러나 프로토콜이 의사의 최선의 판단보다 우선할 수는 없다. 비용을 절감할 수 있는 효과가 프로토콜에 많이 합의되어 있어서 권장하도록 상당한 영향을 미친다.

킬레이션 요법과 관련한 교육 과정, 교재, 도서, 논문, 참고 자료, 교육용 오디오 카세트테이프 등은 미국의학진보학회와 그레이트레이크 임상의학회GLCCM에서 이용할 수 있다.

3. EDTA의 화학과 약리적 작용

화학 구조

이 프로토콜에서 설명하는 EDTA는 이나트륨염 EDTA이다. 이것은 수용성 흰색 결정 분말로 작용하며 알코올과 약산에서는 미용성이다.[10]

구조:

EDTA = Ethylene Diamine Tetraacetic Acid(에틸렌 디아민 테트라아세트산)

```
         H   H
         |   |
에틸렌 = --C--C--
         |   |
         H   H
```

디아민Diamine = 에틸렌기 탄소에 두 개의 질소 또는 아민기가 결합

--N--C--C--N--

테트라아세트산Tetraacetic acid = 각 질소에 네 개의 아세트산기가 두 개씩 결합

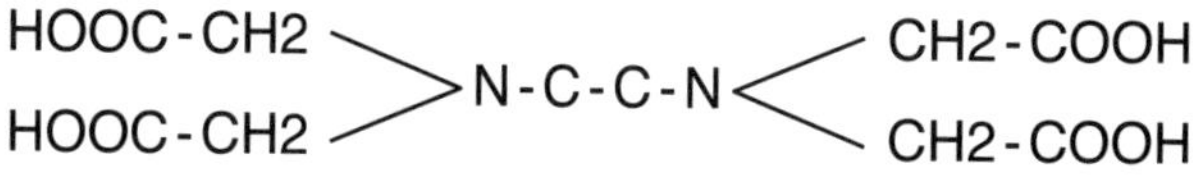

이나트륨Disodium EDTA =

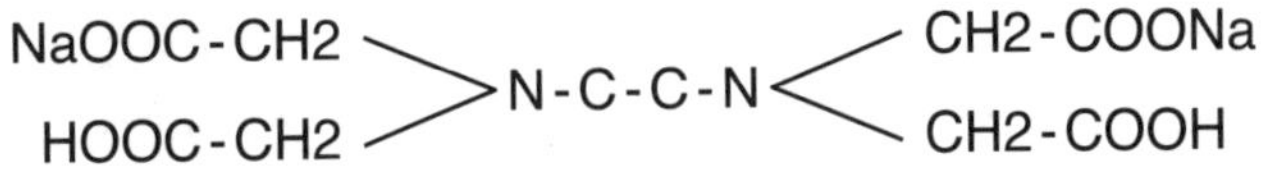

EDTA는 폴리아민 카복실산Polyamine carboxylic acid이다.

칼슘 이온과 결합한 EDTA의 구조식은 아래의 그림에 나와 있다. EDTA는 양이온에 공여할 수 있는 비공유 전자 6쌍을 가지고 있다. 카르복시기의 네 개의 산소라디칼과 두 개의 아미노기에서 이러한 전자들이 발견된다. EDTA 분자의 '톱니 또는 이빨'로 알려진 이 여섯 개의 원자는 칼슘이온과 결합한다.

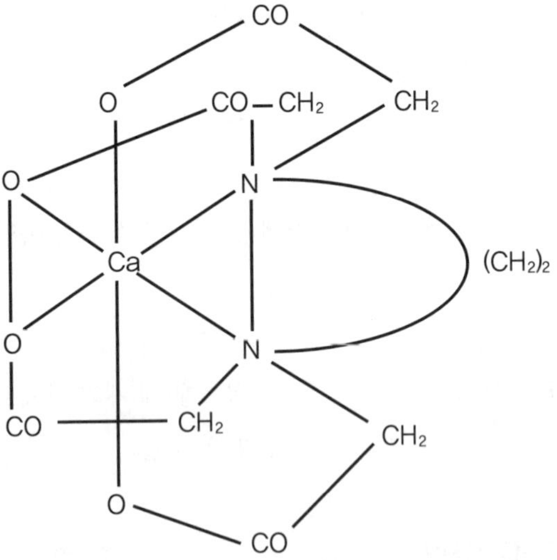

칼슘 이온과 결합하여 킬레이트 화합물이 된 EDTA의 구조식

정의: 킬레이션은 금속과 결합한 이종고리 구조이다.[11]

킬레이트제는 이온의 활성부위를 차단하고 금속 이온을 조절하여 이온의 정상적인 활동을 억제한다. 이러한 현상은 EDTA가 인체 내에 존재하는 한 그 효과를 발휘한다. 또한 인체 내 성가신 이온의 전체 함유량을 감소시키며 효과는 지속된다.

금속 이온과 결합하는 EDTA의 구조를 결정하는 데 영향을 미치는 여러 가지 요인이 있다.

첫 번째 요인은 pH이다. pH가 증가함에 따라 EDTA 킬레이트는 더욱 안정되어 분자가 금속 이온을 배출하기가 어려워진다. 따라서 생체 밖에서 EDTA은 염기성 용액에서 금속이온과 가장 효과적으로 결합한다. 그러나 생체 내에서는 생리적 완충제가 pH 균형을 엄격하게 유지하기 때문에 중요한 고려사항이 아니다.[11]

두 번째 요인은 다양한 양이온에 대한 EDTA의 결합 강도이다. 킬레이트제와 결합하는 모든 무기물 양이온은 킬레이트제와 특정한 친화력이 있다. 킬레이트제 용액에 두 개의 양이온이 동일한 농도로 주어지는 경우 친화력이 더 높을수록 킬레이트와의 결합 강도도 더 크다.

킬레이트제에 대한 무기물 양이온의 친화력은 평형이나 안정도 상수^{Ks}와 같이 수학적으로 나타낼 수 있다. 상수가 클수록 친화력도 높아진다.[11]

안정도 상수는 다음과 같이 표시되는 킬레이트 화합물의 양이온과 킬레이트제 간의 평형 반응과 관련이 있다.

$$M^{n+} + Y^{-4} \qquad\qquad MY^{(n-4)+}$$

M^{n+}가 양이온이면 Y^{-4}는 EDTA와 같은 킬레이트제이고, $MY^{(n-4)+}$는 킬레이트화된 무기물 화합물이다. 안정도 상수 Ks는 킬레이트 화합물의 농도를 킬레이트제의 농도와 양이온 농도의 곱으로 나눈 것이다.

$$Ks = \frac{(MY^{(n-4)+})}{(M^{n+})\ (Y^{-4})}$$

안정도 상수가 커질수록 킬레이트제에 대한 무기물의 친화력도 증가하고 무기물 화합물도 더 많이 생성된다. 안정도 상수는 일반적으로 Log K값으로 표시한다.[11]

아래 표 1은 EDTA와 관련하여 주요 무기물의 안정도 상수를 나타낸 것이다.

표 1

금속 양이온	Log K	금속 양이온	Log K
Fe+++	25.1	Co++	16.3
Hg++	21.8	Al++	16.1
Cu++	18.8	Fe++	14.3
Pb++	18.5	Mn++	13.7
Ni++	18.0	Ca++	10.7
Zn++	16.5	Mg++	8.7
Cd++	16.5		

일반적으로 철, 구리, 납과 같은 중금속은 특정 킬레이트제와의 친화력이 높다.

특정 무기물의 상대적 친화력과 킬레이트제에 대한 무기물의 상대적인 친화력의 순위는 킬레이트제에 따라 변화한다. EDTA에 대해 마그네슘과 칼슘과 같은 알칼리 토금속은 킬레이트와 결합력이 친화력이 떨어지며 칼륨과 나트륨과 같은 1가 알칼리 금속의 친화력이 가장 낮다.

세 번째 요인은 금속의 상대적인 농도이다. 위 표에서 나타난 무기물의 순위를 고려하여 친화력이 낮은 금속의 고농도는 부분적으로 안정도가 큰 금속을 치환시킬 수 있으며, 이는 단순 질량 작용의 법칙을 통해 저농도에서 나타난다.[11] 예를 들어, 표에서 칼슘의 친화력은 낮지만 혈장에서 농도는 상대적으로 높기 때문에 EDTA에 의해 킬레이트화가 많이 된다.

킬레이션 과정에 영향을 미치는 네 번째 요인은 생체 내외 반응간의 차이이다. 이전에 설명했던 안정도 상수는 생체 밖에서 결정되었다. 생체 내에서 무기물과 결합한 EDTA의 반응은 여러 가지 무기물의 안정도 상수와 농도 그리고 내생적 리간드와의 경쟁에 의해 결정된다. 인체에서 자연적으로 발생하는 수많은 리간드는 해당 무기물에 대해 시술되는 킬레이트와 경쟁한다. 생리적으로 가장 활성적인 금속이온은 단백질과 금속효소 그리고 트랜스페린transferrin과 셀룰로플라즈민Ceruloplasmin과 같은 운반단백질 등과 견고하게 결합한다. 따라서 이러한 금속은 EDTA에 많이 치환되지 않는다. 인체 내 전체 무기물의 양과 비교하면 미결합 이온에 대한 주요 작용은 저농도에서 발생한다.[11]

약리 작용

이나트륨염 EDTA의 빠른 IV 주입으로 이온화 칼슘이 많이 나타나기 때문에, EDTA와 결합하는 이온화 자유 칼슘의 농도가 상대적으로 높아져서 저칼슘혈증 테타니(근육 강직성 경련)를 유발할 수 있다.[12, 13] 그러나 일반적으로 서서히 주입하게 되면(16.6mg/min 이하) 혈청 이온화 칼슘 이온 농도를 다소 저하시켜 저칼슘혈증 반응을 억제한다.[14] EDTA를 매주 또는 격주로 상당 기간(수주에서 몇 개월까지) 동안 시술하는 경우에 혈청 칼슘이 경미하게 감소하여 부갑상선 호르몬의 생성을 자극한다[15, 16](그리고 이론적으로 혈관벽과 기타 조직에서 칼슘을 결집하여 축적한다).[9] 이러한 칼슘 EDTA 화합물은 소변으로 배출된다. 이론적으로 EDTA 3g이 정맥으로 주사되는 경우에 칼슘 324g을 제거한다.[17] 이는 정상적인 일일 칼슘 배출량의 약 두 배에 불과하기 때문에, 이것만으로는 EDTA 주입으로 인해 체내에서 나타나는 모든 생물학적 효과를 설명할 수는 없다.

이나트륨 EDTA 주입으로 나타나는 다른 효과는 뼈 물질대사 효과와 관련이 있다. 언급했듯이, EDTA는 혈청 이온화 칼슘을 제거하여 부갑상선 호르몬에서 빠르게 증가하므로,[18-21] 이론적으로 EDTA 주입을 중단하는 경우에는 혈청 칼슘이 정상적인 수준으로 회복하게 된다. 이러한 작용은 최초 약 21일 동안 파골세포 작용을 자극한다. 그러나 조골세포 작용도 자극하여 120일 동안 조골 작용을 강화시켜 이론적으로 각 주입 후 100일 이상 동안 칼슘의 순수 섭취량이 늘어난다. 따라서 이나트륨 EDTA 킬레이션 요법은 골밀도를 개선시켜야 한다.[22, 23]

칼슘염 EDTA를 사용하는 경우에 혈청 칼슘의 역가는 변화가 없어 칼슘 균형은 영향을 받지 않는다.[24] 나트륨 이외에 마그네슘 EDTA와 같은 착염도 칼슘의 균형뿐만 아니라 불필요한 무기물에도 영향을 미친다. 이러한 염제는 이나트륨 EDTA의 작용처럼 칼슘 이외에 금속들도 제거하여 소실되므로 생리적 필수 무기물을 보충

해야 할 필요가 있다.[25, 26]

EDTA의 유일한 직접 효과는 무기물과 결합하는 것이라는 사실을 염두에 두더라도 여러 가지 간접 효과가 수반될 수 있다. 예를 들어, EDTA는 자유 촉매 구리와 철 이온을 결합하여 지질 과산화가 폭발적으로 촉진된다.[27-30]

그리고 EDTA는 일시적으로 혈소판 응집을 저하하고[31, 32] 항체 형성을 억제하며,[33] 혈중 콜레스테롤을 저하시킨다.[34-36] CAMP를 자극하고[37] 더욱 효율적으로 산화된 금속을 감소시켜 완전한 작용으로 효소를 저장하여 다른 많은 세포와 생화학적 활동에 영향을 미친다. 그러나 EDTA에 대하여 이러한 모든 간접 작용 방식을 명확하게 정의할 수 있는 연구가 충분히 이루어지지 않았다.

상용화할 수 있는 이나트륨 EDTA의 주입 방식은 EDTA 1g당 약 5.4밀리당량 또는 114밀리그램을 함유한다. NaOH로 pH를 6.5 -7.5 사이로 조절한다.

4. EDTA 흡수와 물질대사

이나트륨 EDTA 분자는 인체 내에서 물질대사 되지 않고 상당한 양이 세뇨관에서 재흡수된다. 따라서 금속이온과 함께 소변으로 매우 신속하게 배출된다. EDTA 분자는 인체에 그대로 남는다.

신장 기능이 정상인 환자에게 IV로 시술된 EDTA의 반감기는 약 45분이다. 따라서 정상적으로 24시간 내에 90% 이상이 배출되었다.[38] 그러나 신장 기능이 손상된 환자는 저하된 사구체여과율[GFR] 때문에 배출 속도가 더욱 느려진다. 칼슘 이온(Ca++)과 기타 금속은 인체 내에 있으며 간질액은 8면체 배열의 킬레이트에 의해 EDTA 화합물에 이끌려 결합된다.

경구로 투여된 EDTA는 단 5%만이 위장 관로로 흡수되지만 소화관의 함유물에 따라 달라질 수 있다.[39] 소변으로 대량 배출되기 때문에 경구로 투여되는 방식은 동일한 양을 정맥으로 주사하는 경우보다 생리학적인 효과가 훨씬 적다.[40]

경구 EDTA는 소화관에서 미량영양소와 결합하여 필수 무기물의 흡수를 억제하여 무기물이 결핍될 수 있는데, 인체 내 미량 무기물의 농도에 따라 달라진다. 그리고 경구 EDTA는 흡수되면서 인체로 유해 금속을 운반할 수 있기 때문에 해독 효과를 상쇄시킬 수 있다.

피부를 통해서도 매우 극소량의 EDTA가 흡수될 수 있다. 경구로 투여되든지 아니면 정맥주사로 주입되든지 간에 일단 혈류로 들어간 후에도 척수로 유입되는 경우는 거의 없다.[41]

이나트륨 EDTA를 근육으로 주사하게 되면 조직 딱지 혈청을 유발하고 시술 부위의 통증이 상당할 수 있기 때문에 금기한다. 그러나 이나트륨 칼슘 EDTA를 사용하면 통증은 있지만 조직의 혈청 딱지는 발생하지 않는다. 시술 통증을 경감하기 위해 이러한 형태의 EDTA는 일반적으로 프로카인과 함께 근육으로 주사될 수 있다.

따라서 현재 알려진 임상 효과를 극대화하기 위한 가장 효과적인 시술 경로는 정맥주사인 것으로 여겨지지만 이 방식을 사용할 때에는 몇 가지 주의사항에 유의해야 한다. 어떠한 방식으로 시술되더라도 EDTA가 혈류 속으로 들어가면 조직을 통해 세포외액으로 유입되지만 세포 구획으로는 들어가지 않는다.[42]

5. EDTA 킬레이션 치료 환자 선정

마그네슘 이나트륨 EDTA 킬레이션 치료를 받은 많은 환자들은 뇌혈관 결핍,[46-48] 관상동맥[43, 44, 48, 49]이나 말초혈관 질환[48-52] 증상이 상당히 진행된 죽상동맥경화증[43-45] 환자들이다.

치료 효과는 가능하다면 비침습성 진단 방법을 사용하여 평가하는 것이 좋다. 죽상동맥경화 동맥폐색 질환의 치료에 대한 EDTA의 효과는 입증되었다. 대규모의 이중맹검법 조절실험은 아직까지 완료되지 않았지만 EDTA의 효과는 우회수술과 혈관형성술의 효과처럼 동일하게 입증되었다.[53]

정맥주사 EDTA의 경피증과 전신 경화증 치료 효과에 대한 데이터는 발표되었지만 최종적인 결론은 아니다. 임상 경험으로는 경피증 치료에서 킬레이션 요법이 다른 어떠한 치료법보다 더욱 효과적이라고 밝혀졌다.[54-64]

일반적으로 당뇨 환자의 합병증은 혈관 계통, 특히 다른 치료법으로는 다루기 쉽지 않은 소형 혈관의 질환과 관련되기 때문에 EDTA 킬레이션 치료 후에 상당수가 현저하게 개선된 것으로 입증되었다. 따라서 혈당 조절을 위한 인슐린이나 경구용 저혈당 약물치료를 줄이거나 중단할 수 있게 되었다.[65]

다행히도 환자에게 매우 치명적일 수 있는 범발성 피부경화증은 잘 나타나지 않았다. 일부 학자들은 칼슘 침전 질환에 대한 킬레이트의 치료 효과가 양호하다고 설명한다.[59, 64, 66, 67] 한편 다른 연구자들은 이러한 질환을 치료하기 위해 EDTA를 사용하는 경우 신장에 미치는 효과는 긍정적이지 않다는 사실을 밝혔다. 그러나 사용된 EDTA의 양은 매우 경미했다.[68]

EDTA 치료나 디페록사민 킬레이션 치료 후에 알츠하이머 질환이 종종 개선되거나 진행이 지연되었다.[69]

류마티스성 관절염[70]과 다발성 경화증[71]과 같은 교원질 혈관 질환에 대한 임상 연구가 실시되지는 않았지만 EDTA의 치료 효과가 있다는 사례가 보고되었다. 별다른 희망적인 치료 방법이 없는 경우에 환자들은 EDTA의 실험적 여건에 관한 안내를 받은 후에 EDTA 킬레이션 요법으로 치료를 받기도 한다. EDTA는 류마티스성 관절염과 납 중독을 치료하기 위해 사용되는 경구 킬레이트제인 디페니실아민[d-penicillamine]보다 독성이 훨씬 덜하다.

포르피린증은 EDTA 치료로 상당히 개선되었다. 지속되는 치료 효과로 이뇨작용을 통해 아연과 구리의 상당량이 배출되어 정상화되었다. 몇 가지 금속효소 계통이 정상화되어 개선된 것으로 추정된다.[72-78]

Na2EDTA에 대한 약제 사용 설명서에는 디기탈리스 독성[79-81]과 고칼슘혈증[13, 24] 치료에 관한 지시 사항이 포함되어 있다. 납 해독[82]을 위해 CaNa2EDTA를 사용한다(주: EDTA는 환자에게 80mcg/Dl 이상으로 투여되는 경우에는 뇌의 납 농도를 증가시키기 때문에 만성 납 뇌병증에는 단독으로 사용하지 않는다.)[83]

건강한 사람도 증상이 명확하게 나타나기 전에 노화 관련 질환의 발현을 예방하기 위해 종종 킬레이션 치료를 요구하기도 한다. 예방적인 약물 치료 방법으로 사용할 수 있다는 것이 입증되었다. 연구 실험의 유형과 정도는 항상 환자의 안정성과 비용 대비 효과를 염두에 두고 그에 따라 조정되어야 한다.

6. 금기, 독성, 부작용, 예방

금기

보기 드문 중증 환자, 제어할 수 없는 EDTA 알레르기, 만성 납 뇌질환 등을 제외하고는 EDTA의 사용에 대한 절대적인 금기는 없다.[83] 질환의 상태에 따라 달라지겠지만 신장 투석을 받아야 하는 환자들은 상대적으로 금기될 수 있다.[84] 기타 나머지 금기들은 질환의 정도에 따르며 EDTA 합병증 발현의 위험에 따라 가중된다.

독성

EDTA 독성에 대한보고는 납 중독 치료로 처음 사용된 때로 거슬러 올라간다. 초기에 연구자들은 신장 자극, 점막피부병변, 당뇨, 미량원소 결핍 등과 같은 부작용을 발견했다.[14, 26, 85, 86] 매우 드물게 EDTA 주입 후 네 시간에서 여덟 시간 후에 전신 발열성 반응이 나타날 수 있다. 이로 인해 초조와 불안 증세가 나타나고 빨리 피로해지며 갑작스러운 오한으로 갈증이 일어난다. 그리고 심각한 근육통, 전두통, 식욕부진, 간헐적인 구역질과 구토, 드물게는 빈뇨의 증가 등이 나타난다.[38] 다른 유해 효과로는 재채기와 코막힘과 같은 히스타민 유사 반응 그리고 유루증이 있다. 아주 드물게 나타나는 이러한 반응들은 일반적으로 EDTA의 과도한 투여량과 시술 속도와 관련이 있었다. 이러한 효과에 대한 생리학적 원인은 명확하지 않다. 프로토콜을 따르는 경우에는 이러한 유형의 반응들이 일반적으로는 나타나지 않지만 간혹 발생할 수 있다.

초기의 투여량은 현재 권장량인 50mg/kg/day보다 훨씬 많았다. 주입 시간도 현재 프로토콜보다 짧았으며 치료의 빈도도 훨씬 잦았다.[86]

초기 문헌에서는 소수의 사망자가 보고되었으며[87-90] 이러한 사례는 EDTA 킬레이션 요법이 위험하다는 증거로 인용되었다.[91] 그러나 자세히 보면, EDTA LD 50의 투여량은 현재 권장 투여량보다 적어도 열 배에서 20배에 이르렀기 때문에 그 자체는 치명적인 독

성이 없었다.[11, 92]

가능한 독성 효과는 다음과 같다.

① **신장독성**

투여량과 주입 속도 그리고 치료 빈도가 과도한 경우에서 나타나는 조직 변화는 수크로오스의 액포 형성과 비슷하다.[93, 94] 1970년, 쥐 실험에서 신장 외피질의 세뇨관 세포의 액포화가 입증되었다.

미량의 용액이 세포막 표면에서 흡입되는 과정인 음세포 작용을 통해 킬레이트의 일부가 세포로 유입될 수 있으며, 그러고 난 후 활동적으로 닫히면서 소포의 용액 흐름을 막는다(함입).[94]

음세포 작용의 과정은 신장의 액포 형성에 관해 가장 그럴싸한 이론으로 받아들여져 왔다.[95] 유해한 과다 투여량으로 주입한 후 일부 액포는 며칠 동안 남아 있는 것으로 보이지만 일반적인 생리 과정이며 가역적이다.[96] EDTA는 세뇨관 배출보다는 사구체 여과에 의해 신장에서 제거되는 것으로 보인다.[97, 98]

EDTA가 과다하게 너무나 빠르게 주입되는 경우에는 신장독성을 유발할 수 있지만,[38] EDTA 킬레이션 요법이 적절한 속도로 시술되는 경우에는 투여량과 치료 빈도로 인해 신장독성이 유발되지 않는다는 것이 일반적인 견해이다.[99, 100] 신장독성의 징후가 나타나는 경우에(과다투여량으로 인해 혈뇨증, 단백뇨, 다뇨증, 빈뇨 등이 발생), 나타난 반응은 쉽게 가역되며 EDTA를 중단하게 되면 며칠 이내에 사라진다.

그럼에도 EDTA를 시술하기 전에 신장 기능만큼은 면밀하게 검사해야 한다. 24시간 소변 샘플 검사 또는 혈청 크레아티닌 계산에 의한[101](콕크로프트Cockcroft와 갈트Gault의 공식에 의거) 크레아티닌 제거율 측정과 아울러 치료 동안에는 소변분석이 정기적으로 이루어져야 한다. 시술되는 EDTA의 투여량은 크레아티닌 제거율과 혈청 크레아티닌에 의해 측정되기 때문에 신장 기능에 따라 조절해야 한다.

치료 전 혈청 크레아티닌이 정상이지만 EDTA를 주입하는 동안 비정상적인 범위로 증가하고, 치료 전 혈청 크레아티닌이 비정상적이지만 용인할 만한 낮은 수치였는데 치료 전보다 높은 수치로 점진적으로 증가하는 경우에는, 주입을 중단하여 신장 기능이 정상 또는 기본 수치로 회복될 수 있는 시간을 주어야 한다. 일반적으로 치료 2~4주 이내에 이러한 징후가 발생한다. 경미한 일시적인 단백뇨도 EDTA 주입 후에 발생할 수 있다. EDTA 킬레이션 요법 치료 과정에서 신장 기능은 치료 전 수치와 비교하면 일반적으로 개선된다. [100, 102, 103]

고혈압과 심장혈관 질환을 치료하기 위해 정기적으로 투여하는 약물 치료는 신장 기능을 저하시키는 것으로 나타났다. NSAIDS와 메틸도파Methyldopa(혈압강하제)는 이와 관련하여 잘 알려진 약물이다. 캡토프릴Captopril과 다른 ACE 억제제도 신장 기능을 저하시키는 독성이 있다. I형 인슐린 의존 진성당뇨병과 망막병증이 있는 환자의 당뇨 신증에 이러한 약물이 처방되지만 기존의 신장 질환이 있는 환자의 경우 BUN과 크레아티닌을 증가시킬 수 있다. 가능하다면 신장 기능에 부작용을 미치지 않는 다른 약물 치료로 대체되어야 한다(PDR).

보고된 모든 심각한 신장독성 사례들은 기존 또는 진행 중인 신장 손상을 고려하지 않고 EDTA를 과도하게 시술한 경우이다.[86] 실제로 치료 전 신장 기능이 정상적인 환자에서는 위험이 전혀 없었다.[104]

인체의 과도한 납 함유량은 특히 초기 주입 동안 EDTA의 신장 독성을 증가시키는 것으로 보고되었다. EDTA는 부지런히 납과 결합하지만 신장을 통해 납 EDTA가 여과되기 때문에 일부 해리가 될 수 있다.[105-108] 납은 신장에 유독한 성분으로 알려져 있어 인체 납 축적량이 유의하게 증가한 것으로 의심되는 환자들은 각 주입 치료 전에 혈청 크레아티닌을 측정할 필요가 있다.

EDTA 주입의 빈도와 투여량을 줄이고 주입 시간을 늘림으로써 신장독성을 유발하지 않고도 납의 과도한 수치를 줄일 수 있다. 또한 신세뇨관을 통해 이동하는 동안 EDTA 화합물에서 납의 해리를 억제하는 것을 도와주기 때문에 소변의 알칼리성 여부를 확인하는 것이 유용하다(주: EDTA가 만성 납 유도 뇌질환 치료를 위한 최상의 치료 방법은 아니다).

② **저칼슘혈증**

칼슘에 대한 높은 친화력 때문에 MgNa2EDTA나 Na2EDTA의 과다량이 너무 빠르게 주입되는 경우에는 동물과 인체에서 일시적인 저칼슘혈증을 유발할 수 있다.[13, 109] CaNa2EDTA로는 이러한 증세가 나타나지 않는다.

중증의 저칼슘혈증 환자들은 근육 경련, 천명, 복시, 경련, 마비, 자통, 양성 트루소[Trousseau]와 크보스텍[Chvostek] 징후가 나타나며, 드물게는 테타니가 발현될 수 있다.[11, 14, 38]

MgNa2EDTA나 Na2EDTA는 혈장 칼슘에서 잠시 저하될 수 있기 때문에 발작성 장애 가능성이 있는 환자의 발작 역치가 일시적으로 감소될 수 있다(이것이 최초 발작이라면 잠재성 두개내 종괴와 같은 다른 발작의 원인을 확인하기 위해 신경검사를 실시해야 한다).

분당 16.6mg의 투여 속도로 (산출된 투여량을) 적절한 시간 동안 주입하는 경우에는 드물게 부갑상선 기능저하증이 있는 환자를 제외하고는 저칼슘혈증 문제를 유발하지 않는다. 임상적으로 증상이 나타나는 저칼슘혈증은 칼슘 글루콘산염을 정맥주사하여 빠르게 가역될 수 있다(주: 부갑상선 기능저하증의 발현 가능성이 없는 경우에는 갑상선 수술을 받았던 환자들을 유의할 필요는 없다).

EDTA에 과민한 반응이 나타나는 경우에는 부갑상선 기능저하증을 검사해야 한다(IV Na2EDTA는 부갑상선 기능저하증을 확인하는 시험이다).[19, 20] 마그네슘 Na2EDTA을 사용하면 저칼슘혈증의 부작용을 감소시키고 환자의 내성을 개선한다.

③ 알레르기

EDTA에 대한 실제 알레르기 반응은 드물다. EDTA 이외에 용액에 첨가되는 성분이나 이러한 성분 가운데 하나인 화학 보존액에 의해 알레르기 증상이 간헐적으로 발생한다. 그럴 경우에도 알레르기 반응은 빈번하지 않으며 일반적으로 드물다. EDTA는 보통 보존액을 함유하지 않는다. 화학 보존액이 첨가되어 있는지 여부를 라벨에 표시해야 한다. 방해 성분이 있는 경우에는 첨가제 없이도 필요한 성분을 찾을 수 있다. 그렇지 않으면 성분은 최종 주입액에 남을 수도 있다.

알레르기 반응을 유발할 수 있는 다른 성분으로는 리도카인과 프로카인이 있다. 티아민도 정맥으로 주사되는 경우에는 매우 드물지만 과민 반응을 일으키는 것으로 알려져 있다.

리도카인에 대한 프로카인처럼 화학보존액을 함유하는 성분을 치환하거나 수용성 비타민을 제거하여 주입하면 이러한 반응을 예방할 수 있다.

킬레이션 치료 동안이나 후에 공세적인 경구 비타민과 무기물 보충 프로그램이 모든 환자에게 처방되기 때문에 킬레이션을 정맥으로 주사하는 시술 방법은 필수적인 것은 아니지만 유용하다. 흡수

장애가 있는 환자나 경구 보충을 감내할 수 없는 환자에게 EDTA 킬레이션 요법을 시술할 때에는 정맥주사나 근육주사 영양제가 필수적이다.

전부는 아니지만 주사에 첨가된 많은 성분은 보존액이 없어도 사용될 수 있다. 보존액이 없는 주사액은 개봉 상태의 박테리아 오염을 방지하기 위해서 작은 병이나 앰플에 담아 밀봉 보관하며 개봉된 후에는 바로 사용하거나 처리해야 한다.

성가신 알레르겐을 구분하기가 불가능한 경우에는 치료 효과를 위해 주입액에는 필요한 최소 성분만 첨가한다. 예를 들어, 일반 식염수나 5% 포도당과 같은 등장액 운반체는 나트륨 중탄산염으로 생리학적 Ph에 완충적인 마그네슘 Na2EDTA만을 함유하고 있어, 모든 성분이 보존액 없이 주입액에 사용된 경우에는 이질적인 화학적 알레르겐을 함유하지 않는다.

내성이 좋지 않은 경우에는 다른 성분들은 유용한 첨가제이지만 꼭 필요한 것은 아니다. 마그네슘과 중탄산염의 완충 작용으로 주사 부위의 불쾌감이 경감되어 리도카인과 같은 마취제가 필요 없을 수도 있다.

④ **혈전성 정맥염**(Thrombophlebitis)

주입 부위의 국부 자극으로 표재성 정맥염이 나타날 수 있다.[93] 각 주입에 헤파린 1,000~5,000단위를 첨가하면 특이한 합병증이 유발되는 것을 최소화할 수 있다. 일반적으로 이러한 소량은 국소적으로 작용하지만 유의한 전신성 항응고를 유발하지는 않는다.

중탄산염으로 생리학적 pH에 용액을 완충시키는 것도 주입 부위의 통증의 발현이나 정맥염의 가능성을 감소시킬 수 있다. 통증을 줄이고 혈전성 정맥염을 예방하는 데 유용한 다른 방법으로는 큰 정맥을 사용하고(더욱 빠르게 희석시키기 위해) 시술의 속도를 줄이는 것이다.

표재성 정맥염이 발생하는 경우에는 국부 습열 방법도 유용하다. 단백질 분해효소나 동독요법과 같은 자연적인 소염제뿐만 아니라 진통제와 비스테로이드계 소염제 약물 치료도 사용할 수 있다. 심정맥 혈전증의 진행이 의심되는 경우에는 전신성 항응고가 나타날 수 있다. 심정맥 혈전증의 징후를 탐지하기 위해 환자들을 주의 깊게 살펴봐야 한다.

다른 방법을 선택할 수 있는데 경미한 혈전성 정맥염의 가능성 때문에 EDTA를 다리 정맥으로 주입하는 것은 그다지 바람직하지 않다. 그러나 다른 부위를 쉽게 당장 사용할 수 없는 경우에는 주입해야 한다. 이로 인한 위험보다는 EDTA 주입으로 인한 효과가 훨씬 더 크기 때문이다.

⑤ 울혈성 심부전

심장예비력이 제한적인 환자들에 대해서는 수액 정체를 탐지해야 한다. 투여량을 일시적으로 증가해야 할 경우도 있기 때문에, EDTA 치료 동안 이뇨제를 지속적으로 투여해야 한다. 치료 전에 이러한 약물 치료를 하고 있는지 여부를 확인하기 위해 환자들에게 이뇨제에 대해 물어봐야 한다. 환자들이 이뇨제 사용을 빠뜨렸다면 EDTA 주입 치료 전에 투여해야 한다.

이러한 환자를 위한 주입액에는 가능한 나트륨을 소량 첨가해야 한다. 링거 유산염, 식염수, 기타 나트륨을 함유하고 있는 운반체 용액보다는 등장성 저나트륨 용질로 만들어진 포도당액이나 멸균액이 더 낫다. (아스코르브산 주사액은 중량으로 11% 나트륨을 함유하고 있다).[110]

저절로 증가된 용액 부하는 나트륨 함유량과는 상관없이 심부전을 증대시킬 수 있다. 네 시간에서 여섯 시간 동안 서서히 주입하고 운반체 용액을 250ml까지 감소시키면 전체 용질 함유물이 이에 비례적으로 감소하므로 위험한 환자에게는 필요할 수 있다. 최근에 울혈성 심부전을 앓고 있는 환자에게는 250ml 용액으로 산출한 EDTA 치료 투여량의 4분의 1로 치료를 시작하는 것이 더 안전하며, 환자의 내성이 확립되면 투여량과 용액량을 서서히 증가시킨다.

이러한 예방책을 사용한 경우에도 심장 질환이 위독한 환자는 EDTA 주입 치료 동안 입원을 요하는 급성 폐부종이 발생했다. 일부 환자의 경우는, Na와 용액 부하와 디기탈리스와는 상관없이 EDTA를 주입하는 동안 울혈성 심부전이 악화될 수 있다. 치료 간에 수액 정체가 나타나는 환자들은 치료 전에 Ⅳ 또는 PO 이뇨제가 필요할 수 있기 때문에 유의해야 한다.

혈청 이온화 칼슘이 감소되면 심장의 수축성이 저하될 수 있기 때문에 EDTA로 유발된 일과성 저칼슘혈증은 일시적으로 심부전을 악화시키므로 주입 속도를 더욱 늦추어야 한다. 치료 후 12~24시간에서도 이와 같은 반응이 발생할 수 있다. EDTA는 혈장 칼슘을 저하시켜 디기탈리스의 효과를 감소시킨다.[79, 80] 이러한 약물치료에 의존적인 환자들에게서는 디기탈리스 효과를 세밀하게 살펴봐야 한다.

⑥ 저혈당증

여러 가지 이유로 EDTA를 주입하는 동안 혈당이 저하될 수 있다.[10, 111] EDTA는 아연과 결합하여 내인성 인슐린의 췌장 분비를 조절한다.[26, 113] 불용성 아연-인슐린 화합물은 일부 브랜드 인슐린 주사액의 전신 흡수를 지연시킨다. 후물린^Humulin^과 NPH 그리고 렌테^Lente^ 등과 같은 새로운 강화 인슐린으로 지금은 지연 정도가 완화되었다.

그리고 아연은 글루코오스의 신뇨세관 재흡수를 위해서도 필요하다. EDTA는 예전 형태의 프로타민-아연 인슐린을 사용하는 환자에게서 저혈당증 반응을 촉발한다고 보고되었다. 인슐린 치료를 받는 당뇨 환자들에게 EDTA를 주입하여 치료하는 경우에 인슐린 소요량이 감소하기 때문에 혈당을 면밀하게 살펴봐야 한다.[114]

저혈당증은 저칼슘혈증에 대한 반응으로도 보일 수 있다.[115] 그리고 무증상의 부신 결핍이 나타날 수 있다. 간에서 글루카곤과 글루코네오제네시스^gluconeogenesis^의 자극을 통해 혈당 수치를 유지하기 위해서 적정량의 코티솔^cortisol^이 필요하다.

치료 전과 치료 중에 열량을 적합하게 섭취하고 당뇨 환자의 인슐린 투여량을 면밀히 조절하여 저혈당 반응을 방지할 수 있다. 당뇨 환자는 EDTA로 인해 큰 효과를 얻을 수 있기 때문에 킬레이션 요법의 사용을 제한해서는 안 된다. 치료가 진행됨에 따라 혈당 변화폭의 감소와 저혈당증이나 저혈당 합병증에 대한 가능성이 줄어들어 당뇨를 조절하기가 더욱 쉬워진다. 당뇨 환자들은 혈당을 자주 검사하고 이에 따라 면밀하게 인슐린 소요량을 조절해야 한다.

치료를 하기 전에 모든 환자들은 식사를 충분히 해야 한다. 저혈당 반응에 민감한 환자들은 치료 중이나 증상이 발현하는 경우에 간식으로 섭취할 수 있도록 과일이나 과일 주스를 가지고 다녀야 한다. 킬레이션 부위에는 정맥주사용 50% 글루코오스 용액을 사용해야 한다.

당뇨 가족력이 있는 환자들은 EDTA가 잠복 중인 당뇨를 발현시킬 수 있기 때문에 킬레이션 동안 면밀하게 확인해야 한다.

⑦ 호르몬 효과

EDTA는 다양한 호르몬의 혈액 농도에 직간접적으로 영향을 미친다. 이온화 혈청 칼슘에 대한 직접적인 감소 효과는 즉시 부갑상선을 자극하여 부갑상선 호르몬이 분비되어 최초 농도에 비해 두서너 배 높아진다.[22, 109, 116]

주요 부갑상선 기능항진증에서 시험 PTH는 정상적인 수치 이상으로 증가하고 EDTA에 대한 반응이 커진다.[117] 무증상의 부갑상선 기능저하증에서 칼슘 수치는 12시간 EDTA 자극 후에도 억제되었다.[15, 16, 20, 118]

정맥주사 Na2EDTA는 15분 이내에 칼시토닌 분비를 억제시키지만 MgNa2EDTA가 사용되는 경우에는 분비가 억제되지 않는다.[86] EDTA 후에 골다공증 환자의 칼시토닌 분비에서 반응 시간은 동일한 연령대의 정상적인 조절 환자 보다 다소 느리게 나타나지만 기본적으로 정상적인 범주 내에 있다.[119]

EDTA는 레닌[renin]을 자극한다.[120] 신장 혈관확장으로 신장 혈류, 레닌 배출, 요 흐름 등이 증가한다. EDTA가 신장 내 동맥으로 주입된 후에 실험실에서 요나트륨 배출을 확인했다.[121] 칼슘 주입으로 효과는 역진되었다. 이론적으로 신장 고혈압이 있는 환자는 킬레이션 치료 기간을 통해 레닌이 증가하기 때문에 레닌 수치를 확인해야 한다.

다른 호르몬, 특히 T3나 T4 그리고 뇌하수체 호르몬 등에 대한 EDTA의 효과에 관한 연구가 실시되어야 한다.

⑧ 피로

환자들은 단일 치료 후에 24~48시간 또는 그 이상 동안 기력이 저하되거나 '무력감'을 느낀다고 불평한다. 체내 해독 작용을 위해 에너지를 소모해야 하기 때문에 피로가 나타난다.

지속적인 경구 영양 보충과 EDTA 없이 비타민과 무기물을 정맥주사로 보충하면 이러한 피로 효과를 줄일 수 있다. 환자가 과도하게 지친 느낌을 갖지 않고 EDTA 치료에 의한 필요한 반응을 하기 위한 내재성 에너지를 충분하게 확보할 때까지 EDTA와 함께 영양 보충을 연속적으로 또는 몇 번에 걸쳐 주입할 수 있다.

또 다른 방법은 치료 간 시간 간격을 늘리는 것이다. 환자가 항상 적합한 비타민과 미량 무기물을 섭취할 수 있게 한다. 일부 의사들은 보통 매번 4~5회의 EDTA 주입 후에 영양 보충을 한다.

일부는 피로가 중금속 결집의 부차적인 효과일 수 있다고 가정한다. 그러나 대부분 환자들에게서 유해 금속이 나타나기 때문에 지나치게 우려할 것은 아니니다.

⑨ 부정맥

부정맥은 저칼슘혈증, 저마그네슘혈증, 디곡신digoxin의 항부정맥 효과의 저하 등 여러 가지 기제로 발생할 수 있다.[38] 환자의 심장불규칙이 커지는 경우에는 마그네슘과 칼슘을 추가적으로 투여할 수 있다.

다행히도 이것이 일반적인 문제는 아니지만 잠재적으로는 생명에 위협을 줄 수 있기 때문에 유의해야 한다. 민감한 환자에 대해서는 기준 EDG와 간격 추적을 하는 것이 바람직하다.

EDTA 킬레이션 치료로 심장 부정맥이 사라지기 때문에 항부정맥 약물치료는 가급적 단기간 내에 투여해야 한다.

⑩ 장 독성

일부 환자는 킬레이션 치료 후에 장 경련이 나타난다.[38]

동물실험에서 EDTA가 과다하게 투여되는 경우에 장병증이 나타났기 때문에 일부 의사들은 아연 감소와 저칼슘혈증을 인한 장융모 교체 억제가 장병증의 원인일 것이라고 추정한다. 그러나 이는 보기 드문 질환이기 때문에 단순히 우연하게 일치된 것일 수 있으며 일상적인 환자 모집단에서 나타나는 일반적인 이유 때문일 수도 있다.

⑪ 발진

예전에 킬레이션 치료를 받은 환자에게서 지루성 피부염과 유사한 피부 발진이 나타난 것으로 보고된 적이 있다.[38] 이러한 발진은 일반적으로 피리독신 결핍으로 인한 반응이며 비타민 B-6가 주입 용액과 경구로 투여되기 때문에 나타나는 경우가 드물다.[26]

⑫ 기형 발생

EDTA는 동물실험에서 선천적 결손증을 유발했다.

이러한 기형이 나타날 가능성이 아연 보충으로 부분적으로 역전되거나 예방된다 하더라도[122, 123] EDTA 킬레이션 요법은, 의사가 처방한 경우를 제외하고, 임신부나 가임 여성에게는 투여하지 않는 것이 바람직하다.

이론적으로는 EDTA가 아연을 감소시키는 효과 때문에 정자 형성에 부정적인 작용을 하여 따라서 남성의 생식력에 영향을 미칠 수 있다. 하지만 아연이 경구로 투여되는 경우에는 문제가 되지 않는다.

⑬ 결핵

잠복중이거나 비활동성 결핵이 폐의 경화된 부위에 남아 있을 수 있기 때문에 EDTA의 탈회 작용으로 인해 잠복 중인 질환이 재발될 수 있는 이론적인 위험이 있다. 따라서 킬레이션 치료를 하기 전에 경화된 곤Ghon 복합체나 사이먼Simon의 부위가 있는 환자들을 흉부 X레이로 검사해야 한다.

한 가지 사례(정맥주사 킬레이션 치료를 안전하게 받았다고 생각되는 100만 명의 환자들 가운데)에서는 EDTA의 시술과 더불어 결핵이 재발했지만 인과성은 입증되지 않았다. 비활동성 결핵과 양성 투베

루쿨린tuberculin반응 결과가 있다고 해서 킬레이션 치료를 할 수 없는 것은 아니다.

⑭ **플라크 폐색**

EDTA 킬레이션 치료 동안 플라크의 폐색도 단순히 이론적인 위험이다. 수술 치료 동안 발생할 수 있는 색전으로서 플라크의 파기는 없었다. 궤양화된 플라크의 폐색은 대부분 킬레이션 치료를 받지 않은 환자에게서 나타났으며 이들 또한 킬레이션 치료를 받을 수 있다. 킬레이션 동안 폐색이 증가한다는 증거는 없다. 일반적으로 EDTA의 반응이 서서히 칼슘 분자만 제거하기 때문에 일련의 EDTA 킬레이션 치료 후에 폐색은 오히려 감소한다.

예방적 조치

① **신장 손상**

정맥주사 EDTA의 사용을 금기하는 가장 중요한 이유는 신장 부전의 발현 때문이다. EDTA를 주입하기 전에 소변분석 검사를 하고 혈청 크레아티닌을 측정한 결과에 따라 EDTA의 투여량을 조절하여 신장 손상을 방지할 수 있다(크레아티닌은 신장 기능을 가늠할 수 있는 중요한 척도이기 때문에 BUN으로 크레아티닌을 대체할 수는 없다. BUN은 식이요법, 단백질 섭취, 심박출량, 그리고 기타 변인에 따라 광범위하게 변화하며, 신장 기능과는 직접적인 관련이 없다).

콕크로프트-칼트 방정식, 수정

$$CrCl = \frac{(140 - Age) \times (LBW \times 1.33)}{(72 \times Cr)}$$

CrCl = 산출 신장 사구체여과율 속도, ml/min

Age = 환자의 연령

LBW = 산출 제지방 체중(Kg), 아래 참조

Cr = 혈청 크레아티닌(mg/dL)

여성의 경우는 위 계산식의 0.85배

각 EDTA의 주입량은 다음과 같이 계산한다.

$$50\text{mg EDTA per}(\text{KgLBW} \times 1.33) \times (\text{CrCl})/100$$

일반적으로 주입량은 5.0그램까지로 제한된다.

크레아티닌 제거율이 100ml/min 미만인 경우에만 CrCl/100에 대해 보정한다.

최대 주입 속도는 16.6ml/min×CrCl/100이다.

제지방 체중(LBW)과 상기 계산식 비교

남자의 제지방 체중은 신장 5피트에 50kg을 기준으로 1인치 증가당 2.3kg을 더하여 계산한다.

여자의 제지방 체중은 신장 5피트에 45.5kg을 기준으로 1인치 증가당 2.3kg을 더하여 계산한다.

실제 체중이 계산한 제지방 체중값보다 작은 경우에는 항상 실제 체중을 적용한다.

초기 혈청 크레아티닌이 정상 범위 내에 있다면, EDTA 킬레이션 요법을 시작하기 전과 세 번째 치료 후 그리고 이후 매 5회 주입 시마다 24시간 소변 크레아티닌 제거율을 구해야 한다. 신장 기능이

표 1

킬레이션 요법 주입 기준		
밀리오스몰(milliosmoles)	cc	
500cc 멸균액	500	00.00
Na2EDTA 3g	20	26.80
마그네슘 염화물 2g	10	29.50
리도카인 또는 프로카인 HCl, 100mg	5	01.40
헤파린, 2500단위	0.5	00.46
아스코르브산염, 7g	14	81.20
칼륨 염화물, 2mEq	1	04.00
피리독신, 100mg	1	01.11
티아민, 100mg	1	00.62
나트륨 중탄산염, 840mg	10	17.90
판토텐산, 250mg	1	00.85
	563.5	163.84
163.84/563.5 × 1000 = 291밀리오스몰		
혈액 검사 정상(로체 연구소) = 274-295		

저하된 환자나 매주 2회 이상 EDTA 주사 치료를 받는 환자의 경우에는 주입 치료를 할 때마다 크레아티닌을 검사해야 한다.

다른 방법으로는 24시간 소변 샘플을 채취하는 대신에 혈청 크레아티닌, 연령, 제지방 체중 등을 토대로 콕크로프트-갈트 공식을 사용하여 크레아티닌 제거율을 계산할 수 있다. 지금은 24시간 소변 채취의 대안으로 콕크로프트-갈트 계산식이 인정을 받고 있다. 외래 진료 환자의 경우 입원 환자보다 소변을 정확하게 채취하기가 어렵기 때문에 계산 방법이 오히려 더 정확할 것이다. (EDTA 투여량 측정과 계산에 관한 상세한 설명은 35절에 나와 있다.)

산업화가 미진한 국가의 의사들은 적정량의 MgNa2EDTA와 리도카인 또는 프로카인이 함유된 5% D/W 그리고 일반 식염수를 사용할 수 있다. 고삼투압 용액은 일반적으로 내성이 양호하다. 그리고 경구 비타민과 무기물을 보충한다. 리도카인은 알레르기 반응을 잘 유발하지 않는다.

안전하고 최적의 효과를 위해 신장 기능이 정상인 환자에게 권장되는 정맥주사 EDTA의 투여량은 제지방 체중으로 50mg/Kg, 최대 3g이다. 이를 상회하는 3~5g 사이의 투여량은 환자의 개별 특성에 따라 조절하는데, 유독 금속의 인체 부하와 환자의 제지방 체중 그리고 내성에 따라 달라진다.

소변 혈청 크레아티닌이 100ml/min 미만인 경우에는 EDTA의 투여량을 적절하게 줄인다. 예를 들어, 혈청 크레아티닌이 70ml/min이라면 실제 EDTA의 투여량은 총 계산량의 70%가 된다. 혈청 크레아티닌이 50ml/min이었다면 투여량은 총 계산량의 50%가 될 것이다.

남자의 제지방 체중은 신장 5피트에 50kg을 기준으로 신장이 1인치 증가할 때마다 2.3kg을 더하여 계산한다. 여자의 제지방 체중은 신장 5피트에 45.5kg을 기준으로 1인치 증가당 2.3kg을 더하여 계산한다. 환자의 실제 체중이 계산한 제지방 체중보다 작은 경우에는 실제 체중을 제지방 체중으로 사용한다.

a. 경미한 신장 부전: 혈청 크레아티닌 수치가 1.6~2.0mg/dL로써 정상적인 신장 기능의 절반 정도까지 기능이 손실된 것을 뜻한다. 노인 환자의 경우에는 특별한 신장 질환이 없는 경우에도 신장 기능은 자연적으로 저하될 수 있다. 경미한 신장 부전이 있는 환자는 별다른 문제없이 킬레이션 치료에 대한 내성을 유지한다. 신장 부전이 있는 환자들은 매번 주입 시에 혈청 크레아티닌을 확인해야 한다.

임상적 판단과 주기적인 크레아티닌 측정을 토대로 주입량과 속도 그리고 치료 간격을 조절한다. 혈청 크레아티닌이 증가할수록 EDTA의 투여량과 치료 횟수를 줄여야 한다.

신장 기능 검사 결과, 지속적으로 악화되는 추세라면 검사 결과가 정상 수치로 회복될 때까지 EDTA 주입 치료를 중단해야 한다. 일반적으로 크레아티닌은 몇 주 이내에 정상적인 기본(또는 개선된) 수치로 회복한다.

그러면 차후 치료에 대한 내성은 더욱 커진다. 경미한 신장 부전이 있는 환자들의 대부분은 킬레이션 치료를 완료한 후에 신장 기능이 개선되었다.[100, 103, 124, 125]

b. 보통의 신장 부전: 혈청 크레아티닌 수치가 2.0~2.5mg/dL로 정상적인 신장 기능의 1/2~2/3 정도가 손실된 것을 의미한다. 점진적인 신장 기능의 손실로 혈청 크레아티닌 수치의 증가가 가속화되며, 사구체 여과율[GFR]이 50% 정도 소실된 후에는 더욱 빠르게 증가한다.

보통의 신장 부전이 있는 대부분의 노인 환자는 신장 혈관에도 문제가 있을 수 있다. 정맥주사 EDTA를 신중하게 시술하는 경우에 신장 기능은 유의하게 서서히 개선된다.

이러한 환자들의 신장 손상이 악화되는 것을 방지하기 위해 EDTA 투여량과 치료 횟수를 줄이고(2주에 한 번), 주입 시간은 네 시간에서 여섯 시간까지 늘인다. 그리고 정기적인 신장 기능 검사를 통해 주의 깊게 살펴봐야 한다. 보통의 신장 손상이 있는 환자들에게 정맥주사 EDTA 치료를 주당 1회 이상 시술해서는 안 되며, 치료 간격을 늘려서 주입 빈도를 줄인다면 더욱 좋아질 수 있다. 그리고 이러한 정도의 신장 부전이 있는 환자들의 EDTA에 대한 반응도 다양할 것이다.

EDTA 주입 후에 일부 환자는 신장 기능이 빠르게 악화되기도 한다. 이런 환자들은 치료로 인해 향후 신장 손상의 잠재적인 위험이 나타나지 않는다고 입증된 경우가 아니면 EDTA 킬레이션 요법을 시술하지 않아야 한다.

어떤 환자들이 치료에 내성이 있고 그렇지 않은지를 사전에 예측하기는 어렵다. 향후 신장 손상을 회피할 수 있는 유일한 방법은 관심을 가지고 주의 깊게 혈청 크레아티닌을 정기적으로 측정하고 크레아티닌 제거율을 구해서 확인하는 것이다. 그러나 적절하게 치료된다면 이러한 환자들도 만족스러운 효과를 얻을 수 있다.

c. 심각한 신장 부전: 혈청 크레아티닌 수치가 2.5mg/dL 이상으로 정상적인 신장 기능의 2/3 이상이 손실된 경우이다. 심각한 신장 부전이 있는 환자들은, 의사가 EDTA가 가장 바람직한 치료 방법이라고 판단했거나 다른 방법이 없는 치명적인 질환을 치료하는 경우를 제외하고는 정맥주사 EDTA 치료를 받아서는 안 된다. 치료를 받아야 하는 질환의 정도나 특성을 고려하여 잠재적인 치료 효과가 신장 손상의 위험보다 커야 한다.

이러한 환자들도 치료 간격이 14일 이상이고 EDTA 투여량을 줄여서 여섯 시간 이상 주입하는 경우에는 효과를 얻을 수 있다.

크레아티닌 수치가 필요한 경우에는 각 주입 치료 전 치료 간격 기간 동안 24시간 소변 크레아티닌 제거율을 측정하는 것이 중요하다.

환자들에게 사전에 서면으로 치료로 인한 신장 부전의 악화와 영구적인 신장 투석의 가능성에 대해 알려주어 고지에 입각한 동의를 구해야 한다.

② 임신

주의: 임신 기간 동안 정맥주사 EDTA의 안전성에 대해서는 확정

되지 않았기 때문에, 잠재적인 위험 효과를 신중하게 고려하여 납중독과 같은 치명적인 질환을 제외하고는 임산부에게 VI EDTA 요법을 사용해서는 안 된다. 쥐의 기형발생 연구에서 EDTA는 자궁 내 사망을 증가시키고 태아 기형을 유발했다. 이와 같은 EDTA 요법의 유해 효과는 식이 아연 결핍과 관련이 있는 것으로 추정되기 때문에 EDTA 치료와 식이 아연 보충을 병행하여 방지할 수 있다.[122, 123]

자라나는 태아에 대해 잠시지만 저칼슘혈증 부작용과 다른 필수 무기물 성분의 일시적인 감소 가능성 등을 고려해야 한다.

③ 울혈성 심부전

허혈성 심장 질환이 있는 킬레이션 환자 가운데 울혈성 심부전의 병력이 드물지 않다. 세밀한 유액 조절과 전해질 균형, 이뇨 요법, 그리고 칼륨과 마그네슘 저하를 억제하기 위한 나트륨 제한 등으로 전부는 아니지만 대부분의 민감한 환자들에게 나타나는 부작용을 예방할 수 있다. 불필요한 나트륨의 주입을 삼가야 한다. Na 그리고 유액과는 상관없이 갑작스럽게 악화될 수 있는 CHF가 있는 환자들이 있지만(EDTA로 인한 혈청 칼슘 이온의 감소는 심근의 근육수축 효과를 저하시키기 때문에)[38] 대부분의 울혈성 심부전 환자들은 합병증세 없이 킬레이트 치료를 효과적으로 받을 수 있으며 치료 후에는 심장 상태도 개선된다.

④ 간질환

치료 전 검사 결과 유의한 간질환이 나타난 경우에는(효소 및 기타 간 검사 결과 상한 기준치의 두 배 이상) 가장 중요한 임상적 문제는 간질환의 진단과 적절한 치료 방법이다. 간 효소나 빌리루빈[bilirubin]의 유의한 증가, 혈장 단백질의 감소, 활동성 간질환으로 수반하는 프로트롬빈[prothrombin] 시간 연장 등은 정맥주사 EDTA 치료의 상대적인 금기 항목이다. 문맥 고혈압이 있는 경변증과 식도 정맥류와 같이 다른 방법으로 치료가 가능한 질환의 경우에도 킬레이션 요법이 적합한 치료 방법이 될 수 있다.

그러나 일반적으로 활동성 간질환이 적절하게 치료되거나 해결되어 임상적으로 수용할 만한 수준으로 안정화될 때까지는 EDTA 킬레이션으로 치료해서는 안 된다. EDTA가 보통 수준의 간 손상을 악화시킨다는 증거는 없다.

간질환이 있는 모든 환자들은 정기적인 검사와 정밀 진료 그리고 간호 모니터링과 보조 진료 등을 받아야 한다. 반복되는 검사를 통해 간 기능의 개선이 확인될 때까지 EDTA는 저량으로 사용해야 한다.

⑤ 항응고

장기 항응고로 와파린warfarin을 복용하는 환자들의 경우에는 킬레이션 치료 동안 프로트롬빈 시간을 자주 확인해야 한다. 다른 약물처럼 EDTA도 프로트롬빈 시간을 변화시켜 와파린 투여량을 변경해야 할 수도 있다. EDTA가 와파린 요법의 위험을 가중시키는 것으로 밝혀지지는 않았지만 장기 항응고의 합병증은 잘 알려져 있기 때문에 킬레이션 치료 동안 이와 동일한 합병증이 발생할 수 있다. 검사 결과 이러한 변화가 입증된다면 킬레이션 의사들은 EDTA 주입 시술 동안 항응고 약물 치료제의 사용을 줄일 수 있다. 그러나 심방세동이 있는 심원에 색전성 합병증이나 치명적인 심정맥 응괴가 나타나며 또한 재발의 병력이 있는 환자에게는 바람직하지 않을 수 있다.

프로토콜에서 사용되는 헤파린은 작용 기제가 쿠마딘Coumadin과는 다르기 때문에 추가적인 위험이 없어야 한다. 피하 또는 IV 헤파린 시술에서 경구 쿠마딘으로 바뀌는 동안에 병원에서 종종 EDTA를 함께 투여한다.

흥미롭게도 정기적으로 EDTA를 주입받는 환자의 경우는 혈전성 정맥염의 재발 사례가 줄어들거나 중단되었다는 사례 보고서가 있다. 이는 확실히 (항응고 효과가 중단된 후에) 장기적으로 지속되는 효과이다. EDTA는 혈액 응고에 필수 요소인 칼슘과 결합하여 생체 내 항응고 효과를 강화시키지만 임상 실무에서 이러한 사실이 보고된 적은 없었다.

⑥ 기타 임상적 고려사항

a. 영양 보충: 정맥주사 EDTA는 필수 미량영양소를 저하시킬 수 있지만 인체 내에서 불필요하고 유해한 금속을 제거한다. 특히 아연이 감소되기가 쉽다. EDTA를 시술하기 전에 식이요법 기록을 면밀하게 살펴보고 소변과 모발 그리고 혈액 검사를 통해 미량원소 상태를 평가해야 한다.

소변검사를 통해 여러 가지 금속 성분을 측정하는 것도 권장한다. 미량원소의 결핍이나 과다 정도 그리고 유해 요소의 과잉 여부를 검사한다. 소변 크레아티닌과 관련한 미량 및 유해원소를 측정하기 위해 공복 소변 샘플을 채취한다. 크레아티닌으로 수분의 섭취와 배출량에 의한 희석성 변화를 보정하고 24시간 소변 채취에 따른 불편과 환자의 비협조 그리고 오류와 관련한 문제들을 해결해야 한다.

EDTA 주입 치료 전후에 24시간 소변 표본을 즉시 채취할 수 있고 소변 크레아티닌이 정확하다면 배출되는 원소의 수준에 대해 신뢰성 있는 정보를 도출할 수 있다. 이러한 유발 시험은 EDTA에 의한 배출의 증가율을 보여준다.

모발 분석은 많은 제한과 출처의 오류가 있어 상당히 유의해서 해석되어야 하지만 선별 검사로서 유용할 수 있다.[126-130] 한 가지 검사만으로 매우 다양한 미량 및 유해 성분의 상태를 신뢰성 있게 평가할 수 있는 단일 형태의 검사 방법은 없다. 기관, 인체 조직, 체액의 개별 분포에서 요소와 성분들은 매우 다양하다. 섭취 후 시간에 따라 인체 구획 사이에 각 요소의 분포와 움직임은 독특하다. 각 요소는 개별적 특성을 고려해서 평가해야 한다. 인체 내 축적 상태를 합리적으로 추정하기 위해 소변과 모발에 대한 몇 가지 다른 형태의 다중요소 선별 검사가 유용하다.

킬레이션 환자들은 주기적으로 영양 보충을 받아야 한다. 한계 기준치 보다 낮은 미량원소를 특별히 중점적으로 보충하여 필수 무기물과 미량원소의 균형을 유지해야 한다. 환자의 영양 상태가 상당히 부실하고 시간이 허용하는 경우에는 EDTA 킬레이션 치료를 시작하기 몇 주 전부터 결핍 영양소를 경구나 Ⅳ로 보충하는 것이 바람직하다. 특히 울혈성 심부전 환자의 경우는 더욱 그러하다.

EDTA는 킬레이션 치료 동안 피리독신을 불활성화시킨다.[26] 따라서 필수적으로 B6를 함유하고 있는 비타민을 함께 보충해야 한다. 연구 결과 비타민B6 결핍이 동맥경화증을 유발한다고 밝혔기 때문에 피리독신 결핍이 의심되는 환자는 예방 조치로 킬레이션 치료 전과 동안에 모두 비타민 B6를 보충해야 한다. 호모시스틴요증homocystinuria과 같은 메티오닌methionine 물질대사 이상 질환이 있는 환자의 경우, 일일 100~200mg을 경구로 보충하는 것이 바람직하다. 일반적으로 매일 200mg 정도의 저량을 투여받는 환자에게서 가역적인 말초 신경병증이 보고되었다.[131]

킬레이션 환자들은 종종 모발과 원소 배출 수치로 측정되는 총 마그네슘 함유량이 결핍된 것으로 나타나며 심장혈관 질환과 관련 있는 칼슘 물질대사가 불균형을 이룬다. 위장 계통에서 부적절한 흡수와 장기적인 경구 섭취의 부족으로 인해 이와 같은 문제가 나타날 수 있다.

칼슘과 마그네슘 보충의 권장량은 연구자에 따라 다른 견해를 보인다. 일반적으로 많은 환자들은 마그네슘이 결핍되기 때문에 기존에는 2:1의 칼슘/마그네슘 비율을 사용했지만 지금은 1:1~1:2의 칼슘/마그네슘을 비율을 권장한다. 30세 이상의 여성의 경우, 골다공증을 예방하기 위해 마그네슘과 함께 칼슘을 보충해야 한다. 칼슘은 흡수되려면 이온화되어야 하기 때문에 위산도 측정해야 한다(결핍이라면 보정해야 한다). 연구 결과, EDTA를 프로토콜에 따라 시술하는 경우에는 골다공증을 유발하거나 악화시키지는 않는다. 오히려 실제로는 골 저장소에 칼슘이 축적되어 골다공증을 역진시킨다.[23]

비타민C, E, 베타카로틴, 셀레늄, Co-Q-10, 그리고 여러 가지 비타민B 복합체를 포함하는 EDTA 치료로 보충적인 산화방지제도 상승작용을 한다.

검사 결과가 철분이 결핍된 것으로 나타나지 않으면 철은 첨가하지 말아야 한다. 염질환이 없는 경우에 체내 철분의 축적 상태를 측정하는 가장 신뢰할 만한 단일 시험법은 혈청 페리틴ferritin이다. 페리틴이 잘못 증가되는 경우도 드물지 않기 때문에 트랜스페린transferrin 포화도 매우 권장하는 방법이다. 이러한 검사를 하지 않으면 만성 빈혈 질환을 철분 결핍으로 잘못 판단할 수 있다. 철분 보충이 명시되었다면 결핍을 상쇄시킬 수 있을 때까지만 보충해야 한다.[132-136]

보충에도 불구하고 철 결핍이 지속된다면 검사를 통해 장암과 같은 병리적 혈액 손실의 원인이 있는지 여부를 확인해야 한다. 철은 자유라디칼 촉매이며 과잉되면 자유라디칼 관련 질환의 진행까지

총 일일 함유량에 따른 복합-비타민/무기물/미량원소 보충 제법 샘플	
칼슘 - 500~1,000mg	티아민(B1) - 50~150mg
마그네슘 - 400~600mg	리보플라빈(B2) - 25~50mg
망간 - 15~25mg	니아신(B3) - 25~100mg
아연 - 15~24mg	니아신아마이드(B3) - 5~150mg
크롬 - 150~200mcg	판토텐산(B5) - 250~500mg
셀레늄 - 150~200mcg	피리독신(B6) - 15~25mg
구리 - 2~3mg	비타민 B12 - 50~200mcg
붕소 - 0.5~1mg	엽산 - 400~800mcg
바나듐 - 15~30mcg	비오틴 - 200~300mcg
몰리브덴 - 50~100mcg	PABA - 50~100mg
칼륨 - 50~99mg	비타민 A - 5,00~10,00IU
요오드 - 100~200mcg	비타민 C - 1,000~2,000mg
베타카로틴 - 10,00~20,000IU	비타민 D - 50~400IU
바이오플라보노이드 - 50~150mg	비타민 E - 200~800IU
이노시톨 - 50~100mg	콜린 - 50~100mg
기타 포함될 수 있는 영양소	
L-카르니틴 500~1,500mg	조효소 Q-10 150~300mg
L-글루타치온 25~200mg	호손 400~1,200mg
프로안토시아니딘	레시틴 (w/포스피타이디콜린)
은행(Ginko Biloba) 24%	글루탐산/L-글루타민
L-시스테인/n-아세틸 L-시스테인	L-아스파르트산
L-프롤린	리신
개별 환자의 상태에 따라 기타 무기물과 영양소가 첨가될 수 있다.	

가속화하여 킬레이션 요법의 효과가 지연될 수 있다.

킬레이션의 주요 효과는 자유 촉매인 미결합 철의 불필요한 축적을 방지하는 것이다.

성분실험으로 측정한 결과 미국의 많은 킬레이션 환자들은 구리가 결핍되어 있으며 평균적인 다중 보충에서 함유된 것보다 더 많은 양의 구리가 필요한 것으로 나타났다.[137] 구리가 결핍되면 불면증, 우울증, 고콜레스테롤혈증, 빈혈, 백혈구 감소증, 면역기능 손상, 심부정맥, 동맥류 등이 유발할 수 있다.[138, 139]

특정 환자들은 구리가 과잉될 수 있기 때문에 구리를 보충해서는 안 된다. 과다한 양의 구리도 자유라디칼 병리 작용을 촉진시킬 수 있다.[27, 140-147] 구리 함유량이 과잉되지 않고 적절한 환자들은 구리 결핍에 대한 대비책으로써 권장량[RDA]의 구리를 함유하고 있는 다중 보충으로 효과를 볼 수 있다.

7. 킬레이션 요법의 시술과 관리

승인 형식

킬레이트 의사들은 서명한 '고지에 입각한 동의'의 사본을 각 환자의 파일에 보관해야 한다.

고지에 입각한 동의는 단지 서류가 아니며 하나의 과정이다. 페이 로조브스키[Fay Rozovsky] 박사에 따르면, 고지에 입각한 동의는 '치료에 대한 승인이며… 환자와 의료 전문가 간의 논의를 정리하고 잠재적인 효과와 위험을 설명하며 합당한 대체 치료 방법을 알려주고 그리고 환자와 의사간에 질문과 대답을 진술하는 과정'이라고 한다.[148]

고지에 입각한 동의는 '의사가 환자에게 실시하고자 하는 수술의 특성과 방법, 효과와 부작용, 수술 방법의 위험 등에 대한 고지의 의무를 법으로 명시한 것이다. 환자에게 수술이나 치료 방법에 대한 동의를 구하기 위한 근거로써 환자에 충분한 정보를 제공해야 하는 책임과 의무를 다하지 않거나 이러한 의무를 위반하는 것은 불법 행위이며, 치료 결과 유해한 효과가 나타는 경우에 의료 과실로 소송을 당할 수 있다는 사실을 인식해야 한다.'[149]

고지에 입각하여 서면이나 구두로 동의가 이루어지면 유효한 것으로 간주된다. 아이다호 주는 서면 동의를 요구하지 않는다.

"병원과 의료 서비스, 수술이나 치과 진료, 치료와 방법에 대한 모든 동의의 유효성에 있어 서면이나 다른 형태의 의사 표시가 똑같이 필수적인 것은 아니다. 그러나 이러한 내용을 동의를 할 수 있는 법적 권리자가 의료 행위와 치료 방법 등에 관한 설명을 듣고 명백하게 승인하여 문서로 작성하고 승인된 내용대로 실행했으며 이것이 악의나 기만에 의한 의사 표시라고 확증할 만한 증거가 없는 경우에는 유효한 것으로 간주한다." 이 점을 염두에 두면 의사들은 모든 고지에 입각한 동의서에서 적어도 다음과 같은 내용을 포함시키는 것이 좋다.

고지에 입각한 동의에 대한 최소한의 요건은 다음과 같다.

1. 치료 방법의 특성과 목적
2. 예상 치료 결과
3. 예상 진단 검사 결과
4. 질환과 손상의 정도를 측정하기 위해 실시하는 진단 검사의 효과
5. 기정의 위험과 치료에 따른 예상 합병증에 관한 설명
6. 손상이나 흉터와 같은 영구적인 치료 결과에 대한 설명
7. 합당한 대체 치료 방법에 대한 설명
8. 대체 치료의 예상 위험과 합병증
9. 계획된 치료를 시술하는 의사 이름
10. 치료 만족도 질문에 대한 환자의 답변내용과 치료 정보의 공개 여부에 대한 환자의 승인
11. 모든 치료가 시작되기 전에 고지에 입각한 동의에 대한 환자의 서명 또는 환자를 대신하여 동의를 할 수 있는 법적 권한을 가지고 있는 대리인의 서명

특정 환자에게는 특히 중요할 수 있는 다음과 같은 정보를 최소한의 요건으로 추가할 수 있다.

1. 제시한 치료 방법으로 유발할 수 있는 알레르기 반응 위험을 고지하고 이로 인해 나타날 수 있는 합병증을 설명
2. 위험을 유발할 수 있는 치료 방법
3. 손상을 유발할 수 있는 치료 방법의 기술적인 측면
4. 제시한 치료 방법의 회복 기간
5. 제시한 치료 방법이 환자의 생활양식에 미칠 수 있는 영향

이러한 요건은 제안 사항이며 각 사례별 특수한 요건과는 일치하지 않을 수 있다는 사실을 유념해야 한다.

킬레이션 치료 전 임상 평가

정맥주사 EDTA 킬레이션 치료 프로그램을 시작하기 전에, 머리에서 발끝까지 모든 신체검사를 실시하여 기록해야 하며 병력도 철저하게 조사한다. 가능하다면 동맥조영상 보고 기록 서류를 비롯한 과거 진료 기록과 기타 혈관검사 관련 자료도 확보해야 한다. 현재 약물 치료 방법의 명칭과 강도 그리고 치료 빈도 등을 자세하게 기록한다. 알레르기에 관한 특별한 기록도 파악해야 한다.

현재 운동 프로그램, 비타민과 무기물 섭취 현황, 그리고 흡연, 카페인 섭취, 음주 등에 관한 내용도 기록한다. 환자에게는 수면 습관, 주요 생활 스트레스 요인, 그리고 스트레스에 대한 반응도 문진해야 한다.

신체검사의 일환으로 동맥박의 특성, 동맥 잡음의 유무와 특성, 사지의 피부 체온, 말단의 모발 손실, 이영양성 조갑, 정신 건강 상

태 등도 특별한 관심을 갖고 조사해야 한다. 기타 모든 죽상동맥경화 증상과 관련 질환도 기록해야 한다. 그리고 최근 심전도에 대한 서면 해석도 활용한다. 임상적으로 명시된 비침습성 혈관 검사를 실시한다. 적어도 사지의 분절 도플러 수축 혈압은 기록되어 있어야 한다.

지리적 여건에 따라 시험 패널은 달라지며 양호한 환자를 보호하는 특별한 시험이나 패널을 선정해야 한다면 최초 평가에는 차이가 나는 완벽한 혈액 계수와 혈액화학과 전해질 사용의 화학 패널(Na, K, Cl, 혈당, BUN, 크레아티닌, 칼슘, 인, 요산, 총 콜레스테롤, HDL 콜레스테롤, 트리글리세리드, 효소와 혈청 단백질을 포함한 간 기능 검사 등)을 포함해야 한다. 그리고 소변분석, TSH, T4, T3 흡수검사, T7 산출, 그리고 명시된 경우에는 흉부 X레이(이전 필름을 사용하면 된다) 등을 포함한다.

24시간 소변 크레아티닌 제거율(또는 콕크로프트-갈트 공식으로 계산한 크레아티닌 제거율)을 구해야 한다. 중금속 중독과 무기물 결핍의 가능성 때문에 무기물 상태를 평가해야 한다. 여기에는 모발, 소변, 혈액과 혈액 요소의 무기물 분석 등이 포함될 수 있다. 명시되는 특정 검사나 검사의 조합은 의사의 경험과 환자의 상태 그리고 해당 지역과 국가에서 가용한 검사의 종류에 따라 달라질 수 있다.

유발성 소변 샘플은 미량원소와 유해 금속의 수치를 측정할 수 있는 탁월한 척도로서 EDTA의 최초 주입 전후에 즉시 채취할 수 있다. 그러나 임상의들은 EDTA의 첫 번째 주입 후보다 5번째 주입 후에 유해 성분이 훨씬 많이 '배출'된다고 보고했다. 이는 아마도 인체 저장 조직에서 무기물의 결집 때문일 것이다.

검사가 시작되기 전, 모든 소변 샘플이 채취되기 전까지 적어도

24시간 동안은 무기물과 미량원소를 함유하는 영양 보충을 받지 말아야 한다.

환자의 비정상적인 탄수화물 물질대사도 검사해야 한다. 적합한 검사 방법으로는 두 시간에서 다섯 시간의 당부하 검사와 식후혈당 검사 그리고 프룩토사민fructosamine과 글리코헤모글로빈 검사 등이 있다. 일부 킬레이트 의사들은 환자에게 당뇨 가족력이나 글루코오스 물질대사와 관련한 다른 증상이 있는 경우에는 인슐린 수치 내에서 당부하 검사를 실시해야 한다고 확신하고 있다.

특별한 경우에는 추가적인 실험이나 임상 검사가 명시될 수 있다. 기타 검사 방법으로는 비침습성 방사성동위 혈류, 심장벽 영상 검사, 하지의 펄스파를 측정하는 혈량측정법, 디지털 감산 혈관조영상, 컴퓨터단층촬영, 자기공명영상, 양전자방출 단층촬영, 경정맥 신우조영술, 반향 또는 심음도, 체열촬영술, 안구혈량측정법, 초고속 CT스캔, 혈소판 응집능검사 그리고 PTT 등이 있다. 이러한 검사를 통해 의사는 신중하게 임상적으로 판단할 수 있다.

심장판막 교체와 동맥류 교정 수술 그리고 기타 수술이 필요할 수 있다. 많은 킬레이트 의사들은 시간이 허용된다면 수술을 하기 전에 킬레이션 치료를 먼저 시술한다면 수술에 대한 내성이 더욱 커지고 합병증 유발 가능성도 감소시킬 수 있다고 믿고 있다. 킬레이션이 실패하는 경우에는 우회수술이나 혈관형성술을 선택할 수 있다.

기록 유지

고지에 입각한 동의, 병력, 건강진단 기록 등과 더불어 다음과 같은 항목을 환자의 차트에 기록하여 필요한 경우 쉽게 찾아볼 수 있도록 유지해야 한다.

a. 생물학적 검사

정기적인 실험검사와 프로토콜에서 요구하는 기타 검사 기록들을 비롯하여 모든 생물학적 검사 결과의 사본은 언제라도 이용할 수 있도록 환자의 차트에 기록되어야 한다.

영양과 무기물 상태를 분석한 검사 결과도 언제라도 환자에게 제시할 수 있도록 기록 유지에 만전을 기해야 한다.

b. 혈관 모니터링 검사

킬레이션 치료 동안과 전후에 환자의 혈액 순환 상태를 평가하는 모든 검사 결과와 보고서의 사본은 환자의 차트에 있어야 한다. 모든 측면에서 환자의 건강 상태의 급속한 저하와 유의한 개선의 상태를 보여 주는 데이터는 이러한 변화를 입증하기 위해 즉시 이용할 수 있어야 한다.

c. 요약지Recap Sheet

모든 요구 및 기본 검사의 요약지가 환자의 기록으로 유지되어야 한다.

d. 경과 기록

모든 환자의 진료와 치료의 경과기록을 유지해야 한다.

e. 플로 시트Flow Sheet

포함된 모든 성분과 함께 각 킬레이션 치료의 플로 시트도 유시해야 한다.

치료 방법

① 주입액

a. 운반체 용액: 운반체 용액은 등장성 또는 약간 고삼투압인 250~

500ml의 용액이다. 주입액은 각 환자에게 개별적으로 혼합되며, 정맥으로 주사하기 위해 멸균액을 사용한다. 필요한 성분은 산출량으로 첨가하여 등장 삼투압 농도를 만든다. 만들어진 주입액의 삼투압이 너무 높지 않도록 증류수 운반체로 성분을 화합하는데 특별히 주의해야 한다. 고삼투압은 적혈구 용혈과 혈색소뇨증을 유발할 수 있다. 농도가 정상 또는 그 절반인 식염수나 5% 포도당도 사용할 수 있지만 최종 주입액의 농도는 고삼투압이 된다. 일반적으로 고삼투압 농도의 주입액은 사용 가능하며 문제를 유발하지 않는다.[110]

운반체 용액으로 멸균 무발열 증류수를 사용하는 경우에 주입 시 전체 용질 농도의 등장성을 유지하기 위해 아스코르브산을 산출된 투여량으로 사용해야 한다.

b. EDTA: 운반체 용액의 EDTA는 일반적으로 16.6mgm/min을 초과하지 않는 속도로 주입하며(1g/hr) 체중과 크레아티닌 제거율에 따라 조절한다. 크레아티닌 제거율이 100ml/min미만이면 체중을 근거로 한 투여량은 크레아티닌 제거율/100의 비율을 곱해서 투여량을 감소시킨다. 빠른 주입 속도는 혈청 칼슘을 더욱 빠르게 저하시켜서 장경련과 테나티가 유발될 수 있다.

c. 마그네슘: 약 214mg의 마그네슘 원소를 공급하기 위해 각 주입액에 마그네슘 염화물이나 마그네슘 황산염을 첨가한다(20% $MgCl_2$용액 9ml 또는 50% $MgSO_4$ 용액 4.5ml). 이 정도 양의 마그네슘은 이나트륨 EDTA 3.0g을 $MgNa_2EDTA$로 전화轉化시킨다. EDTA가 3.0g이상 시술되는 경우에는 비례적으로 마그네슘을 더 많이 사용해야 한다. 고마그네슘혈증은 부갑상선 호르몬의 분비를 감소시킨다. (150 - 151) 그러나 시술 시 통증과 경련을 경감하기 위해 마그네슘이 일반 양의 두 배로 시술되더라도 이러한 효과를 유발할 수

있는 양은 정상적인 킬레이션 치료에 사용되는 것보다 훨씬 많다.

마그네슘은 기본적으로 세 가지 기능을 가지고 있다. 1) EDTA 주입 시 통증을 완화시킨다. 2) EDTA 치료를 받는 많은 질환에 대해 치료효과가 있다. 3) Ⅳ 킬레이션 치료 동안 효율적으로 세포 내에 전달된다.[109] 성분시험으로 측정된 바와 같이 EDTA 킬레이션 요법을 시작한 대부분의 환자들의 인체 내 마그네슘 함유량은 상당히 결핍되어 있다.

d. 나트륨 중탄산염 완충제: EDTA는 생체 밖에서 MgNa2 EDTA를 형성하기 위해 마그네슘과 결합하는 경우에 용액 속으로 수소를 방출한다. 주입 결과 산성 pH는 주입 부위에 국부 통증과 염증을 유발할 수 있으며 드물게는 국부 정맥염도 발현시킬 수 있다. 주입액을 생리학적 pH로 완충하기 위해 EDTA 3g 당 중탄산염 10mEq의 비율로(EDTA 300mg 당 중탄산염 1mEq) 정맥주사용 나트륨 중탄산염이 첨가되어야 한다.

e. 국부 마취: 마그네슘과 중탄산염 완충제를 사용하더라고 특별한 환자의 경우 주사 부위의 통증을 억제하기 위해 리도카인이나 프로카인을 사용해야 할 수도 있다. 일부 의사들은 이것이 GH3 형태의 효과를 발휘한다고 생각한다. 프로카인은 국부 마취제이며 파라아미노벤조산paraamino benzoic acid과 디에틸아미노에탄올diethyl amino ethenol로 이루어진 에스테르ester이다. 모든 조직과 혈장에서 몇 분 내에 쉽게 분해되어 파라아미노벤조산을 생성한다. 파라아미노벤조산PABA은 디에틸아미노에탄올DEAE을 생성하는 엽산의 성분이다. 이는 차후 메틸화에 관여하는 아세틸콜린acetylcholine의 성분인 디에틸화합물과 유사하다. DEAE는 인체 내에 잔존하는 분해산물로 투여량에 따라 조직으로 이동되어 차후 변화에서 사용할 수 있다. 혈장

농도가 매우 낮은 경우에 DEAE는 심장, 뇌, 간, 비장 등에 축적되기도 한다. 지질 분획으로 이동하여 세포막에서 지질 형성을 강화한다. 수용체가 있고 칼슘 차단체가 작용하며 기타 화합물이 세포 영향력과 신경 자극성을 가지려고 통과해야 하는 곳에서 디에틸 화합물은 세포막의 지질 함유량을 증가시킬 수 있는 가능성이 높다. 그리고 화합물은 단 10%만의 콜린을 함유하고 있어 콜린성 작용을 하지 않는다. 그러나 콜린의 에탄올아민에 대한 보호제로서 작용을 하는 다른 잠재력을 가지고 있다. 신경전달물질인 아세틸콜린acethlcholine을 보조하여 생성 작용을 더욱 활성화시킨다.

하지만 여기서 다루는 화합물은 자연적으로 불활성화 되고 세포막으로 유입되어 아세틸콜린 분자를 보호한다. 따라서 잠재적으로 알츠하이머 질환과 아세틸콜린의 효과적인 전달에 사용되는 신약과 동일한 작용을 할 수 있다. 1940년대에 임상의들이 심장 질환 치료에 DEAE를 사용했다. DEAE가 정확한 양으로 투여되면 시클로프로판cyclopropane 마취와 에피네프린epinephrine에 의한 심장 부정맥을 완전히 차단한다. 경구로 투여되며 혈장 농도는 안정되었다. 독성이 매우 낮고 적절한 양으로 투여되면 강화제로 작용한다.

리도카인과 달리 알레르기 민감도는 덜하다. 마취제로는 2% 용액 5~10ml가 적절하며 주사액에 직접 첨가한다. 투여량은 2% 용액 20ml를 초과하지 않아야 하며 세 시간 이상 투여되어야 한다.

f. 헤파린: 주사 부위 기부에 국소 정맥염의 발생을 감소시키기 위해 주사액에 헤파린 약 1,000~5,000단위를 첨가할 수 있다. 헤파린은 출혈 경향이 있는 환자에게는 금기이며 이미 항응고 와파린 투여받은 환자에게는 투여량을 줄어야 한다. 소량의 헤파린으로는 전신 항응고 효과가 나타나지 않는다.

g. 아스코르브산염: 비타민C 4~20g을 주사액에 첨가할 수 있다. 아스코르브산염으로 증류수 운반체 용액을 등장액으로 조절할 수 있지만 대량의 아스코르브산염은 용액의 다른 성분과 더불어 고삼투압이 될 수 있다. 아스코르브산염도 약한 킬레이트제이며 EDTA로 상승작용을 한다.

아스코르브산염은 중추신경계에서 납을 제거하는 EDTA의 작용을 강화한다.[154] 아스코르브산염도 산화방지제이며 자유라디칼 제거제이다. 정맥주사 아스코르브산은 나트륨 수산화물로 생리학적 pH로 완충되고 중량당 약 11% 나트륨을 함유하고 있기 때문에 엄격한 나트륨 제한으로 환자에게 유의해서 사용해야 한다. 포도당-6-인산염 탈수소효소(G-6-PD) 결핍이 있는 환자는 아스코르브산염 과다로 악화될 수 있다.

h. 기타: 비타민 B1, B6, B12를 비롯한 비타민B 복합체와 판토텐산Pantothenic acid이 보통의 투여량으로 주입액에 종종 첨가된다. EDTA는 비타민B6를 저하시켜서 치료 동안 보충되어야 한다. B복합체 비타민은 산화방지제의 방어기제로 상승작용을 한다. 칼륨 소모 이뇨제를 복용하거나 검사 결과 칼륨이 부족한 환자에게는 칼륨 염화물을 첨가할 수 있다. 이러한 모든 성분들은 일반적으로 내성이 있으며 경구로 보충될 때도 흡수된다. 보존액이 없는 비경구용 비타민은 화합 약제로 만들어지며(더욱 비싸지만) 개봉된 즉시 사용해야 한다.

② 치료 기술

EDTA는 정맥으로 한 시간 반~세 시간 동안 시술된다. 치료 변인으로는 EDTA 투여량, 환자의 신장 기능, 과거 EDTA 치료에 대한 반응, 의사의 임상적 판단 등이 있다. 시술 속도는 16.6mgm/min 1Gram/hour)보다 빠르지 않아야 하며 신체 크기와 신장 기능에 따라 조절한다. 의사들은 25게이지 나비형 주사 바늘이나 24게이지 정맥 카테터를 선호한다. 이를 사용하면 환자가 움직임에 대해 조심하지 않아도 침윤의 발생을 줄여준다.

이러한 소형 바늘은 두 가지 목적으로 사용된다. 1) 주사 바늘을 삽입하기가 쉽고 통증도 적다. 2) 작은 구경이 과도한 주입 속도를 억제한다. 그래서 환자들은 기다리지 못하고 주입 속도를 높이려고 한다. 25게이즈 바늘을 통해 500ml를 세 시간에 걸쳐 주입하는 것이 어렵지만 가능하다. 따라서 간호사들은 주입 속도를 주의 깊게 살펴봐야 한다.

치료의 빈도는 환자의 질환 정도와 개별 내성 그리고 여건에 따라 달라진다. 종국적인 효과는 주입 총 회수에 따라 확연히 달라지며 치료 간격과는 관련성이 적다.

치료 전 신장 기능 검사 결과가 완전한 정상이 아니거나 치료가 매주 2회 이상으로 자주 실시되는 경우에는, 주입하기 전에 혈청 크레아티닌을 측정하거나 크레아티닌 제거율을 구해야 한다. 혈청 크레아티닌의 증가 추세이면 크레아티닌이 기본 수준으로 회복될 때까지 치료를 중단해야 한다. 일반적으로 신장 기능은 2~4주 이내에 치료 전 수준으로 회복되거나 그 이상으로 개선된다.[100, 102, 103]

기존에 신장 부전이 있거나 약화된 환자들은 각 주입 치료 간에 2주 이상의 여유를 두어야 한다. EDTA에 대한 환자들의 개별 내성은 각기 다르다. 각 환자에 대한 치료 일정은 임상적 판단과 신장 기능 검사 결과에 따라 달라진다. 각 주입 전에 소변분석(딥스틱, dipstick)을 해야 한다. EDTA 킬레이션 치료 시작과 5회째 치료 전에 24시간 소변 크레아티닌 제거율을 산출해야 하며, 그 이후에는 최소한 매 10회마다 실시해야 한다.

어떠한 경우에도 24시간 동안 1회 이상 주입해서는 절대 안 된다.

혈청 크레아티닌의 증가 추세를 초기에 탐지하지 못하거나 신장 기능이 점진적으로 손상되는 경우에도 불구하고 치료가 지속된다면 신장 기능이 더욱 악화된다. 그러나 프로토콜에서 명시된 사전 조치에 따라 시술하는 경우에는 EDTA로 인한 신장 기능의 손상이 지속된다고 보고된 적은 없다. 실제 적합한 일련의 EDTA 시술 후에는 평균적으로 신장이 개선된다.

과도한 양의 EDTA를 너무나 빠르게 시술하거나 사전에 신장 기능을 면밀하게 검사하지 않고 환자의 개별 내성에 비해 너무 자주 시술하는 경우에는 신장 기능이 영속적으로 손상된다고 보고되었다. 환자들마다 내성이 다양하기 때문에, EDTA에 대한 민감도가 특별한 환자를 보호하기 위해 신장 기능 검사를 자주 실시하는 것이 필수적이다.

최적의 치료 효과를 발휘할 수 있는 총 주입 횟수는 환자에 따라 다르다. 일반적으로 증상이 있는 환자의 경우 최적의 효과를 위해서는 일련의 30회 이상 주입 치료가 필요하다. 현저한 효과가 나타나기 전에는 40회 이상을 주입 치료하는 경우는 드물다. 특별한 환자들은 몇 년에 걸쳐 100회 이상 주입 치료를 받는다.

그리고 일련의 치료가 완료된 후 3개월까지는 완전한 효과가 나타나지 않는다.

증상의 재발을 방지하고 개선 상태를 유지하며 장기적인 치료 관리를 위해 매달 한두 번 정도는 추적 치료를 해야 한다. 보통 30회 주입 치료 후에는 일 년 동안 지속적으로 한 달에 한 번 정도 치료를 하는 것이 바람직하며, 환자의 반응에 따라 치료 간격을 조절한다.

③ **필수품과 장비**

정맥주사 운반체 용액은 최종 주입 시에 고삼투압에 대해 등장액이 되도록 산출한 250 또는 500ml 단위로 사용한다. (476쪽 '치료방법-① 주입액-a. 운반체 용액' 내용 참조)

일부 의사들은 개인적 선호도에 따라 다른 형태의 바늘을 선호하지만 일반적으로 나비형 25게이지 주사 바늘을 사용한다. 비협조적이거나 움직임이 심한 환자에게는 침윤을 방지하기 위해 유연한 정맥 카테터가 필요할 수 있다.

정맥주사를 위한 관류.

정맥주사 스타팅 트레이starting tray에는 지혈대, 알코올 면봉, 반창고, 저자극성 종이테이프, 가위, 암보드armboard 등이 구비되어 있어야 한다.

이나트륨 EDTA(칼슘-이나트륨염이 아닌 에틸렌디아민테트라아세트산)는 화학 보존액 없이도 최상의 내성을 가지고 있으며, 미국에서는 15% 용액 20ml 주사병(3g)이나 다른 용량의 주사액으로 쉽게 이용할 수 있다.

주사용 마그네슘 염화물, 주사용 20% 용액과 마그네슘 황산염, 50% 용액 등을 담은 앰플과 다중투여 작은 주사병을 구할 수 있으며 화학 보존액 없이도 내성은 최상을 유지한다. 정맥주사용 마그네슘 수용액은 일반적으로 수화 마그네슘염에서 합성된다.

완화제로 주사용 나트륨 중탄산염 1mEq/ml은 쉽게 구할 수 있다. 주입 pH는 생리적 범위인 6.5~7.5로 조절되어야 한다.

정맥주사용 리도카인이나 프로카인(가능하다면 보존액 무첨가)은 대개 2% 용액으로 사용되지만 다른 농도도 가능하다. MgNa2EDTA가 사용되고 생리적 pH로 완충된다면 리도카인이나 프로카인은 필요하지 않을 수 있다.

암보드 충격방지 패드는 환자의 편의성을 증대시키고 침윤의 발생을 감소시킨다. 팔을 들어올리면 정맥 순환을 증가시키고 불편함을 들 수 있다.

주사용 비타민C(아스코르브산염) 250 또는 500mg/ml는 나트륨 수산화물로 생리적 pH가 완화되며 이는 11%의 나트륨을 함유한다. '아스코르브산' 또는 '나트륨 아스코르브산염'이라는 라벨의 표시 여부와는 상관없이 나트륨을 함유한다. '보존액 무첨가'라고 표시된 많은 시료는 악취를 전달하고 화학적으로 일부 민감한 환자들에게는 부작용을 유발하는 아황산염 '안정제'를 함유하고 있다. EDTA를 제외한 아스코르브산염은 박테리아 성장을 억제하는 보존액 없이도 사용 가능하며 일부 환자의 경우 내성도 더 좋다.

주사용 피리독신(비타민 B6)은 100mg/ml를 담는 다중용량병으로 구할 수 있지만 다른 형태로도 이용할 수 있다. 주사용 B6도 티아민(비타민B1) 100mg/ml와 시아노코발라민(비타민B12) 1,00mg/ml과 결합하여 구할 수 있다.

헤파린은 일반적으로 1ml 당 5,000 또는 10,000단위 농도의 다중용량병으로 사용된다.

기타 수용성 비타민B 복합체가 첨가되기도 하고 주사용 다중 B 복합체 형태로 사용할 수 있다. 쉽게 구할 수 있는 주사용 비타민 B는 화학보존액을 함유하고 있어 일부 환자에서는 부작용이 나타날 수 있다. 비타민B는 보존액이 없는 화합약제에서 구할 수 있다.

정맥주사용 칼륨 염화물은 저칼륨혈증 환자에게 사용하도록 의학적으로 명시되어 있지만 모든 킬레이트 의사들이 늘 사용하지는 않는다. 내성이 강한 투여량은 주입당 3~5mEq이다.

그러나 칼륨 결핍 환자에게는 칼륨 원소 20mEq 정도의 많은 양을 첨가할 수 있다. 칼륨 염화물은 경구로도 잘 흡수된다. 정맥주사 칼륨은 다소 통증이 있으며 국소 정맥염과 경화성 정맥의 가능성을 증대시킨다.

기타 고려사항은 환자의 편의성이다. 장기간의 치료 기간 동안 환자의 편의성을 위해 연장 발판이 있는 안락의자를 사용하는 것이 좋다. 고혈압 반응이나 졸중과 같은 응급 상황에서 안락의자의 앞다리 밑을 받칠 수 있도록 나무 받침대를 준비한다.

환자 위로 정맥주사병을 걸기 위해 병원용 표준 정맥주사 거치대에서부터 벽이나 천정에 설치된 코트 훅에 이르기까지 여러 기구가 사용되었다. 어떤 것이 최상의 방법인지 대한 결정은 각 시설의 여건에 따라야 한다.

④ **응급 용구**(Emergency kit)

구급 의료용 손수레인 '크래시카트crash cart' 형태의 응급 용구는 치료실에서 쉽게 이용할 수 있어야 하며 일반적인 의료용품과 심폐소생술에 필요한 장비를 갖추고 있어야 한다. 사용기한이 있는 주사액과 약물은 주기적으로 확인하고 기한이 만료된 경우에는 교체해야 한다. 응급 용구에는 적절한 광원과 새 건전지를 갖춘 후두경과 다양한 크기의 기관 내 튜브 그리고 수동식 인공호흡기Ambu bag(또는 다른 제조사의 동일한 제품) 등이 구비되어 있어야 한다.

다른 필요한 응급장비로는 EDTA의 합병증세(저칼륨혈증, 저혈당증 등) 조치에 더욱 적합한 것이어야 하며, 주사용 칼슘 글루콘산염 주사액, 다른 형태의 정맥주사용 칼슘, 정맥주사용 50% 포도당액, 적합한 바늘과 10~50ml 주사기 등이 있다.

첨가된 약물이 없는, 덱스트로오스dextrose 5% 수용액 500~1,000ml

예비주사액, 일반 식염수, 튜브가 있는 링거 유산염액 등이 근처에 구비되어 있어야 한다. 부작용이 의심되는 경우에는 EDTA 주입을 중단해야 하며 정맥 개방 상태를 유지하기 위해 예비주사액을 동일한 주사 바늘에 연결해야 한다. 소생술이 절박해 보이거나 혈압이 떨어지는 경우에는 졸중이나 순환허탈이 발현되기 전에 더 굵은 주사 바늘이나 정맥주사 카테터로 예비주사액을 다시 주입해야 한다.

다양한 멸균 주사 바늘과 주사기는 치료실 내에 있어야 하고 응급 상황에서 헷갈리지 않고 바로 사용할 수 있도록 늘 정리되어 있어야 한다.

조절기와 마스크 또는 비강카테터를 구비한 산소호흡기는 응급 시술 시에 수동식 산소호흡기에 긴급 연결을 할 수 있도록 튜브와 함께 준비되어 있어야 한다.

심장혈관 환자는 치료 방법이나 발생 시기와 상관없이 심근경색, 뇌졸중, 심부전, 그리고 기타 합병증이 유발될 위험이 있다는 사실을 항시 명심해야 한다.

만성 질환자는 킬레이션 요법이 시술되는 시설에서 상당 기간을 보내며 종국에는 소생술이 필요할 수도 있다. 요양시설에는 세동제거기와 심장 모니터도 있어야 한다. 그리고 의료진들은 심폐소생술 CPR 교육을 받아야 한다.

⑤ 추가적인 제안

EDTA 킬레이션 요법으로 환자를 치료하는 의료 전문가들은 치료 기간 동안 발생할 수 있는 응급 상황에 대처하기 위한 준비를 해야 한다.

교육받은 전문의들이 상주하는 것이 바람직하지만, 주법은 의료진이 적합한 교육을 받고 치료가 실시되는 동안 발생하는 응급 상황을 조치할 수 있는 장비가 갖추어진 경우가 아니더라도 허용하고 있다.

어떠한 형태의 약물 치료에서도 발생할 수 있는 것처럼 EDTA에 특이한 민감한 반응을 보이는 환자가 드물게나마 있을 수 있다. 이러한 특이체질을 알아내기 위해 실무에서는 첫 주입치료에서는 보통의 EDTA 투여량의 절반을 시술하는 것이 일반적이다. 첫 주입 시에 내성이 있어 잘 견디면, 차후의 EDTA 투여량은 앞에서 설명한 바와 같은 산출한 완전한 치료 투여량으로 증가된다.

주입 속도를 측정하기 위해 주입을 위해 거꾸로 매달려 있는 주사병의 측면에 수직세편 테이프를 붙여서 최초 지점에 수평선을 표시한 다음 그 밑으로 3내지 4등분하여 표시한다.

제일 위에 있는 출발선에 시작 시간을 기록하고 주입되기 시작하면 시간당 증분을 아래의 각 라인에 표시한다. 이는 의료진들이 주입 속도가 적정한지를 한 눈에 볼 수 있게 하기 위함이다.

안전한 주입 속도보다 더 빠르게 주입이 완료될 수 있도록 환자들이 몰래 주입 속도를 올리는 경우가 드물지 않다. 25게이지 주사바늘이라도 주사 병을 적절한 높이에 걸고 대형 정맥에다 놓으면 두 시간~두 시간 반 내에 500ml를 주입하는 것도 가능하다. 25게이지 주사 바늘로는 위험스러울 만큼 빠른 속도로 주입될 가능성이 희박하지만 그래도 주입 속도의 면밀한 규제가 필요하다.

주입 속도 조절기에 짧은 테이프를 붙여 놓으면 주입 속도를 조절하지 못하도록 통제하는데 도움이 된다. 작은 게이지 플라스틱 정맥주사 카테터는 잘 침윤되지 않는다.

앞에서 언급한 것처럼, 디기탈리스 약물치료와 일부 구태의 인슐린으로 일시적으로 가능한 상호작용보다도 EDTA가 대부분의 일반적인 처방 심장혈관 약물과 다른 약물 치료와 동시 사용해도 양립하여 잘 어울린다. 이나트륨 EDTA도 혈청 칼슘을 저하시키기 때문에 디기탈리스 독성으로 유발되는 부정맥의 치료에 효과적이다.

가설적인 고려사항으로는 협심증 치료제인 프로프라놀롤propranolol이 길항작용을 하는 부갑상선 호르몬에 의해 EDTA의 치료 효과의 일부를 차단할 수 있다고 주장한 것이다. 이 경우에는 심장특이적 베타-1 차단제로 대체하는 것이 적합할 수 있다.

베타차단제는 갑작스럽게 중단되어서는 안 된다. 이는 협심증과 심근경색을 유발할 수 있다. 일반적으로 많지 않은 양의 베타차단제와 심장특이제는 EDTA 킬레이션 작용을 방해하지 않으며 부차적인 심장마비를 방지하는데 오히려 도움이 될 수도 있다.

저칼슘혈증 과민성을 역진시키거나 방지하기 위해 칼슘을 경구로 보충하거나 특별히 정맥주사로 주입하는 것은 치료 결과에 부작용을 미치지 않는 것으로 나타난다. 칼륨 Na2EDTA 주사를 사용한 EDTA의 부분적인 효과도 보고되었다. EDTA의 직접적인 효과가 나타나는 치료에서 칼슘과 부갑상선 호르몬 수치가 중요한 기제로 작용할 수 있지만 자유라디칼 병리의 중단과 역진을 통해 칼슘 항상성도 정상화시킬 수 있다. 주입 동안 칼슘에 대한 모든 일시적인 효과와는 별개로 세포막의 무결성을 개선시켰다.

킬레이션 치료 동안에 일반적인 임상적 관리를 위해 질산염, 칼슘차단제, (조기 사망과 관련한) 이뇨제, 베타차단제, 항고혈압제, 혈관확장제 등이 주로 처방되기도 한다. 이뇨 치료를 받는 환자에게는 칼륨과 마그네슘 보충이 필요할 수 있다. 지속적인 항응고 치료가 강력하게 명시되지 않은 경우에는 항응고제의 사용을 줄이거나 중단할 수 있다.

치료 과정 평가

매회 킬레이션 주입 치료 전에 환자들은 정기적으로 소변분석(딥스틱) 검사를 받아야 하며 신장이 한계적으로 비정상이라면 더욱 자주 검사해야 한다.

매 5~10회 치료 후에 신장 기능 상태를 추적하기 위해 크레아티닌을 지속적으로 측정해야 한다.

환자의 건강상태와 치료법에 따라 더욱 자주 실시할 수 있다. 그리고 첫 주입 치료 전에 실시되는 최초 혈액 검사에서 나타난 다른 비정상을 검사하고 치료 과정에서 진행 여부를 확인하기 위해 더욱 포괄적인 혈액 패널의 일환으로써 실시할 수도 있다.

킬레이션에 대한 내성이 불충분한 환자의 경우에는 혈청 이온화 칼슘이나 PTH를 더욱 자주 검사할 수 있다. 그러나 의사들은 검사를 위한 검사가 아니라 탁월한 임상적 판단에 따라야 한다.

⑥ 치료 후 평가

정기적인 일련의 20~30회 치료를 마치고(환자의 건강상태, 치료시설까지 거리, 의사의 임상적 판단 등에 따라 치료횟수 변화), 의학적으로 환자를 지속적으로 살펴보는 것이 바람직하다. 많은 의사들은 치유효과를 지속시키기 위해 일련의 치료를 마친 후 약 1년 동안 한 달에 한 번 정도는 일률적으로 진료를 받을 것을 권장한다. 그리고 재평가와 효능촉진제 치료를 위해서도 적어도 분기에 한 번은 진료를 하는 것이 바람직하다. 이때 중간 병력 조사와 기타 필요한 검사뿐만 아니라 추적 검사도 실시할 수 있다.

증세를 조절하기 위한 환자의 약물 치료 상태와 치료 결과의 변화를 나타내는 객관적인 검사 결과는 순차적으로 기록되어야 한다. 진료 시에는 영양 섭취와 생활습관에 대해 강조해야 한다. 지속적으로 영양 보충을 해야 한다. 킬레이션 환자의 추적 연구에서 지속적으로 영양 보충을 받은 환자는 그렇지 않은 경우보다 임상적으로 더 호전되었다.[152]

일련의 킬레이션 치료 후 3개월 이내에 환자에게 나타나는 변화를 객관적으로 입증하기 위해 비침습성 혈관 검사를 반복적으로 실시해야 한다. 이러한 검사가 다른 병원에서 실시된다면 그 결과가 환자의 원내 차트에 기록될 수 있도록 보고서를 요청해야 한다.

킬레이트 의사들은 종합적인 치료 후 진행 경과를 정리해서 기록해야 하며 여기에는 치료 중간에 발생했던 환자의 주요 발현 증상의 변화와 이에 대한 검토가 포함되어야 한다.

그리고 이러한 기록은 환자의 치료에 참여한 다른 의사와도 공유할 수 있도록 고려해야 한다. 이러한 조치는 환자에게 도움이 되며 킬레이션 치료를 실시하는 의사와 그렇지 않은 의사간에 상호 이해를 더욱 원활하게 한다.

의사는 일련의 30회 이상의 주입 치료를 한 후에도 킬레이션 환자와 의료 관계를 지속적으로 유지해야 하며 이러한 환자들을 정기적으로 검사하고 평가해야 한다.

8. 기타 추가적인 건강 평가

① 식이요법

식이 추천과 관련하여 모든 킬레이트 의사들이 실제로 동의한 사항이 있다. 예외보다는 불일치가 원칙인 별개의 분야가 있다. 동의한 사항은 다음과 같다. 백설탕 함유 식품, 흰 밀가루, 경화 지방, 튀긴 음식, 합성첨가제 함유 식품 등과 같은 정제된 탄수화물을 가능하면 배제하는 것이다. 가능한 오염물질이 없는 자연식품을 섭취해야 한다는 견해는 일치했다.

불일치를 나타낸 것은 심장혈관 환자를 위한 다량영양소, 말하자면 단백질, 지방, 탄수화물의 상대적인 최적량에 관한 것이다. 다양한 견해 가운데 하나는 식이요법에서 지방은 매우 낮아야 하고(칼로리율 10~20%) 단백질은 보통 수준이며(약 10~20%) 복합 탄수화물은(70~80%) 높아야 한다는 것이다.[155-157]

다른 의견으로는 저탄수화물과 고지방 그리고 상대적으로 고단백질의 식이요법을 강조한다. 여기서 지방과 단백질의 비율은 각각 30~40%이며 탄수화물은 20%이다.[158] 최근에는 탄수화물 40%, 지방 30%, 그리고 단백질 30%대로 대략 중간적인 비율의 식이요법에 대해 관심이 집중되고 있다.[159]

이러한 불일치의 이유 가운데 하나는 개별 환자에 대한 최적의 다량영양소 비율이 다르며 환자의 개별 생화학 및 유전학적 기질과 관련이 있다. 일부 환자들은 상당히 엄격하게 채식주의를 고수하지만 또한 일부는 그렇지 않다.

이는 환자에게 어떠한 방식이 최상인지를 검토하기 위해 킬레이트 의사들의 특별한 연구가 필요한 분야이다. 이러한 시스템은 사람마다 비율이 다르며 환자들의 특정 요구에 따라서도 달라진다.

② 운동 상태

기존의 의사와 킬레이트 의사간에 일반적인 공통 의견이 있는데 특히 심장혈관 환자에게 운동이 중요하다는 것이다. 심장혈관 환자에게서 운동의 효과를 밝힌 대부분의 연구들은 유산소 형태의 지속적인 운동 프로그램을 포함하고 있다. 유산소 운동은 규칙적인 반복 운동을 통해 대량의 근육이 흡입된 산소량을 소모하는 운동으로 정의할 수 있다. 이는 산소부채가 발생할 정도로 격렬하게 운동하지 않으며, 그 결과 근육에 젖산이 축적되는 이른바 혐기성 무산소 운동을 의미한다. 유산소 조건을 조성하기 위한 운동의 사례로는 경보, 조깅, 런닝머신Nordic track, 로잉머신, 야외 또는 제자리 자전거타기, 수영 등이 있다.

이러한 운동 모두는 유산소 운동이 될 수 있도록 적절한 속도로 실시해야 한다. 건강상태와 체력 여건에 따라 어떤 사람에게는 유산소 운동이 다른 사람에게는 무산소 운동이 될 수도 있다. 경험에 의하면 운동을 하는 동안 항상 노래나 이야기를 할 수 있을 정도로 호흡이 순조로워야 한다. 이렇게 하지 못하면 운동 속도를 늦추거나 중단해야 한다.

운동의 강도를 측정하는 다른 방법으로는, 환자가 심장 부정맥이 있거나 심장 맥박수를 낮추기 위해 베타차단제나 다른 약물을 사용하지 않는 한 맥박수를 측정하는 것이다. 대략적인 유산소 맥박수의 추정치는 180에서 환자의 연령을 빼면 된다. 그래서 예를 들면, 50세인 사람의 적절한 유산소 맥박수는 180에서 50을 때서 분당 130회가 된다. 유산소 운동 프로그램을 시작하는 사람은 몇 주에 걸쳐 서서히 점차적으로 시작하여 적어도 격일마다 약 30분까지 운동을 해야 한다. 30분의 유산소 운동은 처음 5분간은 먼저 준비운동으로 시작하고 마지막 5분은 정리운동으로 마무리한다. 관상동맥 질환이 진행된 환자들은 심장 재활 프로그램에서 실시되는 것처럼 심전도 모니터를 사용하여 운동 상태를 지속적으로 확인해야 한다.

매우 허약한 환자들의 경우 개인의 특성에 따라 운동 프로그램을 세밀하게 조절해야 한다. 환자가 지칠 정도로 운동 시간이 길지 않아야 한다. 운동 전과 비교하여 운동 후에 환자가 악화된 느낌을 받으면 프로그램을 변경해야 한다.

유산소 운동은 심장혈관 환자의 측부 순환 형성을 자극하고 심장과 다른 기관의 에너지 사용 효율성을 개선하는 등 많은 효과를 가지고 있다. 또 다른 기제는 운동의 결과로 젖산의 킬레이트 효과가 나타날 수 있다. 더욱이 운동으로 흘리는 땀은 인체에서 유해 화학물질을 제거하는 데 도움이 된다. 그리고 유산소 운동은 교체해야 할 인체 내의 유익한 무기물을 제거하는 데도 유용하다. 영양소를 보충하지 않고 운동을 많이 하는 것은 바람직하지 않다.

유산소 운동과 더불어 스트레칭 운동도 심장혈관 환자에게 효과적일 수 있다. 이런 운동은 근육의 유연성을 증대시키며, 요가와 같이 인체의 모든 근육을 부드럽게 스트레칭하는 다른 종류의 운동도 가능하다.

③ 영양 보충

EDTA는 비타민과 필수 미량영양소를 격감시킨다. 킬레이션 치료를 받는 환자들은 고갈을 방지하기 위해 최소한 고효능 복합 비타민/무기물/미량원소를 섭취해야 한다.

특히 아연은 EDTA에 의해 제거되기 쉽기 때문에 아연 보충은 자유라디칼 손상에 대항하는 방어를 위해서도 필수적이다. 구리가 길항작용을 하기 때문에 킬레이션 치료 동안 구리 상태를 면밀하게 고려하여 아연을 보충해야 한다.

미량원소 보충은 주의를 기울여야 한다. 미량원소는 과잉되면 유해하다. 장 흡수, 이동 그리고 물질대사 활용 부위에서 원소 간에 상당한 상호작용과 경쟁이 일어날 수 있다. 예를 들어 크롬, 아연, 구리, 망간, 철 등은 흡수와 전달의 일반적인 기제를 공유한다. 하나가 과잉되면 다른 원소의 이용도를 차단한다.

자연적인 구리 보충으로 인해 아연이 상대적으로 결핍될 수 있다. 아연의 대량 보충으로 상대적으로 구리가 결핍된다. 철은 강력한 자유라디칼 촉매일 뿐만 아니라 다른 필수 미량원소들과 흡수와 전달 작용에서 서로 경쟁한다.

실제로는 여러 가지 이유로 구리의 과잉을 판단하기가 어렵다. 모발 무기물 분석과 관련하여 구리는 외부의 오염원으로 인해 증가된다. 예를 들면, 구리 파이프를 통해 구리 황산염 또는 약산성의 용액을 흘려보내어 소독하는 수영장에서 수영을 하면 나타날 수 있다. 암과 류마티스성 관절염과 같은 염증 질환 때문에 모발, 요혈, 혈장에서 구리가 증가할 수 있다. 이러한 질환이 있으면 인체의 방어 기제의 일환으로 간으로부터 구리가 흘러나와 결집된다. 구리가 간에서 감소됨에 따라 전반적인 구리 결핍이 발생하는데 표본 시험으로 확인할 수 있다. 간생검 이외에 구리 결핍을 확인할 수 있는 다른 방법은 아직까지 없다. 따라서 환자의 구리에 대한 반응의 면밀한 임상적 평가가 필요하다.

결핍이 훨씬 더 일반적이지만 과잉 구리는 자유라디칼 촉매가 될 수 있다. 구리 흡수는 사람마다 매우 다르다. 대부분 환자가 적어도 일일 2mg의 구리를 섭취해야 효과가 나타나지만 과잉이 입증되었을 경우에는 보충하지 말아야 한다. 결핍을 보충하기 위해서는 더 많은 양이 필요할 수 있다.

크롬은 단백질 트랜스페린과 결합하는 철로 전달된다. 다량의 철 섭취는 크롬 흡수를 방해한다. 대부분의 성인 남자와 폐경 후 여성에서 노화에 따라 철이 과도하게 축적된다. 일반적으로 철은 결핍되지 않으면 보충하지 말아야 한다. 정상적인 인체 함유량을 유지하기 위해 철은 필요한 만큼만 보충해야 한다.

(주: 셀레늄이 부족한 경우에 아연을 보충하면 셀레늄 결핍을 강

화하여 죽상동맥경화증과 암의 위험을 증대시킨다.)

결핍을 보정하기 위해 일일권장량[RDA]보다 많은 양을 보충하는 경우에는 복합 보충과는 별도로 식사 이외의 시간에 보충하는 것이 바람직하다. 예를 들면, 음식과 복합 보충에서 다른 필수 영양소와의 경합을 방지하기 위해 취침 전이나 아침에 일어나자마자 보충할 수 있다.

비타민D는 과잉과 결핍 모두가 문제일 수 있다. 햇빛 노출량이 부족하거나 우유와 같은 비타민D 강화 식품을 피하고 위장 흡수의 문제가 있을 때 비타민D가 결핍될 수 있다. 비타민D 결핍은 골밀도 문제를 발생시키고 특정한 암에 대한 위험을 증대시킨다. 이러한 상황에서 적어도 매일 비타민D 400단위를 보충하는 것이 중요하다.

반대로 비타민D가 과잉되면 연부 조직 경화와 죽상동맥경화증 악화의 원인이 될 수 있다. 보충으로써 칼륨 대 마그네슘의 최적 비율은 2:1에서 1:2까지 다르기 때문에 논란이 된다. 칼슘과 마그네슘 원소의 일일 보충 절대량은 각각 300mg에서 2,000mg까지 변화할 수 있다. 과도한 칼슘은 변비증을 유발하고 마그네슘의 과잉으로 설사가 일어날 수 있다.

다리나 다른 곳에서 근육 경련이 일어나는 킬레이트 환자는 마그네슘과 칼슘 그리고 두 가지 성분이 함께 더욱 많이 보충되면 종종 반응한다. 일반적으로 EDTA의 저칼슘혈증 치료 효과를 방해하지 않도록 킬레이션 치료 당일에는 칼슘 보충을 피하는 것이 좋다. 일반적으로 골다공증이 있거나 이러한 질환의 위험요인을 가진 환자들은 적어도 칼슘 1,000mg과 뼈 형성에 필요한 다른 영양소로 보충해야 한다.

복합 비타민/무기물/미량원소 보충은 산화방지제 작용 영양소를 많이 함유하고 있으며, 이는 킬레이션 치료로 상승효과를 나타낸다. 여러 제약업체에서 적합한 약품을 출시하고 있으며 여기에는 위에서 제시한 대략적인 일일 투여량으로 다양한 성분이 포함되어 있다. 여러 가지 복합 비타민/무기물의 총 일일 투여량은 일반적으로 6정인데, 식사 때마다 2정씩 복용하거나 아침과 저녁에 각각 3정씩 복용한다.

많은 킬레이트 의사들은 이렇게 공식화된 용법에 만족했다. 열거된 모든 성분의 한 달 복용량이 하나의 병에 담긴 보충제를 합리적인 가격으로 구매할 수 있다. 기존의 질환이나 밝혀진 특별한 결핍이 있는 환자들은 개별 비타민이나 무기물의 더 많은 투여량이 필요할 수 있다.

기타 영양 보충제로는 냉수어 오일(오메가3-EPA), 달맞이꽃, 보리지Borage, 까치밥나무 종자유(오메가6-GLA), 비타민E, 조효소 Q10, L-카르니틴, 프로안토시아니딘proanthocyanidin, 콜레스테롤 결합 섬유, 다당류 생성물 등이 있다. 추가적인 니아신(니코틴산) 보충은 콜레스테롤을 저하시키기에 유용하지만 니아신 발열이 나타날 수 있어 환자가 이를 감수해야 한다. 니아신을 투여하기에 앞서 아스피린 80mg을 투여하면 이러한 발열을 최소화할 수 있다. 영양보충요법은 환자와 의사의 선호도에 따라 달라진다.

많은 노인 환자들은 위산 결핍이 나타나기 때문에 소화를 촉진하기 위해 베타인 염산염이나 글루탐산을 사용하는 것이 바람직할 수 있다. 하이델베르크 무관 가스트로그램Tubeless Gastrogram에서 이러한 결핍을 가장 잘 정리하여 입증했다. 소화를 촉진하기 위해 췌장효소도 필요하다. 일일 80~100mg으로 소량의 아스피린은 혈소판 응집을 억제하고 특히 인공판막이나 재발성 심정맥 혈전증DVT이 있는 환자들의 경우 쿠마딘coumadin 유도물과 결합할 수 있다.

흡연은 EDTA의 치료 효과를 감소시키며 효과 기간도 단축시킨다. 환자들은 흡연에 대한 상담과 금연 지원을 받아야 한다.

가급적이면 정제되고 여과된 증류수를 대량으로 섭취하는 것이 좋다. 활성 탄소를 통해 역투압으로 정제된 물이 좋다. 경험에 의하면 매일 체중 1kg당 1온스의 물을 사용한다.

④ 스트레스 관리

오늘날 스트레스는 '자연적'인 현상이다. 그러나 '과부하'가 되는 경우에는 환자의 생존마저도 더 큰 위험으로 몰아넣는다.

코티솔cortisol과 카테톨라민catecholamine의 과잉 생성으로 인체의 기능이 저하되고 균형을 유지하기 치유 과정에서 정상을 이탈한다. 어떠한 경우라도 관상동맥 경련은 피해야 하는데, 이는 관상동맥에 죽종증이 없는 경우에 협심증과 때로는 심근경색을 유발하며 사망에 이를 수도 있다. 킬레이션 환자는 스트레스가 질환의 원인이 될 수 있기 때문에 생활에서 스트레스 환경과 스트레스를 다루는 방식에 대해 평가를 받아야 한다. 필요하다면 환자는 스트레스 관리 프로그램을 알아보고 등록해야 한다.

요약 및 결론

이 프로토콜은 임상 실무에서 안전하고 효과적인 방법으로 킬레이트를 사용하는 데 관심이 있는 의사들을 지원하기 위해 계획되었다. 의사들은 프로토콜에 나와 있는 워크숍, 컨퍼런스, 테이프와 참고 자료들을 이용하여 프로토콜의 부족한 지식을 보충해야 한다. 현재 킬레이션 요법 워크숍은 미국 의학 진보학회ACAM와 그레이트 레이크 임상의학회GLCCM에서 제공하고 있으며, 주소와 연락처는 아래에 나와 있다. 이러한 치료법에 대한 자격을 갖추고자 하는 의사는 필기 및 구술시험을 치르고 아울러 다른 요건도 충족하여 이 분야의 역량에 대해 인증을 받을 수 있다. 자격은 미국 및 국제 킬레이션위원회에서 부여한다. 그러면 인증을 받은 의사는 위원회에서 인증한 자격 취득자가 된다.

미국 의학진보학회American colege for Advancement in Medicine
23121 Verdugo Drive, Suite 204
Laguna Hills, CA 92653
949-583-7666 Fax: 949-455-9679
1-800-532-3688 www.acam.org

이 프로토콜의 상세한 정보는 위 연락처에서 구할 수 있다.

33. EDTA 킬레이션 치료와 철과 구리 보충

의학박사 제임스 프랙켈턴과 엘머 크랜턴

개요 : 연구 실험 데이터에서는 킬레이션 환자의 경우 구리가 좀처럼 과잉되지 않는다고 나타났다. 결핍 시에는 구리를 보충하면 효과를 얻을 수 있다. 검사 결과 철이 결핍된 것으로 나타나지 않으면 보충하지 말아야 한다.

최근 검토 논문에서는 자유 철과 구리 이온이 모두 지질 과산화의 강력한 촉매로 작용하여 인체의 자유라디칼 병리와 관련이 있을 수 있다고 지적했다.[1] 건강한 조직에서는 구리와 아연이 금속효소 그리고 운반체 분자와 안전하고 견고하게 결합한다. 그러나 이러한 금속 성분은 농도가 매우 낮더라도 체액에서 분획되고 유리된다면, 인접 세포와 세포 성분을 손상시키는 산소 자유라디칼의 속도가 백만 배까지 가속화될 수 있다.

이러한 작용의 임상적 의미는 이제야 명확해졌으며 더욱 세밀한 연구조사가 필요하다. 최근 연구 결과는 정맥주사 EDTA 킬레이션 요법과 관련하여 특별한 유의성을 가지고 있다.

적혈구는 세포 손상, 염증, 섬유소 축적, 철과 구리의 방출에 의해 쉽게 용해된다. 적혈구에 함유되어 있으며 용해 동안 주변 체액에 방출될 수 있는 자유 철의 양은 가용한 구리보다 1,500배가 많다(표 1 참조).

표 1

	킬레이션 전 평균 적혈구 요소(n=23)	평균 24시간 소변 배출 킬레이션 전(n=32)	최초 킬레이션 후(n=32)	17회 킬레이션 후(n=30)
철	3.5mg/Gm-Hbg	19.7µgm	341µgm	458µgm
구리	2.3mg/Gm-Hbg	13.5µgm	28.6µgm	38µgm

역설적으로 EDTA를 주입하기 전 처음 상태에서 24시간 소변에서 배출된 철분과 구리를 측정한 결과 구리보다 철이 약간 더 많은 것으로 나타났다(표 1). 이러한 사실은 인체와 철의 친화력과 점착력이 커서 철분이 지속적으로 축적되고 보호된다는 것을 입증한다. 이러한 특성은 신체적 외상과 기생충 감염, 결핍, 식이 부족과 관련되는 경우에 생존적인 문제로 그 가치가 더욱 증대된다. 순수 혈액 손실과 철분 결핍 빈혈은 철분 축적을 엄격하게 유지하여 예방할 수 있다.

그러나 EDTA 정맥주사 주입 후에 구리의 배출량보다 철분의 소변 배출량이 훨씬 더 많이 증가한다. 실험 데이터에서는 킬레이션 치료 동안 철분의 소변 배출은 처음보다 평균 17.3배 증가하지만 구리 배출은 평균 2.1배만 증가한다.

구리에 대한 EDTA의 킬레이트의 친화력은 철분에 대한 친화력과 비슷하다. EDTA와 구리 이온의 결합 친화력은 제일철 이온과 제이철 이온 친화력의 중간 정도이다. 세 가지 친화력 모두는 소변 측정 결과에서 나타나는 12배 정도의 차이를 설명하기가 무색할 만큼 크기가 비슷하다.

이러한 데이터는 인체 내에 분획되지 않는 자유 철분은 자유 구리보다 더 많이 함유되어 있으며 철은 질환과 관련한 자유라디칼의 촉매로서 구리보다 더욱 중요하다는 것을 나타낸다. 따라서 EDTA 킬레이션 치료는 구리의 해독작용으로 인한 효과보다는 불필요한 자유 철을 제거하여 더 많은 효과를 낸다. 다른 연구에서 도출된 결과도 같았다.[2-8]

강력한 철 킬레이트로서 디페록사민은 EDTA보다는 다른 금속에 대한 효과가 적은 것으로 유럽에서 밝혀졌으며 아울러 철을 제거하는 것이 EDTA의 주요 효과라고 입증되었다.[9] EDTA는 디페록사민보다 독성이 훨씬 적으며 철 제거와 더불어 많은 효과를 나타낸다.

철 함유량이 적절하면 빈혈을 예방한다. 그리고 카탈라아제와 과산화효소에서 자유라디칼 손상을 방지하고 건강과 생명 유지 그리고 시토크롬cytochrome 중재 호흡기 산화를 위해서도 필요하다. 하지만 철이 최적량 이상으로 과잉 축적되면 노화 과정을 촉진하고 퇴행성 질환을 유발할 수 있다.[2-8] 가임기 여성은 매월 생리혈을 통해 철이 감소되기 때문에 죽상동맥경화증을 예방할 수 있다고 많은 데이터에서 밝히고 있다.[10, 11]

킬레이션 치료를 받는 환자의 경우 드물게 과도한 혈액 손실이 없이도 철 결핍이 나타난다. 그러나 일반적으로 철 보충이 명시되지는 않는다. 철 결핍 유무를 판단하기 위해 헤모글로빈, 적혈구 지수, 혈청 철, 트랜스페린 포화, 제이철 검사 측정 등을 사용한다. 인체에서 철분이 결핍되었다고 입증되지 않은 한 철을 보충해서는 안 된다. 결핍이 입증되지 않은 가운데 철을 보충하면 킬레이션 치료를 받는 환자의 질환이 악화될 수 있다.

그러나 구리는 이와 다르며 다양한 양상을 나타낸다. 킬레이션 치료를 받는 환자들만 드물게 구리 과잉이 나타났다. 극히 일부 사례에서만 모발과 소변에서 모두 구리가 현저하게 증가했다. 이런 환자들은 구리를 함유하는 영양 보충을 받지 말아야 한다. 하지만 이런 경우는 극히 드물다.

킬레이션 환자는 일상적인 복합 보충을 통해 매일 구리 2mg을 보충 받는다. 일일 보험투여량 약 2mg의 구리를 함유하는 영양보충으로는 부작용이 나타나지 않으며 효과를 발휘한다. 그렇지 않은 경우에 일부 환자들은 킬레이션 치료 동안 구리가 결핍되었다.

킬레이션 치료 동안 24시간 소변 미량원소 배출 검사 결과, 최초에 구리 배출량이 매우 적은 상당수의 환자들이 킬레이션 치료가 지속되는 동안 구리 배출량이 점진적으로 증가하는 것으로 나타났다.

이런 경우에 구리가 결핍되어 보충이 필요했다. 구리 결핍 정도가 비정상적이거나 한계 수준의 적정 구리량을 유지하고 있는 환자는 매일 약 2mg의 구리가 함유된 영양 보충을 받아야 한다. 그리고 추가적으로 2mg의 구리(아미노산 킬레이트)를 매일 공복에 2회씩 보충해야 하며, 구리 흡수를 방해할 수 있는 복합 보충제와 동일한 시간에 투여하지 않도록 해야 한다. 구리보충제를 복용하기에 좋은 시간은 아침에 기상했을 때와 저녁에 취침하기 전이다. 다양한 영양소를 함유하고 있는 복합보충제는 식사 시간에 복용해야 한다. 약 6개월 후에 구리는 복합 비타민-무기물-미량원소 형태로 보충되어야 하며 투여량은 일일 식후 약 2mg로 줄여야 한다. 그렇지 않은 경우 구리가 지속적으로 결핍된다.

모발 분석은 명확하지는 않지만 가장 저렴하게 인체 내 구리 농도를 검사할 수 있는 방법이다. 의사들에게 구리 함유량의 타당성을 평가하기 위한 추가적인 방법을 제공하기 위해 새로운 적혈구 구리 검사 방법이 개발되고 있다.[12]

식이 아연은 구리의 흡수를 상쇄시킨다. 구리 없이 아연이 보충되는 경우 구리 함유량이 한계치인 환자는 바로 구리 결핍상태가 된다. 아연, 철, 망간과 같은 기타 경쟁 관계의 원소를 함유하는 복합 보충에도 동일한 원리가 적용된다.

출시되고 있는 복합 비타민-무기물-미량원소 보충제는 다양한 성분을 함유하고 있으며, 구리가 함유되어 있는 것과 없는 것 그리고 철과 구리 모두를 함유하고 있는 것 등 다양하다. 위에서 밝힌 기준에 따라 각 환자별로 적합한 형태를 선택할 수 있다. 소변 및 적혈구 미량원소 검사로 당장 확인할 수 없는 경우에는 모발에서 구리가 현저하게 증가하지 않았다면 일일 2mg의 구리량이 함유된 복합보충제를 복용하는 것이 좋다.

철 결핍이 입증되지 않는 한 철을 보충해서는 안 된다. 철분 함유량은 쉽게 검사할 수 있으며 체내 총 축적량으로 나타나기 때문에 더욱 확실하다.

5장

실험 평가

A TEXTBOOK ON EDTA CHELATION THERAPY

34. 혈장 EDTA 수치를 측정하는 방법

박사 젱시안 리우(Zheng-Xian Liu), 외과학 학사 킴 하리히(Kim C. Harich)
의학박사 엘머 크랜턴*

개요 : EDTA와 설포살리실산(Sulfosalicylic acid) 간 Fe^{3+} 기정량에 대해 경합 결합을 사용하여 EDTA 킬레이션 치료를 받는 환자의 혈장 EDTA 농도를 측정하는 방법을 제시한다. 이 방식은 이전에 발표된 방법을 개정한 것이다. 개정된 분석 방법은 자체 공백으로써 개별 표본을 사용해야 한다. 민감도의 범위가 마이크로몰 단위이며 대부분이 회수되기 때문에 정확하고 저렴하면서 간단하고 빠른 방법이다.

서론

죽상동맥경화 심장혈관 질환을 치료하기 위한 대안으로서 EDTA 킬레이션 요법의 사용이 점차적으로 증가하고 있다.[1] 정맥으로 주사되는 EDTA가 인체 내에서 물질대사를 하지 않고 신장을 통해 신속하게 그대로 배출되기 때문에 일반적으로 체격과 신장 제거율에 따라 투여량을 조절한다. 신뇨세관에서 EDTA의 흡수와 배출은 미미하기 때문에 순환을 통해 여과되어 신장 사구체 여과율과 비슷한 속도로 소변으로 배출된다. 일반적으로 인체에서 EDTA의 반감기는 한 시간 미만이다.

노화에 따라 신장 사구체 여과율은 감소하며, EDTA 킬레이션 치료를 받는 환자들의 상당수가 노인들이다. 그리고 심장혈관 질환과

* 젱시안 리우 박사는 NIG 박사 후 과정 연구원과 노스캐롤라이나 주 더럼(Durham) 소재 듀크대학교 생화학과 학위 연구원을 지냈다. 킴 하리히는 버지니아 주 블랙스버그(Blacksburg) 소재 버지니아주립공대 생화학과의 선임 화학연구원이었다.

퇴행성 질환으로 저하된 심장 기능 때문에 환자들의 신장 기능이 자주 손상된다. 모든 환자를 치료하여 동일한 시간 내에 거의 동일한 혈중 EDTA 농도를 만들 수 있도록 인체 합성과 신장 배출에서 나타나는 변화를 상쇄시키기 위해 치료 투여량을 조절하는 것이 중요하다. 결국 차후 연구를 지원하고 EDTA 주입 동안 환자의 EDTA의 혈장 농도를 임상적으로 모니터링하기 위해 EDTA의 혈중 농도를 측정하기 위한 새로운 방법을 개발했다.

외래 환자의 경우 24시간 소변 샘플을 정확하게 채취하기가 어렵기 때문에 혈청 크레아티닌을 사용하여 크레아티닌 제거율을 계산한다. 이를 위해 콕크로프트-갈트 계산식을 수정한 공식을 주로 사용했다. 그리고 이 방법은 신장의 사구체 여과율을 측정하기 위한 임상적 방법으로 보고되었다.[2]

그러나 지금까지 실제로 킬레이션 요법을 받는 환자의 혈장 EDTA 농도에 대한 데이터가 보고된 적은 없다. 그래서 이러한 데이터를 수집하기 위해 비교적 간단하면서 저렴한 임상적 검사 방법을 개발했다. 이제는 치료 투여량을 계산하는 다른 방법으로 EDTA의 혈중 농도를 쉽게 비교할 수 있게 되었다. 더욱 정교한 계산식을 개발하여 동일한 시간 동안 거의 같은 혈중 농도가 나타나는 EDTA 투여량을 산출할 수 있게 되었다. 이러한 산출 투여량으로 최적의 임상 효과가 나타나고 신장 기능이 저하된 환자의 안전성도 보장한다.

이 보고서에서 EDTA 킬레이션 동안 헤파린화 혈장의 EDTA 농도를 측정하기 위한 검사 방법을 제시한다. 이러한 방법은 특히 신장 기능이 손상된 킬레이션 환자를 검사하는 데 유용할 것이다. 주입된 EDTA는 응괴 형성과 혈청 분리를 억제하기 때문에 혈청 대신에 헤파린화 혈장이 사용되었다. 환자의 데이터와 임상적 유의성에 관해서는 다음 장에서 설명한다.

발표된 방법 검토

지난 40여 년 동안, HPLC[3]와 GC[4] 기술 등을 비롯한 다양한 방법들이 체액에서 EDTA를 측정하기 위해 개발되었다. 그러나 민감도를 확보하기 위한 가장 간단한 방법은 여전히 착물형성 적정법에 의한 분광측정법이다.

다비Darbey는 EDTA 화합물에 니켈을 사용하여 소변의 EDTA를 측정하는 비색분석법을 최초로 보고했다.[5] 그러나 인산염, 철, 아연 등이 억제되어 잘못된 결과가 나타났으며[6] 안정성을 확보하기도 어려웠다.[7] 스미스Smith와 톰셋Tompsett[8]은 다비의 방법을 수정해서 다이메틸글리옥심dimethylglyoxime을 사용하여 소변과 혈청에서 니켈 함유량을 측정하는 방법을 제시했다. 이러한 방법으로는 황산과 펄하이드롤perhydrol의 발열에 의한 견본 온침이 있다. 체니Cherney, et al.는 크롬 화합물로 소변의 EDTA를 측정했다.[6] 이 방법은 공백으로 사용된 동일한 환자의 EDTA가 없는 소변 샘플이 필요하다. 동일한 환자에게서 EDTA가 없는 소변 샘플과 EDTA 소변 샘플을 다른 시간에 따로 채취했기 때문에 배경 농도가 항상 같지는 않았다.[9] 모셔Mosher, et al.는 체니의 방법에서 소변 EDTA의 은폐제로서 아연을 사용할 것을 주장했기 때문에 자체 공백으로서 작용하는 소변 EDTA를 은폐했다.[9] 라벤더Lavender, et al.는 1-(2-피리딜아조pyridylazo-)-2-나프톨PAN을 사용하여 혈장과 소변 샘플에서 EDTA와 직면하는 금속을 제거했다.[10] 과잉 PAN은 클로로폼chloroform으로 배출되었다. 스탈라브스카Stahlavska와 말라트Malat는 비스무트bismuth와 크실레놀오렌지xylenol-orange 화합물을 사용하여 소변과 혈청의 EDTA를 측정했다.[11] 큐레

시Qureshi와 반살Bansall은 4-아미노안티피린aminoantipyrine을 사용하여 소변의 EDTA를 측정하는 방법을 간략하게 설명했지만 철과 알루미늄을 억제한다는 사실도 발견했다.[12] 파카쉬Parkash와 반살Bansal은 EDTA을 측정하기 위해 인몰리브덴산phosphomolybcid을 사용하자고 주장했지만 이는 Co^{2+}, Cr^{3+}, Ni^{2+}, Fe^{3+}, $PO4^{3-}$ 등의 작용을 억제했다.[13] 보나티Bonati는 소변과 혈액의 EDTA를 측정하기 위한 지시약으로써 설포살리실산을 사용하여 비킬레이트 Fe^{3+} 과잉 여부를 평가하는 방법을 보고했다.[14] 브래디Brady와 귈트Gwilt는 지시약으로서 과잉 Fe^{3+}와 살리실산을 사용하여 의약품 제제에서 유사한 방법을 설명했다.[7] 흘라드카Hladka, et al.는 EDTA와 결합하지 않은 과잉 Fe^{3+}를 측정하여 혈장의 EDTA를 측정하는 유사한 방법을 보고했으며, λ=520nm 소식자와 단백질 분해제로서 설포살리실산을 사용했다.

흘라드카가 보고한 방법[15]에서는 검사용액을 2M 나트륨 아세트산 완충액으로 처리했다. 샘플에서 혼합물을 검정한 결과, pH가 3이상이며 λmax는 470nm로 변화하는 것으로 나타났다. Fe^{3+}으로 다른 금속 성분을 완벽하게 치환시키기 위한 최적의 pH 범위는 1.5~2이다.[7, 16] 그리고 다른 샘플의 흡수율의 변화 범위는 소수 둘째 자리 단위였다. 각 샘플의 배경이 동일하지 않기 때문에 다른 샘플 배경의 흡수율의 변화 범위도 소수 둘째 자리에 머물렀다. 따라서 시약 공백을 사용하는 대신에 자체의 공백으로서 각 샘플의 배경을(Fe^{3+}을 첨가하기 전의 흡수율) 사용할 필요가 있다. 이러한 고려 사항을 토대로 여기에서 보고한 방법은 흘라드카,[15] 브래드와 귈트[7] 보나티[14] 등이 보고한 방법을 조합 및 변경한 것이다.

자료와 방법

화학 약품

5-설포살리실산, $Fe(NH_4)(SO_4)2 \cdot 12H_2O$(시그마 화학), 나트륨 아세트산(알드리치 화학), 이나트륨 에틸렌디아민테트라아세트산($EDTANa_2 \cdot 2H_2O$)(피셔 과학) 등은 모두 A. C. S 시약 등급이다. 연구에서는 탈이온 증류수를 사용했다.

시약 제제

설포살리실산 20%는 200ml 수용액에 5-설포살리실산 40g을 용해하여 만든다. pH 2.0 나트륨 아세트산 완충제 0.33mM은 250ml 수용액에 1N HCL 52.5ml와 나트륨 아세트산 6.805g을 용해하여 만들며 pH는 2.0으로 조절했다. 제이철 용액 1mM은 수용액 100ml에 제이철 암모늄 482.2mg과 2N H_2SO_4 2ml를 용해하여 만든다. 수용액 100ml에 이나트륨 EDTA 3.722g과 이수화물염을 용해하여 EDTA 저장액 100mM를 만들며, EDTA 10mM 용액은 100mM 저장액을 1:10으로 희석한 것이다.

샘플

정맥주사 EDTA를 주입하는 동안 환자에게 39쌍의 헤파린화 혈장 샘플을 채취했다. 표준 '퍼플탑purple top 헤파린화 진공 검체관을 사용하여 혈액을 추출하여 원심분리시키면 혈청이 분리되어 이차관에 저장되었다. 정맥주사 EDTA를 주입받는 팔에서 반대편 팔까지 샘플을 채취했다. 총 78개의 혈장 샘플과 EDTA를 치료를 받지 않는 환자에서 추출한 세 개의 혈장 조절 샘플들을 채취 방법에 따라 A 또는 B로 표시했다. 샘플 A는 90분 정도의 EDTA 주입 시간 중간에 추출했으며 표본 B는 약 세 시간 동안의 EDTA 주입 시간이 끝날 무렵에 추출한 것이다.

방법

EDTA와 설포살리실산 간에 Fe^{3+}의 기정량에 대한 경합 결합을 토대로 혈장 EDTA의 농도를 측정했다. 최근의 방법은 예전의 방법을 수정한 것으로서 502nm에서 λmax인 적자색 복합화합물을 형성한다.[7, 14, 15] 혈장의 Fe(Ⅲ)-EDTA는 대부분의 다른 금속보다 안정도 상수(logK = 24.23)가 크다.[17] 혈장 단백질은 10% 설포살리실산으로 단백질이 제거된다. 기정의 Fe^{3+} 초과량을 완충액으로 처리된 상청액에 첨가했으며 EDTA는 잔류 Fe^{3+}의 적자색 화합물과 502nm 설포살리실산에 의한 분광측정법으로 결정되었다.

혈장 1밀리리터를 20% 설포살리실산 탈단백질 용액 1ml와 혼합하여 H_2O 2ml로 희석했다. 그리고 혼탁액은 25분 동안 4500rpm으로 원심분리되었다. 상청액 3ml와 완충액 0.5ml을 4ml 큐베트cuvette에 첨가하고 이러한 개별 표본의 공백으로서 502nm에서 흡수율을 기록했다. 기록에는 시마즈Shimadzu UV-265 UV-가시 분광광도계를 사용했다. 시금액에 Fe^{3+}+10nM 용액 100마이크로리터를 첨가하여 잘 섞어서 놓은 다음 15분 후에 502nm에서 흡수율을 다시 측정했다.

위에서 설명한 환자 샘플과 동일한 방법을 사용하여 세 가지 종류의 표준액을 준비했다. 표준액 Ⅰ: 각각 10nM EDTA 0, 25, 50, 75, 100μl(H_2O 2ml에서 동일량을 감수)를 함유하는 혈장 조절 분할검액aliquot 1ml를 사용했다. 표준액 Ⅱ: 혈장 조절 분할검액 1ml를 사용하여 상청액을 만들었다. 완충액으로 처리한 상청액(상청액 3ml와 완충액 0.5ml)에 10nM EDTA 0, 5, 10, 15, 20, 25, 30, 35, 40, 45, 50, 60, 70, 75 μl(0.5ml 완충액에서 동일량을 감수)를 각각 첨가했다. 표준액 Ⅲ: 혈장 대신에 수액 1ml를 사용했다.

결과 및 논의

0.33nM 이나트륨 아세트산-HCL로 완충된 상청액의 pH는 1.05~2.0이다. 브래디와 귈트[7]는 pH2에서 Fe는 Al, Co, Cr, Cu, Hg, Ni, Pb, Zn 등으로 치환된다고 보고했다. 바실리[Vasiley, et al.]는 pH 1.5~3에서 EDTA는 Fe과 완전하게 결합한다고 밝혔다.[16] Fe(Ⅲ)-EDTA는 대부분의 전이 금속에 대한 안정도 상수가 커서(logK=24.23) 다른 금속에 의한 방해 작용은 거의 없는 것이나 다름없다. 환자 샘플의 흡수율은 0.400~0.530까지 변화하며, 이는 비어[Beer]의 법칙에서 최적의 선형 범위 내에 해당한다. 상청액에 Fe^{3+}를 첨가하기 전에 이러한 샘플의 배경 범위는 0.046~0.100이었지만 표본마다 다르다. 따라서 각 샘플에 대한 자체 공백으로서 배경 표시를 사용해야 한다는 것이 매우 중요하다.

그림 1은 세 가지 다른 혈장 조절로 세 가지 다른 표준액의 여섯 가지 교정 고선을 나타낸 것이다. 곡선의 상관계수는 계산된 것으로 그 범위는 -0.9997~-0.9999이다.

선형회귀방정식: EDTA = -0.619×abs+0.334: EDTA는 상청액의 EDTA(mM)이며 abs는 502nm에서 순수 흡수율이다.

그림 1의 그래프에 나와 있듯이, 수용액 조절 곡선과 혈장 조절 곡선은 거의 중첩되며 이는 개별 공백의 감산이 필요하다는 것을 나타낸다. 표준액 I 곡선(혈장 EDTA)과 표준액 II 곡선(탈단백질화 혈

그림 1

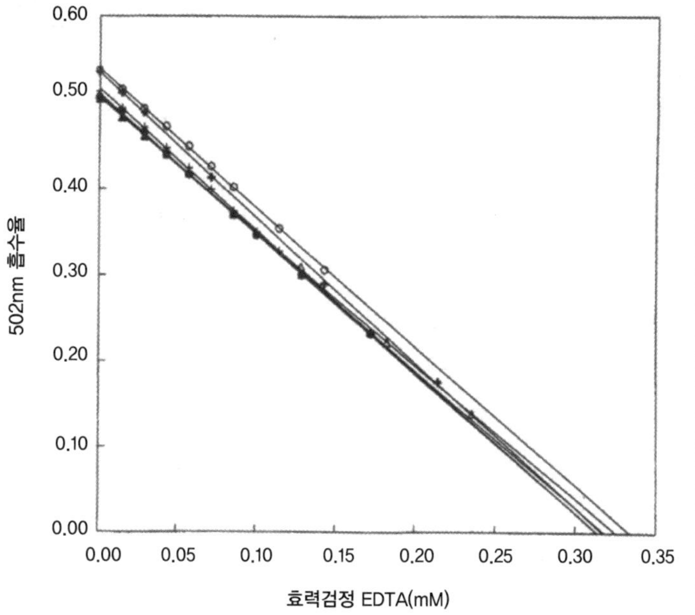

EDTA 대 흡수율

EDTA 표준액 Ⅰ, Ⅱ, Ⅲ의 교정곡선. 혈장 조절 #1 표준액Ⅰ(+), 혈장조절 #1 표준액Ⅰ(Δ), 혈장조절 #2 표준액Ⅱ(o), 혈장조절 #2 표준액Ⅱ, 독립 복제(+), 혈장조절 #3 표준액Ⅱ(▲), 수용액 조절 표준액Ⅲ(●)

장 상청액 EDTA) 그리고 표준액Ⅲ 곡선(수용액 EDTA)을 비교하면 거의 완전하게 회수된 것을 알 수 있다. 이러한 데이터는 현재 방법의 타당성을 입증한다. 따라서 표준액Ⅱ 조합제의 곡선과 회귀방정식이 실제 환자의 혈장 EDTA 농도를 계산하기 위한 표준 곡선으로 사용된다.

보나치[Bonazzi et al.]는 민감도 0.5μg/ml(~1μM) 그리고 90%의 소변 회수율과 75%의 혈청 회수율로 쥐의 혈청과 소변의 EDTA 기체

크로마토그래프를 설명했다.[4] 이런 방법으로는 벤젠 추출과 사전 유도체화가 있으며 샘플을 준비하는 데 13시간 이상이 소요되었다. EDTA 분리를 위해 일반적으로 액체 크로마토그래프를 사용하지만, 간접적인 UV 분광측광법에서는 소식자로서 아직까지 Fe^{3+}나 Cu^{3+}를 필요로 하고 있다.[3] 최근에 루시Lucy와 예Ye는 10nM의 감지 범위로 시험 수용액에서 EDTA를 포함한 6자리 아미노폴리카르복실산을 측정하기 위한 HPLC 방법을 보고했다.[3] 이 방식은 루테튬lutetium, 6자리 아미노폴리카르복실산, 8-하이드록시퀴놀린hydroxyquinoline-5-술폰산sulfonic acid(HQS) 사이에 형성된 형광3원 화합물을 토대로 HPLC 분리와 Lu^{3+}와 HQX의 포스트컬럼postcolumn 첨가가 필요하다. 이 방법을 사용하는 경우에 형광 반응을 위한 pH 범위는 7~9(최적 pH8)이며, 혈장 기질에 이 방법을 적용하는 경우에는 EDTA 결합 전이 금속이 이러한 pH 범위 내에서 Lu^{3+}에 의해 치환될 수 있는지 여부가 문제가 된다.

킬레이션 환자의 혈장에서 EDTA 농도는 0.2mM~1mM의 범위로 나타났다. 이 보고서에서 설명된 방법은 간단하고 신속하면서 저렴하다. 아울러 만족스러운 회수율과 마이크로몰 범위의 민감도를 얻을 수 있다.

그리고 고속원자충격법FAB 기술로 혈장의 EDTA 농도를 평가하기 위해 질량분광법MS을 사용하려 했으나 환자의 혈장 EDTA 농도가 기기의 감지 범위에 미치지 않는다는 것을 알았다. 차후 연구에서는 HPLC와 MS 기술을 사용하여 킬레이션 환자의 혈장에서 EDTA와 결합한 금속들 간의 분포를 더욱 확실하게 밝힐 수 있을 것이다.

감사의 말

연구소의 화학 약품과 실험 장비를 지원해준 버지니아 공대의 그레고리E. M. Gregory 박사에게 감사를 드린다. 그리고 샘플 준비와 데이터 기록을 도와준 강장Kang Zhang에게도 감사의 말을 전한다.

35. EDTA 킬레이션 치료 동안 신장 기능 모니터링

의학박사 엘머 크랜턴과 제임스 프랙켈턴

개요 : 외래 환자에 대해 24시간 소변 크레아티닌 제거율을 측정하는 것은 신뢰성이 없다. 외래 진료 환자의 경우 소변 채취 시 오류가 흔히 발생한다. 혈청 크레아티닌을 측정하고 주기적으로 소변을 분석하는 것이 EDTA 킬레이션 치료 과정에서 신장의 안정성을 확인하는 데 더욱 신뢰 가는 방법이다. 정맥주사 EDTA 킬레이션 요법은 적절하게 감시하지 않는 경우에는 신장 손상을 유발할 수 있다. 일부 환자들은 예기치 않게 일시적인 EDTA 신장독성에 걸리기가 쉽다. 치료 동안에, 특히 매주 2회 이상 주입 치료를 하거나 애초에 신장 기능이 손상된 경우에는 신장 기능을 보호하기 혈청 크레아티닌 수치를 주의 깊게 살펴봐야 한다. 콕크로프트-갈트 방정식은 사구체 여과율을 정확하게 반영하고 크레아티닌 제거율을 산출한다. 모든 환자에게 거의 동일한 EDTA 혈중 농도를 적용하기 위해 치료 동안에 측정한 EDTA 혈중 농도를 바탕으로 이 계산식을 수정했다.

혈청 크레아티닌과 크레아티닌 제거율

외래 환자의 경우, 크레아티닌 제거율을 측정하기 위해 채취하는 24시간 소변 샘플은 신뢰성이 없다. 특히 EDTA 킬레이션 치료를 받는 노인과 허약자의 경우에 그렇다.[1-3] 사구체 여과율(크레아티닌 제거율)은 제거율을 계산하여 혈청 크레아티닌만으로 평가하는 경우에 더욱 정확할 수 있다. 사구체 여과율을 정확하게 산출하기 위해 혈청 크레아티닌 수치를 사용한다.[2,3] 연령, 성별, 체중, 신장 기능 등과는 상관없이 모든 환자에 대해 치료하는 동안 EDTA의 동일한 혈중 농도를 제시하기 위해 아래의 프로토콜을 계획했다.

콕크로프트-칼트 방정식, 수정

$$CrCl = \frac{(140 - Age) \times (LBW \times 1.33)}{(72 \times Cr)}$$

CrCl = 산출 신장 사구체여과율 속도(ml/min)

Age = 환자의 연령

LBW = 산출 제지방 체중(Kg), 아래 참조

Cr = 혈청 크레아티닌(mg/dL)

여성의 경우는 위 계산식의 0.85배

각 EDTA의 주입량은 다음과 같이 계산한다.

$$50mg\ EDTA\ per(KgLBW \times 1.33) \times (CrCl)/100$$

일반적으로 주입량은 5.0그램까지로 제한된다.

크레아티닌 제거율이 100ml/min 미만인 경우에만 CrCl/100에 대해 보정한다. 최대 주입 속도는 16.6ml/min × CrCl/100이다.

제지방 체중(LBW)과 상기 계산식 비교

남자의 제지방 체중은 신장 5피트에 50kg을 기준으로 1인치 증가당 2.3kg을 더하여 계산한다.

여자의 제지방 체중은 신장 5피트에 45.5kg을 기준으로 1인치 증가당 2.3kg을 더하여 계산한다.

실제 체중이 계산한 제지방 체중값보다 작은 경우에는 항상 실제 체중을 적용한다.

EDTA는 세포외액에서 분배된다. 지용성이 아니며 세포로 유입되지 않는다. 안전한 투여량인 체중 1kg당 50mg/kg는 체지방이 약 25%인 평균적인 모집단에 도출되었다. 비만 환자들의 과도한 투여량을 방지하기 위해 50mg/kg 투여량은 제지방 체중에 33%를 가중하여 계산했다. 비만 환자에 대해서는 콕크로프트-갈트 공식이 부정확한 것으로 밝혀졌다. 콕크로프트와 갈트는 체지방이 약 25%인 평균적인 미국인을 대상으로 공식을 도출했다. 콕크로프트-갈트 방정식을 사용하여 신장 제거율을 계산하는 경우에 LBW를 1.33배 함으로써 오류의 원인을 최소화시켰다. 최초 ACAM의 프로토콜에서 체지방body fat 보정이 생략되었기 때문에 일부 환자의 투여량이 부적절하게 감소되었다.

프로토콜의 유도 과정에서 체중이 한 번 이상 적용되는 것으로 나타나서 직관에는 반하는 것처럼 보인다. 실제로 체중은 세 번 적용되었지만 콕크로프트-갈트 계산식에서 상쇄된다. 분모에서 72kg은 상수이기 때문에 환자의 체중에 맞추어 보정해야 한다. 보정을 하지 않고 계산한다면 최종 결과는 체중이 72kg인 사람에게만 정확할 것이다. 크레아티닌 제거율을 계산할 때 비만 환자의 체중을 LBW의 1.33배까지 제한함으로써 잘못된 높은 수치가 나타날 가능성을 방지한다.

대부분의 약물은 세포 물질대사로 유입되고 상당한 시간 동안 활성 상태를 유지한다. EDTA의 독특한 특징은 다음과 같다.

1) EDTA는 불활성이며 체내에서 변하지 않는다. 금속이온과 결

합하여 재분배하고, 느슨하게 결합된 금속 이온을 배뇨를 통해 제거하는 것 이외에는 물질대사와 함께 화학적으로 반응하지 않고 상호작용도 하지 않는다.

2) EDTA는 체내에서 반감기가 매우 짧아 약 42분이며, 매우 빠른 시간 내에 배뇨를 통해 그대로 배출된다.

3) 체내 EDTA 분배는 세포 밖에서만 이루어진다. 분배는 세포외액(ECF, 약 8~10리터)과 혈장으로 제한된다. EDTA는 지용성이 아니며 세포 교차막을 유의하게 통과하지 못한다.

4) EDTA는 세포 밖에 머무르지만, 세포 내 금속 이온을 재분배하고 균형을 유지시키는 작용을 한다. 따라서 여러 시간 동안 세포막을 가로지르는 확산 경사도를 만들어내기 위해 적합한 혈장 농도를 유지함으로써 효과가 강화된다.

세포외액은 주로 제지방 조직에 존재한다. 지방 조직에는 수분과 혈류가 매우 적다. 신장 기능이 정상인 환자에 대한 EDTA 프로토콜 투여량은 1.33배 LBW(제지방 체중) 당 EDTA 50mg이며, 세 시간 동안 주입한다. 이러한 투여량은 경험에 의해 산출된 것으로 신장 기능이 정상인 환자에 대해 안전한 최대 투여량이다. 신장 기능이 정상인 경우(크레아티닌 제거율 100이상) 조절을 할 필요가 없다. 일반적으로 투여량은 최대 3g까지로 제한한다.

코넬Cornell의과대학의 레이든버그Reidengberg 박사는 〈뉴잉글랜드 의학저널〉에서 다음과 같이 밝혔다. '노화로 인해 크레아티닌 생성이 감소되며… 노인들은 혈청 크레아티닌 수치가 정상이라도 신장 기능이 현저하게 저하될 수 있다… 비만과 부종성이 아니며 신장 기능이 안정된 환자인 경우에는… 콕크로프트-갈트 계산식이 정

확하다는 것을 확인했다.'[3]

그러나 신장 기능이 저하되었다면, EDTA를 세 시간 동안 주입하는 경우에 배뇨를 통해 빠른 속도로 배출되지 않는다는 사실이 중요한 변수가 된다. 이는 혈장이라는 매우 큰 용기를 생각해보면 가장 잘 이해할 수 있다(세포외액). 혈장은 지속적으로 여과기(신장)를 통해 퍼 나르면서 분당 약 130ml의 속도로 혈장에서 EDTA를 완전하게 배출시킨다. 이는 평균 체중의 젊고 건강한 남자의 정상적인 사구체 여과율(크레아티닌 제거율)이다. 이러한 속도로 1회 EDTA 투여량의 50%가 45분 안에 제거되며 두 시간 후에는 75%가 배출된다. 킬레이션 치료의 목적은 세 시간 동안 EDTA의 치료 농도로 인체 내 세포를 씻어내는 것이다. 세 시간 동안 EDTA를 일정한 속도로 지속적으로 주입함으로써 배뇨를 통해 빠르게 소실되는 것을 상쇄시킨다. 수십 년간의 경험을 토대로 체중 1kg당 50mg의 EDTA를 3시간 동안 주입하면 최적의 효과를 나타난다는 것을 알았으며, 안전한 최대 주입 속도는 16.6mg/min이다.

세포외액의 총 용량은 제지방 체중과 정비례한다. 예를 들어, 평균 72kg인 노인 환자의 혈장과 세포외액의 용량은 9리터이다. EDTA는 100ml/min의 속도로 6리터의 혈액에서는 한 시간 만에 완전하게 제거되며, 4.5리터에서는 45분 만에 사라진다. 따라서 혈중 EDTA의 반감기는 45분이다. 학술 문헌에서 보고된 것으로서 정확하다. 신장이 건강한 환자의 경우에는 처음 EDTA를 세 시간 동안 주입해도 그 절반인 90분 이내에 배출된다. EDTA가 16.6mg/min 속도로 주입되는 경우에는 혈중 농도는 지속적으로 보충된다. 만성 질환 노인 환자에게 자주 나타나는 것처럼, 신장 기능이 손상되어 신장 제거율이 50ml/min까지 감소되는 경우에 혈액 EDTA는 시간당 3리터의 속도로 제거된다. 따라서 동일한 시간 동안 동일한 혈중 농도를 유지하기 위해서는 일반적인 주입 속도의 절반 수준으로 줄어야 한다. 혈중 농도가 과잉되면 신장 여과 능력이 초과되어 신뇨세관이 팽창할 수 있다. 이는 신장 기능의 손상을 유발한다.

산출 방정식을 최초로 유도한 콕크로프트와 갈트는 계산한 크레아티닌과 실제로 측정한 크레아티닌 사이의 상관계수가 0.83이라는 것을 알았다. 비만이나 부종으로 인해 신장 기능이 빠르게 저하되는 환자의 경우에는 콕크로프트-갈트 방정식으로 평가하면 오히려 신장 기능이 과대평가된다. 그러나 계산식에서 LBW를 1.33배하여 체중을 제한하여 이러한 과대평가를 부분적으로 보정할 수 있다.[2, 3]

드물지만 정맥주사 EDTA의 결과로 신장 기능이 심각하게 손상되는 환자의 사례를 보면, 주입하는 동안 혈청 크레아티닌을 주의 깊게 감시해야 한다는 것을 알 수 있다. 기술의 발전으로 의사의 진료실에서 신속하면서도 저렴한 비용으로 크레아티닌 수치를 측정할 수 있게 되었다. 혈청 크레아티닌은 레플리트론Refletron®이나 이와 유사한 건습시약 기구를 사용하여 간편하고 빠르게 측정할 수 있다. 불과 몇 분 이내에 정확한 결과를 확인할 수 있으며 신장 기능이 의심스러운 경우에는 치료 전에 측정해야 한다. 건습시약을 사용할 수 없는 경우에는 카일로마이크론chylomicron을 제거하기 위해 먼저 지방 혈청을 원심 분리시켜야 하며 그렇지 않으면 측정 오류가 발생할 수 있다.

EDTA의 안전성

정맥주사 EDTA는 적합하게 시술된다면 대부분의 다른 처방약과 비교하여 상대적으로 안전하다.[4, 5] 그러나 EDTA가 신장독성의 가능성이 없다고 하는 것은 바람직하지 않다. 일부 환자에게는 신장독성이 상당히 위험하다. 주로 이미 신장 기능이 손상된 노인 환자들의 경우이다.[4-6] 킬레이션 치료 과정에서 혈청 크레아티닌 수치를 면밀하게 살펴봐야 한다. 대부분 환자의 경우에 기존의 신장 손상 정도가 경미하거나 보통 수준이더라도, 위에서 언급한 프로토콜과 같이 환자의 신장 기능을 참작하여 EDTA의 주입 속도를 안전한 수준으로 감소시키거나 치료 간격을 늘린다면, 안전한 치료 효과를 얻을 수 있다. 이와 같이 시술하는 경우, 환자의 혈청 크레아티닌이 3.0mg/dL까지는 안전하다. 크레아티닌 수치가 상승하는데도 EDTA 주입 치료를 지속하면 신장이 점진적으로 손상되어 심지어는 신장 투석까지 해야 할 수도 있다.

EDTA 킬레이션 치료로 인한 부작용으로 신장 투석이 필요했던 환자에 관한 보고서가 발표되었다.[6] 이 환자는 후에 킬레이션으로 치료한 죽상동맥경화증이 현저하게 호전되었으며, 결국에는 신장 기능도 EDTA 시술 전보다 더 좋은 상태로 회복되었다고 보고되었다.

일시적으로 혈청 크레아티닌의 상승으로 인해 EDTA 킬레이션 치료를 보류하는 경우에는, 신장 기능이 애초 수준으로 회복되며, 때로는 더 나은 수준까지 호전된다. 이는 치료의 효과를 나타내는 것이다. 맥도나와 동료들은 킬레이션 환자 383명 가운데 6명은 치료를 시작할 때부터 혈청 크레아티닌이 증가했다고 보고했다. EDTA 주입 치료는 일주일에 한 번 정도 시술되었다. 6명 환자 가운데 혈청 크레아티닌이 증가한 상태에서 치료를 시작한 1명은 치료를 시작한 후에 신장 기능이 상대적으로 빠르게 저하되었다(불과 일주일에 한 번 주입을 하는 경우에도 발생했다). 불과 몇 번의 주입 후에 혈청 크레아티닌 수치는 두 배로 증가했다.[5] 치료는 중단되었으며,

3개월 후 혈청 크레아티닌 수치는 치료 전보다도 정상에 훨씬 더 가까운 수준으로 회복되었다.

주입 치료를 하는 동안 혈청 크레아티닌을 면밀하게 관찰하지 않는 경우에는 환자의 신장 기능이 더욱 심각하게 손상될 수 있다. 노인환자와 죽상동맥경화증화증 환자의 경우, EDTA 킬레이션 치료를 시작할 때부터 신장 기능이 손상된 경우가 많다. 신장 기능의 손상 정도가 경미하거나 보통인 대부분의 환자들을 면밀하게 모니터링 한다면 킬레이션 치료에 내성을 가지고 별 어려움 없이 치료를 감당할 수 있다. 그러나 특정 환자는 뜻하지 않게 EDTA에 민감할 수 있어 몇 번의 주입 치료 후에 혈청 크레아티닌이 일시적으로 저하될 수 있다. 환자가 EDTA 치료로 인한 부작용이 생길지 별 다른 장애 없이 치료를 감내할 수 있는지를 사전에 예측하기는 어렵다. 지속적으로 혈청 크레아티닌을 측정하는 것만이 잠재적인 신장 합병증을 방지할 수 있다. 신장 기능이 손상되어 혈청 크레아티닌이 증가된 환자들은 EDTA 주입 때마다 항상 혈청 크레아티닌을 측정해야 한다.

EDTA에 대한 내성이 적은 것으로 밝혀진 환자들은 치료 간격을 2주 이상 유지해야 한다. 그리고 투여량을 줄이고 네 시간 이상 속도를 줄여 천천히 시술해야 한다.

36. 시간 무제한 샘플의 소변 크레아티닌 수치, 미량 및 유해 원소와 무기물 (1): 공복 배뇨에서 성분의 농도

의학박사 엘머 크랜턴, 박사 젱시안 리우,
위생검시관 아이비 스미스(Ivy M. Smith)*

개요 : 공복 소변 샘플에서 소변 크레아티닌 수치를 검사하여 21개의 미량 및 유해 원소와 무기물을 측정했다. 따라서 24시간 소변을 채취할 필요가 없었다. 샘플의 희석 변화는 혈청 크레아티닌 1mg당 각 원소의 ng나 mg로 표시되는 해당 원소의 농도를 측정하여 보정했다. 그리고 20~30ml의 시간 무제한 공복 소변 샘플을 사용했다. 검사 방법이 간소화되어 환자들도 잘 협조했다. 24시간 소변 채취로 인한 불편함과 오류가 최소화되었다. 도수 분포도로 데이터를 도식화하여 영양 상태와 독성을 평가하기 위한 기준 범위를 설정했다.

서론

이 보고서는 시간 무제한의 공복 소변 샘플을 사용하여 소변 크레아티닌으로 미량 및 독성중금속 그리고 무기물을 측정하는 방법을 설명한다. 검사 방법이 간편하여 환자들도 잘 협조했다. 오염과 부정확한 샘플 채취로 인한 오류는 현저하게 감소했으며 다중 원소, 유도 결합, 아르곤 플라즈마, 광방출 분광계[ICP] 등을 사용하여 비용도 저렴해졌다. 24시간 소변 채취를 하지 않고, 수분 섭취로 인한 소변 희석의 변화를 보정하기 위해 소변 크레아티닌을 사용했다.

미량원소와 무기물 독성과 영양 상태의 타당성을 평가하는 것은

* 젱시안 리우 박사는 이 연구 동안 오메가텍(Omegatech) 연구소의 일반 기술 감독관이었으며 아이비 스미스는 보조 감독관이었다. 미국 영양의학협회(AMNI)의 더글라스, 피츠버그, 펜실베니아 지부에서 이 연구를 지원했다.

어렵고 비용도 많이 든다.[1,2] 모든 성분은 체액과 조직 그리고 체내 기관에서 고유의 분포도를 나타낸다. 성분의 농도는 체액에서는 하루 동안 그리고 고형 조직에서는 더욱 긴 시간 동안 폭넓게 변화한다. 체액과 조직에서 성분의 농도를 변화시키는 요인으로는 식이 섭취량, 영양 보충, 대기, 환경과 산업적 노출, 물리적 활동 등이 있다.

다른 체내 분획에서 상대적인 농도는 시간과 각 성분에 따라 다르게 변화한다. 노출 시간에 따라 효과가 다르다. 생물학적 샘플에서 극도로 저농도인 미량원소는 최초 샘플 채취 때부터 최종 측정 때까지 전달과 저장을 하는 동안 오염이 되어 오류의 원인이 될 수 있다.

결함이 없는 한 가지 방법으로 금속 성분의 타당성과 독성을 평가할 수 있는 임상 시험 방법은 없다. 각 시험 방법들은 고유의 약점과 장점 그리고 오류의 원인을 안고 있으며 이는 각 개별 성분에 따라 다르다. 식이 섭취와 의료 기록 그리고 직업적 배경 등은 신체 검사와 컴퓨터 식이 분석과 더불어 유용하지만 그 자체만으로는 평가의 신뢰성을 보장할 수 없다.

가장 정확한 방법은 전혈, 적혈구, 백혈구, 혈청, 혈장, 소변, 모발, 조갑, 조직 등을 포함하는 다양한 샘플에 대한 다중 검사를 실시하는 것이다. 많은 검사 방법들은 샘플 채취와 측정을 하기가 어렵고 비용이 많이 들기 때문에 실용성이 제한된다. 이 보고서에서 설명한 방법은 비교적 저렴하게 다양한 많은 성분에 대한 데이터를 확보할 수 있으며 환자와 의사 모두에게 쉽고 편리하다.

금속 성분에 대한 소변 검사를 하는 경우에 24시간 샘플을 채취하여 하루 동안 희석의 변화에 대한 보정을 하는 것이 관례적이었다. 시간적 제한을 두고 단시간 동안 채취하는 방법도 사용되었지만 정확성이 떨어졌다. 각 성분의 일일 mcg나 mg로 절대적인 배출량을 측정함으로써 24시간 동안 용액의 균형을 유지하려는 희석 변화로 인한 오차의 평균을 구할 수 있다. 24시간 샘플로는 식이 섭취, 영양 보충, 직업적 노출 등에 의한 급속한 일일 변화의 평균도 구할 수 있다. 그러나 일일 변화로 인해 24시간 측정 결과도 달라진다.

24시간 소변 채취의 가장 중대한 제한 사항은 환자의 비협조이다. 외래 진료 환경에서는 24시간 샘플을 지속적으로 정확하게 채취할 수가 없다. 주로 외피, 침전물, 질 분비액, 생리혈, 땀, 샘플 용기 등에 의해 샘플이 오염될 수 있다. 배뇨하는 동안 소변이 소실되기도 하고 항상 배뇨 가능 상태를 유지할 수도 없다. 24시간 동안 다양한 배뇨에서 채취함으로써 오염으로 인한 오류도 가중된다. 여성 환자들은 일반적인 용기에 배뇨하는데 어려움이 있어서 입구가 넓은 용기를 사용하다보니 오염이 증가한다. 환자들은 불편하고 비위생적이기 때문에 항상 커다란 소변 채취 용기를 가까이에 두고 있기를 꺼려한다. 사전에 자세한 지침을 세밀하게 안내했다 하더라도 샘플을 가지고 올 때면 다시 질문하며 24시간 동안 정확하게 지속적으로 소변을 채취하기가 어렵다고 말한다.

소변 검사는 혈액 검사보다는 편리하고 비용도 더 저렴하다. 전혈, 적혈구, 혈장, 혈청 등은 모두 점성이 강해 산성으로 증해하지 않고는 분무하거나 측정할 수가 없어서 측정하기 전에 샘플을 희석한다. 소변은 점성이 없으며 증해나 희석을 하지 않고도 정확하게 검사를 할 수 있다. 비용이 저렴한 ICP와 같은 기구를 사용하여 한 번으로 소변의 다양한 저농도 성분들을 정확하게 측정할 수 있다. 혈액의 저농도 성분을 측정하려면 증해와 희석이 필요하기 때문에 원자흡수분광계AA와 같은 다른 종류의 기구를 사용하여 동일한 감도로 각 성분에 대한 개별검사가 필요하다. 각 성분에 대한 개별검사 비용은 민감도가 적은 다중 성분 ICP를 사용하여 20개 이상의 다양한 성분을 측정하는 비용과 같거나 더 많이 들 수 있다.

계통 순환에서 무기물과 미량원소는 신장 사구체를 통해 지속적으로 여과된 후 신장 집합관으로 들어가 최종적으로는 배뇨를 위해 방광으로 유입된다. 신뇨세관의 흡수와 배출을 통해 혈액과 소변 간의 균형을 유지한다. 계통 순환의 금속 원소는 체세포와 조직에서 평형을 유지한다. 따라서 소변의 미량원소와 무기물은 체내의 이러한 원소의 농도를 나타낼 수 있다.

소변 크레아티닌 밀리그램당 마이크로그램, 나노그램 등으로 성분을 측정함으로써 24시간 소변 샘플을 채취하지 않고도 임상적으로 유의한 데이터를 구할 수 있다.[3] 공복의 아침 첫 소변을 검사하여 하루 동안 변화를 최소화시킴으로써 체내 축적량을 더욱 정확하게 측정할 수 있다.

방법과 결과

탈이온수로 꼼꼼하게 산성 세척을 한 용기에 20~30ml 정도인 시간 무제한 소변 샘플을 채취한 후 오염을 방지하기 위해 덮개를 씌운다. 여성 환자들에게는 산성 세척한 입구가 넓은 용기를 별도로 제공한다. 크레아티닌의 박테리아 분해 작용을 방지하기 위해 소량의 톨루올toluol을 첨가했다. 소변이나 용기 어느 것도 오염되지 않은 깨끗한 샘플을 채취하기 위해 채취 방법을 지시받은 환자만이 용기를 취급할 수 있도록 제한했다. 최근의 영양 섭취와 보충의 효과를 배제하기 위해 아침 일찍 공복에 첫 샘플을 채취했다. 채취 전 12시간 동안은 수분 섭취를 제한하기 때문에 소변은 더욱 농축되어 저농도 성분을 더욱 정확하게 측정할 수 있다.

건강한 지원자 63명의 공복과 비공복 소변에서 21가지 원소를 측정했다. 동일한 사람에 대해 하루 중 다른 여건과 다른 시간대에서 다중 샘플을 채취하여 성분의 농도를 비교했다. 공복의 샘플에서 측정한 농도는 비교적 일정하게 나타났다. 비공복 샘플의 성분은 채취 당일과 식이 섭취, 영양 보충 그리고 환경적 노출 등의 변화에 따라 상당히 다르게 나타났다. 따라서 공복 소변 샘플이 현재 체내 축적량을 더욱 일관되게 반영하는 신뢰성 있는 척도로 나타났다.

건강한 지원자 63명의 준비 조사에 이어서 아래의 그림에 나와 있는 전체 피험자 204명의 데이터를 도출하기 위해 선임 연구자들은 임상 실무에서 환자들의 소변을 일률적으로 채취했다.

환자들에게 수분 섭취를 제한하여 소변을 농축시킬 수 있도록 교육하여 저농도 성분의 민감도와 정확도를 개선했으며, 이로 인해 이러한 소변의 성분 농도도 증가했다. 측정 기구의 탐지 범위에 맞추어 저농도 요소의 농도를 증가시킴에 따라 정확도가 개선되었다. 그렇지 않으면 성분의 농도가 탐지 범위에 미치지 못해 측정될 수가 없었다.

실험실에서도 샘플을 농축할 수 있지만 비용이 많이 들고 오류가 발생할 가능성도 커진다. 환자 스스로 수분 섭취를 제한하여 소변을 농축시키는 것이 더욱 실용적이다. 채취 전날 저녁부터 검사 샘플을 채취할 때까지 수분을 섭취하지 않을 경우에 최상의 결과를 얻었다. 아침의 첫 배뇨를 배제하고 여전히 공복 상태에서 그다음의 배뇨를 채취하는 경우에 농도가 더욱 커진다. 수분을 섭취하지 않으면 상대적인 탈수가 증가하여 소변은 더욱 농축된다.

많은 성분들은 이보다 더욱 많이 희석된 소변에서도 측정될 수 있지만, 크레아티닌이 100mg/dL 이상으로 소변이 충분히 농축된 경우에 ICP로 저 농도 성분을 측정하면 최상의 결과를 얻을 수 있다. 위에서 설명했듯이 저농도 용액의 한계 때문에 대부분 환자의 경우 공복 소변 크레아티닌이 100mg/dL 이상까지 증가할 수 있다. 따라서 ICP를 사용하여 많은 저농도 미량원소들을 저렴하게 측정할 수 있다.

때로는 환자들에게 집에서 소변 샘플을 채취하여 다음번에 병원으로 가지고 오거나 우편으로 보내도록 지시하기도 한다. 그리고 소변 샘플 용기와 안내서도 환자에게 우편으로 발송하기도 한다. 먼 거리에서도 샘플을 편리하게 채집할 수 있는 이러한 방법은 혈액 검사의 경우에는 불가능하다.

범례

UCp = 콕크로프트-갈트 계산식으로 산출한 소변 크레아티닌, mg/kg

CF = 보정계수

UCm = 실제 측정한 소변 크레아티닌, mg/dL

age = 연령

TEm = 실제 측정한 미량원소, mcg/dL 또는 ng/dL

TEr = 크레아티닌으로 표시한 미량원소, ng/mg

$$UCP = 28 - (0.2 \times age)$$

$$CF = \frac{24}{28 - (0.2 \times age)}$$

그리고 CF를 사용하여 결과를 계산한다.

$$TEr = \frac{TEm}{UCm \times CF}$$

소변 크레아티닌의 배출(mg/min)은 비교적 일정하며 일일 배출량을 예측할 수 있다. 소변 크레아티닌은 노화에 따라 예측 가능한 속도로 감소한다.[4] 콕크로프트-갈트의 공식을 사용하여 노화에 따른 소변 크레아티닌의 변화에 대한 보정계수를 도출했다.

CF는 20세에서는 동일하며 나이에 따라 UCp에 반비례한다. 이러한 보정계수를 사용함으로써 모든 연령의 환자에게 적용되는 더욱 한정적이면서 유의한 단일 기준 범위를 설정할 수 있다.[4]

미량원소 배출은 체중 변화와 성별에 따른 소변 크레아티닌에 정비례한다. 따라서 최종 보고서를 해석할 때에는 연령과 성별은 고려하지 않았다. 소변 1dL당 미량원소와 크레아티닌을 측정했으며 소변 양의 단위는 계산하면서 상쇄되었다.

이러한 방법의 임상적인 타당성을 입증하기 위해 정맥주사 EDTA의 유발 치료를 실시했으며 EDTA 전후에 즉시 소변 샘플을 채취하여 금속 성분을 측정했다. 정맥주사 EDTA를 주입하는 경우에 운반체 용액의 용액 부하와 EDTA의 이뇨 효과로 인해 소변이 빠르게 희석될 수 있다. 동일한 조건에서 채취된 24시간 소변 샘플에서도 EDTA로 인해 소변에서 일부 금속 양이온의 배출량이 대량 증가했지만 인과 같은 다른 요소의 배출에 대해서는 유의한 효과가 나타나지 않았다.[5] 소변 샘플에서는 EDTA 주입 후에 소변 크레아티닌에서 아연, 망간, 철 등의 배출량이 크게 증가한 것으로 나타났지만 인, 크롬, 몰리브덴 등은 비교적 일정하게 남아 있었다. 결과는 표 1에 나와 있다.

표 1

EDTA 주입 후 소변 농도의 평균 증가율		
원소	소변 크레아티닌 1mg당	
P	36%	(0.36×증가량)
Cr	27%	(0.27×증가량)
Mo	20%	(0.20×증가량)
Mn	12,600%	(126×증가량)
Zn	6,170%	(61.76×증가량)
Fe	5,530%	(55.3×증가량)

체중 1kg당 EDTA 25~50mg의 정맥주사 주입 전후에 즉시 채취한 동일한 환자의 소변을 복수 측정하여 평균 증가율을 계산했다. 환자 104명에 대해 복수로 측정했다. 정맥주사 EDTA 전후에 ICP를 사용하여 측정하는 경우 탐지 범위 내에 있는 성분의 농도만 포함했다.

킬레이트 원소 Fe, Zn, Mn 등은 EDTA 주입 후 55배~126배(5,530~12,600% 증가)까지 증가했다. 상대적으로 비킬레이트 원소인 Mo, Cr, P 등은 EDTA 치료 전 기본값의 0.36배 이하였다(20~30%). EDTA 전후에 채취한 24시간 소변 샘플에서도 비슷한 결과를 얻었기 때문에 이는 간단하면서도 타당한 방법이다. EDTA 후에 측정한 P, Cr, Mo의 증가량도 오차 범위 내에 있었다.

그림 1~21은 환자 204명에 대한 21개 원소의 공복 소변 농도의 도수분포도이다. 63명의 피험자는 건강한 지원자였으며 나머지 피험자들은 진료를 위해 선임 연구자들의 진료실을 방문한 새로운 환

자들이었다. 데이터 가운데 1% 미만 정도만 전반적인 결과 양상과 매우 다르게 나타났기 때문에 이상치로서 통계 산출에서 제외했다. 각 성분 원소에 대한 이러한 이상치의 숫자는 샘플 좌표의 전체 수(n=x)에 대한 양으로 표시했으며 204개 미만이다. 미량원소 농도가 ICP 기기의 탐지 범위[D.L.] 아래에 있는 경우에는 결과는 탐지 한계의 좌표로 표시했다.

농도가 매우 낮은 원소인 수은과 바나듐에 대해 거의 모든 소변 샘플은 ICO 탐지 범위나 아래에 있었으며, 독성이 탐지 한계선 위로 증가해야 임상적으로 해석을 할 수 있다. 그림 13과 20의 수은과 바나듐 도수 분포도는 샘플 간의 크레아티닌 변화만을 나타내는데 이는 크레아티닌 1mg당 원소 ng로 표시된 탐지 범위에 영향을 미쳤기 때문이다. 이 방법은 수은과 바나듐의 측정에서 중대한 결함이 있을 수 있으며 여기에서는 결함이 있더라도 명백하게 독성이 증가하는 결과만을 포함했다. 그리고 비용을 더 들이지 않고도 이렇게 측정할 수 있다.

논의

24시간 소변 샘플을 채취하지 않고도 이러한 간소화된 방법으로 설정한 기준 범위는 임상적으로 타당하다고 해석할 수 있다. EDTA 전후에 즉시 측정한 결과에서는 이 방법이 소변 농축의 많은 변화를 잘 보정한다고 나타낸다.

임상의들에게 결과가 보고되는 경우에 그림 1~21까지에서 좌표로 표시된 데이터로 기준 범위를 도출할 수 있다. 발표된 학술 문헌에서 이러한 많은 샘플과 함께 실험실의 연구 경험에 대한 24시간 배

그림 1

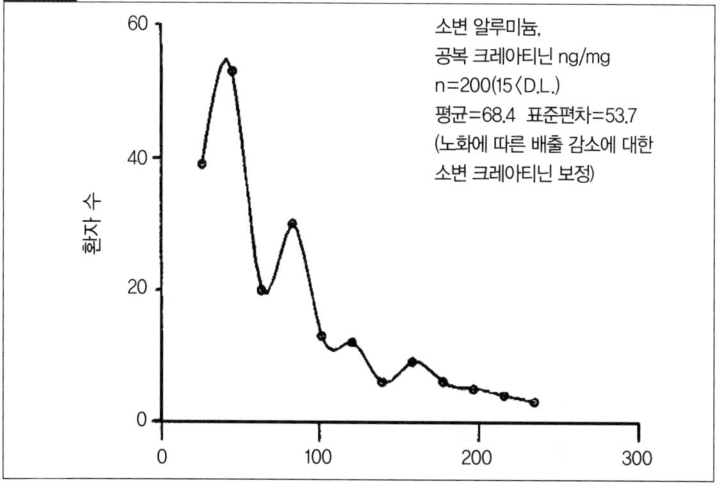

소변 알루미늄,
공복 크레아티닌 ng/mg
n=200(15〈D.L.)
평균=68.4 표준편차=53.7
(노화에 따른 배출 감소에 대한
소변 크레아티닌 보정)
환자 수
60
40
20
0
0
100
200
300

그림 2

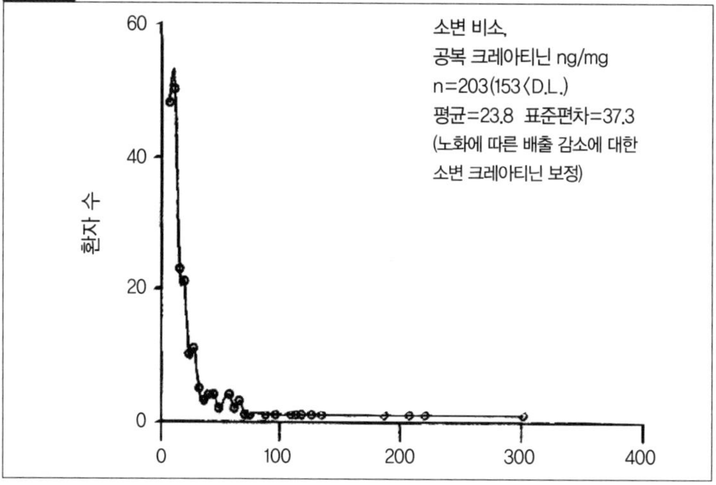

소변 비소,
공복 크레아티닌 ng/mg
n=203(153〈D.L.)
평균=23.8 표준편차=37.3
(노화에 따른 배출 감소에 대한
소변 크레아티닌 보정)
환자 수
60
40
20
0
0
100
200
300
400

그림 3

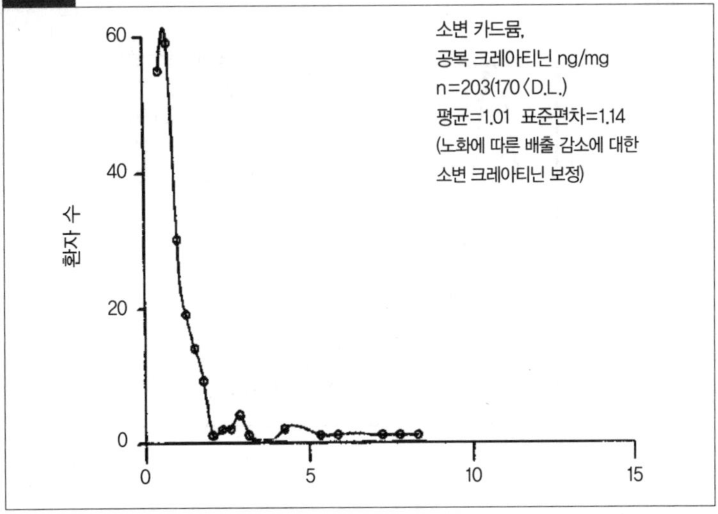
소변 카드뮴,
공복 크레아티닌 ng/mg
n=203(170〈D.L.)
평균=1.01 표준편차=1.14
(노화에 따른 배출 감소에 대한
소변 크레아티닌 보정)
환자 수
60
40
20
0
0
5
10
15

그림 4

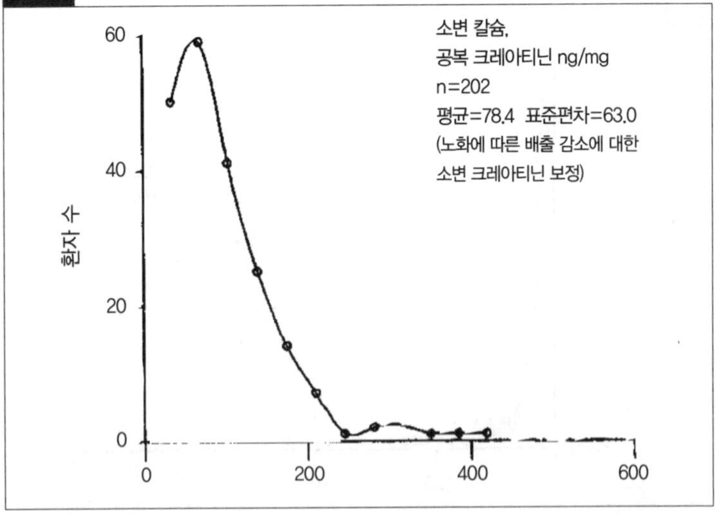
소변 칼슘,
공복 크레아티닌 ng/mg
n=202
평균=78.4 표준편차=63.0
(노화에 따른 배출 감소에 대한
소변 크레아티닌 보정)
환자 수
60
40
20
0
0
200
400
600

그림 5

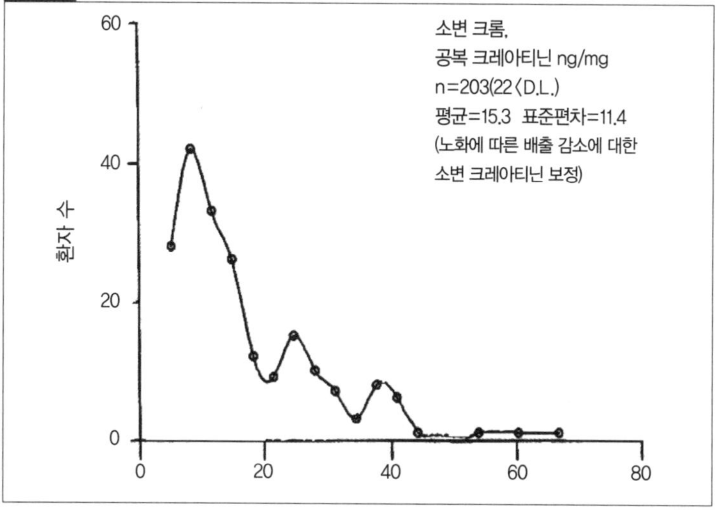

60
40
20
0
환자 수
0
20
40
60
80
소변 크롬,
공복 크레아티닌 ng/mg
n=203(22 〈D.L.)
평균=15.3 표준편차=11.4
(노화에 따른 배출 감소에 대한
소변 크레아티닌 보정)

그림 6

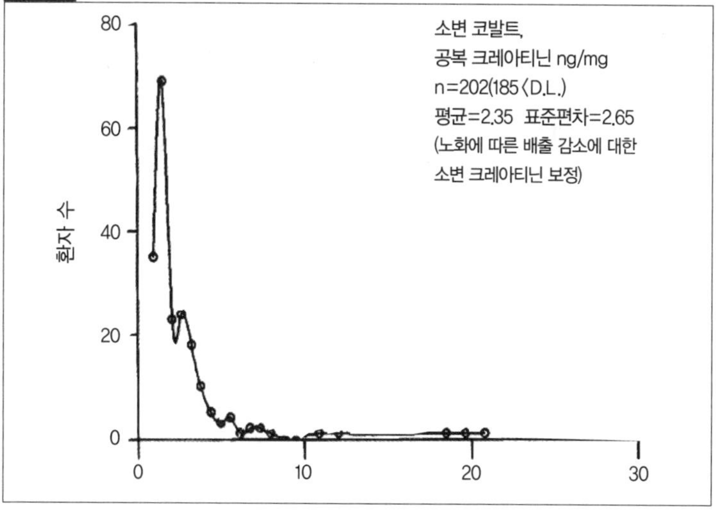

80
60
40
20
0
환자 수
0
10
20
30
소변 코발트,
공복 크레아티닌 ng/mg
n=202(185 〈D.L.)
평균=2.35 표준편차=2.65
(노화에 따른 배출 감소에 대한
소변 크레아티닌 보정)

그림 7

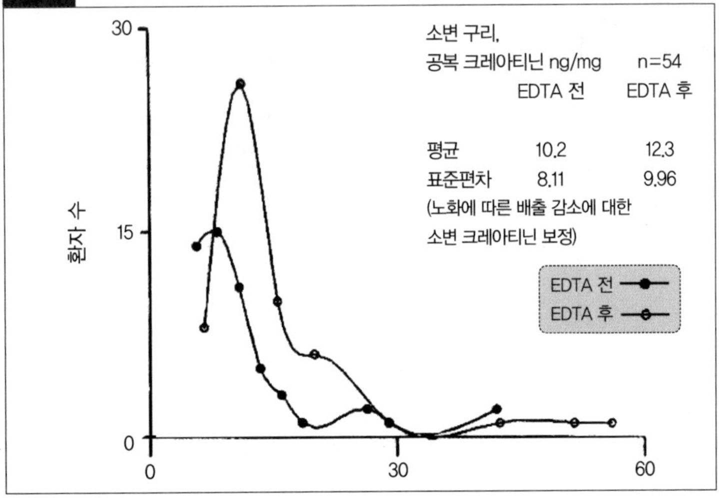
소변 구리,
공복 크레아티닌 ng/mg n=54
EDTA 전 EDTA 후
평균 10.2 12.3
표준편차 8.11 9.96
(노화에 따른 배출 감소에 대한
소변 크레아티닌 보정)
EDTA 전
EDTA 후
환자 수
30
15
0
0
30
60

그림 8

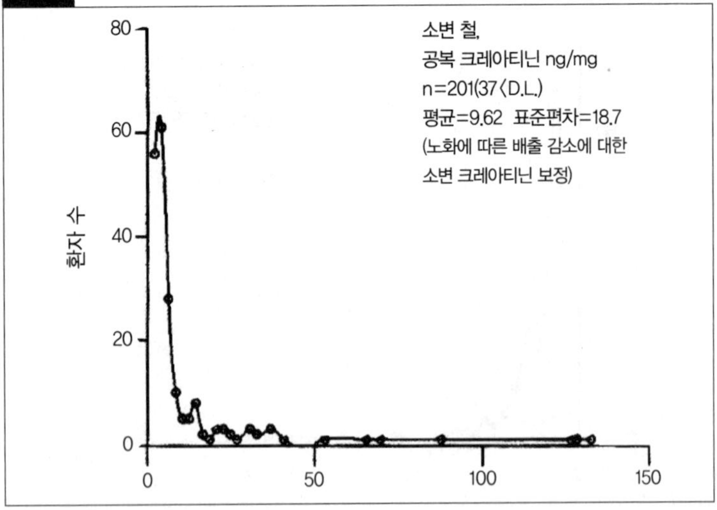
소변 철,
공복 크레아티닌 ng/mg
n=201(37<D.L.)
평균=9.62 표준편차=18.7
(노화에 따른 배출 감소에 대한
소변 크레아티닌 보정)
환자 수
80
60
40
20
0
0
50
100
150

그림 9

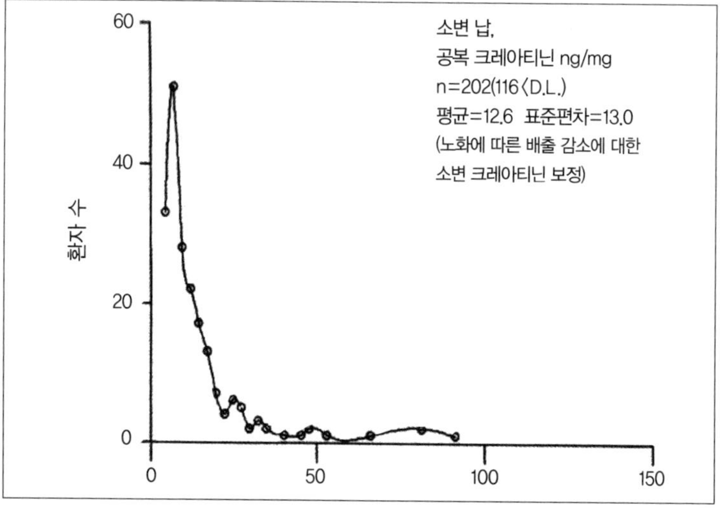
소변 납,
공복 크레아티닌 ng/mg
n=202(116〈D.L.)
평균=12.6 표준편차=13.0
(노화에 따른 배출 감소에 대한
소변 크레아티닌 보정)
환자 수
60
40
20
0
0
50
100
150

그림 10

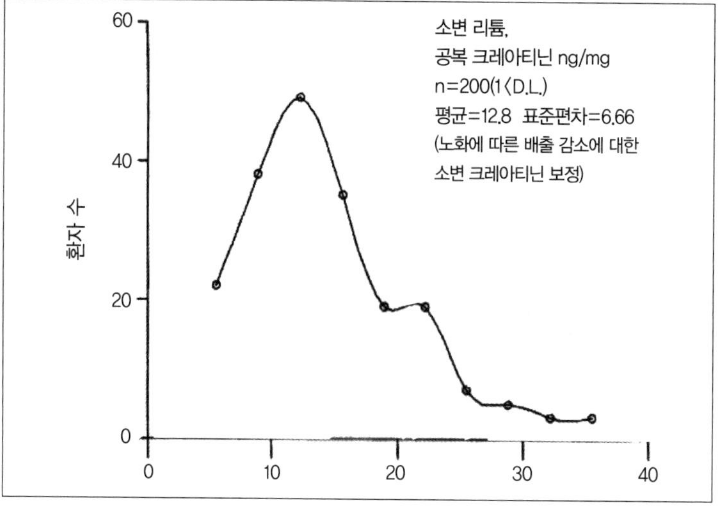
소변 리튬,
공복 크레아티닌 ng/mg
n=200(1〈D.L.)
평균=12.8 표준편차=6.66
(노화에 따른 배출 감소에 대한
소변 크레아티닌 보정)
환자 수
60
40
20
0
0
10
20
30
40

그림 11

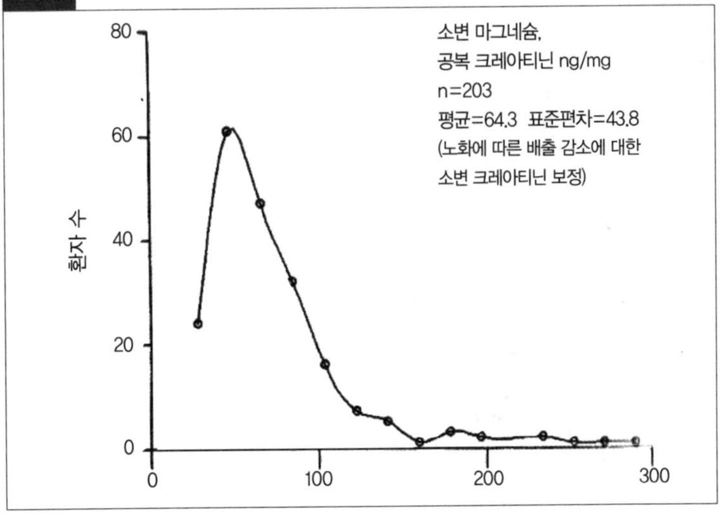
80
60
40
20
0
환자 수
0
100
200
300
소변 마그네슘,
공복 크레아티닌 ng/mg
n=203
평균=64.3 표준편차=43.8
(노화에 따른 배출 감소에 대한
소변 크레아티닌 보정)

그림 12

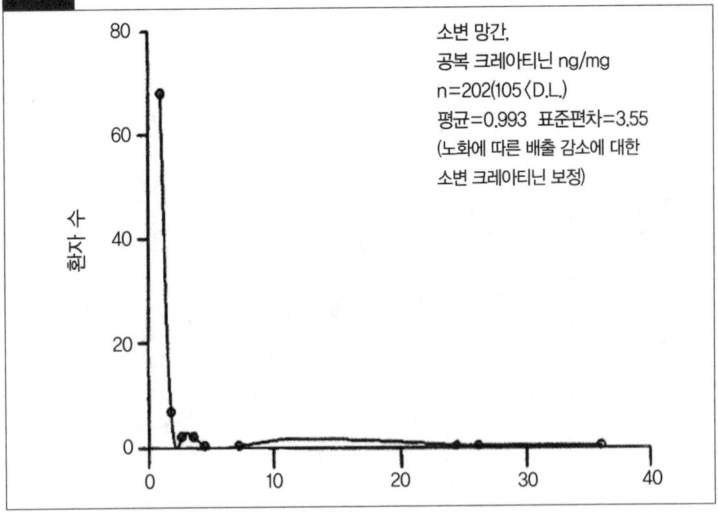
80
60
40
20
0
환자 수
0
10
20
30
40
소변 망간,
공복 크레아티닌 ng/mg
n=202(105〈D.L.)
평균=0.993 표준편차=3.55
(노화에 따른 배출 감소에 대한
소변 크레아티닌 보정)

그림 13

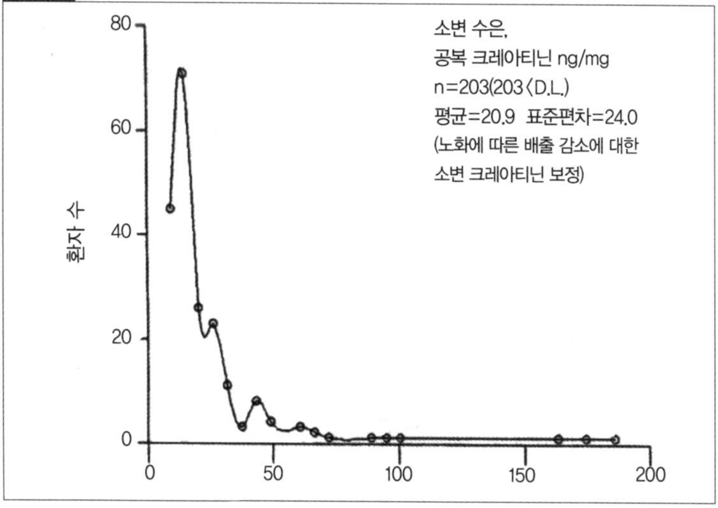
80
60
40
20
0
환자 수
0
50
100
150
200
소변 수은,
공복 크레아티닌 ng/mg
n=203(203〈D.L.)
평균=20.9 표준편차=24.0
(노화에 따른 배출 감소에 대한
소변 크레아티닌 보정)

그림 14

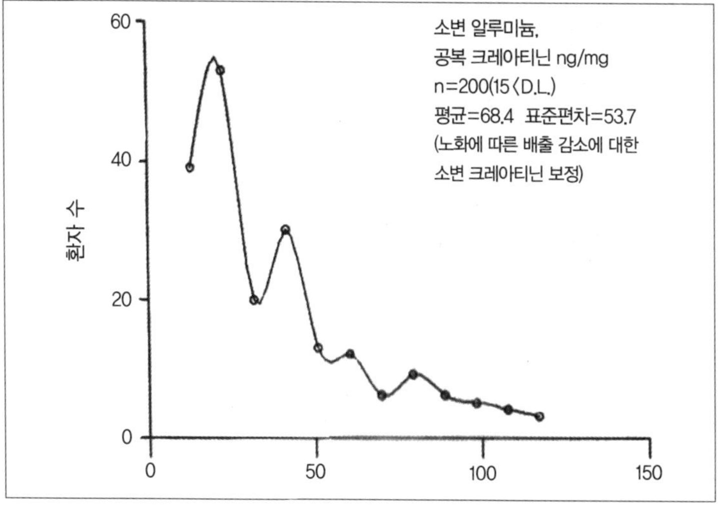
60
40
20
0
환자 수
0
50
100
150
소변 알루미늄,
공복 크레아티닌 ng/mg
n=200(15〈D.L.)
평균=68.4 표준편차=53.7
(노화에 따른 배출 감소에 대한
소변 크레아티닌 보정)

그림 15

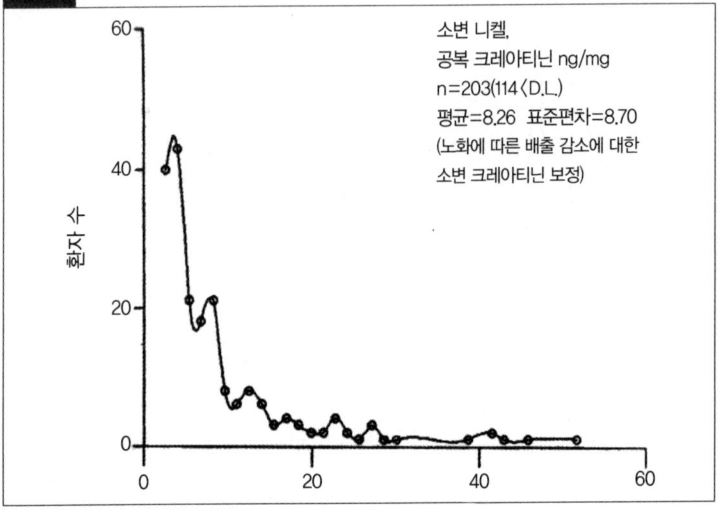
소변 니켈,
공복 크레아티닌 ng/mg
n=203(114〈D.L.)
평균=8.26 표준편차=8.70
(노화에 따른 배출 감소에 대한
소변 크레아티닌 보정)
환자 수
60
40
20
0
0
20
40
60

그림 16

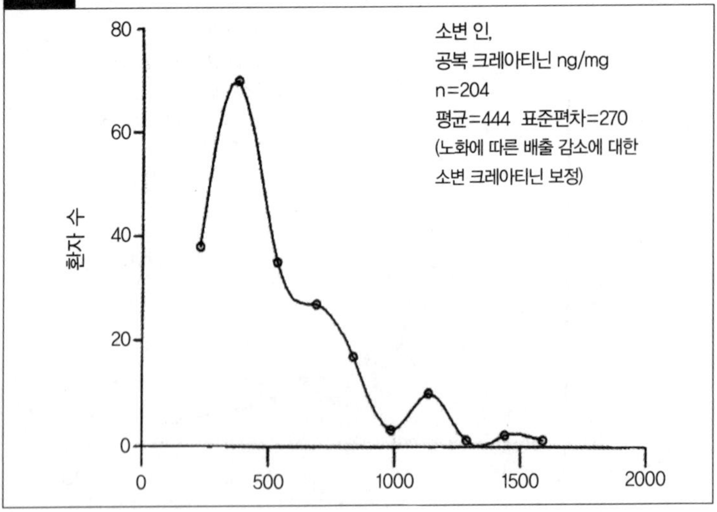
소변 인,
공복 크레아티닌 ng/mg
n=204
평균=444 표준편차=270
(노화에 따른 배출 감소에 대한
소변 크레아티닌 보정)
환자 수
80
60
40
20
0
0
500
1000
1500
2000

그림 17

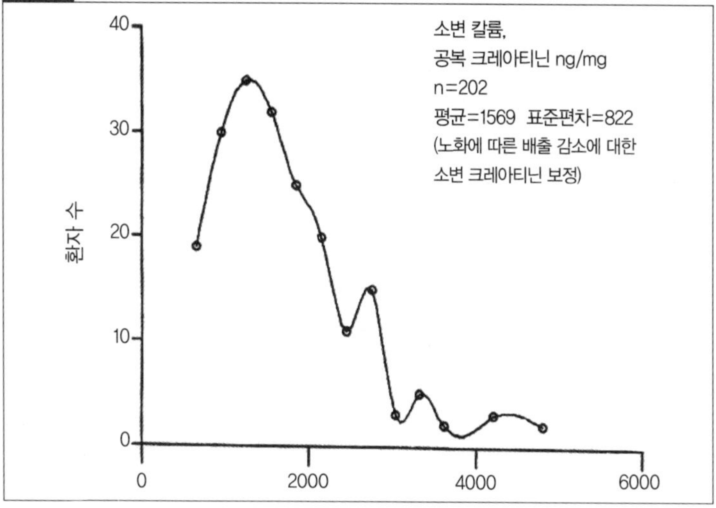
40
30
20
10
0
환자 수
0
2000
4000
6000
소변 칼륨,
공복 크레아티닌 ng/mg
n=202
평균=1569 표준편차=822
(노화에 따른 배출 감소에 대한
소변 크레아티닌 보정)

그림 18

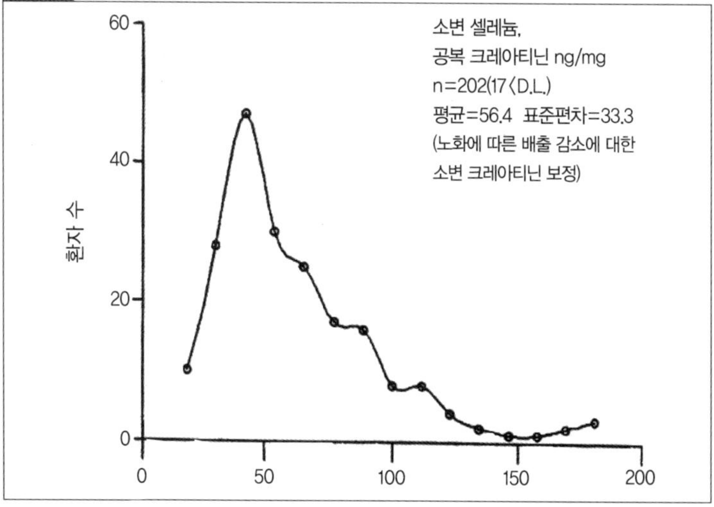
60
40
20
0
환자 수
0
50
100
150
200
소변 셀레늄,
공복 크레아티닌 ng/mg
n=202(17〈D.L.)
평균=56.4 표준편차=33.3
(노화에 따른 배출 감소에 대한
소변 크레아티닌 보정)

그림 19

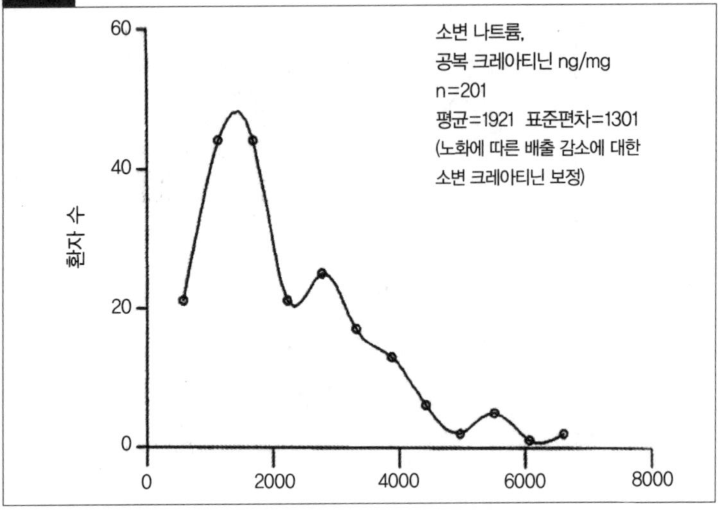
소변 나트륨,
공복 크레아티닌 ng/mg
n=201
평균=1921 표준편차=1301
(노화에 따른 배출 감소에 대한
소변 크레아티닌 보정)
환자 수
60
40
20
0
0
2000
4000
6000
8000

그림 20

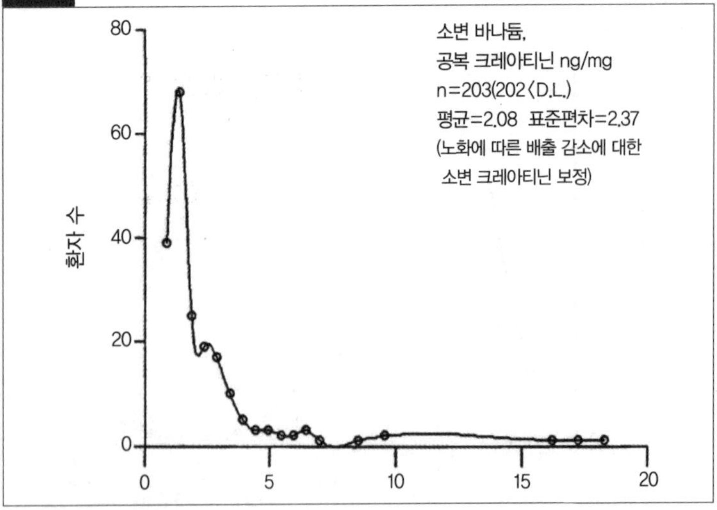
소변 바나듐,
공복 크레아티닌 ng/mg
n=203(202〈D.L.)
평균=2.08 표준편차=2.37
(노화에 따른 배출 감소에 대한
소변 크레아티닌 보정)
환자 수
80
60
40
20
0
0
5
10
15
20

그림 21

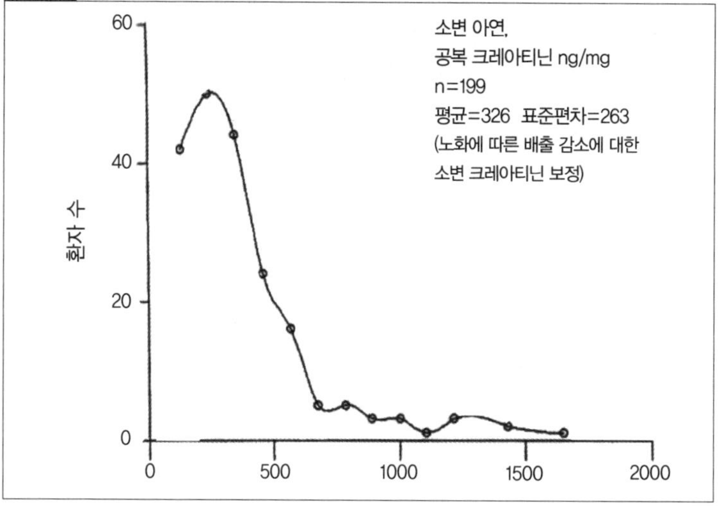

뇨 데이터를 얻을 수 있는 경우에는 기준 범위의 상한과 하한을 결정하는 데 이를 고려해야 한다.[2, 6-10] 이러한 발표된 데이터가 없는 경우에 기준 범위는 국제임상화학협회IFCC에서 권장하는 것처럼 최저 2.5 백분위수에서 최고 97백분위수까지 백분율 간격 내에 있도록 기준을 설정할 수 있다.[11] 측정된 원소에 대한 좌표는 가우스의 정규분포를 따르지 않기 때문에 표준편차보다는 백분위수를 사용해야 한다.

다음 절에서는 대규모 환자에 대한 유발적인 EDTA 주입 전후에 복수 측정으로 구한 19개 성분의 데이터를 살펴본다.

37. 시간 무제한 샘플의 소변 크레아티닌 수치, 미량 및 유해 원소와 무기물 (2): 정맥주사 EDTA로 유발된 증가

의학박사 엘머 크랜턴, 박사 젱시안 리우, 위생검시관 아이비 스미스

개요 : 비타민 보충 마그네슘 이나트륨 EDTA의 정맥주사 주입 전후에 킬레이션 환자 104명의 소변을 채취하여 소변 크레아티닌으로 19개의 미량 및 유해 원소와 무기물을 측정했다. EDTA는 이 책에서 밝힌 ACAM 프로토콜에 따라 시술되었다. 소변의 희석 변화는 소변 크레아티닌 1mg당 각 원소의 농도를 측정하여 보정했다. 앞 절에 게재한 이 연구의 1부에서 이 방법을 자세하게 설명했다. 이 방법 때문에 24시간 소변 샘플을 채취할 필요가 없게 되었다. 데이터는 도표분포도상에 좌표로 표시했으며 결과도 EDTA로 유발된 각 성분 배출량의 절대적인 증가율로 도식화했다. 유발 배출량도 체내 축적량에 대해 계산하여 도식화했다. 이러한 데이터로 EDTA 킬레이션 요법이 인체에 미치는 전반적인 효과를 이해하기가 용이하다. 영양 보충의 타당성과 금속 원소의 독성에 대한 임상적인 평가를 강화하는 법을 제시한다.

이 보고서는 앞 절에서 설명한 이 연구의 1부에 이어지는 후속편이다. 이론적으로 고려해야 할 동일한 사항과 방법은 여기서 되풀이하지 않는다.

정맥주사 EDTA는 강력한 킬레이트제인 다원자가 양이온이다. 정맥주사로 주입되는 EDTA는 각 분자와 결합하는 금속 양이온을 제외하고 배뇨를 통해 그대로 신속하게 배출된다. 배뇨를 통해 금속 이온을 제거하는 것을 제외하고 EDTA는 체내에서 다른 물질대사 작용을 하지 않는다. 따라서 이 보고서의 데이터는 체내로 주입된 EDTA의 전반적인 효과를 더 잘 이해할 수 있게 한다.

EDTA로 유발되는 경우에 소변에서 킬레이트 금속의 증가량을 측정하여 각 킬레이트 결합 원소의 체내 함유량을 더욱 잘 평가할 수 있다.[1] EDTA 없이 측정한 소변 검사보다는 EDTA 킬레이션 작용을 통해 각 원소의 체내 함유량을 더 자세하게 알 수 있다.

방법과 결과

이 연구를 위해 선임 연구자들의 임상 실무에서 104명의 킬레이션 환자들을 선정했다. EDTA 킬레이션 요법은 이 책에서 설명한 ACAM 프로토콜에 따라 시술했다. EDTA는 체중 1kg당 25~50mg의 투여량으로 서너 시간 동안 주입했다.

EDTA 주입 직전과 직후 그리고 주입 시 최종 30분 동안에 채취한 20~30ml의 시간 무제한 소변 샘플에서 19개의 다양한 금속 원소를 측정했다.

EDTA 킬레이션 요법으로 유발되는 금속 원소 19개 소변 농도의 절대적 및 상대적 증가량을 계산했다. 이전의 연구와는 달리 공복 샘플을 채취할 필요가 없었다. EDTA는 일반적으로 공복 환자에게는 시술하지 않는다. 그러나 이전 10일 이내에 EDTA 주입을 받은 환자는 제외했다.

EDTA 킬레이션 치료 전후에 즉시 각 환자에 대해 복수로 측정하여 평균증가율을 계산했다. 킬레이션 전후에 측정한 모든 데이터의 평균을 비교하여 계산하지는 않았다. 동일한 환자의 치료 전후에 소변 샘플을 복수 측정을 해서 증가율을 계산했다.

표 1~19는 19개 원소의 평균 소변 농도를 나타내며 킬레이션 치료 직전과 직후에 모든 환자에 대해 평균을 산출했다. 표에서는 킬레이션 횟수를 최초 킬레이션 치료 전후와 2회~14회 그리고 14회

이상으로 세분했다. 각 표에서 나타난 증가율은 앞 절에서 설명한 것과 같이 복수 데이터로 계산했다.

표 1

소변 알루미늄							
		소변 크레아티닌 ng/mg					
		킬레이션 전 즉시		킬레이션 후 즉시		평균 증가율(%)	
킬레이션 횟수	환자 수 N	평균	표준편차	평균	표준편차	평균	표준편차
킬레이션 전	86	49.4	39.9				
총 킬레이션	86			113.8	93.9	208	258
첫 킬레이션	86			112.8	95.5	179	201
킬레이션 2~14회	6			148.6	111.5	441	567
14회 이상	5			87.0	20.0	370	367

$$\text{*평균증가율} = \frac{\sum \frac{\text{킬레이션 후} - \text{킬레이션 전}}{\text{킬레이션 전}}}{N} \times 100\%$$

표 2

소변 비소							
		소변 크레아티닌 ng/mg					
		킬레이션 전 즉시		킬레이션 후 즉시		평균 증가율(%)	
킬레이션 횟수	환자 수 N	평균	표준편차	평균	표준편차	평균	표준편차
킬레이션 전	11	144.8	212.9				
총 킬레이션	11			74.0	54.6	32	155
첫 킬레이션	11			68.5	34.0	11	45
킬레이션 2~14회	6			80.6	76.9	57	236
14회 이상	5			–	–	–	–

$$\text{*평균증가율} = \frac{\sum \frac{\text{킬레이션 후} - \text{킬레이션 전}}{\text{킬레이션 전}}}{N} \times 100\%$$

표 3

소변 카드뮴							
		소변 크레아티닌 ng/mg					
		킬레이션 전 즉시		킬레이션 후 즉시		평균 증가율(%)	
킬레이션 횟수	환자 수 N	평균	표준편차	평균	표준편차	평균	표준편차
킬레이션 전	25	1.76	2.59				
총 킬레이션	25			4.45	4.41	394	740
첫 킬레이션	25			3.42	2.32	264	168
킬레이션 2~14회	3			6.04	4.78	164	396
14회 이상	1			21.3	–	3820	–

$$*\text{평균증가율} = \frac{\sum \frac{\text{킬레이션 후} - \text{킬레이션 전}}{\text{킬레이션 전}}}{N} \times 100\%$$

표 4

소변 칼슘							
		소변 크레아티닌 ng/mg					
		킬레이션 전 즉시		킬레이션 후 즉시		평균 증가율(%)	
킬레이션 횟수	환자 수 N	평균	표준편차	평균	표준편차	평균	표준편차
킬레이션 전	104	117.7					
총 킬레이션	104			413.6	236.4	923	1319
첫 킬레이션	86			374.8	216.5	856	1125
킬레이션 2~14회	12			586.7	248.1	1655	2046
14회 이상	6			623.3	262.7	1655	204

$$*\text{평균증가율} = \frac{\sum \frac{\text{킬레이션 후} - \text{킬레이션 전}}{\text{킬레이션 전}}}{N} \times 100\%$$

표 5

소변 크롬							
		소변 크레아티닌 ng/mg					
		킬레이션 전 즉시		킬레이션 후 즉시		평균 증가율(%)	
킬레이션 횟수	환자 수 N	평균	표준편차	평균	표준편차	평균	표준편차
킬레이션 전	51	9.83	4.92				
총 킬레이션	51			10.7	3.88	27	58
첫 킬레이션	44			10.7	3.88	30	58
킬레이션 2~14회	4			13.1	4.41	7	94
14회 이상	3			8.04	1.17	11	43

$$*\text{평균증가율} = \frac{\sum \frac{\text{킬레이션 후} - \text{킬레이션 전}}{\text{킬레이션 전}}}{N} \times 100\%$$

표 6

소변 코발트							
		소변 크레아티닌 ng/mg					
		킬레이션 전 즉시		킬레이션 후 즉시		평균 증가율(%)	
킬레이션 횟수	환자 수 N	평균	표준편차	평균	표준편차	평균	표준편차
킬레이션 전	6	1.69	0.56				
총 킬레이션	6			19.9	19.9	1,126	1,126
첫 킬레이션	6			19.9	19.9	1,126	3,331
킬레이션 2~14회	0			-	-	-	-
14회 이상	0			-	-	-	-

$$*\text{평균증가율} = \frac{\sum \frac{\text{킬레이션 후} - \text{킬레이션 전}}{\text{킬레이션 전}}}{N} \times 100\%$$

표 7

소변 구리							
		소변 크레아티닌 ng/mg					
		킬레이션 전 즉시		킬레이션 후 즉시		평균 증가율(%)	
킬레이션 횟수	환자 수 N	평균	표준편차	평균	표준편차	평균	표준편차
킬레이션 전	54	10.2	8.11				
총 킬레이션	54			12.3	9.96	38	76
첫 킬레이션	49			12.3	10.3	31	66
킬레이션 2~14회	3			16.5	2.34	180	122
14회 이상	2			6.72	1.98	−4	71

$$\text{*평균증가율} = \frac{\sum \dfrac{\text{킬레이션 후} - \text{킬레이션 전}}{\text{킬레이션 전}}}{N} \times 100\%$$

표 8

소변 철							
		소변 크레아티닌 ng/mg					
		킬레이션 전 즉시		킬레이션 후 즉시		평균 증가율(%)	
킬레이션 횟수	환자 수 N	평균	표준편차	평균	표준편차	평균	표준편차
킬레이션 전	96	20.9	43.7				
총 킬레이션	96			290.9	210.5	5,532	5,884
첫 킬레이션	96			253.0	181.3	5,010	5,441
킬레이션 2~14회	12			445.6	250.3	8,243	7,811
14회 이상	5			517.9	272.8	7,281	6,776

$$\text{*평균증가율} = \frac{\sum \dfrac{\text{킬레이션 후} - \text{킬레이션 전}}{\text{킬레이션 전}}}{N} \times 100\%$$

표 9

소변 납							
		소변 크레아티닌 ng/mg					
		킬레이션 전 즉시		킬레이션 후 즉시		평균 증가율(%)	
킬레이션 횟수	환자 수 N	평균	표준편차	평균	표준편차	평균	표준편차
킬레이션 전	21	13.6	15.6				
총 킬레이션	21			61.4	46.8	665	581
첫 킬레이션	19			58.8	43.4	715	587
킬레이션 2~14회	1			151.5	–	362	–
14회 이상	1			20.0	–	22	–

$$*평균증가율 = \frac{\sum \frac{킬레이션\ 후 - 킬레이션\ 전}{킬레이션\ 전}}{N} \times 100\%$$

표 10

소변 리튬							
		소변 크레아티닌 ng/mg					
		킬레이션 전 즉시		킬레이션 후 즉시		평균 증가율(%)	
킬레이션 횟수	환자 수 N	평균	표준편차	평균	표준편차	평균	표준편차
킬레이션 전	101	13.2	10.3				
총 킬레이션	101			16.2	8.31	56	83
첫 킬레이션	83			16.1	8.19	56	75
킬레이션 2~14회	12			16.8	10.4	62	135
14회 이상	6			17.4	6.56	40	69

$$*평균증가율 = \frac{\sum \frac{킬레이션\ 후 - 킬레이션\ 전}{킬레이션\ 전}}{N} \times 100\%$$

표 11

소변 마그네슘							
		소변 크레아티닌 ng/mg					
		킬레이션 전 즉시		킬레이션 후 즉시		평균 증가율(%)	
킬레이션 횟수	환자 수 N	평균	표준편차	평균	표준편차	평균	표준편차
킬레이션 전	104	88.7	133.7				
총 킬레이션	104			237.3	152.3	399	424
첫 킬레이션	104			236.3	160.2	436	450
킬레이션 2~14회	86			240.4	119.3	244	223
14회 이상	6			245.4	100.8	177	101

$$*\text{평균증가율} = \frac{\sum \frac{\text{킬레이션 후} - \text{킬레이션 전}}{\text{킬레이션 전}}}{N} \times 100\%$$

표 12

소변 망간							
		소변 크레아티닌 ng/mg					
		킬레이션 전 즉시		킬레이션 후 즉시		평균 증가율(%)	
킬레이션 횟수	환자 수 N	평균	표준편차	평균	표준편차	평균	표준편차
킬레이션 전	27	3.86	7.69				
총 킬레이션	27			69.5	50.3	12,554	14,097
첫 킬레이션	18			54.5	29.5	15,673	16,003
킬레이션 2~14회	5			90.2	91.7	3,477	3,647
14회 이상	4			111.4	37.4	9,864	6,933

$$*\text{평균증가율} = \frac{\sum \frac{\text{킬레이션 후} - \text{킬레이션 전}}{\text{킬레이션 전}}}{N} \times 100\%$$

표 13

소변 몰리브덴							
		소변 크레아티닌 ng/mg					
		킬레이션 전 즉시		킬레이션 후 즉시		평균 증가율(%)	
킬레이션 횟수	환자 수 N	평균	표준편차	평균	표준편차	평균	표준편차
킬레이션 전	95	28.8	18.5				
총 킬레이션	95			30.7	19.3	20	76
첫 킬레이션	78			30.5	19.8	26	81
킬레이션 2~14회	11			31.3	19.9	−9	37
14회 이상	6			32.2	13.6	−9	36

$$*\text{평균증가율} = \frac{\sum \frac{\text{킬레이션 후} - \text{킬레이션 전}}{\text{킬레이션 전}}}{N} \times 100\%$$

표 14

소변 니켈							
		소변 크레아티닌 ng/mg					
		킬레이션 전 즉시		킬레이션 후 즉시		평균 증가율(%)	
킬레이션 횟수	환자 수 N	평균	표준편차	평균	표준편차	평균	표준편차
킬레이션 전	9	3.99	2.30				
총 킬레이션	9			13.4	9.44	377	552
첫 킬레이션	7			12.7	9.45	242	245
킬레이션 2~14회	2			15.8	12.7	850	1,224
14회 이상	0			–	–	–	–

$$*\text{평균증가율} = \frac{\sum \frac{\text{킬레이션 후} - \text{킬레이션 전}}{\text{킬레이션 전}}}{N} \times 100\%$$

표 15

소변 인							
		소변 크레아티닌 ng/mg					
		킬레이션 전 즉시		킬레이션 후 즉시		평균 증가율(%)	
킬레이션 횟수	환자 수 N	평균	표준편차	평균	표준편차	평균	표준편차
킬레이션 전	103	460.2	623.9				
총 킬레이션	103			433.4	178.7	36	66
첫 킬레이션	86			432.7	187.7	41	67
킬레이션 2~14회	12			434.9	137.0	9	63
14회 이상	5			441.6	116.6	6	35

$$\text{*평균증가율} = \frac{\sum \frac{\text{킬레이션 후} - \text{킬레이션 전}}{\text{킬레이션 전}}}{N} \times 100\%$$

표 16

소변 칼륨							
		소변 크레아티닌 ng/mg					
		킬레이션 전 즉시		킬레이션 후 즉시		평균 증가율(%)	
킬레이션 횟수	환자 수 N	평균	표준편차	평균	표준편차	평균	표준편차
킬레이션 전	104	1,927	1,598				
총 킬레이션	104			1,767	855.4	21	75
첫 킬레이션	86			1,673	800.6	17	71
킬레이션 2~14회	12			2,172	1,133	48	105
14회 이상	6			2,299	687.0	17	62

$$\text{*평균증가율} = \frac{\sum \frac{\text{킬레이션 후} - \text{킬레이션 전}}{\text{킬레이션 전}}}{N} \times 100\%$$

표 17

소변 셀레늄							
		소변 크레아티닌 ng/mg					
		킬레이션 전 즉시		킬레이션 후 즉시		평균 증가율(%)	
킬레이션 횟수	환자 수 N	평균	표준편차	평균	표준편차	평균	표준편차
킬레이션 전	72	58.2	55.3				
총 킬레이션	72			75.2	45.1	66	100
첫 킬레이션	60			72.3	40.2	63	96
킬레이션 2~14회	6			110.8	81.1	114	148
14회 이상	6			67.8	39.3	55	93

$$\text{*평균증가율} = \frac{\sum \frac{\text{킬레이션 후} - \text{킬레이션 전}}{\text{킬레이션 전}}}{N} \times 100\%$$

표 18

소변 나트륨							
		소변 크레아티닌 ng/mg					
		킬레이션 전 즉시		킬레이션 후 즉시		평균 증가율(%)	
킬레이션 횟수	환자 수 N	평균	표준편차	평균	표준편차	평균	표준편차
킬레이션 전	104	2,173	2,345				
총 킬레이션	104			3,411	2,201	174	2,998
첫 킬레이션	86			3,290	2,221	165	253
킬레이션 2~14회	12			4,184	2,248	273	561
14회 이상	6			3,603	1,759	92	110

$$\text{*평균증가율} = \frac{\sum \frac{\text{킬레이션 후} - \text{킬레이션 전}}{\text{킬레이션 전}}}{N} \times 100\%$$

표 19

소변 아연							
		소변 크레아티닌 ng/mg					
		킬레이션 전 즉시		킬레이션 후 즉시		평균 증가율(%)	
킬레이션 횟수	환자 수 N	평균	표준편차	평균	표준편차	평균	표준편차
킬레이션 전	104	1,218	3,004				
총 킬레이션	104			15,251	7,844	6,174	6,016
첫 킬레이션	86			14,527	7,813	6,181	6,118
킬레이션 2~14회	12			18,348	8,479	6,424	6,558
14회 이상	6			19,425	4,326	5,587	3,750

$$*평균증가율 = \frac{\sum \frac{킬레이션\ 후 - 킬레이션\ 전}{킬레이션\ 전}}{N} \times 100\%$$

그림 1

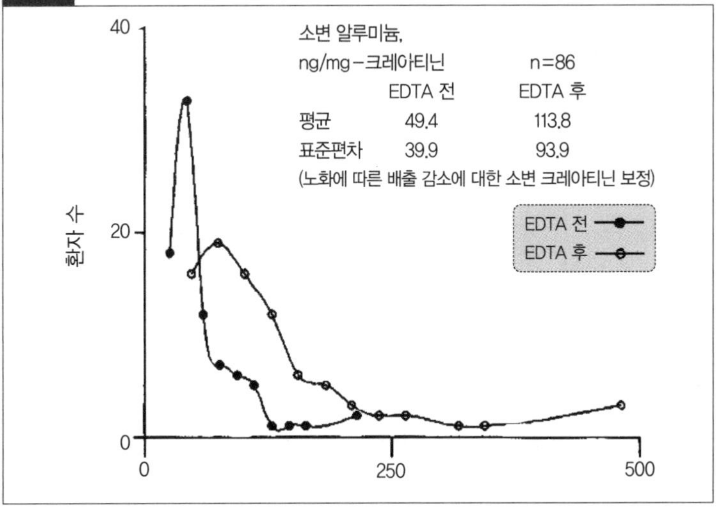

그림 2

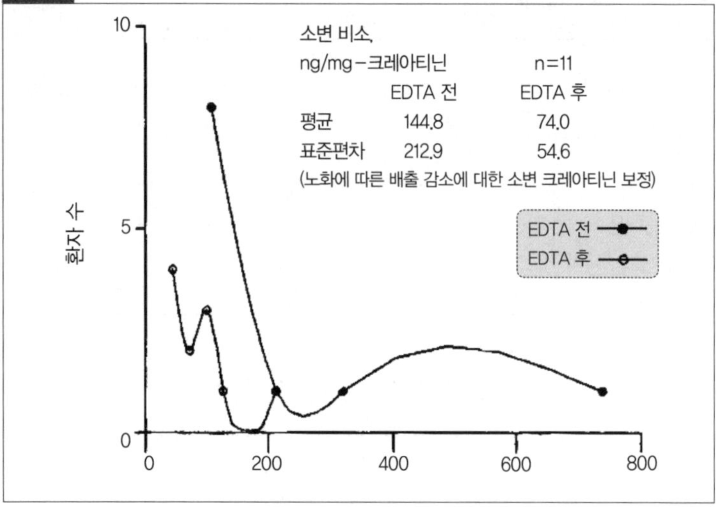

소변 비소,
ng/mg-크레아티닌 n=11
EDTA 전 EDTA 후
평균 144.8 74.0
표준편차 212.9 54.6
(노화에 따른 배출 감소에 대한 소변 크레아티닌 보정)
EDTA 전
EDTA 후
환자 수
10
5
0
0
200
400
600
800

그림 3

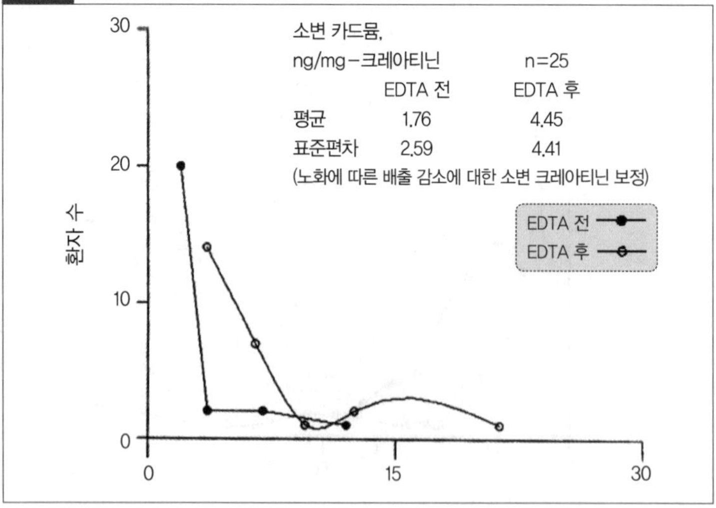

소변 카드뮴,
ng/mg-크레아티닌 n=25
EDTA 전 EDTA 후
평균 1.76 4.45
표준편차 2.59 4.41
(노화에 따른 배출 감소에 대한 소변 크레아티닌 보정)
EDTA 전
EDTA 후
환자 수
30
20
10
0
0
15
30

그림 4

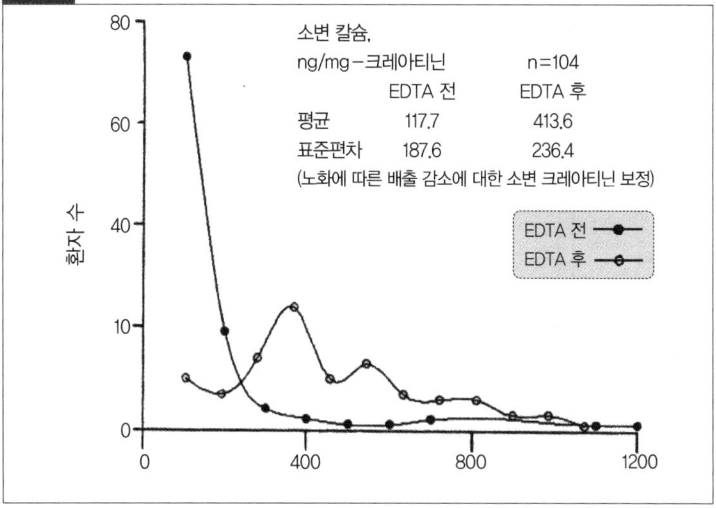
소변 칼슘,
ng/mg-크레아티닌 n=104
EDTA 전 EDTA 후
평균 117.7 413.6
표준편차 187.6 236.4
(노화에 따른 배출 감소에 대한 소변 크레아티닌 보정)
EDTA 전
EDTA 후
환자 수
80
60
40
10
0
0
400
800
1200

그림 5

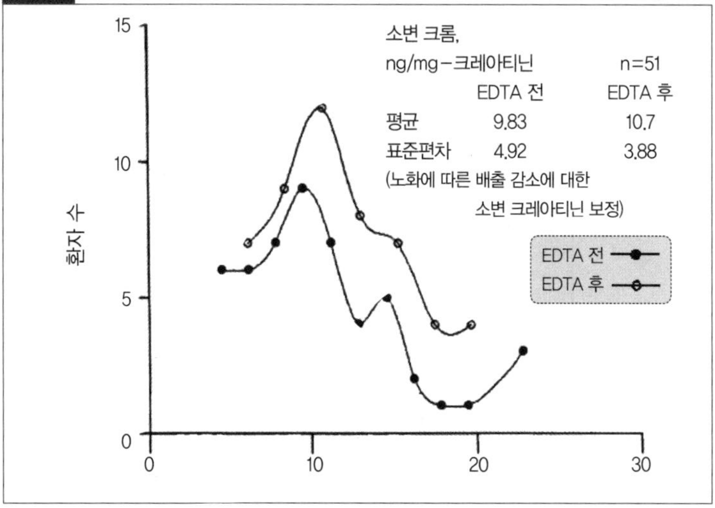
소변 크롬,
ng/mg-크레아티닌 n=51
EDTA 전 EDTA 후
평균 9.83 10.7
표준편차 4.92 3.88
(노화에 따른 배출 감소에 대한
소변 크레아티닌 보정)
EDTA 전
EDTA 후
환자 수
15
10
5
0
0
10
20
30

그림 6

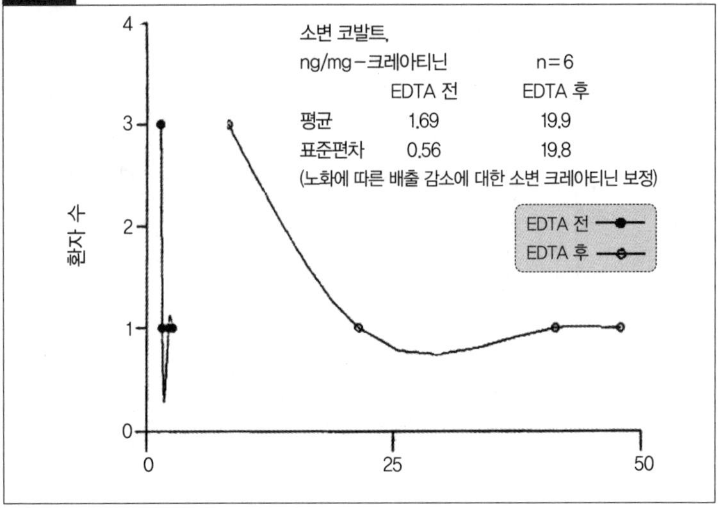
소변 코발트,
ng/mg-크레아티닌 n=6
EDTA 전 EDTA 후
평균 1.69 19.9
표준편차 0.56 19.8
(노화에 따른 배출 감소에 대한 소변 크레아티닌 보정)
EDTA 전
EDTA 후
환자 수
0
1
2
3
4
0
25
50

그림 7

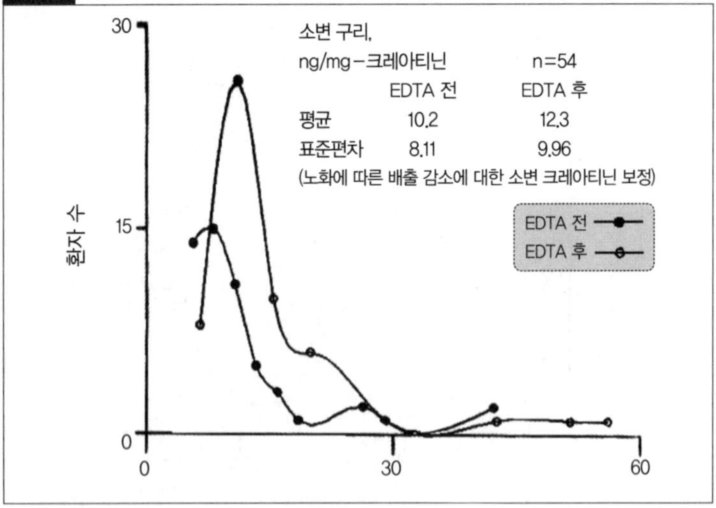
소변 구리,
ng/mg-크레아티닌 n=54
EDTA 전 EDTA 후
평균 10.2 12.3
표준편차 8.11 9.96
(노화에 따른 배출 감소에 대한 소변 크레아티닌 보정)
EDTA 전
EDTA 후
환자 수
0
15
30
0
30
60

그림 8

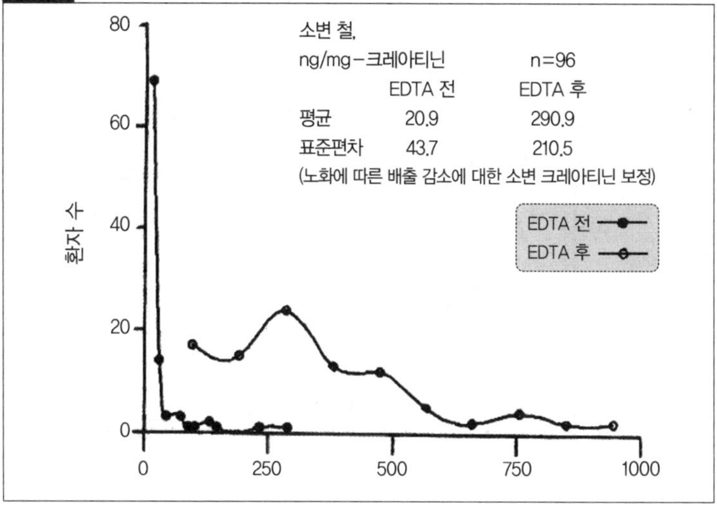
소변 철,
ng/mg-크레아티닌
n=96
EDTA 전
EDTA 후
평균 20.9 290.9
표준편차 43.7 210.5
(노화에 따른 배출 감소에 대한 소변 크레아티닌 보정)
EDTA 전
EDTA 후
환자 수
80
60
40
20
0
0
250
500
750
1000

그림 9

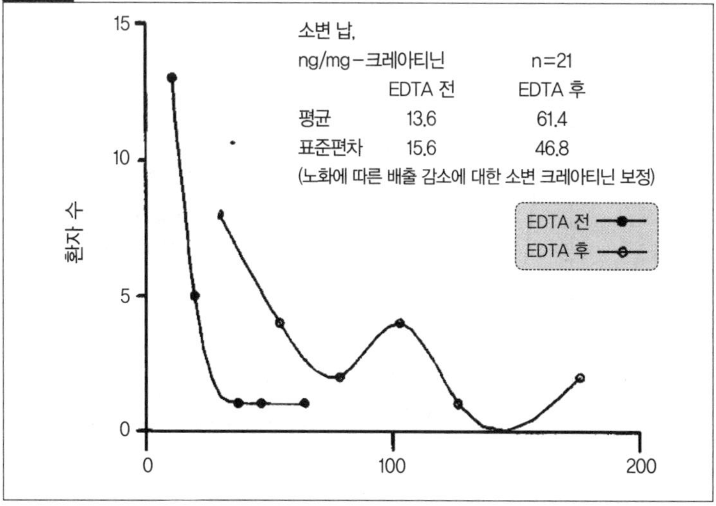
소변 납,
ng/mg-크레아티닌
n=21
EDTA 전
EDTA 후
평균 13.6 61.4
표준편차 15.6 46.8
(노화에 따른 배출 감소에 대한 소변 크레아티닌 보정)
EDTA 전
EDTA 후
환자 수
15
10
5
0
0
100
200

그림 10

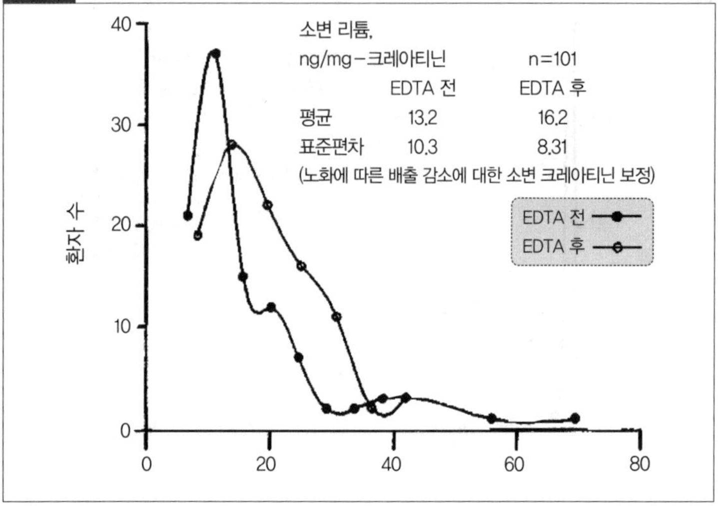
40
30
20
10
0
환자 수
0
20
40
60
80
소변 리튬,
ng/mg-크레아티닌
n=101
EDTA 전
EDTA 후
평균
13.2
16.2
표준편차
10.3
8.31
(노화에 따른 배출 감소에 대한 소변 크레아티닌 보정)
EDTA 전
EDTA 후

그림 11

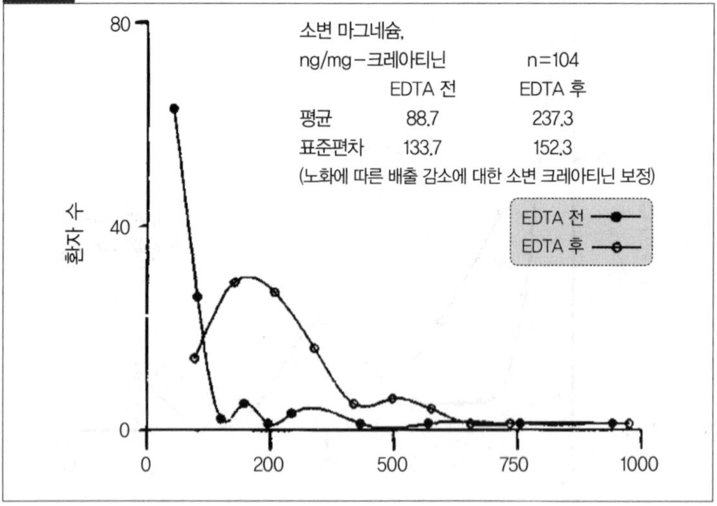
80
40
0
환자 수
0
200
500
750
1000
소변 마그네슘,
ng/mg-크레아티닌
n=104
EDTA 전
EDTA 후
평균
88.7
237.3
표준편차
133.7
152.3
(노화에 따른 배출 감소에 대한 소변 크레아티닌 보정)
EDTA 전
EDTA 후

그림 12

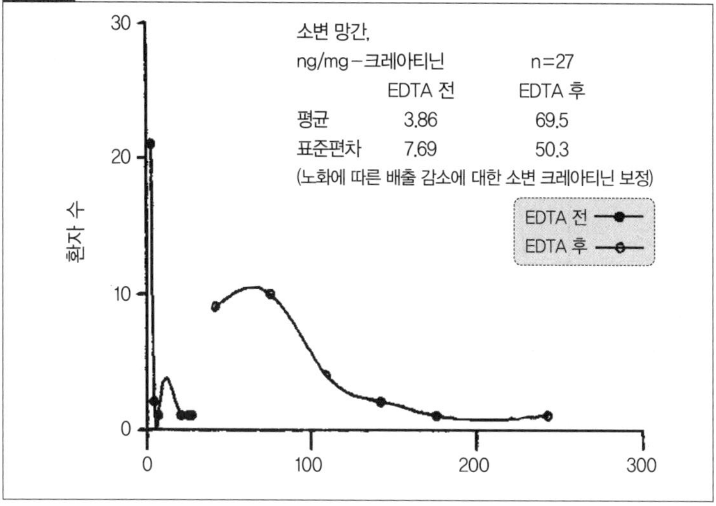

소변 망간,
ng/mg-크레아티닌 n=27
EDTA 전 EDTA 후
평균 3.86 69.5
표준편차 7.69 50.3
(노화에 따른 배출 감소에 대한 소변 크레아티닌 보정)
EDTA 전
EDTA 후
환자 수
30
20
10
0
0
100
200
300

그림 13

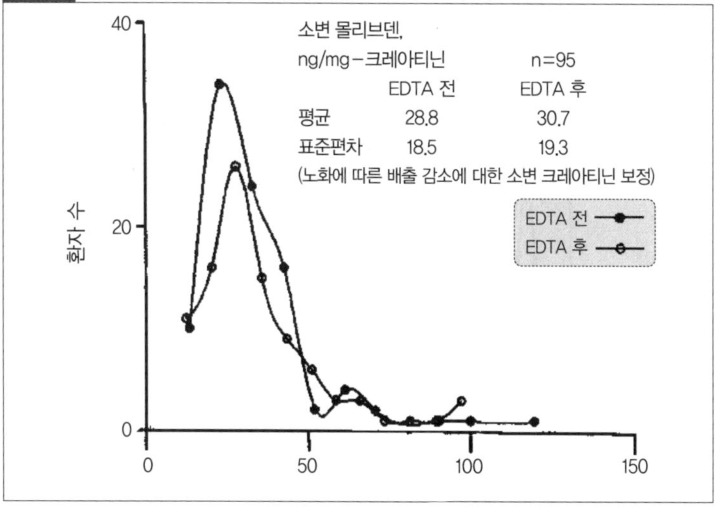

소변 몰리브덴,
ng/mg-크레아티닌 n=95
EDTA 전 EDTA 후
평균 28.8 30.7
표준편차 18.5 19.3
(노화에 따른 배출 감소에 대한 소변 크레아티닌 보정)
EDTA 전
EDTA 후
환자 수
40
20
0
0
50
100
150

그림 14

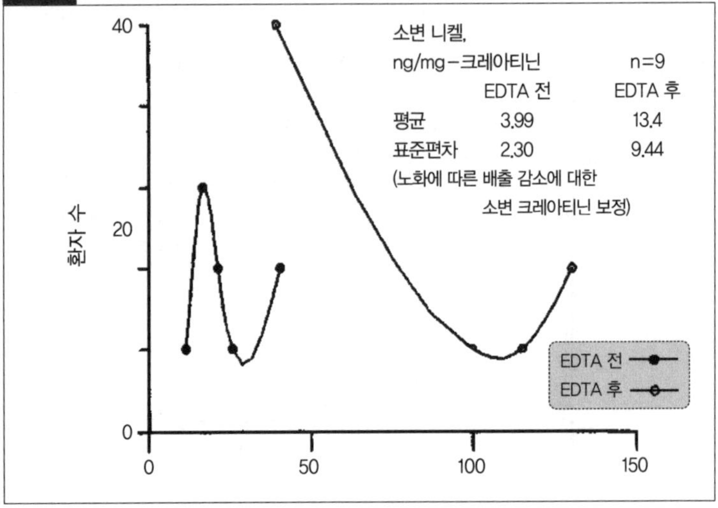

40
20
0
환자 수
0
50
100
150
소변 니켈,
ng/mg-크레아티닌 n=9
EDTA 전 EDTA 후
평균 3.99 13.4
표준편차 2.30 9.44
(노화에 따른 배출 감소에 대한
소변 크레아티닌 보정)
EDTA 전
EDTA 후

그림 15

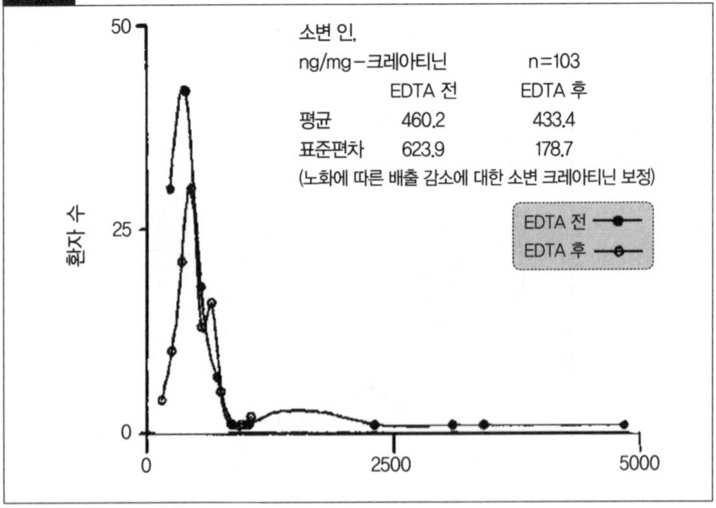

50
25
0
환자 수
0
2500
5000
소변 인,
ng/mg-크레아티닌 n=103
EDTA 전 EDTA 후
평균 460.2 433.4
표준편차 623.9 178.7
(노화에 따른 배출 감소에 대한 소변 크레아티닌 보정)
EDTA 전
EDTA 후

그림 16

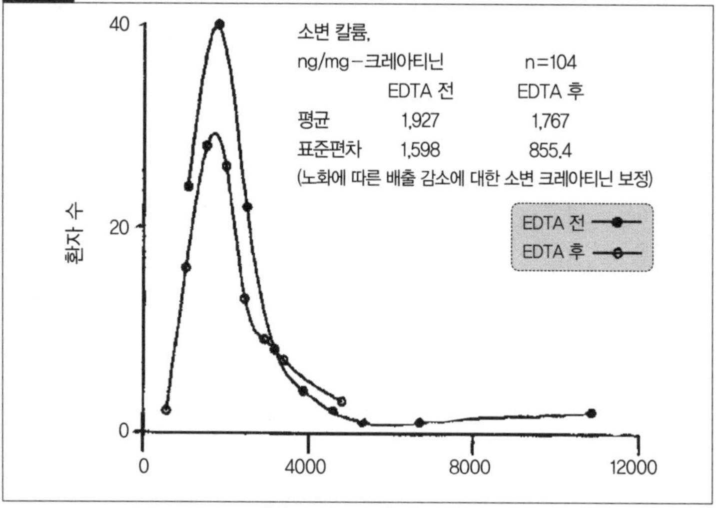

40
20
0
환자 수
0
4000
8000
12000
소변 칼륨,
ng/mg-크레아티닌 n=104
EDTA 전 EDTA 후
평균 1,927 1,767
표준편차 1,598 855.4
(노화에 따른 배출 감소에 대한 소변 크레아티닌 보정)
EDTA 전
EDTA 후

그림 17

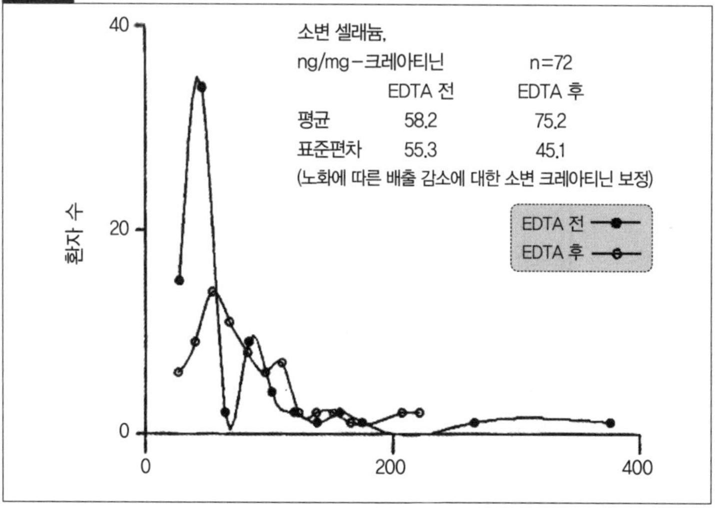

40
20
0
환자 수
0
200
400
소변 셀레늄,
ng/mg-크레아티닌 n=72
EDTA 전 EDTA 후
평균 58.2 75.2
표준편차 55.3 45.1
(노화에 따른 배출 감소에 대한 소변 크레아티닌 보정)
EDTA 전
EDTA 후

그림 18

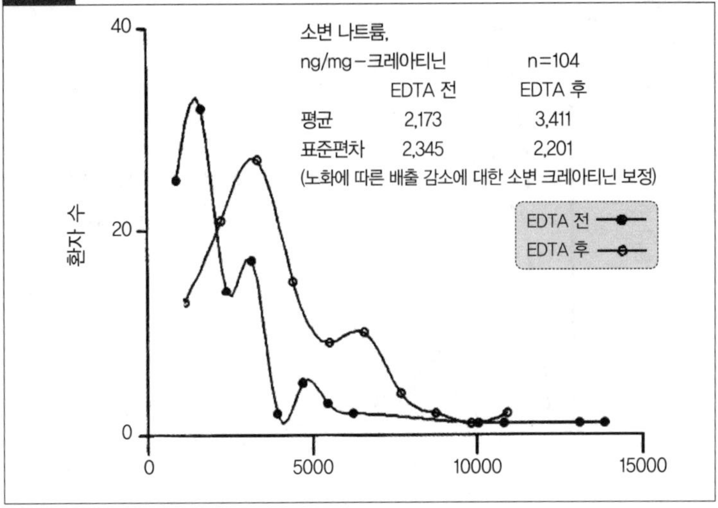

소변 나트륨,
ng/mg-크레아티닌
n=104
EDTA 전
EDTA 후
평균
2,173
3,411
표준편차
2,345
2,201
(노화에 따른 배출 감소에 대한 소변 크레아티닌 보정)
EDTA 전
EDTA 후
환자 수
40
20
0
0
5000
10000
15000

그림 19

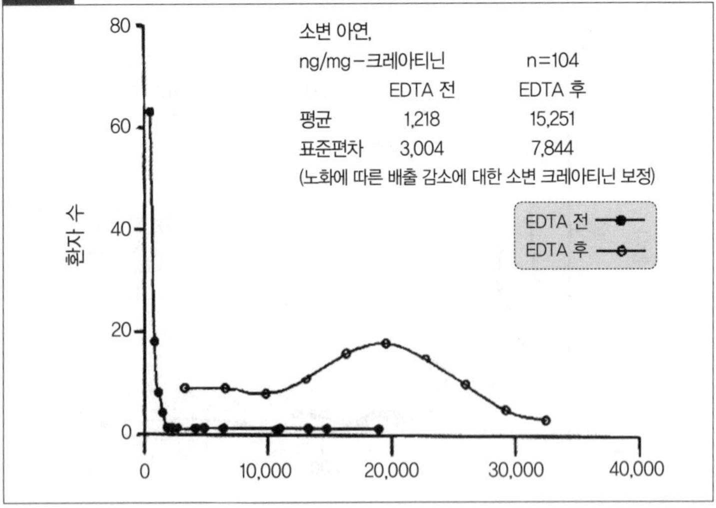

소변 아연,
ng/mg-크레아티닌
n=104
EDTA 전
EDTA 후
평균
1,218
15,251
표준편차
3,004
7,844
(노화에 따른 배출 감소에 대한 소변 크레아티닌 보정)
EDTA 전
EDTA 후
환자 수
80
60
40
20
0
0
10,000
20,000
30,000
40,000

그림 20

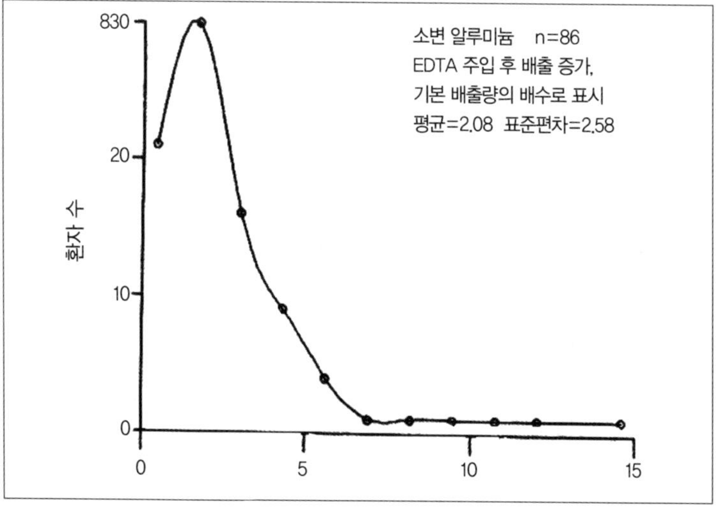
830
20
10
0
환자 수
0
5
10
15
소변 알루미늄 n=86
EDTA 주입 후 배출 증가,
기본 배출량의 배수로 표시
평균=2.08 표준편차=2.58

그림 21

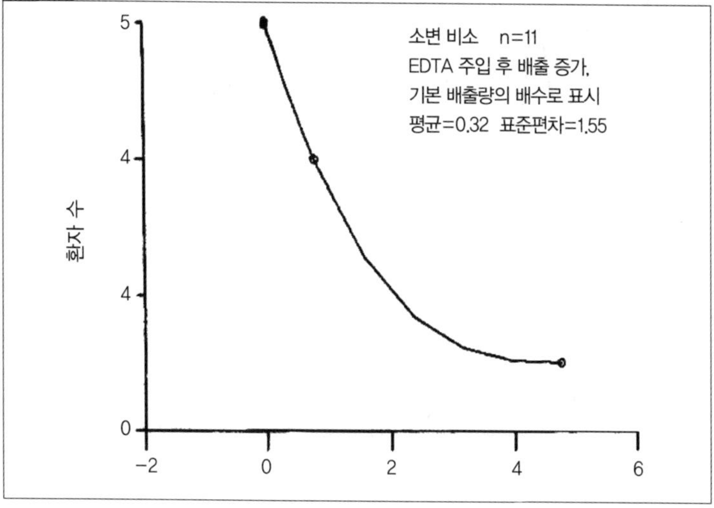
5
4
4
0
환자 수
−2
0
2
4
6
소변 비소 n=11
EDTA 주입 후 배출 증가,
기본 배출량의 배수로 표시
평균=0.32 표준편차=1.55

그림 22

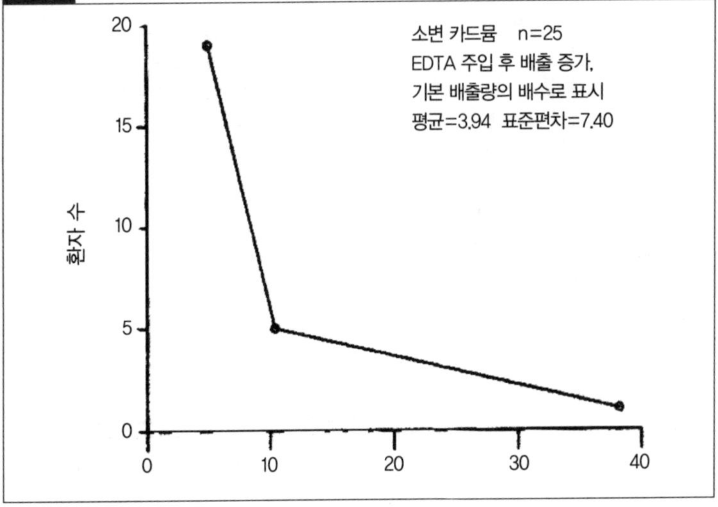
소변 카드뮴 n=25
EDTA 주입 후 배출 증가,
기본 배출량의 배수로 표시
평균=3.94 표준편차=7.40
환자 수
20
15
10
5
0
0
10
20
30
40

그림 23

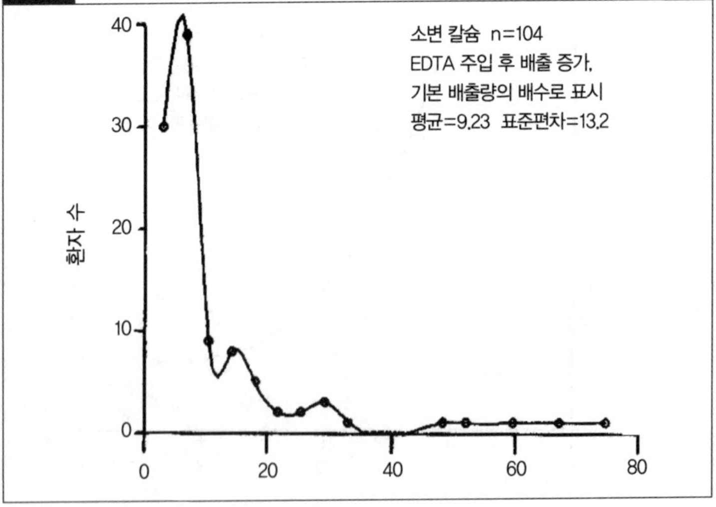
소변 칼슘 n=104
EDTA 주입 후 배출 증가,
기본 배출량의 배수로 표시
평균=9.23 표준편차=13.2
환자 수
40
30
20
10
0
0
20
40
60
80

그림 24

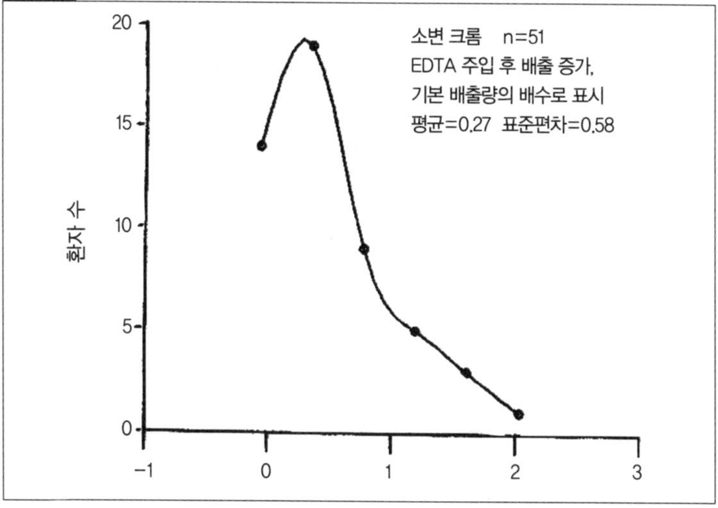
소변 크롬 n=51
EDTA 주입 후 배출 증가,
기본 배출량의 배수로 표시
평균=0.27 표준편차=0.58
환자 수
20
15
10
5
0
−1
0
1
2
3

그림 25

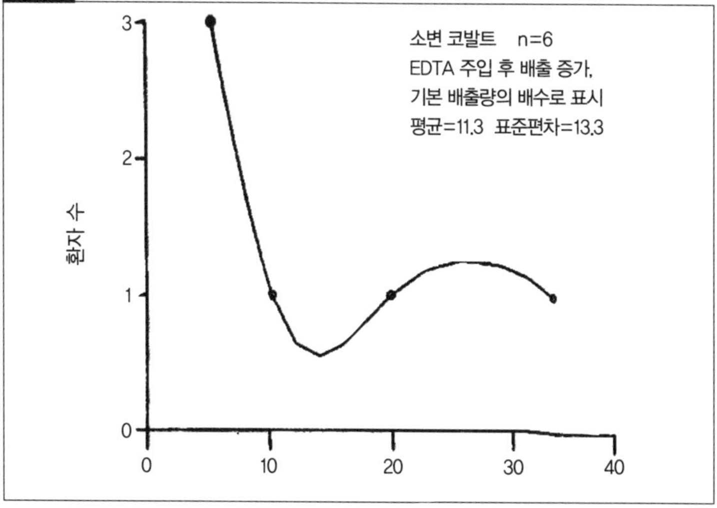
소변 코발트 n=6
EDTA 주입 후 배출 증가,
기본 배출량의 배수로 표시
평균=11.3 표준편차=13.3
환자 수
3
2
1
0
0
10
20
30
40

그림 26

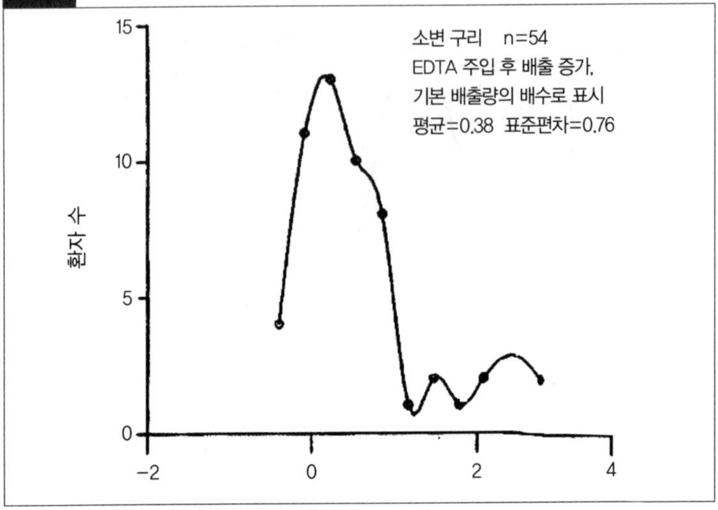
소변 구리 n=54
EDTA 주입 후 배출 증가,
기본 배출량의 배수로 표시
평균=0.38 표준편차=0.76
환자 수
15
10
5
0
−2
0
2
4

그림 27

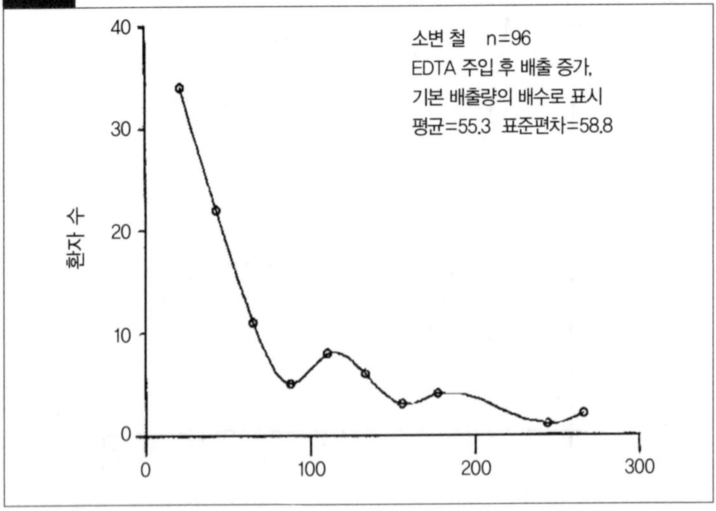
소변 철 n=96
EDTA 주입 후 배출 증가,
기본 배출량의 배수로 표시
평균=55.3 표준편차=58.8
환자 수
40
30
20
10
0
0
100
200
300

그림 28

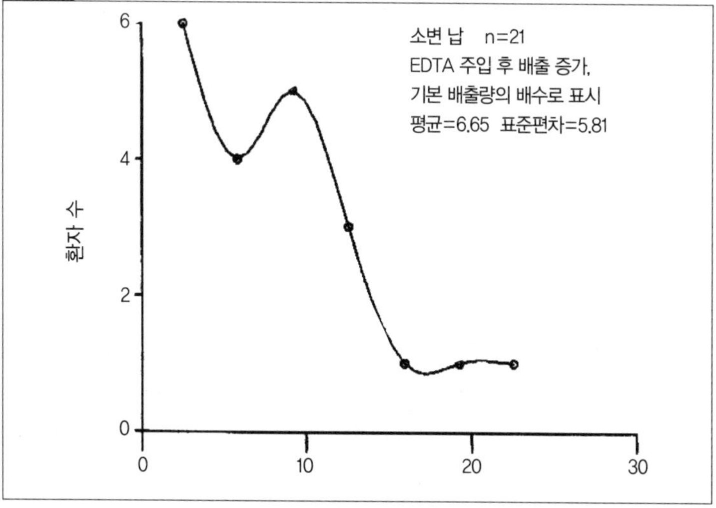

소변 납 n=21
EDTA 주입 후 배출 증가,
기본 배출량의 배수로 표시
평균=6.65 표준편차=5.81
환자 수
6
4
2
0
0
10
20
30

그림 29

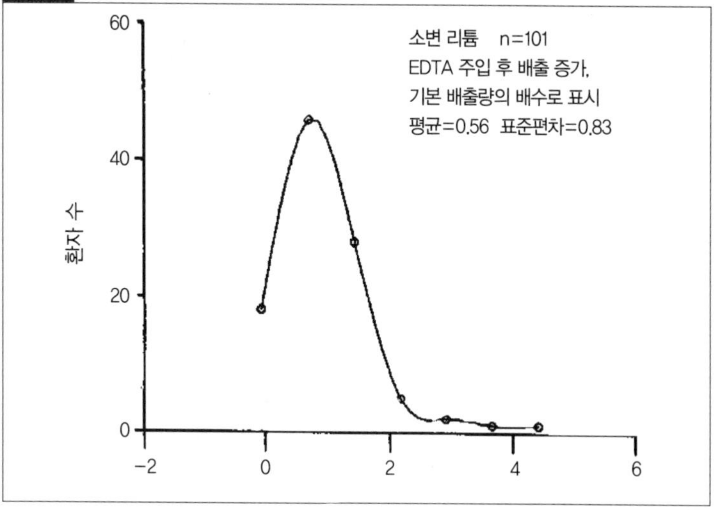

소변 리튬 n=101
EDTA 주입 후 배출 증가,
기본 배출량의 배수로 표시
평균=0.56 표준편차=0.83
환자 수
60
40
20
0
−2
0
2
4
6

그림 30

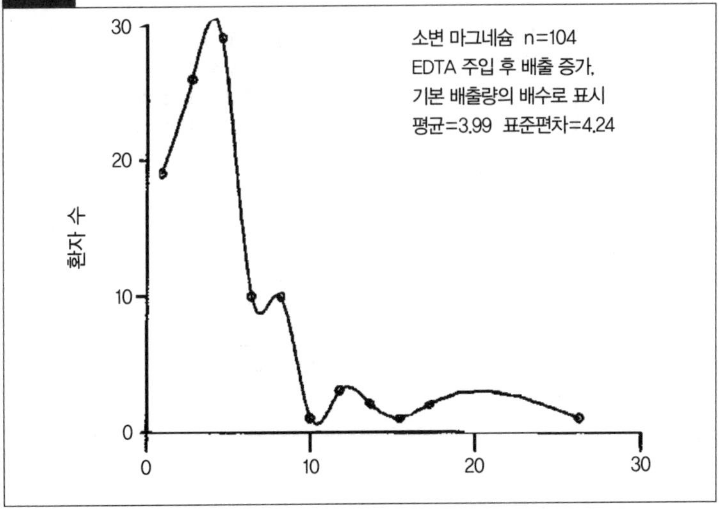

소변 마그네슘 n=104
EDTA 주입 후 배출 증가.
기본 배출량의 배수로 표시
평균=3.99 표준편차=4.24
환자 수
30
20
10
0
0
10
20
30

그림 31

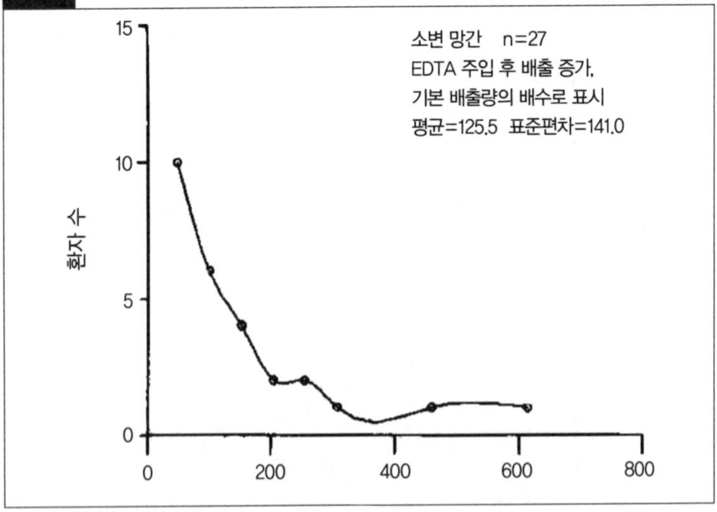

소변 망간 n=27
EDTA 주입 후 배출 증가.
기본 배출량의 배수로 표시
평균=125.5 표준편차=141.0
환자 수
15
10
5
0
0
200
400
600
800

그림 32

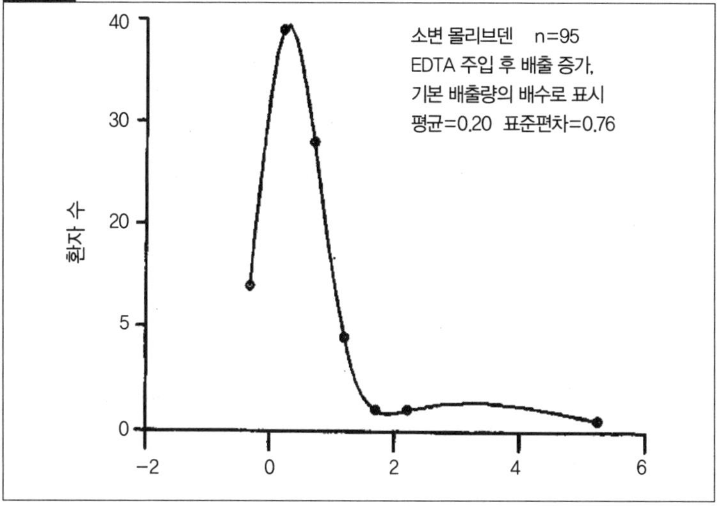
소변 몰리브덴 n=95
EDTA 주입 후 배출 증가,
기본 배출량의 배수로 표시
평균=0.20 표준편차=0.76
환자 수
40
30
20
5
0
−2
0
2
4
6

그림 33

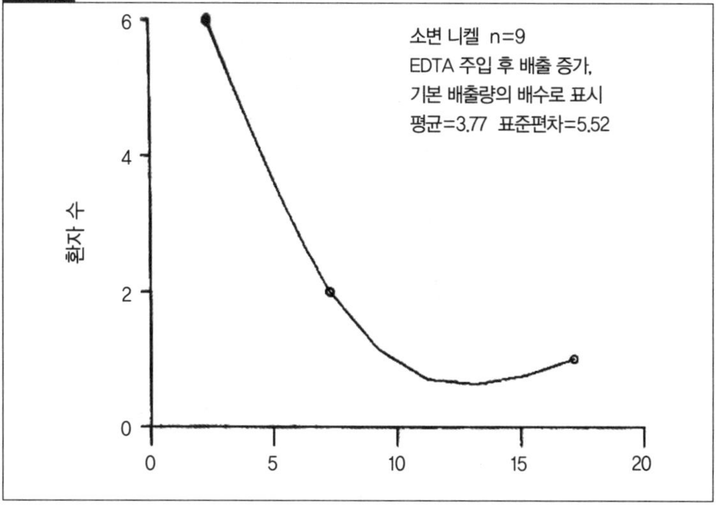
소변 니켈 n=9
EDTA 주입 후 배출 증가,
기본 배출량의 배수로 표시
평균=3.77 표준편차=5.52
환자 수
6
4
2
0
0
5
10
15
20

그림 34

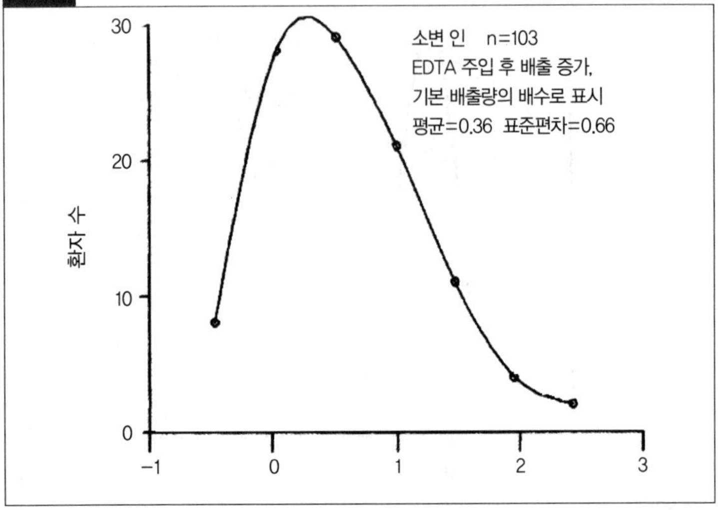
소변 인 n=103
EDTA 주입 후 배출 증가,
기본 배출량의 배수로 표시
평균=0.36 표준편차=0.66
환자 수
30
20
10
0
−1
0
1
2
3

그림 35

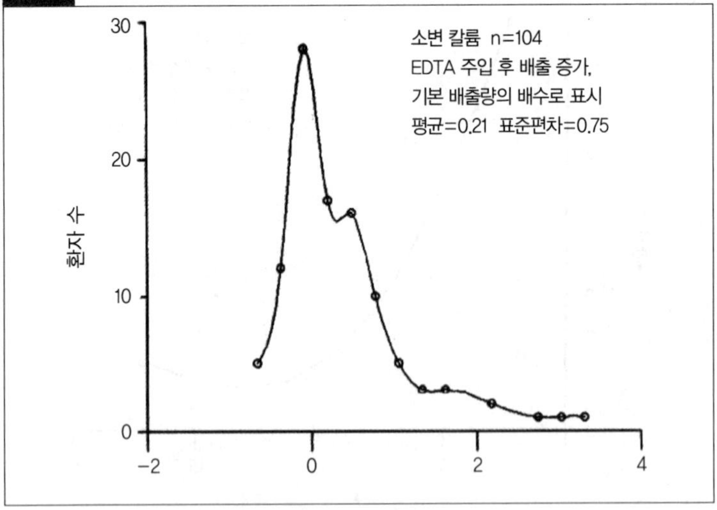
소변 칼륨 n=104
EDTA 주입 후 배출 증가,
기본 배출량의 배수로 표시
평균=0.21 표준편차=0.75
환자 수
30
20
10
0
−2
0
2
4

그림 36

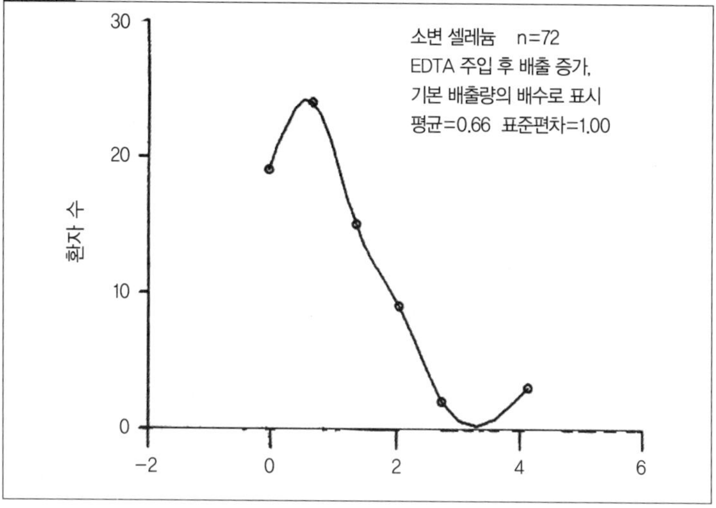
소변 셀레늄 n=72
EDTA 주입 후 배출 증가,
기본 배출량의 배수로 표시
평균=0.66 표준편차=1.00
환자 수
30
20
10
0
−2
0
2
4
6

그림 37

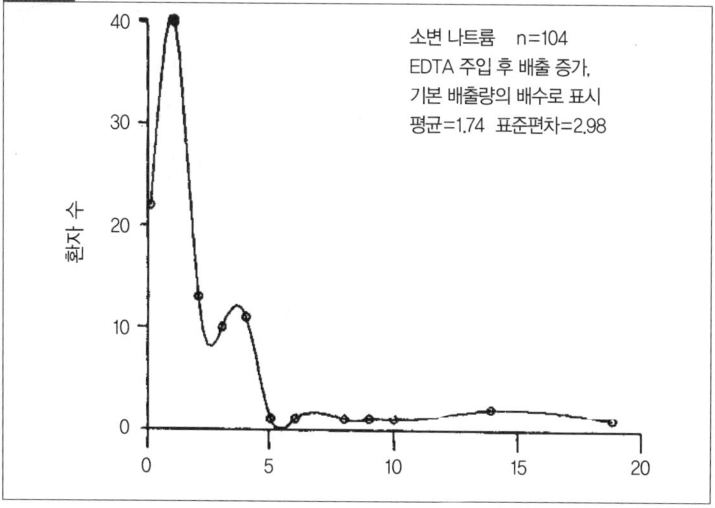
소변 나트륨 n=104
EDTA 주입 후 배출 증가,
기본 배출량의 배수로 표시
평균=1.74 표준편차=2.98
환자 수
40
30
20
10
0
0
5
10
15
20

그림 38

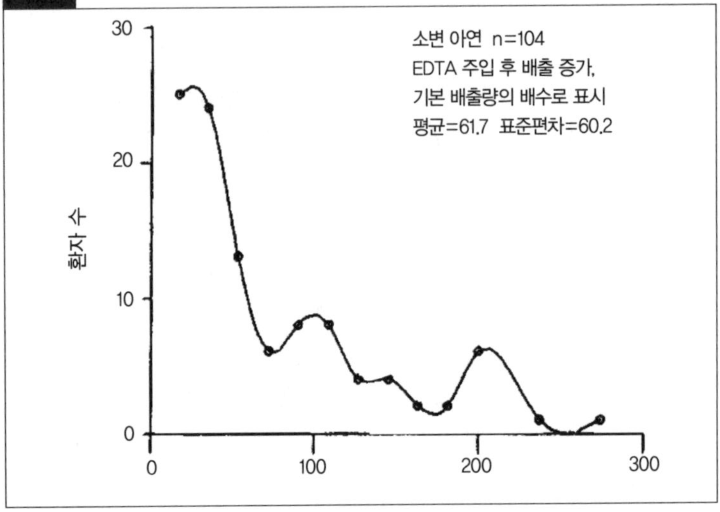

그림 1~19는 금속 원소 19개의 소변 농도의 도수분포도를 나타낸다. 각 원소에 대해 EDTA 주입 전후에 얻어진 데이터가 그래프에 함께 표시되어 있다. 그림 20~38은 정맥주사 EDTA로 유발된 각 원소의 배출 증가율을 도수분포도로 나타낸 것이다. EDTA 전후에 수치가 각 원소에 대한 ICP 기기의 탐지 범위 내에 있는 경우에만 복수 샘플이 포함되었다. 이 기준을 충족하는 복수 샘플의 수는 각 원소를 나타내는 그림에 표시되어 있다(n=xx).

표 20은 EDTA로 유발된 소변 배출에서 19개 원소의 절대 증가량을 내림차순으로 나타낸 것이다. 표 20의 2번째 행은 표 1~19에 나와 있는 19개 원소의 EDTA 주입 전 평균 소변 배출량을 나타낸다. 표 20의 3번째 행은 소변 크레아티닌 ng/mg에서 EDTA 후에 각 원소의 소변 배출량의 절대적인 증가량을 나타낸다. 3행은 표 1~19에

나와 있는 각 원소의 증가율을 2행과 곱하여 계산한 것이다.

표 21은 19개 원소의 EDTA로 유발된 소변의 절대 배출량을 체내 총 함유량에 대한 증가율로 산출하여 내림차순으로 나타낸 것이다. 표 21의 2행은 표 20의 2행과 동일한 데이터를 나타내지만 3행은 표 1~19에서 나타낸 기본 수치에 대한 각 원소의 증가율을 산출한 것이다.

표 22는 원소의 체내 총 축적량에 대해 EDTA로 유발된 소변 배출의 절대 증가량을 내림차순으로 정리한 것이다. 2항에 열거된 각 원소에 대한 체내 총 함유량은 발표된 문헌에서 발췌한 것이다.[2-7] 3항은 표 20의 2항에서 나타낸 각 원소 배출의 절대 증가량에서 도출하여 체내 총 함유량으로 나눈 것이다. 결과는 체내 총 축적량 1mg당 소변 크레아티닌 ng/mg로 표시했다.

주입하는 동안 주입액은 혈류에서 이러한 원소의 상당한 양을 증가시키기 때문에 표 22에서는 마그네슘, 나트륨, 코발트 등에 대한 데이터는 제외했으며 따라서 데이터의 유의성은 제한적이다. EDTA는 마그네슘 EDTA로 시술했다. 주입액에 첨가한 중탄산염 완충제와 나트륨 아스코르브산염에 나트륨이 함유되어 있다. 코발트는 비타민B12와 시아노코발라민cyanocobalamin에 함유되어 있다. 이러한 성분은 ACAM 프로토콜에 따라 첨가되었다.

표 20

비타민 보충 마그네슘 이나트륨 EDTA의 정맥주사 유발 주입 후 소변 배출의 절대 증가량*		
원소	EDTA 전 평균배출량 소변 크레아티닌 ng/mg	EDTA 후 배출증가량 소변 크레아티닌 ng/mg
나트륨	2,170,000	3,780,000
칼슘	118,000	1,090,000
칼륨	1,930,000	40,500
마그네슘	88,700	354,000
인	460,000	166,000
아연	1,220	75,300
철	21	1,160
망간	3.9	490
알루미늄	50	104
납	14	93.1
비소	145	46.4
셀레늄	58.0	38.3
코발트	1.7	19.1
니켈	4.0	15.1
카드뮴	1.8	7.1
몰리브덴	29	5.8
구리	10.2	3.9
크롬	9.9	2.7

*기본 배출량에 대한 절대 증가량의 내림차순

표 21

비타민 보충 마그네슘 이나트륨 EDTA의 정맥주사 유발 주입 후 소변 배출의 증가율*		
원소	EDTA 전 평균배출량 소변 크레아티닌 ng/mg	EDTA 후 배출증가량 소변 크레아티닌 ng/mg
마그네슘	3.9	12,600%
아연	1,220	6,170%
철	21	5,530%
코발트	1.7	1,130%
칼슘	118,000	923%
납	14	665%
마그네슘	88,700	399%
카드뮴	1.8	394%

니켈	4.0	377%
알루미늄	50	208%
나트륨	2,170,000	174%
셀레늄	58	66%
리튬	13	56%
구리	10.2	38%
인	460,000	36%
비소	145	32%
크롬	9.9	27%
칼륨	1,930,000	21%
몰리브덴	29	20%

*기본 배출량의 증가율의 내림차순

표 22

비타민 보충 마그네슘 이나트륨 EDTA의 정맥주사 유발 주입 후 체내 총 축적량 밀리그램당 소변 배출의 절대 증가량*

원소	체내 총 축적량 mg	EDTA 주입 후 절대 증가량 체내 mg당 소변 크레아티닌 ng/mg
아연	2,000	37.7
망간	15	32.6
비소	7	6.6
칼륨	137,000	3.0
셀레늄	15	2.6
리튬	3	2.4
알루미늄	45	2.3
니켈	7	2.2
칼슘	1,000,000	1.1
몰리브덴	7	0.83
납	121	0.77
카드뮴	12	0.59
인	620,000	0.27
철	4,500	0.26
크롬	14	0.19
구리	85	0.05

*체내 총 축적량에 대한 절대 증가량의 내림차순

모든 샘플에서 수은과 바나듐이 측정되었지만 대부분의 측정값이 다중통로, 유도 결합, 아르곤 플라즈마, 분광측광계ICP 등을 사용하는 탐지 범위에 미치지 못했기 때문에 이 부분에서는 데이터가 보고되지 않았다.

논의

일반적으로 다량의 마그네슘이 EDTA로 주입되었지만 소변으로 배출되는 마그네슘은 아직까지 마그네슘 결핍을 진단하는 데 유용하다. 주입된 마그네슘 부하의 정체율은 마그네슘의 결핍 정도에 정비례한다.[8] 모든 양이온 금속 가운데 마그네슘의 EDTA에 대한 친화력이 최저이다. 고농도의 칼슘과 체액의 기타 금속 원소는 EDTA에 대한 친화력이 더욱 크기 때문에 EDTA만으로는 마그네슘의 소변 배출에 미치는 영향이 매우 적다.

킬레이션 후에 나트륨과 코발트의 배출량이 증가한 것은 중요하지 않을 수 있다. 이러한 원소의 상당량이 EDTA로 주입되며 주입 후 결과에서 나타나는 모든 변화가 임상적으로 관련이 있다고 밝혀지지는 않았다.

크롬은 EDTA와의 친화력이 큰 다원자 양이온이라는 사실에도 불구하고 EDTA 주입 후에 유의하게 개선되지 않았다. 이는 킬레이션 치료를 받는 많은 환자들이 크롬이 결핍되었다는 사실을 나타낼 수 있다.[2] 그리고 크롬은 체내에 매우 소량이 축적되어 있으며 대부분의 크롬은 세포 내에 있어 EDTA와는 쉽게 반응을 할 수가 없다.

킬레이션 직후 소변에서 납 배출량은 6.7배(665%) 증가했다. 예상한 대로 이전에 킬레이션 치료를 14회 이상 받은 환자들의 납 배출량은 매우 조금 증가했다. 연부 조직은 뼈에서 결합된 납으로 서서히 균형을 이루며 납은 EDTA의 연속적인 주입으로 서서히 감소한다.

킬레이션 치료 후에 알루미늄 배출량은 매우 많이 증가했는데 체내 총 축적량이 납보다 세 배나 더 많다. 그리고 납과는 달리 알루미늄 배출량은 연속적인 킬레이션 주입 후에 감소되지 않았다. 이러한 데이터는 EDTA가 알루미늄을 제거하는 데 효과적이라는 것을 나타낸다.

소변의 칼슘 배출량은 킬레이션 후에 증가율로 표시되는 경우에 납과 같이 약 세 배 정도 증가했다. 체내 총 축적량에 비례하지만 증가량은 거의 동일했으며 기타 많은 원소나 알루미늄보다는 현저하게 적었다.

구리는 EDTA와 견고하게 결합되며 배출량이 유의하게 증가하지 않는다는 사실은 킬레이션 환자의 대다수가 구리가 결핍되어 더 많은 양의 구리가 필요하다는 의미일 수 있다. 구리가 많이 결핍된 경우에는 구리가 체내에 흡수되기 때문에 킬레이션 주입 횟수가 증가해도 구리의 배출량이 감소한다.

체내 총 축적량에 대한 카드뮴 배출량은 납과 거의 같으며 이는 EDTA 킬레이션 요법이 카드뮴 독성의 치료에 거의 효과가 없다는 오래된 견해와는 상반된다. 그리고 EDTA를 연속적으로 주입해도 카드뮴 배출량은 납처럼 많이 감소하지 않는다.

소변의 철 배출량은 EDTA 주입 후에 약 55배(5,530%) 증가했으며 14회 이상 주입 치료 후에도 동일한 수준을 유지했다. 대부분의 다른 미량원소와 독성중금속에 대한 EDTA의 뒤떨어진 효과와 비교하면 이 사실은 EDTA의 중요한 효과가 강력한 자유라디칼 촉매로서 철을 제거한다는 이론을 지지한다.

EDTA 주입 후에 니켈 배출량도 체내 총 축적량에 대한 납의 배출량보다 많다.

셀레늄은 양이온이 아니기 때문에 이론적으로는 EDTA 킬레이션의 영향을 받지 않아야 한다. 킬레이션 치료 후 셀레늄 배출량이 약간 증가하는 것이 이해되지 않지만 신뇨세관에 대한 EDTA 효과일 수 있으며 킬레이션 치료 동안 나타나는 일반적인 이뇨작용과 유사하다.

망간과 아연은 필수 영양소이다. 이 두 가지 성분의 과잉이 킬레이션 치료 환자의 질환을 유발하는 원인인지는 확실하지가 않다. 킬레이션 주입 과정에서 EDTA로 인해 이러한 영양소가 저하될 가능성이 매우 높다. 일반적으로 망간과 아연은 필수 체내 축적량을 유지하기 위해 킬레이션 치료 전후와 동안에 경구로 보충되어야 한다.

이 보고서에 게재된 표와 그림은 다양한 금속 성분의 배출에 대한 EDTA 효과의 변화를 보여준다. 표 20~22에 나와 있는 배출된 원소의 상대적인 순서는 계산 방법을 다르게 했을 경우 상당히 다르게 나타났다. 이러한 차이를 설명할 수 있는 요인은 다음과 같다. (1) 혈장 단백질과 체내 다른 부위에서 EDTA와 원소의 결합 친화력 (2) 성분 원소의 세포내외 격리 (3) 체액과 서서히 균형을 유지하는 뼈에서 원소의 격리 (4) 체내 원소의 과잉과 결핍 (5) 원소의 금속효소 친화력 대 EDTA 친화력.

이러한 데이터의 조사와 연구에 대해 많은 논란이 있을 수 있다. 그래서 이러한 데이터와 연구로 EDTA 킬레이션 요법에 대한 과학적인 이해가 증진되기를 바란다. 이 연구는 킬레이션 환자의 영양 상태의 타당성과 금속 원소의 독성을 평가하기 위한 데이터를 제시한다.

이 보고서의 데이터에서 도출할 수 있는 기준 범위는 의사들이 킬레이션 치료 환자를 관리하는 데 도움이 될 것이다. 이러한 데이터는 정규분포를 따르지 않기 때문에 표준편차보다는 백분위수가 더 많이 사용되었다. 국제임상화학협회IFCC에서 권장하는 것처럼 기준 범위는 각 원소에 대해 최저 2.5백분위수에서 최대 97백분위수까지 백분위수 간격 내에 있어야 한다.[9] 납과 같이 영양적 가치가 없는 독성중금속에 대한 기준 범위는 0~95 백분위수에서 설정되는 것이 최상일 것이다.

38. 유해원소 검사와 수은 킬레이션

의학박사 엘머 크랜턴*

개요 : 미량원소와 유해원소를 검사하는 것은 킬레이션 요법에서 중요하다. 결함이 없는 한 가지 방법으로 금속 성분의 타당성과 독성을 평가할 수 있는 임상 시험 방법은 없다. 각 원소는 체액, 조직, 기관에서 고유의 분포도를 가지고 있다. 성분의 혈중 농도는 하루 동안 폭넓게 변화하며 다른 조직에서의 농도도 서서히 달라진다. 체액과 조직의 성분 농도를 변화시키는 요인으로는 식이 섭취, 영양 보충, 대기와 환경 오염, 산업적 노출과 육체적 활동 등이 있다. 체내 다른 부위의 체액과 조직에서 농도는 각 성분마다 독특하며 다르게 변화한다. 오랜 시간 동안 점진적으로 축적된 성분에 따라 급성 노출의 효과는 다르다. 생물학적 샘플에서 매우 낮은 농도의 미량원소는 최초에 표본을 채취할 때부터 전달과 저장 그리고 측정의 과정을 거치는 동안 오염될 가능성이 상존하고 있다. 매우 농도가 낮은 원소는 정확하게 측정하기 어렵고 비용도 많이 든다. 최근에 특정 유해 원소에 대한 관심이 급증하여 소변 유발시험과 수은 킬레이션에 대해 자세하게 다루고자 한다.

금속 원소의 타당성과 독성에 대한 모든 시험은 결함이 있다. 각각의 시험 방법은 고유의 장점과 결점 그리고 오류의 원인을 가지고 있으며 이는 각 성분에 따라 다르다. 식이 섭취와 의료 기록 그리고 직업적 배경(면밀한 신체검사와 결합) 등은 유용하지만 신뢰할 만한 평가를 위해서는 그 자체만으로는 충분하지가 않다.

미량원소와 유해원소를 가장 정확하게 평가하기 위해서는 전혈, 적혈구, 백혈구, 혈청, 혈장, 소변, 모발, 조갑, 근육, 간, 기타 조직 등

* 엘머 크랜턴은 오메가텍(Omegatech) 연구소의 연구이사를 역임했다. Copyright © 2001 Elmer M. Cranton, M.D.

을 포함하는 다양한 샘플의 다중 측정이 필요하다. 샘플 채취에 소요되는 고비용과 비현실성으로 인해 임상에서 실시할 수 있는 방법이 제한된다. 따라서 소변 유발시험이 양호한 절충안이라고 할 수 있다.

24시간 소변 채취의 가장 중대한 제한 사항은 환자의 비협조이다. 외래 진료 환경에서는 24시간 샘플을 지속적으로 정확하게 채취하기가 어려워 신뢰성이 없다.[1] 주로 외피, 침전물, 질 분비액, 생리혈, 땀, 샘플 용기 등에 의해 샘플이 오염될 수 있다. 배뇨하는 동안 소변이 소실되기도 하고 항상 배뇨 가능 상태를 유지할 수도 없다. 24시간 동안 다양한 배뇨에서 채취함으로써 오염으로 인한 오류도 가중된다. 여성 환자들은 일반적인 용기에 배뇨하는 데 어려움이 있어서 입구가 넓은 용기를 사용하다보니 오염이 증가한다. 사전에 자세한 지침을 세밀하게 안내했다 하더라도 샘플을 가지고 올 때면 다시 질문하며 24시간 동안 정확하게 지속적으로 소변을 채취하기가 어렵다고 말한다.[1] 따라서 진료실에서 의사의 감독하에 채취하는 여섯 시간 샘플이 더욱 정확할 것이다.

소변 크레아티닌의 밀리그램당 마이크로그램 또는 나노그램으로 성분을 측정함으로써 24시간 소변 샘플을 채취하지 않고도 임상적으로 유의한 데이터를 구할 수 있다.[2] 의사의 감독하에 여섯 시간 소변 샘플을 채집함으로써 킬레이션 유발시험을 정확하게 실시할 수 있다. 미량영양소와 무기물 배출에 대해 소변을 시험하는 경우에 소변 채취 전 적어도 36시간 동안 이러한 성분을 함유하는 영양 보충과 섭취를 삼가야 한다.

소변 검사는 혈액 검사보다 더욱 편리하고 저렴하다. 전혈, 적혈구, 혈장, 혈청 등은 모두 점성이 너무 강해서 애초에 산성으로 증해하지 않으면 시험 기구에서 분무할 수 없다. 따라서 이러한 샘플은 검사하기 전에 희석해야 하기 때문에 저농도로 인해 감도와 정확도가 감소한다. 혈액과 혈청처럼 모발과 기타 생검 샘플도 검사에 앞서 산성으로 증해해야 한다. 산성의 첨가로 인해 측정해야 성분들이 희석되기 때문에 모발 시험의 감도는 소변에 비해 떨어진다. 소변은 점성이 없기 때문에 증해나 희석하지 않고 바로 검사할 수 있다.

다중 채널 검사 기구를 사용하면 한 번의 검사로 소변에서 다양한 저농도 성분들을 정확하게 측정할 수 있다. 이러한 다중 원소 방법은 원소당 비용이 비교적 저렴하다. 증해와 희석의 필요성 때문에 농도가 매우 낮은 혈중 성분을 동일한 감도로 측정하기 위해서는 더욱 정교한 형태의 기구와 각 성분에 대한 개별검사가 필요할 수 있다. 따라서 각 성분에 대한 검사 비용은 소변으로 배출되는 20개 이상의 다양한 성분을 측정하는 비용과 같거나 더 많이 들 수 있다.

계통 순환에서 무기물과 미량원소는 신장 사구체에서 배뇨될 때까지 지속적으로 여과된다. 신세뇨관에서 흡수와 배출은 혈액과 소변 간의 균형을 유지하고 혈액의 금속 원소는 체세포와 조직에서 평형을 이룬다. 소변의 미량원소와 무기물은 이러한 성분의 체내 농도를 반영한다.

혈액, 소변, 모발, 타액, 그리고 기타 사용된 조직 생검의 형태와는 상관없이 검사 프로토콜과 해석에 대해 일정한 원칙을 고려해야 한다. 수은 검사에 대해서는 미량원소 검사의 원리, 위험, 예방책 등의 사례를 들어 아래에서 자세하게 설명한다.

수은 검사의 부정확성

사람들은 자신의 수은 농도가 높다는 말을 들은 후에 어디에선가 실시된 수은 검사의 결과에 관하여 나에게 자주 묻는다. 그리고 이러한 검사 결과를 토대로 수은 킬레이션 요법을 받아야 한다는 말을 듣는다. 검사 보고서를 검토한 결과, DMPS 킬레이션 정맥주사 치료나 기타 킬레이트제를 주입한 후에 소변 검사를 자주 실시했다는 사실을 알 수 있었다. 그러나 EMPS 등과 같은 유발 킬레이션을 사용하지 않고 채취한 소변으로 도출한 기준범위를 적용하여 검사 결과를 부정확하게 보고했다. 정확했다면 시험 결과는 항상 기준 범위보다 훨씬 높게 나타나 별도로 해석을 할 필요가 없다. 부정확한 검사 결과로 인해 환자들은 놀라서 자신들이 중독되었다고 생각하게 되었는데 적절한 기준 범위가 없어 제대로 해석하지 않았기 때문이다. 체내에는 수은과 더불어 다른 유해 성분들이 축적되어 있다.

오늘날과 같이 환경과 기술적으로 오염되기 훨씬 이전에도 그러했다. 소변을 채취하기 전에, DMPS(디메르캅토 프로판 술폰산, dimercapto propane sulfonic acid), DMSA(디메르캅토 숙신산, dimercapto succinic acid), 그리고 기타 수은 킬레이트제 등을 시술한다면 체내 수은 농도가 상대적으로 낮고 독성이 없더라도 배뇨를 통한 수은 배출량이 상당히 증가할 것이다. 요지는 수은 함유량이 질환을 유발할 수 있는지 여부이다. 유독한 농도인가? 알아낼 수 있는 유일한 방법은 비교할 수 있는 정확한 기준 범위를 설정하는 것이다. 보고 서식에서 기준 범위가 소변을 채취하기 위해 사용한 유발시험 방법에 대해 정확한지 여부를 실험실에서 확인을 해야 한다.

체내에 독성이 없는 비교적 소량의 수은이 있다 하더라도 수은 킬레이트제 DMPS나 DMSA(EDTA는 제외)를 단일 투여한 후에 검사를 해보면, 소변의 수은 배출량은 엄청나게 증가할 것이다. 채취를 하기 전에 수은 킬레이트를 주입한다면, 대규모 피험자를 대상으로 동일한 실험실에서 동일한 프로토콜과 기구 그리고 유발 킬레이트제를 사용하여 도출된 기준 범위를 적용하여 검사 결과를 해석해야 한다. 수은 킬레이트제는 체내 축적량과는 상관없이 소변의 수은 배출량을 항상 크게 증가시킬 수 있다. 킬레이트제 주입 후에는 안전한 비독성 범위도 훨씬 높아질 것이다. 적합한 방법에 따라 실시한다면 검사를 받은 대다수 건강한 미국인들의 수은 배출량은 안전한 비독성 범위에 있을 것이다. 많은 연구소에서 수은 검사 결과를 보고했으며 모든 환자들은 체내 축적량과 상관없이 배출량이 매우 높게 나타났다.

수은 함유량에 관해서는 '안전'한 수치가 없다는 것은 사실이다. 수은은 독극물이다. 그러나 수천만 명의 사람들이 허용할 만한 저농도 수준에서 중독 증세 없이 건강하게 살고 있다면, 수은 중독이 되었다면서 수은 킬레이션 치료를 권유하는 것은 분명히 잘못된 것이다.

검사 결과를 정확하게 해석하고 환자가 실제로 수은 중독의 문제가 있는지를 알아보려면, 중독 증세가 나타나지 않는 대다수 일반 미국인들로 구성된 대규모 모집단의 소변에서 측정한 수은 함유량의 기준 범위를 설정해야 한다. 동일한 유발 시험과 샘플 채취 방법을 사용하여 기준 범위를 도출해야 한다. 동일한 프로토콜을 적용하여 적어도 100명 이상의 피험자를 대상으로 일률적으로 실시한 일련의 실험 결과에 대한 평균과 표준편차를 산출해야 한다. 평균적으로 피험자 가운데 50%는 더 많은 수은을 함유하고 있을 것이다. 평균에 표준편차^SD 1을 더하면 약 16%가 높아질 것이다. 평균에다 SD 2를 더하면, 2.5%가 높아질 것이다. SD 3을 더하면 1% 이하로 높아질 것이다. 이러한 비율은 수치의 분포에 따라 다소 변화하지만 이 방법으로 합리적으로 추정할 수 있다.

임상 연구소에서 보고한 기준 범위는 일반적으로 2.5백분위수와 97.5 백분위수 사이에 놓이게 된다(평균±2SD). 이는 국제임상화학협회IFCC가 권장하는 방법이다.[3] 납과 같은 영양적 가치가 없는 독성중금속 성분에 대해 기준 범위는 95 백분위수 아래에 설정될 수 있다(약 평균+1.8SD). 임상의들은 대체로 실험실에서 설정한 범위가 '정상'을 나타나는 경우는 드물다는 사실을 잘 알지 못한다. 대부분의 사례에서 동일한 실험실에서 동일한 많은 실험을 통해 도출한 평균±2SD에 근거한 범위를 반영한다.

독성의 증세가 없는 대다수 모집단에서 설정한 기준보다 더 낮은 범위를 적용하여 금속의 독성을 평가하는 것은 바람직하지 않다. 나는 가장 독성이 강한 금속(약 95백분위수) 평균의 1.8SD 위에서 독성 분별점cut-off point을 설정했다. 독성 분별점은 임상 결과에 따라 달라지는데 수은의 경우는 이보다 낮다. 그렇지 않은 경우에 대한 과학적 증거가 없기 때문에 이 방식은 보고 서식에 게재된 기준 범위를 설정하는 경우에 실험실에서 따를 수 있는 과학적인 방법이다. 수치가 95 백분위수 이하인 2억 미국인들에게 증상이 나타나지 않는다면 검사 결과 동일한 수치의 사람들도 그럴 것이다.

검사 방법으로 모발 분석을 사용할 수 있지만 모발은 외부적 요인으로 오염되기가 쉽다. 모발 분석 결과는 치료를 시작하기 전에 실시한 유발적인 소변 검사로 확증된다. 모발의 성분을 측정하기 위해서는 우선 샘플을 희석하고 산성으로 증해해야 하기 때문에 기기의 감도가 일반적으로 낮다. 반대로 모발에 함유된 성분의 농도는 높다.

모발 분석만으로 진단을 하는 것은 바람직하지 않다. 모발에 대한 연구 보고서가 정확하다면(전부는 아니고), 그리고 모발의 수은 함유량이 실험실 평균 위 표준편차 1.5~1.8 미만이라면, 수은이 증상의 주요 원인은 아니다. 모발의 수은 함유량이 평균 위 표준편차 1.5보다 더 크다면 DMSA 유발 소변 검사를 통해 수은의 독성 여부를 결정한다. 소변 검사의 경우에는 모발 오염을 염려하지 않아도 된다. 나의 경험에 따르면, 연구 보고서에서 열거된 기준 범위가 때로는 상당히 임의적이다. 그래서 위에서 언급한 것처럼 평균과 표준편차를 사용할 것을 권장한다.

단일 실험 검사를 토대로 장기적인 치료를 결정하거나 최종 진단을 내리는 것은 별로 바람직하지 않다. 검사의 오류는 늘 있기 마련이다. 예를 들어 한 번의 혈당 측정치로 당뇨 치료를 시작하거나 요산을 한 번 측정한 후에 통풍을 치료하는 것이 바람직한 것은 아니다.

수은 검사를 정확하게 실시하기는 매우 어려우며 모든 연구소가 적절하게 품질관리를 하는 것도 아니다. 나는 과거에 결과를 비교하기 위해 동일한 모발과 소변의 다중 샘플을 여러 다른 공인 연구소에 동시에 제출했다. 하지만 결과는 상당히 다르게 나타났다. 그리고 동일한 연구소에 다른 시기에 동일한 샘플을 제출했다. 그러나 또다시 결과는 매우 다르게 나타났다. 연구소가 일관적이거나 연구소에서 위에서 언급한 평균과 표준편차를 적용하여 결과를 해석했다면, 이러한 오류 가운데 일부는 피할 수 있었을 것이다. 훌륭한 연구소는 정확도와 재현성을 확인하기 위해 제출된 시험 샘플을 비용을 들여 복제해둔다. 이는 내부 품질 관리를 촉진하는 것이다.

연구 보고서에 열거된 유독 원소에 대한 기준 범위를 맹목적으로 받아들일 것을 권하지 않는다. 개인적으로는 아래에 설명하는 유발 검사 방법을 사용하여 환자들에게서 얻은 많은 데이터를 토대로 각 금속 원소의 평균과 표준편차를 산출하여, 기준 범위를 설정했다.

수은 유발 검사

수은과 여러 가지 독성 중금속을 검사하기 위해 주로 아침 식사 전에 공복에 물 한 잔과 함께 경구로 DMSA 40mg을 투여했다. 6시간 동안 모든 소변을 채취했다. 소변과 용기가 오염되지 않도록 세심한 주의를 기울였다. 이러한 방법으로 소변 크레아티닌을 검사하여 여러 가지 유독 금속(수은, 납, 비소, 카드뮴, 니켈, 등)을 측정했다. 앞에서 설명한 24시간 소변 샘플은 채취 오류가 매우 크기 때문에 더 이상 사용하지 않았다.[1] 소변은 공복에 농축이 잘 되며, 미량원소의 농도도 높아진다. 따라서 소변이 농축되면 시험하기가 수월하며 농도가 낮은 금속은 더 정확하게 측정할 수 있다. 주간에 일정한 속도로 배출되는 소변 크레아티닌에 대한 수은을 측정함으로써 수분 섭취로 인한 희석을 보정한다. 최초 또는 추적검사를 하기 적어도 4주 전에는 체내 균형을 유지하기 위해 DMSA를 비롯한 모든 킬레이션을 중단해야 한다. 이러한 검사 프로토콜에 대한 기준 범위를 임상에서 적용한 결과를 토대로 정기적으로 갱신하여 아래의 웹사이트에 게재한다.

http://drcranton.com/mercury/interprettion.htm

수은 중독 치료

사견으로는 정맥주사 DMPS는 구식이며 치료제로서 효과가 없다. 다른 곳에서 DMPS 치료를 받은 후에 오히려 악화되었다는 이야기를 많이 들었다. 어떤 사람은 영구 장애가 되었다고도 한다. DMPS를 사용하더라도 정맥주사가 아닌 경구로 투여하면 효과적일 수 있다. EDTA는 매우 약한 수은 킬레이트제이며 수은 중독을 치료하는 데 효과적이지 않다. 수은을 제거하기 위한 가장 안전하고 효과적이며 비용도 최소화할 수 있는 방법으로 DMSA를 추천한다.[4]

독성이 매우 강한 수은의 형태는 메틸수은과 관련 화합물이다. 뇌와 신경계통에 대한 친화력도 크다. DMSA는 혈액뇌장벽을 억제하고 뇌와 척수에서 수은을 제거한다. DMPS는 이러한 점에서 효과가 훨씬 적다. DMPS는 LD-50을 바탕으로 DMSA보다 독성도 세 배나 더 크다. 동물실험 연구에서 뇌에서 수은을 제거하는 데 DMPS보다 DMSA가 약 세 배는 더 효과적인 것으로 나타났다.[4] DMSA는 캡슐 형태로 경구로 투여할 수 있는 이점이 있다. 1994년 노르웨이에서 개최된 제5회 건강과 질환의 미량원소에 대한 노르딕 심포지엄에서 보고된 것처럼, 'DMSA는 이제 급성 또는 아급성 납 중독과 수은 중독에 대한 최고의 치료 방법이라고 할 수 있다. 많은 실험과 임상 경험을 통해 독성이 적은 것으로 나타났다.'

EDTA와 DMSA가 수은을 뇌로 전달할 수 있다는 것은 잘못된 것이다. 이러한 킬레이트제는 유해 금속과 견고하게 결합하여 불활성시키며 배뇨를 통해 체내에서 제거한다.

수은에 적용되는 일반적인 원칙은 적절하게 보완하여 다른 금속을 시험하고 해석하는 데 적용할 수 있다.

참고문헌

초판 소개

1 Preston TA. Marketing an operation: Coronary artery bypass surgery, *J Holistic Med* 1985;7(1):8-15.

2 Luchi RJ, Scott SM, Deupree RH, et al. Comparison of medical and surgical treatment for unstable angina pectoris, *N Engl J Med* 1987;316(16):977-984.

3 CASS Principal Investigators and Their Associates. Coronary artery surgery study (CASS): A randomized trial of coronary artery bypass surgery, *Circulation* 1983;68(5):951-960.

4 CASS Principal Investigators and Their Associates. Myocardial infarction and mortality in the coronary artery surgery study (CASS) randomized trial, *N Engl J Med* 1984;310(12):750-758.

5 Glagov S, Weisenberg E, Zarins CK, et al. Compensatory enlargement of human atherosclerotic coronary arteries, *N Engl J Med* 1987;316(22):1371-1375.

6 Paulin S. Assessing the severity of coronary lesions with angiography. *N Engl J Med* 1987;316(22):1405-1407.

7 Cashin LW, Sanmarco ME, Nessim SA, Blankenhorn DH. Accelerated progression of atherosclerosis in coronary vessels with minimal lesions that are bypassed, *N Engl J Med* 1984;311(13):824-828.

8 Winslow CM, Kosecoff JB, Chassin M, et al. The appropriateness of performing coronary artery bypass surgery, *JAMA* 1988;260:505-509.

9 *Assessing the Efficacy and Safety of Medical Technologies*. Washington, DC, Congress

of the United States, Office of Technology Assessment, publication No 052-003-00593-0. Government Printing Office, Washington, DC, 20402, 1978.

10 Kitchell JR, Palmon F, Aytan N, Meltzer LE. The treatment of coronary artery disease with disodium EDTA, a reappraisal. *Am J Cardiol* 1963;11:501-506.

11 Cranton EM, Frackelton JP. Current status of EDTA chelation therapy in occlusive arterial disease *J Holistic Med* 1982;4(1):24-33.

2판 소개

1 Guldager B, Jelnes R, Jorgensen SJ, et al. EDTA treatment of intermittent claudication-a double-blind, placebo-controlled study, *Journal of Internal Medicine* 1992;231:261-267.

2 Sloth-Nielsen J, Guldager B, Mouritzen C, et al. Arteriographic findings in EDTA chelation therapy on peripheral atherosclerosis, *The American Journal of Surgery* 1991;162:122-125.

3 Van Rij AM, Solomon C, Packer SG, Hopkins WG. Chelation therapy for intermittent claudication. A double-blind, randomized, controlled study, *Circulation* Sep 1994;90(3):1194-1199.

4 Chappell LT. Disputes author's conclusions on effectiveness of EDTA chelation therapy, *Alternative Therapies* Sep, 1996;2(5):16-17.

5 Diehm C, Wilhelm C, Poeschl J, et al. Effects of EDTA-chelation therapy in patients with peripheral vascular disease-a double-blind study, An unpublished study performed by the Department of Internal Medicine, University of Heidelberg, Heidelberg, Germany in 1985. Presented as a paper before the International Symposium of Atherosclerosis, Melbourne, Australia, October 14;1985.

6 Carter JP. If EDTA chelation therapy is so good, why is it not more widely accepted?, *Journal of Advancement in Medicine* 1989;2(1&2):213-226.

7 Born GR, Geurkink TL. Improved peripheral vascular function with low dose intravenous ethylenediaminetetraacetic acid (EDTA), *The Townsend Letter for Doctors* Jul, 1994:722-726.

8 Cobb LA, Thomas GI, Dillard DH, Merendino KA, Bruce R. An evaluation of internal-mammary-artery-ligation by a double-blind technique, *N Engl J Med* 1959;260:1115-1119.

9 Dimond KG, Kirtle CF, Crockett JE. Comparison of internal mammary ligation and sham operation for angina pectoris, *Am J Cardiol* 1960;5:483-486.

10 Roach GW, Kanchuger M, Mangano CM, et al. Adverse cerebral outcomes after coronary bypass surgery. Multicenter study of Perioperative Ischemia Research Group and the Ischemia Research and Education Foundation Investigators, *N Engl J Med* Dec 19, 1996;335(25):1857-1863.

11 CASS Principal Investigators and Their Associates. Coronary artery surgery study (CASS): A randomized trial of coronary artery bypass surgery, *Circulation* 1983;68(5):951-960.

12 CASS Principal Investigators and Their Associates. Myocardial infarction and mortality in the coronary artery surgery study (CASS) randomized trial, *N Engl J Med* 1984;310(12):750-758.

13 Peduzzi P, Kamina A, Detre K. lbenty-two year follow-up in the VA cooperative study of coronary artery bypass surgery for angina, *Am J Cardiol* Jun 15, 1998;81(12):1393-1399.

14 Lange R, Hillis DL. Use and overuse of angiography and revascularization for acute coronary syndromes, *N Engl J Med* 1998;338(25):1838-1839.

15 Henderson RA, Pocock SJ, Sharp SJ, et al. Long-term results of RITA-1 trial: clinical and cost comparisons of coronary angioplasty and coronary-artery bypass grafting. Randomised Intervention Treatment of Angina, *Lancet* Oct 31, 1998;352(9138):1419-1425.

16 RITA-2. Coronary angioplasty versus medical therapy for angina: the second Randomised Intervention Treatment of Angina (RITA-2) trial. RITA-2 trial participants. *Lancet* Aug 16, 1997;350(9076):461-468.

17 Popcock SJ, Henderson RA, Clayton T, et al. Quality of life after coronary angioplasty or continued medical treatment for angina: three-year follow-up in the RITA-2 trial. Randomized intervention treatment of angina, *J Am Coll Cardiol* Mar 15, 2000;35(4):907-914.

18 Anderson HV, Cannon CP, Stopne PH, et al. One-year results of the thrombolysis in myocardial infarction (TIMI) IIIB clinical trial; a randomized comparison of tissue-type plasminogen activator versus placebo and early invasive versus early conservative strategies in unstable angina and non-Q-wave myocardial infarction, *J Am Coll Cardiol* 1995;26:1643-1650.

19 Boden WE, O'Rourke RA, Crawford MH, et al. Outcomes in patients with acute non-Q myocardial infarction randomly assigned to an invasive as compared with a conservative management strategy, *N Engl J Med* 1998;338:1785-1792.

20 SWIFT (Should We Intervene Following Thrombolysis?) Trial Study Group. SWIFT trial of delayed elective intervention v. conservative treatment after thrombolysis with

anistreplase in acute myocardial infarction, *BMJ* 1991;302:555-560.

21 Terrin ML, Williams DO, Kleinman NS, et al. Two-and three-year results of the Thrombolysis in Myocardial Infarction (TIMI) phase II clinical trial, *J Am Coll Cardiol* 1993;22:1763-1772.

22 The TIM1 Study Group. Comparison of invasive and conservative strategies after treatment with intravenous tissue plasminogen activator in acute myocardial infarction: results of the Thrombolysis in Myocardial Infarction (TIMI) phase II trial, *N Engl J Med* 1989;320:618-627.

23 Williams DO, Braunwald E, Thompson B, Sharaf BL, et al. Results of percutaneous transluminal coronary angioplasty in unstable angina and non-Q-wave myocardial infarction: observations from the TMI IIIB Trial, *Circulation* 1996;94:2749-2755.

24 Elia M, Behens C, Northrop C, Wraight P, Neale G. Evaluation of mannitol, lactulose, and Cr-labeled ethylenediaminetetra-acetate as markers of intestinal permeability in man, *Clinical Science* Aug, 1987;73(2):197-204.

25 Rabau MY, Baratz M, Rozen P. Na2 ethylenediaminetetraacetic acid retention enema in dogs: Biochemical and histological response, *Gen Phamacol* 1991;22(2):329-330.

1장 과학적 근거

1. 죽상동맥경화와 노화 질환을 치료하기 위한 EDTA 킬레이션 요법의 과학적 근거

1 Clarke NE, Clarke CN, Mosher RE. The "in vivo" dissolution of metastatic calcium: an approach to atherosclerosis, *Am J Med Sci* 1955;229:142-149.

2 Schroeder HA, Perry HM, Jr. Antihypertensive effects of metal binding agents, *J Lab Clin Med* 1955;46:416.

3 Clarke NE, Clarke CN, Mosher RE. Treatment of angina pectoris with disodium ethylenediaminetetraacetic acid, *Am J Med Sci* 1956;232:654-666.

4 Boyle AJ, Casper JJ, McCormick H, et al. Studies in human and induced atherosclerosis employing EDTA(Swiss, Basel), *Bull Schweiz Akad Med Wiss* 1957;13:408.

5 Muller SA, Brunsting LA, Winkelmann RK. Treatment of scleroderma with a new chelating agent, edathamil *Arch Dermatol* 1959;80:101.

6 Clarke NE, Sr. Atherosclerosis, occlusive vascular disease and EDTA. *Am J Cardiol*

1960;6:233-236.

7 Meltzer LE, Ural ME, Kitchell JR. The treatment of coronary artery disease with disodium EDTA, In: Seven MJ, Johnson LA, eds. *Metal Binding in Medicine*, Philadelphia: J. B. Lippincott Co, 1960:132-136.

8 Peters HA. Chelation therapy in acute, chronic, and mixed porphyria, In: Seven MJ, Johnson LA, eds. *Metal Binding in Medicine*. Philadelphia: J. B. Lippincott Co, 1960:190-199.

9 Seven MJ, Johnson LA, eds. *Metal Binding in Medicine*. Proceedings of a Symposium Sponsored by Hahnemann Medical College and Hospital, Philadelphia. Philadelphia: J. B. Lippincott Co, 1960.

10 Kitchell JR, Meltzer LE, Seven MJ. Potential uses of chelation methods in the treatment of cardiovascular diseases, *Prog Cardiouasc Dis* 1961;3:338-349.

11 Peters HA. Trace minerals, chelating agents, and the porphyrias, *Fed Proc* 3(2nd pt) (suppl 10), 1961:227-234.

12 Boyle AJ, Clarke NE, Mosher RE, et al. Chelation therapy in circulatory and sclerosing diseases, *Fed Proc* 1961;20(3)(2nd pt)(suppl 10):243-257.

13 Soffer A, Toribara T, Sayman A. Myocardial responses to chelation, *Br Heart J* Nov, 1961;23:690.

14 Peripheral Flow Opened Up. *Medical World News* Mar 15, 1963;4:36-39.

15 Boyle AJ, Mosher RE, McCann DS. Some in vivo effects of chelation-I: rheumatoid arthritis. *J Chronic Dis* 1963;16:325-328.

16 Aronov DM. First experience with the treatment of atherosclerosis patients with calcinosis of the arteries with trilon-B (disodium salt of EDTA). *Klin Med* (Russ Moscow) 1963;41:19-23.

17 Soffer A, Chenoweth M, Eichhorn G, et al. *Chelation Therapy* Springfield: Charles C. Thomas; 1964.

18 Soffer A. Chelation therapy for cardiovascular disease. In: Soffer A, ed. *Chelation Therapy* Springfield: Charles C. Thomas; 1964:15-33.

19 Lamar CP. Chelation therapy for occlusive arteriosclerosis in diabetic patients. *Angiology* 1964;15:379-394.

20 Friedel W, Schulz FH, Schoder L. Therapy of atherosclerosis through mucopolysaccarides and EDTA (ethylenediaminetetraacetic acid). (German) *Deutsch Gesundh* 1965;20:1566-1570.

21 Lamar CP. Chelation endarterectomy for occlusive atherosclerosis. *J Am Geriatr Soc* 1966;14:272-293.

22 Birk RE, Rupe CE. The treatment of systemic sclerosis with EDTA, pyridoxine and

reserpine. *Henry Ford Hospital Medical Bulletin* 1966 June;14:109-139.

23 Lamar CP. *Calcium chelation of atherosclerosis, nine years' clinical experience*. Read before the Fourteenth Annual Meeting of the American College of Angiology. San Juan, PR, Dec 8, 1968.

24 Olwin JH, Koppel JL. Reduction of elevated plasma lipid levels in atherosclerosis following EDTA chelation therapy. *Proc Soc Exp Biol Med* 1968;128:1137-1139.

25 Leipzig LJ, Boyle AJ, McCann DS. Case histories of rheumatoid arthritis treated with sodium or magnesium EDTA. *J Chronic Dis* 1970;22:553-563.

26 Brucknerova O, Tulacek J. Chelates in the treatment of occlusive atherosclerosis. (Czechoslavakian, Praha) *Vnitr Lek* 1972;18:729-735.

27 Nikitina EK, Abramova MA. Treatment of atherosclerosis patients with Trilon-B (EDTA). (Russian, Moscow) *Kardiologiia* 1972;12:137-139.

28 Evers R. Chelation of vascular atheromatous disease. *J Int Academy Metabology* 1972;2:51-53.

29 Kurliandchikov VN. Treatment of patients with coronary arteriosclerosis with unithiol in combination with vitamins. (Russian, Kiev) *Vrach Delo* 1973;6:8.

30 Zapadnick VI, et al. Pharmacological activity of unithiol and its use in clinical practice. (Russian, Kiev) *Vrach Delo* 1973;8:122.

31 David 0, Hoffman SP, Sverd J, et al. Lead and hyperactivity, behavioral response to chelation: a pilot study. *Am J Psychiatry* 1976;133:1155-1158.

32 Gordon GB, Vance RB. EDTA chelation therapy for atherosclerosis: history and mechanisms of action. *Osteopathic Annals* 1976;4:38-62.

33 Proceedings: Hearing on EDTA Chelation Therapy of the Ad Hoc Scientific Advisory Panel on Internal Medicine of the Scientific Board of the California Medical Society, March 26, 1976, San Francisco, California.

34 Halstead BW. *The Scientific Basis of EDTA Chelation Therapy*. Colton, CA: Golden Quill Publishers; 1979.

35 Grumbles LA. *Radionuclide Studies of Cerebral and Cardiac Circulation Before and After Chelafion Therapy*. Presented at a meeting of the American Academy of Medical Preventics, Chicago, Illinois, May 27, 1979.

36 Bjorksten J. The cross-linkage theory of aging as a predictive indicator. *Journal of Advancement in Medicine* 1989;2(1&2):59-76.

37 Bjorksten J. Possibilities and limitations of chelation as a means for life extension. *Journal of Advancement in Medicine* 1989;2(1&2):77-88.

38 Blumer W, Cranton EM. Ninety percent reduction in cancer mortality after chelation therapy with EDTA. *Journal of Advancement in Medicine* 1989;2(1&2):183-

188.
39 Carpenter DG. Correction of biological aging. *Rejuvenation* 1980;8:31-49
40 Casdorph HR. EDTA chelation therapy, efficacy in arteriosclerotic heart disease. *Journal of Aduancement in Medicine* 1989;2(1&2):121-130.
41 Casdorph HR. EDTA chelation therapy 11, efficacy in brain disorders. *Journal of Advancement in Medicine* 1989;2(1&2):131-154.
42 McDonagh EW, Rudolph CJ, Cheraskin E. An oculocerebrovasculometric analysis of the improvement in arterial stenosis following EDTA chelation therapy. *Journal of Advancement in Medicine* 1989;2(1&2):121-130.
43 Olwin JH. *EDTA Chelation Therapy.* Presented at a meeting of the American Holistic Medical Association, University of Wisconsin, La Crosse, Wisconsin, May 28, 1981.
44 McDonagh EW, Rudolph CJ, Cheraskin E. The influence of EDTA salts plus multi-vitamin-trace mineral therapy upon total serum cholesterol/highdensity lipoprotein cholesterol. *Medical Hypothesis* 1982;9:643-646.
45 McDonagh EW, CJ, Cheraskin E. The effect of intravenous disodium ethylenediaminetetraacetic acid (EDTA) upon blood cholesterol in a private practice environment. *Journal of the International Academy of Preventive Medicine* 1982;7:5-12.
46 Williams DR, Halstead BW. Chelating agents in medicine. *J Toxicol: Clin Toxicol* 1983;19(10):1081-1115.
47 Casodorph HR, Farr CH. EDTA chelation therapy: treatment of peripheral arterial occlusion, an alternative to amputation. *Journal of Advancement in Medicine* 1989;2(1&2):167-182.
48 McDonagh EW, Rudolph CJ, Cheraskin E. The effect of EDTA chelation therapy with multivitamin/trace mineral supplementation upon reported fatigue. *Journal of Orthomolecular Psychiatry* 1984;13(4):277-279.
49 Riordan HD, Jackson JA, Cheraskin E. The effects of intravenous EDTA infusion on the multichemical profile. *American Clinical Laboratory* Oct, 1988.
50 Riordan HD, Cheraskin E, Dirks M, et al. Electrocardiographic changes associated with EDTA chelation therapy. *Journal of Advancement in Medicine* 1988;1(4):191-194.
51 Deucher GP. EDTA chelation therapy: an antioxidant strategy. *Journal of Advancement in Medicine* 1988;l(4):182-190.
52 Rudolph CJ, McDonagh EW, Wussow DC. The effect of intravenous disodium ethylenediaminetetaacetic acid (EDTA) upon bone density. *Journal of Advancement in Medicine* 1988; 1 (2):79-85.
53 McDonagh EW, Rudolph DO, Cheraskin E. Effect of chelation therapy plus

multivitamin/mineral supplementation upon vascular dynamics: anklebrachial doppler blood pressure ratio. *Journal of Advancement in Medicine* 1989;2(1&2):159-166.

54 McDonagh EW, Rudolph DO, Cheraskin E. The "clinical change" in patients treated with EDTA chelation plus multivitamin/mineral supplemention. *Journal of Advancement in Medicine* 1989;2(1&2):189-196.

55 Olzewer E, Carter JP. EDTA chelation therapy: a retrospective study of 2,870 patients. *Journal of Advancement in Medicine* 1989;2(1&2):197-213.

56 Rudolph CJ, McDonagh EW, Barber RK. A non-surgical approach to obstructive carotid stenosis using EDTA chelation. *Journal of Advancement in Medicine* 1991;4(3):157-165.

57 Chappell LT, Stahl JP. The correlation between EDTA chelation therapy and improvement in cardiovascular function: a meta-analysis. *Journal of Advancement in Medicine* 1993;6(3):139-160.

58 Chappell LT, Stahl JP, Evans R. EDTA chelation treatment for vascular disease: a meta-analysis using unpublished data. *Journal of Advancement in Medicine* 1994;7(3):131-142.

59 Hancke C, Flythe K. Benefits of EDTA chelation therapy on atherosclerosis: a retrospective study of 470 patients. *Journal of Advancement in Medicine* 1993;6(3):61-171.

60 Rudolph CJ, Samuels RT, McDonagh EW. Visual field evidence of macular degeneration reversal using a combination of EDTA chelation and multiple vitamin and trace mineral therapy. *Journal of Advancement in Medicine* 1994;7(4):203-212.

61 Holliday HJ. Carotid restenosis: a case for EDTA chelation. *Journal of Advancement in Medicine* 1996;9(2):95-100.

62 Olwin JH, Kannabrocki EL, Sothern RB. Rationale for the use of EDTAmagnesium- heparin therapy in subjects with coronary artery disease. *Journal of Advancement in Medicine* 1997;10(2):1 57-165.

63 Olszewer E, Sabbag FC, Carter Jl? A pilot double-blind study of sodium-magnesium EDTA in peripheral vascular disease. *J Natl Med Assn* 1990;82(3):174-177.

64 Doolan PD, Schwartz SL, Hayes JR, et al. An evaluation of the nephrotoxicity of ethylenediaminetetraacetate and diethylenetriaminepentaacetate in the rat. *Toxicol Appl Pharmacol* 1967;10:481-500.

65 Ahrens FA, Aronson AL. A comparative study of the toxic effects of calcium and chromium chelates of ethylenediaminetetraacetate in the dog. *Toxicol Appl Pharmacol*

1971;18:10-25.

66 Feldman EB: EDTA and angina pectoris. *Drug Therapy* 1975 Mar:62.

67 Wedeen RP, Mallik DK, Batuman V. Detection and treatment of occupational lead nephropathy. *Arch Intern Med* 1979,139:53-57.

68 Moel DI, Kuman K. Reversible nephrotoxic reactions to a combined 2, 3-dimercapto-1-propanol and calcium disodium ethylenediaminetetraacetic acid regimen in asymptomatic children with elevated blood levels. *Pediatrics* 1982;70(2):259-262.

69 McDonagh EW, Rudolph CJ, Cheraskin E. The effect of EDTA chelation therapy plus supportive multivitamin-trace mineral supplementation upon renal function: a study in serum creatinine. *Journal of Advancement in Medicine* 1989,2(1&2):235-243.

70 Cranton EM. Kidney effects of ethylenediaminetetraacetic acid (EDTA): a literature review. *Journal of Advancement in Medicine* 1989;2(1&2):227-233.

71 Batuman V, Landy E, Maesaka JK, et al. Contribution of lead to hypertension with renal impairment. *N Engl J Med* 1983;309(1):17-21.

72 McDonagh EW, Rudolph CJ, Cheraskin E. The effect of EDTA chelation therapy plus supportive multivitamin-trace mineral supplementation upon renal function: a study in blood urea nitrogen (BUN), *J Holistic Med* 1989;2(1&2):251-261

73 Sehnert KW, Claque AF, and Cheraskin E. The improvement in renal function following EDTA chelation and multivitamin/trace mineral therapy: a study in creatinine clearance. *Journal of Advancement in Medicine* 1989;2(1&2): 245-250.

74 Riordon HD, Cheraskin E, Dirks M, et al. Another look at renal function and the EDTA treatment process. *Journal of Advancement in Medicine* 1989; 2(1&2):263-268.

75 Kitchell JR, Palmon E Aytan N, et al. The treatment of coronary artery disease with disodium EDTA, a reappraisal. *Am J Cardiol* 1963;11:501-506.

76 Cranton EM, Frackelton JP. Current status of EDTA chelation therapy in occlusive arterial disease. *Journal of Advancement in Medicine* 1989; 2(1&2):107-119.

77 Wartman A, Lampe TL, McCann DS, et al. Plaque reversal with MgEDTA in experimental atherosclerosis: elastin and collagen metabolism. *J Atheros Res* 1967;7:331.

78 Wissler RW. Principles of the pathogenesis of atherosclerosis. In: Braunwald E, ed. *Heart Disease* Philadelphia: W. B. Saunders Co; 1980:1221-1236.

79 Kjeldsen K, Astrup P, Wanstrup J. Reversal of rabbit atherosclerosis by hyperoxia. *J Atheros Res* 1969;10:173.

80 Vesselinovitch D, Wissler RW, Fischer-Dzoga K, et al. Regression of atherosclerosis

in rabbits. I. Treatment with low fat diet, hyperoxia, and hypolipidemic agents. *Atherosclerosis* 1974;19:259.

81 Sincock A. Life extension in the rotifer by application of chelating agents. *J Gerontot* 1975;30:289-293.

82 Wissler RW, Vesselinovitch D. Regression of atherosclerosis in experimental animals and man. *Mod Concepts Cardiovasc Dis* 1977,46:28.

83 Walker F. *The Effects of EDTA Chelation Therapy on Plaque, Calcium, and Mineral Metabolism in Arteriosclerotic Rabbits*. Ph.D. thesis. Texas State University, 1980. (Available from University Microfilm International, Ann Arbor, MI 48016.)

84 Guldager B, Jelnes R, Jorgensen SJ, et al. EDTA treatment of intermittent claudication-a double-blind, placebo-controlled study. *Journal of lnternal Medicine* 1992;231:261-267.

85 Sloth-Nielsen J, Guldager B, Mouritzen C. Arteriographic findings in EDTA chelation therapy on peripheral atherosclerosis. *American Journal of Surgery*. 1991;162:122-125.

86 Van Rij AM, Solomon C, Packer SG. Chelation therapy for intermittent claudication. A double-blind, randomized, controlled study. *Circulation*. 1994 Sep;90(3):1194-1199.

87 Diehm C, Wilhelm C, Poeschl J. *Effects of EDTA-chelation Therapy in Patients with Peripheral Vascular Disease-a Double-Blind Study*. An unpublished study performed by the Department of Internal Medicine, University of Heidelberg, Heidelberg, Germany in 1985. Presented as a paper before the International Symposium of Atherosclerosis, Melbourne, Australia, October 14, 1985.

88 Carter JP. If EDTA chelation therapy is so good, why is it not more widely accepted? *Joumal of Advancement in Medicine* 1989;2(1&2):213-226.

89 Chappell LT. Disputes author's conclusions on effectiveness of EDTA chelation therapy. *Alternative Therapies* Sep, 1996;2(5):16-17.

90 Fossel M. Role of cell senescence in human aging. *Journal of Anti-aging Medicine* 2000;3(1):91-98.

91 Fossel M. Telomerase and the aging cell; implications for human health. *JAMA* 1998;279:1732-1735.

92 Fossel M. *Reversing Human Aging*. New York: William Morrow and Company; 1996.

93 Benchimol S, Vaziri H. Reconstruction of telomerase activity in normal cells leads to elongation of telomeres and extended replicative life span. *Curr Biol* 1998;8:279-282.

94 Chang E, Harley CB. Telomere length as a measure of replicative histories in human vascular tissues. *Proc Natl Acad Sci* USA 1995;92:1190-1194

95 Frustaci A, Magnavita N, Chirmenti C, et al. Marked elevation of myocardial trace elements in idiopathic dilated cardiomyopathy compared with secondary cardiac dysfunction. *JACC* 1999;33(6):1578-1583.

96 Tatton WG, Olanow CW. Apoptosis in neurodegenerative diseases: the role of mitochondria. *Biochem Biophy Acta* 1999;1410(2):195-213 (a review).

97 Peng L, Nijjhawan D, Budihardya SM, et al. Cytochrome c- and d-aTP-dependent Apaf-l/caspase-9 complex initiate an apoptotic protease cascade. *Cell* 1997;91:479-489.

98 Demopoulos HB, Pietronigro DD, Flamm ES, et al. The possible role of free radical reactions in carcinogenesis. *Journal of Environmental Pathology and Toxicology* 1980;3:273-303.

99 Harman D. The aging process. Proc Natl Acad Sci USA 1981;78:7124-7128.

100 Dormandy TL. An approach to free radicals. *Lancet* 1983;2:1010-14.

101 Demopoulos HB, Pietronigro DD, Seligman ML. The development of secondary pathology with free radical reactions as a threshold mechanism. *Journal of the American College of Toxicology* 1983;2(3):173-184.

102 Demopoulos HB. *Molecular Oxygen in Health and Disease*. Read before the American Academy of Medical Preventics Tenth Annual Spring Conference, Los Angeles, California May 21, 1983. (Available on three audio cassettes from Instatape, P.O. Box 1729, Monrovia, CA 91016.)

103 Ames BN. Dietary carcinogens and anticarcinogens. *Science* 1983; 221:1256-1264.

104 Dormandy TL. Free-radical reaction in biological systems. *Ann R Coll Surg Engl* 1980;62:188-194.

105 Dormandy TL. Free-radical oxidation and antioxidants. *Lancet* 1978;8:647-650.

106 Levine SA, Reinhardt JH. Biochemical-pathology initiated by free radicals, oxidant chemicals, and therapeutic drugs in the etiology of chemical hyper-sensitivity disease. *Journal of Orthomolecular Psychiatry* 1983;12(3):166-183.

107 Del Maestro RF. An approach to free radicals in medicine and biology. *Acta Physiol Scand* 1980;492(suppl):153-68.

108 Poole CP. *Electron Spin Resonance A Comprehensiue Treatise on Experimental Techniques*. New York: Interscience Publishers; 1967.

109 Demopoulos HB, Flamm ES, Seligman ML, et al. Membrane perturbations in central nervous system injury: theoretical basis for free radical damage and a review of the experimental data. In: Popp AJ, Bourke LR, Nelson LR, Kimelbert HK, eds.

Neural Dauma. New York: Raven Press; 1979:63-78.

110 Seligman ML, Mitamura JA, Shera N, et al. Corticosteroid (methylpred-nisolone) modulation of photoperoxidation by ultraviolet ight in liposomes. *Photochem Photobiol* 1979;29:549-558.

111 Pryor WA. Free radical reactions and their importance in biochemical systems. *Fed Proc* 1973;32:1862-1869.

112 Pryor WA, ed. *Free Radicals in Biology Volumes 1-3*. New York: Academic Press; 1976.

113 Lambert L, Willis ED. The effect of dietary lipid peroxides, sterols, and oxidized sterols on cytochrome P450 and oxidative demethylation. *Biochem Pharmacol* 1977a;26:1417-1421.

114 Lambert C, Willis ED. The effect of dietary lipids on 3, 4 benzo(a)pyrene metabolism in the hepatic endoplasmic reticulum. *Biochem Pharmacol* 1977b;26:1423-1477.

115 Fedorenko VI. Effect of cysteine, glutathione, and l-p-chlorophenyltetrazole-thione-2 on postradiation changes in the metabolic free radical content of albino rat tissues. *Radiobiologiia* 1979;19:67-73.

116 Fridovich I. Superoxide dismutases. Annu Rev Biochem 1975:147-159.

117 Black HS, Chan JT. Experimental ultraviolet light-carcinogenesis. *Photochem Photobiol* 1977;26:183-18

118 Eaton GJ, Custer P, Crane R. Effects of ultraviolet light on nude mice: cutaneous carcinogenesis and possible leukemogenesis. *Cancer* 1978;42:182-188.

119 Tappel AL. Lipid peroxidation damage to cell components. *Fed Proc* 1973; 32:1870-1874.

120 Kotin P, Falk HL. Organic peroxide, hydrogen peroxide, epoxides, and neoplasia. *Radiat Res* 1963;3(suppl):193-211.

121 Demopoulos, HB. Control of free radicals in the biologic systems. *Fed Proc*. 1973;32:1903-1908.

122 Walling C. Forty years of free radicals. In: Pryor WA, ed. *Organic Free Radicals* Washington, DC: American Chemical Society; 1978.

123 Demopoulos HB. The basis of free radical pathology. *Fed Proc* 1973; 32:1859-1861.

124 Tappel AL. Will antioxidant nutrients slow aging processes? *Geriatrics* 1968;23:97-105.

125 Coon MJ. Oxygen activation in the metabolism of lipids, drugs, and carcinogens. *Nutr Rev* 1978;36:319-328.

126 Coon MJ. Reconstitution of the cytochrome P-450-containing mixed-function

oxidase system of liver microsomes. *Methods Enzymol* 1978;52:200-206.
127 Coon MJ, van der Hoeven TA, Dahl SB, et al. Two forms of liver microsomal cytochrome P-450, P-4501m2 and P-450M4 (rabbit liver). *Methods Enzymol* 1978;52:109-117.
128 Panganamala RV, Sharma HM, Sprecher H, et al. A suggested role for hydrogen peroxide in the biosynthesis of prostaglandins. *Prostaglandins* 1974;8:3-11.
129 Maisin JR, Decleve A, Gerber GB, et al. Chemical protection against the long-term effects of a single whole-body exposure of mice to ionizing radiation. 11. Causes of death. *Radiat Res* 1978;74:415-435.
130 McGinnes JE, Proctor PH, Demopoulos HB, et al. In vivo evidence for superoxide and peroxide production by adriamycin and cis-platium. In: Autor A, ed. *Active Oxygen and Medicine* New York: Raven Press; 1980.
131 Petkau A. Radiation protection by superoxide dismutase. *Photochem Photobiol* 1978;28:765-774.
132 Schaefer A, Komlos M, Seregi A. Lipid peroxidation as the cause of the ascorbic acid induced decrease of ATPase activities of rat brain microsomes and its inhibition by biogenic amines and psychotropic drugs. *Biochem Pharmcol* 1975;24: 1781-1786.
133 Vladimirov YA, Sergeer PV, Seifulla RD, et al. Effect of steroids on lipid peroxidation and liver mitochondrial membranes. *Molekuliamaia Biologiia* (Russian, Moscow) 1973;7:247-262. (Translated by Consultants Bureau, a division of Plenum Publishing Inc., New York.)
134 Sies H, Summer KH. Hydroperoxide-metabilizing systems in rat liver. *Eur J Biochem* 1975;57:503-512.
135 Alfthan G, Pikkarainen J, Huttunen JK, et al. Association between cardio-vascular death and myocardial infarction and serum selenium in a matched-pair longitudinal study. *Lancet* 1982;2(8291):175-179.
136 Willett WC, Morris JS, Pressel S, et al. Prediagnostic serum selenium and risk of cancer. *Lancet* 1983;2(8343):130-134.
137 Demopoulos HB, Flamm ES, Seligman ML, et al. Antioxidant effects of barbiturates in model membranes undergoing free radical damage. *Acta Neurol Scand* 1977;56(suppl64):152.
138 Flamm ES, Demopoulos HB, Seligman ML, et al. Barbiturates and free radicals. In: Popp AJ, Popp RS, Bourke LR, Nelson, Kimelberg HK, eds. Neural nauma. New York: Raven Press; 1979:289-300.
139 Butterfield JD, McGraw CP. Free radical pathology. *Stroke* 1978;9(5):443-445.
140 Demopoulos HB, Flamm ES, Pietronigro DD, et al. The free radical pathology and

the microcirculation in the major central nervous system disorders. *Acta Physiol Scand* 1980;492(suppl):91-119.

141 Gey KF, Puska P, Jordan P, et al. Inverse correlation between plasma vitamin E and mortality from ischemic heart disease in cross-cultural epidemiology. *Am J Clin Nutr* 1991;53:326S-3343.

142 Seubens WE, Smith S. Serum cholesterol correlations with atherosclerosis at autopsy. *American Clinical Laboratory* Apr, 1997:14-15.

143 Morel DW, Hessler JR, Chisolm GM. Low-density lipoprotein cytotoxicity induced by free radical peroxidation of lipid. Journal of Lipid Research 1983;24:1070-1076.

144 Smith LL. *Cholesterol Autooxidation*. New York: Plenum Press; 1981.

145 Gaby AR. Nutritional factors in cardiovascular disease. *Journal of Advancement in Medicine* 1989;2(1&2):89-105.

146 Taylor CB, Peng SK, Werthessen NT, et al. Spontaneously occurring angiotoxic derivatives of cholesterol. *Am J Clin Nutr* 1979;32:40.

147 Cortese C, Bernardini S, Motti C. Atherosclerosis in light of the evidence from large statin trials. *Ann Ital Med Int* 2000;15(1):103-107

148 Song YM, Sung J, Kim JS. Which cholesterol level is related to the lowest mortality in a population with low mean cholesterol level: a 6.4-year follow up study of 482,472 Korean men. *Am J Epidemiol* 2000;151(8):739-747.

149 Wilcken DEL, Wilcken B. The pathogenesis of coronary artery disease: a possible role for methionine metabolism. *J Clin Investig* 1976;57:1079-1082.

150 Boushey CJ, Beresford SAA, Omenn GS, et al. A quantitative assessment of plasma homocysteine as a risk factor for vascular disease: probable benefits of increasing folic acid intakes. *JAMA* 1995;274:1049-1057.

151 Clarke R, Daly LE, Robinson K, et al. Hyperhomocysteinernia: an independent risk factor for vascular disease. *N Engl J Med* 1991;324:1149-1155.

152 Graham IM, Daly LE, Refsum HM, et al. Plasma homocysteine as a risk factor for vascular disease: the European concerted action project. *JAMA* 1997;277:1775-1781.

153 Nygard 0, Vollsett SE, Refsum HM, et al. Total plasma homocysteine and cardiovascular risk profile: the Hordaland hornocysteine study. *JAMA* 1995;274:1526-1533.

154 Clopath P, Smith VC, McCully KS. Growth promotion by homocysteic acid. *Science* 1976;192:372-374.

155 Tsai J-c, Perella MA, Yoshizumi M, et al. Promotion of vascular smooth muscle cell growth by homocysteine: a link to atherosclerosis. *Proc Natl Acad Sci* USA

1994;91:6369-6373.

156 Welch GN, Upchurch GR, Loscalzo J. Homocysteine, oxidative stress, and vascular disease. *Hosp Pract* 1997;32:81-92.

157 D'Angelo A, Selhub J. Homocysteine and thrombotie disease. *Blood* 1997;90:1-11.

158 Naruszewicz M, Mirkiewicz E, Olszewski AJ, et al. Thiolation of low-density lipoprotein by homocysteine thiolactone causes increased aggregation and altered interaction with cultured macrophages. *Nutr Metab Cardiouasc Dis* 1994;4:70-77.

159 McCully KS. Homocysteine and vascular disease. *Nat Med* 1996;2:386-389.

160 McCully KS. Homocysteine, folate, vitamin B-6, and cardiovascular disease. Editorial. *JAMA* 1998;279(5):392-393.

161 McCully KS. Vascular pathology of hornocysteinernia: implications for the pathogenesis of arteriosclerosis. *Am J Pathol* 1969;56:111-128.

162 Rimm EB, Willett WC, Hu FB, et al. Folate and vitamin B-6 from diet and supplements in relation to risk of coronary heart disease among women. *JAMA* 1998;279(5):359-364.

163 Boushey CJ, Beresford SAA, Omenn GS, et al. A quantitative assessment of plasma homocysteine as a risk factor for vascular disease: probable benefits of increasing folic acid intakes. *JAMA* 1996;274:1049-1057.

164 Brattstrom L, Israelsson B, Norwing B, et al. Impaired homocysteine metabolism in early onset cerebral and peripheral occlusive arterial disease: effects of pyridoxine and folic acid treatment. *Atherosclerosis* 1990;81:51-60.

165 Jacob RA, Wu M, Henning SM, et al. Homocysteine increases as folate decreases in plasma of healthy men during short-term dietary folate and methyl group restriction. *J Nutr* 1994;124:1072-1080.

166 Naurath HJ, Joosten E, Riezler R, et al. Effects of vitamin B-12, folate, and vitamin B-6 supplements in elderly people with normal serum vitamin concentrations. *Lancet* 1996;346:85-89.

167 Selhub J, Jacques PF, Bostom AG, et al. Association between plasma homocysteine concentrations and extracranial carotid-artery stenosis. *N Engl J Med* 1995;332:289-291.

168 Nygard 0,Nordrehaug JE, Refsurn H, et al. Plasma homocysteine levels and mortality in patients with coronary artery disease. *N Engl J Med* 1997;337:230-236.

169 Rimin EB, Stampfer MJ, Ascherio A, et al. Dietary folate, vitamin B-6, and vitamin B-12 intake and risk of CHD among a large population of men. Abstract. *Circulation* 1996;93:625.

170 Passwater RA, Cranton EM. *Trace Elements*, Hair Analysis and Nutrition. New Canaan, Ct: Keats Publishing, Inc; 1983.

171 Fourcans B. Role of phospholipids in transport and enzymic reactions. *Adu Lipid Res* 1974:147-226.

172 Babior BM. Oxygen-dependent microbial killing by phagocytes. *N Engl J Med* 1978;298:659-668.

173 Rosen H. Klebanoff SJ. Bactericidal activity of a superoxide anion-generating system. *J Exp Med* 1979;149:27-39.

174 Masterson WL, Slowinski E. In: *Chemical Principles*. Philadelphia: Saunders; 1977:203(plate 5).

175 Mayes PA. Biologic oxidation. In: Martin DW, Mayes PA, Rodwell VW, eds. *Harper's Review* of Biochemistry. Los Alton, Ca: Lange Medical Publications; 1983:129-130.

176 March J. *Advanced Organic Chemistry Reactions, Mechanics, and Structure*. 2nded. New York: McCraw-Hill; 1978:620.

177 Flamm ES, Demopoulos HB, Seligman ML, et al. Free radicals in cerebral ischemia. *Stroke* 1978;9(5):445-447.

178 *Hyperbaric Oxygen Therapy: A Committee Report*. February 1981. Undersea Medical Society, Inc., 9650 Rockville Pike, Bethesda, MD 20014 (UMS Publication Number 30 CR(HB0) 2-23-81).

179 Foote CS. Chemistry of singlet oxygen VII. Quenching by beta carotene. *J Am Chem Soc* 1968;90:6233.

180 Rimm EB, Stampfer MJ, Ascheno A, et al. Vitamin E consumption and the risk of coronary heart disease in men. *N Engl J Med* May 20, 1993;328(20):1450-1456

181 Stampher MJ, Hennekens CH, Morrison JE, et al. Vitamin E consumption and the risk of coronary disease in women. *N Engl J Med* May 20, 1993;328(20):1444-1449.

182 Rimm EB, Stampfer MJ, Ascheno A, et al. Vitamin E consumption and the risk of coronary heart disease in men. *N Engl J Med* May 20, 1993;328(20):1450-1456.

183 Peto R, Doll R, Buckley JD, et al. Can dietary beta-carotene materially reduce human cancer rates? *Nature* 1981;290:201.

184 Stoyanovsky DA, et al. Endogenous ascorbate regenerates vitamin E in the retina directly and in combination with exogenous dihydrolipoic acid. *Curr Eye Res* Mar, 1995;14(3):181-189.

185 Chan AC. Partners in defense, vitamin E and vitamin C. *Can J Physiol Pharmacol* Sep, 1993;71(9):725-731.

186 Ho CT, et al. Regeneration of vitamin E in rat polymorphonuclear leucocytes. *FEBS Lett* Jul 20, 1992;306(2-3):269-272.

187 Chan AC, et al. Regeneration of vitamin E in human platelets. *J Biol Chem* Sep 15, 1991;266(26):17290-17295.

188 Tappel AL. Will antioxidant nutrients slow aging processes? *Geriatrics* Oct, 1968;23(10):97-105.

189 Enstrom EE, Kanim LE, Klein MA. Vitamin C intake and mortality among a sample of the United States population. *Epidemiology* 1992;3(3):194-202.

190 Schaefer A, Komlos M, Seregi A. Lipid peroxidation as the cause of the ascorbic acid induced decrease of ATPase activities of rat brain microsomes and its inhibition by biogenic amines and psychotropic drugs. *Biochem Pharmacol* 1975;24:1781-86.

191 Ito T, Allen N, Yashon D. A mitochondria1 lesion in experimental spinal cord trauma. *J Neurosurg* 1978;48:434-442.

192 Gillman MW, Cupples LA, Gagnon D, et al. Margarine intake and subsequent coronary heart disease in men. *Epidemiology* Mar, 1997;8(2):144-149.

193 Atherosclerosis and auto-oxidation of cholesterol. *Lancet* 1980;2:964-965.

194 Pietronigro DD, Demopoulos HB, Hovsepian M, et al. Brain ascorbic acid (AA) depletion during cerebral ischemia. *Stroke* 1982;13(1):117.

195 Demopoulos HB, Flamm ES, Seligman ML, et al. Further studies on free-radical pathology in the major central nervous system disorders: effect of very high doses of methylprednisolone on the functional outcome; morphology and chemistry of experimental spinal cord impact injury. *Can J Physiol Pharmacol* 1982;60(11):1415-1424.

196 Flamm ES, Demopoulos HB, Seligman ML, et al. Free radicals in cerebral ischemia. *Stroke* 1978;9:445.

197 Demopoulos HB, Flamm ES, Seligman ML, et al. Oxygen free radicals in central nervous system ischemia and trauma. In: Autor AP, ed. *Pathology of Oxygen* New York: Academic Press; 1982:127-155.

198 Demopoulos HB, Flamm ES, Seligman ML, et al. Molecular pathogenesis of spinal cord degeneration after traumatic injury. In: Naftchi NE, ed. *Spinal Cord Injury* New York and London: Spectrum Publications, Inc; 1982:45-64.

199 Sukoff MH, Hollin SA, Espinosa OK, et al. The protective effect of hyper-baric oxygenation in experimental cerebral edema. *J Neurosur* 1968;29:236-239.

200 Kelly DL Jr, Lassiter KRL, Vongsvivut A, et al. Effects of hyperbaric oxygen and tissue oxygen studies in experimental paraplegia. *J Neurosurg* 1972;36:425-429.

201 Holbach KH, Wassman H, Hoheluchter KL, et al. Clinical course of spinal lesions

treated with hyperbaric oxygen. *Acta Neurochir* 1975;31:297-298.

202 Holbach KH, Wassman H, Linke D. The use of hyperbaric oxygenation in the treatment of spinal cord lesions. *Eur Neurol* 1977;16:213-221.

203 Yeo JD, Stabback S, McKinsey B. Study of the effects of hyperbaric oxygenation on experimental spinal cord injury. *Med J Aust* 1977;2:145-147.

204 Jones RF, Unsworth IP, Marasszeky JE. Hyperbaric oxygen and acute spinal cord injuries in humans. *Med J Aust* 1978;2:573-575.

205 Yeo JD, Lawry C. Preliminary report on ten patients with spinal cord injuries treated with hyperbaric oxygenation. *Med J Aust* 1978,2:572-573.

206 Gelderd JB, Welch DW, Fife WP, et al. Therapeutic effects of hyperbaric oxygen and dimethyl sulfoxide following spinal cord transections in rats. *Undersea Biomedical Research* 1980;7:305-320.

207 Sukoff MH. Central nervous system: review and update cerebral edema and spinal cord injuries. HBO Review 1980,1:189-195.

208 Jesus-Greenberg DA. Acute spinal cord injury and hyperbaric oxygen therapy: a new adjunct in management. *Journal of Neurosurgical Nursing* 1980:12:155-160.

209 Higgins AC, Pearlstein MS, Mullen JB, et al. Effects of hyperbaric oxygen therapy on long-tract neuronal conduction in the acute phase of spinal cord injury. *J Neurosurg* 1981;55(4):501-510.

210 Sukoff MH, Ragatz RE. Use of hyperbaric oxygen for acute cerebral edema. *Neurosurgery* 1982;10:29-38.

211 De La Torre JC, Johnson CM, Goode DJ, et al. Pharmacologic treatment and evaluation of permanent experimental spinal cord trauma. *Neurology* 1975;25:508-514.

212 De La Torre JC, Kawanaga HM, Rowed DW, et al. Dimethyl sulfoxide in central nervous system trauma. *Ann NY Acad Sci* 1975, 243:362-389.

213 De La Torre JC, Surgeon JW. Dexamethasone and DMSO in experimental transorbital cerebral infarction. *Stroke* 1976, 7:577-583.

214 Laha RK, Dujovny M, Barrionuevo PJ, et al. Protective effects of methyl prednisolone and dimethyl sulfoxide in experimental middle cerebral artery embolectomy. *J Neurosurg* 1978;49:508-516.

215 Fischer BH, Marks M, Reich T. Hyperbaric-oxygen treatment of multiple sclerosis. *N Eng J Med* 1983;308:181-186.

216 Swank R. *A Biochemical Basis of Multiple Sclerosis*. Springfield, Ill: Charles C. Thomas; 1961.

217 Cimino JA, Demopoulos HB. Introduction: determinants of cancer relevant to

prevention, in the war on cancer. *Journal of Environmental Pathology and Toxicology* 1980;3:1-10.

218 Seligman ML, Flamm ES, Goldstein BD, et al. Spectrofluorescent detection of malonaldehyde as a measure of lipid free radical damage in response to ethanol potentiation of spinal cord trauma. *Lipids* 1977;12(11):945-950.

219 Flamm ES, Demopoulos HB, Seligman ML, et al. Ethanol potentiation of central nervous system trauma. *J Neurosurg* 1977;46:328-334.

220 Dix T. Metabolism of polycyclic aromatic hydrocarbon derivatives to ultimate carcinogens during lipid peroxidation. *Science* 1983;221:277.

221 Samuelsson B. Leukotrienes: mediators of immediate hypersensitivity reactions and inflammation. *Science* 1983;220:568-575.

222 Hess ML, Manson NH, Okabe E. Involvement of free radicals in the patho-physiology of ischemic heart disease. *Can J Physiol Pharmacol* 1982;60(11):1382-1389.

223 Vincent GM, Anderson JL, Marshall HW. Coronary spasm producing coronary thrombosis and myocardial infarction. *N Engl J Med* 1983;309(14):220-239.

224 Harmon D. The Free Radical Theory of Aging. Read before the Orthomolecular Medical Society, San Francisco, California, May 8, 1983. (Availableon audio cassette from AUDIO-STATS, 3221 Carter Avenue, Marina Del Rey, CA 90291.)

225 Singal PK, Kapur N, Dhillon KS, et al. Role of free radicals in catecholamine-induced cardiomyopathy. *Can J Physiol Pharmacol* 1982;60(11):1340-1397.

226 Crapper-McLaughlin DR. *Aluminum Toxicity in Senile Dementia: Implications for Treatment*. Read before the Fall Conference, American Academy of Medical Preventics, Las Vegas, Nevada, Nov 8, 1981.

227 Raymond JP, Merceron R, Isaac R, et al. *Effects of EDTA and Hypercalcemia on Plasma Prolactin, Parathyroid Hormone and Calcitonin in Normal and Parathyroidectomized Individuals*. Read before the Frances and Anthony D'Anna International Memorial Symposium, Clinical Disorders of Bone and Mineral Metabolism, May 8, 1983. (Abstract available from Henry Ford Hospital, Dearborn, Michigan.)

228 Frost HB. Coherence treatment of osteoporosis. *Orthop Clin North Am* 1981;12:649-669.

229 DeLuca HF, Frost HM, Jee WSS, et al, eds. *Osteoporosis: Recent Aduances in Pathogenesis and Treatment*. Baltimore: University Press; 1981.

230 Frost HM. Treatment of osteoporosis by manipulation of coherent bone cell populations. *Clin Orthop* 1979;143:227-244.

231 Meyer MS, Chalmers TM, Reynolds JJ. *Inhibitory Effect of Follicular Stimulating*

Hormone in Parathormone in Rat Calvaria In Vitro. Read before the Frances and Anthony D'Anna International Memorial Symposium, Clinical Disorders of Bone and Mineral Metabolism, May 8, 1983. (Abstract available from Henry Ford Hospital, Dearborn, Michigan.)

232 Wills ED. Lipid peroxide formation in microsomes. *Biochem J* 1969; 113:325-332.

233 Gutteridge JMC, Rowley DA, Halliwell B, et al. Increased non-protein-bound iron and decreased protection against superoxide-radical damage in cerebrospinal fluid from patients with neuronal ceroid lipofuscinoses. *Lancet* 1982;2:459-460.

234 Willson RL. Iron, zinc, free radicals and oxygen tissue disorders and cancer control. In: *Iron Metabolism*. Ciba Foundn Symp 51 (new series). Amsterdam: Elsevier; 1977:331-354.

235 Gutteridge JMC. Fate of oxygen free radicals in extracellular fluid. *Biochem Soc Trans* 1982;10:72-74.

236 Wills ED. Mechanisms of lipid peroxide formation in tissues: role of metals and haematin proteins in the catalysis of the oxidation of unsaturated fatty acids. *Biochem Biophys Acta* 1965;98:238-251.

237 Gutteridge JMC, Rowley DA, Halliwell B. Superoxide-dependent formation of hydroxyl radicals and lipid peroxidation in the presence of iron salts. *Biochem J* 1982;206:605-609.

238 Heys AD, Dormandy TL. Lipid peroxidation in iron-overloaded spleens. *Clinical Science* 1981;60:295-301.

239 Ericson JE, Shirahata H, Patterson CC. Skeletal concentrations of lead in ancient Peruvians. *N Engl J Med* 1979;300:946-951.

240 Schroder HA. *The Poisons Around Us*. Bloomington: Indiana University Press; 1974:49.

241 Jenkins DW. *Toxic Dace Metals in Mammalian Hair and Nails*. US Environmental Protection Agency publication No.(EPA)-60014-79049. Environmental MonitoringSystems Laboratory, 1979. (Available from National Technical Information Service, U.S. Department of Commerce, Springfield, VA 22161.)

242 Cranton EM, Bland JS, Chatt A, et al. Standardization and interpretation of human hair for elemental concentrations. *J Holistic Med* 1982;4:10-20.

243 Hansen JC, Christensen LB, Tarp U. Hair lead concentration in children with minimal cerebral dysfunction. *Danish Med Bull* 1980;27:259-262.

244 Medeiros DM, Pellum LK, Brown BJ. The association of selected hair minerals and anthropometric factors with blood pressure in a normotensive adult population. *Nutr Research* 1983;3:51-60.

245 Moser PB, Krebs NK, Blyler E. Zinc hair concentrations and estimated zinc intakes of functionally delayed normal sized and small-for-age children. *Nutr Research* 1982;2:585-590.

246 Thimaya S, Ganapathy SN. Selenium in human hair in relation to age, diet, pathological condition, and serum levels. Sci Total Environ 1982;24:41-49.

247 Musa-alzubaida L, Lombeck I, Kasperek K, et al. Hair selenium content during infancy and childhood. *Eur J Pediatr* 1982:139:295-296.

248 Gibson RS, Gage L. Changes in hair arsenic levels in breast-and bottle-fed infants during the first year of infancy. *Sci Total Environ* 1982;26:33-40.

249 Ely DL, Mostardi RA, Woebkenberg N, et al. Aerometric and hair trace metal content in learning-disabled children. *Environ Res* 1981;25(2J):325-339.

250 Yokel RA. Hair as an indicator of excessive aluminum exposure. *Clin Chem* 1982;28(4):662-665.

251 Bhat RK, et al. Trace elements in hair and environmental exposure. *Sci Total Environ* 1982;22(2):169-178.

252 Hurry VJ, Gibson RS. The zinc, copper, and manganese status of children with malabsorption syndromes and inborn errors of metabolism. *Biol Trace Element Res* 1982;4:157-173.

253 Thatcher RW, Lester ML, McAlester R, et al. Effects of low levels of cadmium and lead on cognitive functioning in children. *Arch Environ Health* 1982;37(3):159-166.

254 Peters HA, Croft WA, Woolson EA, et al. Arsenic, chromium, and copper poisoning from burning treated wood. *N Engl J Med* 1983:308(22):1360-1361.

255 Yamanaka S, Tanaka H, Nishimura M. Exposure of Japanese dental workers to mercury. *Bull Toyko Den Coll* 1982;23:15-24.

256 Capel ID, Spencer EP, Levitt HN, et al. Assessment of zinc status by the zinc tolerance test in various groups of patients. *CIin Biochem* 1982;15(2):257-260.

257 Vanderhoof JA, et al. Hair and plasma zinc levels following exclusion of biliopancreatic secretions from functioning gastrointestinal tract in humans. *Dig Dis Sci* 1983;28(4):300-305.

258 Foli MR, Henningan C, Errera J. A comparison of five toxic metals among rural and urban children. *Environ Pollut Ser A Ecol Biol* 1982;29:261-270.

259 Collipp PJ, Kuo B, Castro-Magana M, et al. Hair zinc levels in infants. *Clin Pediatr* 1983;22(7):512-513.

260 Medeiros DM, Borgman RE Blood pressure in young adults as associated with dietary habits, body conformation, and hair element concentrations. *Nutr Res* 1982;2:455-466.

261 Huel G. Boudene C, Ibrahim MA. Cadmium and lead content of maternal and newborn hair: relationship to parity, birth weight, and hypertension. *Arch Environ Health* 1981;35(5):221-227.

262 Marlowe M, Folio R, Hall D, Errera J. Increased lead burdens and trace mineral status in mentally retarded children. *J Spec Educ* 1982;16:87-99.

263 Marlowe M, Errera J, Stellern J, et al. Lead and mercury levels in emotionally disturbed children. *J Orthomol Psychiatr* 1983;12(4):260-267.

264 Nolan KR. Copper toxicity syndrome. J *Orthomol Psychiatr* 1983;12(4):270-282.

265 Klevay L. Hair as a biopsy material-assessment of copper nutriture. *Am J Clin Nutr* 1970;23(8):1194-1202.

266 Rees EL. Aluminum poisoning in Papua New Guinea natives as shown by hair testing. *J Orthomol Psychiatr* 1983;12(4):312-313.

267 Cook JD, Finch CA, Smith NJ. Evaluation of the iron status of a population. Blood 1976;48:449-455.

268 Kannel WB, Hjortland MC, McNamara PM, et al. Menopause and the risk of cardiovascular disease. The Framingham Study. *Ann Intern Med* 1976;85:447-452

269 Hjortland MC, McNamara PM, Kannel WB. Some atherogenic concomitants of menopause: The Framingham Study. *Am J Emidemiol* 1976;103:304-311.

270 Gordon T, Kannel WB, Hjortland MC, et al. Menopause and coronary heart disease. The Framingham Study. *Ann Intern Med* 1978;89:157-161.

271 Sullivan JL. Iron and the sex difference in heart disease risk. *Lancet* 1981;1(8233):1293-1294.

272 Casale G, Bignamini M, de Nicola P. Does blood donation prolong life expectancy? *Vox Sang* 1983;45:398-399.

273 Skoog DA, West DM. Volumetric methods based on complex-formation reactions. In: *Fundamentals of Analytical Chemistry*. New York: Holt, Rinehart and Winston, Inc; 1969:338-600.

274 Peng CF, Kane JJ, Murphy ML, et al. Abnormal mitochondrial oxidative phosphorylation of ischemic myocardium reversed by calcium chelating agents. *J Mol Cell Cardiol* 1977;9:897-908.

275 Freeman AP, Giles RW, Berdoukas VA, et al. Early left ventricular dysfunction and chelation therapy in thalassemia major. *Ann Intern Med* 1983;99:450-454.

276 Blake DR, Hall ND, Bacon PA, et al. Effect of a specific iron chelating agent on animal models of inflammation. *Ann Rheum Dis* 1983;42:89-93.

277 Addonizo VP, Wetstein L, Fisher CA, et al. Medication of cardiac ischemia by thromboxanes released from human platelets. *Surgery* 1982;92:292.

278 Yagi K, Ohkawa H, Ohishi N, et al. Lesion of aortic intima caused by intravenous administration of linoleic acid hyperoxide. *J Appl Biochem* 1981;3:58-65.
279 Benditt EP. The origin of atherosclerosis. *Scientific American*. Feb, 1977:74-85.
280 McCullach KG. Revised concepts of atherogenesis. *Cleue Clin Q* 1976;43:247.
281 Mayron LW. Portals of entry—a review. *Ann Allerg* 1978;40:399-405.
282 Walker WA, Isselbacher KJ. Uptake and transport of macromolecules by the intestine: possible role in clinical disorders. *Gastroenterology* 1974;67:531-550.
283 Hemmings WA, Williams EW. Transport of large breakdown product of dietary protein through the gut wall. *Gut* 1978;19:715-723.
284 Rowe AH, Rowe AH Jr. *Food Allergy: Its Manifestations and Control and the Elimination Diets*. Springfield, 11: Charles C. Thomas; 1972.
285 Speer F, ed. *Allergy of the Nervous System*. Springfield, 11: Charles C. Thomas; 1970.
286 Dickey LD, ed. *Clinical Ecology*. Springfield, 11: Charles C. Thomas; 1976.
287 Randolph TG. *Human Ecology and Susceptibility to the Chemical Environment*. Springfield 11: Charles C. Thomas; 1962.
288 Crook WG. The coming revolution in medicine. *J Tenn Med Assn* 1983;76(3):145-149.
289 Iwata K. Toxins produced by Candida albicans. *Contr Microbiology Immunol* 1977;4:77-85.
290 Iwata K, Yamamota Y. *Glycoprotein Toxins Produced by Candida albicans*. Reprinted from Proceedings of the Fourth International Conference on the Mycoses. PAHO Scientific Publication 1977;356:246-257.
291 Iwata K. Fungal toxins as a parasitic factor responsible for the establishment of fungal infections. *Mycopathologia* 65:141-154.
292 Crook WG. *The Yeast Connection: A Medical Breakthrough*. Jackson, TN: Professional Books; 1983.
293 Truss CO. Tissue injury induced by Candida albicans. *Orthomolecular Psychiatry* 1978;7(1):17-37.
294 Truss CO. Restoration of immunologic competence to Candida albicans. *Orthomolecular Psychiatry* 1980;9(4):287-301.
295 Truss CO: The role of Candida albicans in human illness. *Orthomolecular Psychiatry* 1981;10(4):228-238.
296 Hatano S, Nishi Y, Usui T. Copper levels in plasma and erythrocytes in healthy Japanese children and adults. *Am J Clin Nutr* 1982;35:120-126.
297 Harrison W, Yarachek J, Benson C. The determination of trace elements in human hair by atomic absorption spectroscopy. *Clin Chem Acta* 1969;23(1):83-91.

298 Gori GB. Observed no-effect thresholds and the definition of less hazardous cigarettes. *Journal of Environmental Pathology and Toxicology* 1980;3:193-203.

299 Saltin B, Karlsson J. *Muscle Metabolism During Exercise* New York: Plenum Publishing Co; 1971:395.

2. 철과 허혈성 심장 질환

1 Sullivan JL. Iron and the sex difference in heart disease risk. *Lancet* 1981;1:1293-1294.

2 Sullivan JL. The sex difference in ischemic heart disease. *Persp Biol Med* 1983; 265574371.

3 Sullivan JL. Sex, iron, and heart disease. *Lancet* 1986;2:1162.

4 Sullivan JL. The iron paradigm of ischemic heart disease (Editorial). *Am Heart J*, (in press).

5 Babbs CF. Role of iron ions in the genesis of reperfusion injury following successful cardiopulmonary resuscitation: Preliminary data and a biochemical hypothesis. *Ann Emerg Med* 1985;14:777-783.

6 Myers CL, Weiss SJ, Kirsh MM, Shlafer M. Involvement of hydrogen peroxide and hydroxyl radical in the "oxygen paradox." Reduction of enzyme leakage by catalase, allopurinol, or deferoxamine, but not by superoxide dismutase. *J Mol Cell Cardiol* 1985;17:675-684.

7 Myers CL, Weiss SF, Kirsh MM, Shepard BM, Shlafer M. Effects of supplementing hypothermic crystalloid cardioplegic solution with catalase, superoxide dismutase, allopurinol, or deferoxamine on functional recovery of globally ischemic and reperfused isolated hearts. *J Thorac Cariovasc Surg* 1986;91:281-289.

8 Bernier M, Hearse DJ, Manning AS. Reperfusion-induced arrhythmias and oxygen-derived free radicals. Studies with anti-free radical interventions and a free-radical generating system in the isolated perfused rat heart. *Circ Res* 1986;58: 331-340.

9 Bolli R, Patel BS, Zhu W-X, O'Neill PC, Hartley CJ, Charlat ML, Roberts R. The iron chelator desferrioxamine attenuates postischemic ventricular dysfunction. *Am J Physiol* 1987;253:H1372-H11380.

10 Arnbrosio G, Zweier JL, Jacobus WE, Weisfeldt ML, Flaherty JT. Improvement of postischemic myocardial dysfunction and metabolism induced by administration of deferoxamine at the time of reflow: The role of iron in the pathogenesis of reperfusion injury. *Circulation* 1987;76:906-915.

11 Menasche P, Grousset C, Gaudel Y, Mouas C, Piwnica A. Prevention of hydroxyl

radical formation: A critical concept for improving cardioplegia. Protective effects of deferoxamine. *Circulation* 198776 (suppl V) V-180-V-185.

12 Farber NE, Vercellotti GM, Jacob HS, Pieper GM, Gross GJ. Evidence for a role of iron-catalyzed oxidants in functional and metabolic stunning in the canine heart. *Circulation Res* 1988;63:351-360.

13 Hjortland MC, McNamara PM, Kannel WB.Some atherogenic concomittant. of menopause: The Framingham Study. *Am J Epidemiol* 1976;102:304-11.

14 Sullivan JL. Heterozygous hemochromatosis as a risk factor for premature myocardial infarction. *Medical Hypotheses* (in press).

15 Muller JE, Stone PH, Turi ZG, Rutherford JD, Czeisler C, Parker C, Poole WK, Passamani E, Roberts R, Robertson T, Sobel BE, Willerson JT, Braunwald E, MILIS Study Group: Circadian variation in the frequency of acute myocardial infarction. *N Engl J Med* 1985;313:1315-1322.

16 Rocco MB, Nabel EG, Selwyn AP. Circadian rhythms and coronary artery disease. *Am J Cardiol* 1987;59:13C-17C.

17 Sullivan JL. Lipid Research Clinics Program. *JAMA* 1984;252:2547.

18 Sullivan JL. Iron, aspirin, and heart disease risk. *JAMA* 1982;247:751.

19 Sullivan JL. Eicosapentaenoic acid, heart disease, and iron. *West J Med* 1985; 142-559.

20 Sullivan JL. Fish consumption, heart disease, and iron. *Am J Clin Nutr* (in press).

21 Sullivan JL. Oral contraceptives and the risk of myocardial infarction. *N Engl J Med* 1981;305:1531.

22 Sullivan JL, Till GO, Ward PA. Iron depletion decreases lung injury after systemic complement activation. *Fed Proc* 1986;45:452.

23 Andrews FJ, Morris CJ, Lewis EJ, Blake DR. Effect of nutritional iron deficiency on acute and chronic inflammation. *Ann Rheum Dis* 1987;46:859-865.

24 Chandler DB, Barton JC, Briggs DD, Butler TW,Kennedy JI, Grizzle WE, Fulmer JD. Effect of iron deficiency on bleomycin-induced lung fibrosis in the hamster. *Am Rev Respir Dis* 1988;137:85-89.

25 Sullivan JL, Till GO, Ward PA, Newton RB. Nutritional iron restriction diminishes acute complement-dependent lung injury. *Nutr Res* (in press).

26 Sullivan JL, Newton RB. Serum antioxidant activity in neonates. *Arch Dis Child* 1988;63:748-750.

27 Sullivan JL. Iron, plasma antioxidants and the "oxygen radical disease of prematurity." *AJDC* 1988;142:1341-1344.

3. 예측 지표로서 노화의 교차결합 이론

1 Hart RW, Setlow RB. Correlation between desoxyribonucleic acid excision repair and life span in a number of mammalian species. *Proceedings National Acad Sc* 1974;71:3169-2173.

2 Hart RW, Sacher GA, Hoskins TL. DNA repair in a short lived and a long lived rodent species. *J Gerontol* Dec, 1979;34(6):808-817.

3 Bjorksten J, champion WJ. Mechanical influence on tanning. *American Chemical Society* 1942;64:868.

4 King AL. Pressure volume relation for cylindrical tubes with elastomeric walls: the human aorta. *Applied Physics* 1946;17:501-505.

5 Kagan, Stemby et al. *Bull-World Health Organization* 53, 1956.

6 Bjorksten J. The crosslinkage theory of aging. *J Amer Geriatrics Soc* 1968;16:408-427.

7 Bjorksten J. Cross-linkages in protein chemistry in advances in protein chemistry ed. by Anson, Edsall and Bailey. New York: Academic Press; 1951;6:343-381.

8 Bjorksten J. Cross-linking-key to aging? *Chem and Eng News* 1955; 33:1957.

9 Bjorksten J. A common molecular basis for the aging syndrome. *J Am Geriatrics Soc* 6: 1958;740-748.

10 Custavson KH. Some tanning reactions of biological and medical importance in *The Chemistry of Tanning Processes*, New York: Academic Press; 1956:345-361.

11 Bjorksten J. *Some Therapeutic Implications ofthe Cross-linkage Theory of Aging Protein Crosslinking*, B. Nutritional and medical consequences. Mendel Friedman Ed, New York: Plenum Publ. Corp.; 1977579-602.

12 Coodyear Tire and Rubber Co. *The Antiozonants Handbook on Antioxydants and Antiozonants* Akron, Ohio: Goodyear Chemicals, 44316;1978:29-36.

13 Alexander P, Swarcbort A, Stacey KA. The Reactivity of Radiomemetic Compounds 111 Crosslinking of Nucleoprotein Biochem and Pharmacol 1959;2:133-145.

14 Bjorksten J. Crosslinkage and the Aging Process. *Theoretical Aspects of Aging*; Rockstein M, Editor, New York: Academic Press; 1974:43-59.

15 Bjorksten J. Crosslinking and Aging Protein Crosslinking. Friedman M Editor. *Advances in Experimental Medicine and Biology* Vol 8613:588, New York, NY: Plenum Press; 1977.

16 Custavson KH. *The Chemistry of Tanning Processes*. Academic Press, New York, NY: Academic Press; 1956:249-269.

17 Bjorksten J. Crosslinkages in Protein Chemistry; Aldehyde Reactions; *Advances in*

Protein Chemistry ed. by Anson MA, Edsall JT and Bailey K 1951;6:348-352.

18 Alexander P, Fox M, Stacey KA and Smith LF. The Reactivity of Radiomimetic Compounds I *Cross-linking of Proteins Biochem J* 1952;52:177-184.

19 Kehoe RA, Cholak J and Story RV. Spectrochemical Study of Normal Ranges of Concentration of Certain Trace Metals in Biological Materials *J Nutrition* 1940;19:579-592.

20 Underhill FP, Peterman FJ. Studies in Metabolism of Aluminum in Tissues of Dogs. *Am J Physiol Sept* 1929;90:62-66.

21 Underwood EJ. *Trace Elements in Human and Anima1 Nutrition*. New York: Academic Press; 1956.

22 Vuori E, Huunan-Seppala A, Kilpio JO and Salmela SS. Biologically Active Metals in Human Tissues, 11. The Effect of Age on the Concentration of Cadmium in Aorta, Heart, Kidney, Liver, Lung, Pancreas, and Skeletal Muscle. *Scand J Work, Environ and Health* 1979;5:16-22.

23 Bjorksten J and Andrews F. Fundamentals of Aging: A Comparison of the Mortality Curve for Humans with a Viscosity Curve of Gelatin during the Cross Linking Reaction. *J Am Geriatrics Soc* Aug, 1960;8:632-637.

24 Economos AC. Refutation of Gompertz Law: A Paradigm for Mortality Kinetics pertaining to Metazoan Animals and Manufactured Products. Publ of Technology Inc, Life Science Division, PO Box 1373 Mountain View, Calif 94042,1977.

25 Bjorksten J. Recent Developments in Protein Chemistry. *Chem Industries* June, 1941;48:746-751.

26 Bjorksten J. Chemistry of Duplication. *Chem Industries* Jan, 1942;50:68-72.

27 Bjorksten J, Gottlieb H. A Common Molecular Basis of the Aging Syndrome. Abstracts of Papers, 8th Annual Scientific Meeting, Gerontological Society, Baltimore Md Oct 27-29. *J Gerontology* Oct. 1955;lO No 4:466-467.

28 Zinsser HH, Butt EM, Leonard J. Metal Content Correlation in Aging Aorta. J Amer Geriatric Soc 5:20-26, 1957. Bjorksten J. A Common Molecular Basis for the Aging Syndrome. *J Amer Geriatric Soc* 6, No 1958;10:740-748.

29 Bjorksten J. A Common Molecular Basis for the Aging Syndrome. *J Amer Geriatric Soc* 6 1958;No 10:740-748.

30 Zinsser H, Bjorksten J, Bruck EM, Baker RF, Kaeburn L, Kinnear J, Cohen A, Andrews F, Sarfati I and Light I. The Freezing Pool: A Unified Sequence of the Aging Process Medical and Clinical Aspects of Aging. From Proceedings 5th Congress of the International Assoc of Gerontology 1962. Columbia University Press; 1962;44:460-483.

31 Riddick TM. *Control of Colloid Stability through Zeta Potential* 266-275 Wynne-Wood, Pennsylvania, Livingston Publ Co.

32 Crapper DR. Dementia: Recent Observations in Alzheimers Disease and Experimental Aluminum Encephalopathy: Frontiers in Neurology and Neuroscience Research, 1974. *First International Symposium of the Neuroscience Institute University of Toronto*. Seeman, P and Brown GM Eds. Toronto: University of Toronto Press; 1974:97-111.

33 Crapper DR. Functional Consequences of Neurofibrillary. *Degeneration Neurobiology of Aging* RD Terry and S Gershon Eds New York: Raven Press; 1976:405-432.

34 Crapper DR, Deboni U. Aluminum and the Genetic Apparatus in Alzheimers Disease. Symposium on "The Aging Brain and Senile Dementia" Boston, Massachusetts, Veterans Administration, June 1976.

35 Crapper DR, DeBoni U. Aluminum and the Genetic Apparatus in Alzheimers Disease. *Aging Brain and Senile Dementia*. Nandy K, and Sherwin I, Eds. New York: Plenum Press; 1977:229-246.

36 Crapper DR, Krishnan SS, Dalton AJ. Brain Aluminum Distribution in Alzheimer Disease and Experimental Neurofibrillary Degneration. *Science* 1973;180:511-513.

37 Crapper DR, Karlik S, DeBoni U. Aluminum and Other Metals in Senile (Alzheimer) Dementia. In *Alzheimer's Disease and Related Disorders*. Katzman R, Terry RD and Bick KL, Eds.New York: Raven Press; 1978.

38 DeBoni U, Scott JW, Crapper DR. Intra Cellular Aluminum Binding: A Histochemical Study. *Histochem Z* 1974;40:31-37.

39 Crapper DR, Krishman SS, DeBoni U, Tomko GJ. Aluminum: A Possible Neurotoxic Agent in Alzheimer Disease. *Abstract Arch Neurol* 1975; 32:356.

40 DeBoni U, Otvos A, Scott JW, Crapper DR. Neurofibrillary Degeneration Induced by Systemic Aluminum Acta Neuropath, (*Berl*) 1976;35:285-294.

41 Crapper DR, Quitteat S, Krishman SS. Aluminum, Neurofibrillary Degeneration and Alzheimers Disease (Senile Dementia). *Brain* 1976;99:67-80.

42 Gambetti P, Velasco ME, Dahl D, Bignami A, Roessmann U. Neurofibrillary Tangles in Alzheimer Disease: An Immunohistochemical Studio. In *Lipid Changes in Aging* 1979.

43 Perl DP, Brody AR. Detection of Focal Accumulations of Aluminum and Silicon within Neurofibrillary Tangle Bearing Neurons of Alzheimers Disease.

44 Alfrey AC. Understanding the potential for aluminum toxicity. AAMP Conference in Preventic Medicine, Denver Nov 2-4, 1979. Cassette No 4, UNI-MAR Sound Recording, PO Box 19216, Sacramento California 95819.

45 Duckett S, Galle P. X-ray microanalysis of pallidal arteries in Parkinson disease. 6th European Congress Electron Microscopy, Jerusalem 1976: 210-211.
46 La Presle J, Duckett C, Galle P, Cartier E Documents cliniques, anatomiques et biophysiques dans une encephalopathie avec presence de dépôts d'aluminium. *Biol* 1975;169 2:282.
47 Alfrey AC, Le Gendre GR, Kaehny WD. The dialysis encephalopathy syndrome: Possible aluminum intoxication. *N Engl J Med* 1976;294:184-188.
48 Alfrey AC, Hegg A, Miller N, Berl T, Berns A. Interrelationship between calcium and aluminum metabolism in dialyzed uremic patients. *Mineral Electrolyte Metabolism* 1979;2:81-87.
49 McCay CM, Crowell NE. Prolongation of life span. *Scl Monthly* 1934;39:405.
50 McCay CM In *Problems of Aging* 2nd ed. Cowdry EV Ed. Baltimore: Williams and Wilkins; 1942:720.
51 Hickman KCD, Harris PL. Tocopherol Interrelationships. *Advan in Enzymology* 1946;6:469-524.
52 Hickman KCD. Biological Antioxydants. In Josiah Macy Conference on Physiologic Antioxydants 1949:122.
53 Bjorksten J. A common denominator in aging. *Texas Reports on Biology and Medicine* 1960;18 No 3:347-357.
54 Bjorksten J. Aging, present status of our chemical knowledge. *J Amer Geriatr Soc* 10 1962; No 2:125-139.
55 Bjorksten J. Dialogue on Death. Privately printed Madison, Wisconsin 1960, *Reprinted, Rejuvenation* Jan, 1975;3 No 1.
56 Alexander P, Connell DI. The Failure of the Potent Mutagen Chemical, Ethyl Methane Sulfonate to Shorten the Life Span of Mice. Unesco Symposium on Cellular Basis and Etiology of Late Somatic Effects of Ionizing Radiations. New York: Academic Press; 1962.
57 Bjorksten J. Could we live longer? *New Scientist* (London) Sept 13 1962;15:552-554.
58 Bjorksten J. Crosslinkage and the Aging Process. In *Theoretical Aspects of Aging*. Rockstein M Ed, Academic Press, Inc.; 1974:46-48.
59 Ri K. Influence of various kinds of nutrition on the formation of acetaldehyde in liver. *J Biochem Japan* 1940;31:215-241.
60 Pansini R, Fersini C and Ripa R. Nozioni e Quesiti sul Ruolo dell Acetaldeidenel Ricambio Intermedio. L'Arcispedale S. Anna di Ferrara 1960;13:1147-1192.
61 Krebs HA. Microdetermination of keto glutaric acid. *Biochem J* 1938;32:108-112.
62 Krebs HA. *Advances in Enzymology* 1943;3:191.

63 Coffman DD. Cross-linked polyamides by reaction polymeric amines with oxalic acid. US Patent 2, 682,524 (June 29, 1954).

64 Szent-Gyorgyi AV. Zellatmung IV. Ober den Oxydations Mechanismus der Kartoffeln. *Biochem Z* 1925;162:402.

65 Ogino S, Ichibara T. Biochemical genesis of senile cataract. *Amer J Ophtal* 1957;43:754.

66 Uyama Y, Ogino S, Ichihara T. The Cataractogenic Agent in the Urine of Senile Cataract Patients. *Acta Soc Ophthalmol* Japan 58:1100, 1954 and *Amer J Ophtalmol* 1953;39:125.

67 Alexander P, Lett JT. The biological significance of the changes produced in the deoxyribonucleic acid of cells treated with radiomimetic alkylating agents. *Biochem Pharmacol* 1960;4:34-46.

68 Bjorksten J. "Rejuvenation" Letter to Editor. 1979;VII No 2:32.

69 US Bureau of Census Vital Statistics.

70 Unna PC. Die Histopathologie der Hautkrankheiten. Berlin Herschwald A, 1894.

71 Knox JM. Harmful Effects of sunlight. *Texas J of Med* 1960;56:653-656.

72 Cockerell EG, Freeman RG, Knox JM. Changes after prolonged exposure to sunlight. *Arch Derrnatol Sept* 1961;84:467-472.

73 Harber LC. Degenerative skin changes associated with excessive ultraviolet exposure. *Proc Scient Sect Toilet Goods Assoc* May, 1964;41:26-31.

74 Bjorksten J, Collbring T. A Chemical Model of Ultraviolet Radiation Effects on Skin Collagen. *Proc Scient Sect Toilet Goods Assoc* 1964;42:1-5.

75 Sundholm F, Visapad and Bjorksten J. Cross-linking of collagen in the presence of oxidizing lipid. *Lipids* Nov, 1978;13(11):755-757.

76 Bjorksten J. Chemical causes of the aging process. *Proceedings of Scient Sect of the Toilet Goods Assoc* 41:32-34, May 1964.

77 Van Gent CM. Chemische Screening voor Atherosclerose. *Chem Weekblad* Nov, 1977:614.

78 Rinse J. Cholesterol and Phospholipids in Relation to Atherosclerosis. *American Laboratory* April, 1978:68-71.

79 Adams CWM, Abdulla YH. Cholesterol stabilization by high density lipoprotein. Abstract No 368, *Symposium on Atherosclerosis*, Houston Nov 6-9, 1979.

80 Bondiers G, Norfeldt P, Olsson G, Olofsson SO. Cholesterol elimination from human arterial tissue, effects of HDL and Apo-a1 recombined with phosphatidylcholine. Abstract No 378, *Symposium on Atherosclerosis*, Houston, Texas November 6-9, 1979.

81 Defares JG. The Control of Aging and its Diseases, 40-42, *The Aging of the Skeleton*, Leiden, The Netherlands, Boerhaavelaan 8, 1969.

82 Bjorksten J. The crosslinkage theory of aging: Clinical Implications. *Comprehensive Therapy* Feb, 1976;2, No 2:69.

83 Bjorksten J. The crosslinkage theory of aging. *J Am Geriatrics Soc* 1968;16, No 4:413.

84 Davis ME, Jones RJ, Jarolim C. *Am J Obstet Gyn* 1961;82:1003.

85 Davis ME. *J Am Med Assoc* 1966;196:219.

86 Henneman H. *Clin Obst Gyn* 1964;7:531.

87 Meema HE, Meema S. *Amer Geriatrics Soc* 1973;11:1170.

88 Haddow A, Kon GAR, Ross WCJ. Effects upon tumors of various Halo Alkyl Aryl Amines. *Nature* London 1948;162:824.

89 Hickman KCD. Time and the cancer problem. *Proc 1st Cancer Conf* 1949:101.

90 Alexander P. Radiation Imitating Chemicals. *Scient Ain* 1960;202 (1):99-108.

91 Alexander P. Comparison of the action of ionizing radiations and biological alkylating agents (Nitrogen Mustards). All the Cellular and Subcellular level. *Sci Reports 1st Super Sanita J* 1961;541-544.

92 Bjorksten J. The theoretical base for the anti-infective function of ascorbic acid. *Rejuvenation* 1979;7, No 2:33-36.

93 Tallberg TH, Qkkd H, Halttunen P, Mahlberg K, Uusitalo R, Uusitalo H, Carlson 0, Sandstedt B, Oravisto KJ, Lehtonen T, Sarna S and Strandstrom H. Cancer Immunity. The Effect in Cancer-Immunotherapy of Polymerised Autologous Tumour Tissue and Supportive Measures. *Scandinavian Journal of Clinicaland Laboratoy Investigation*, Vol 39, Supplement 151 (1979).

94 Bellows JG, Bellows RT. Crosslinkage theory of senile cataracts. *Ann Ophthalmol* 1976;8:129-134.

95 Walford RL. Autoinimunity and Aging. *J Gerontol* 1962;17:281.

96 Walford RL. Further considerations towards an immunological theory of aging. *Experimental Gerontology* 1964; 1:73.

97 Walford RL. *Immunologic theory of aging*. Baltimore Md, Williams and Watkins, 1969.

98 Raff MC. Cell surface immunology. *Sci Am* 1976;243:30-39.

99 Wegelius O. The place of amyloidosis in experimental and clinical medicine. In *Proc 5th Sigrid Juselius Symposium*. Wegelius O, Pasternack A, Eds. New York: Academic Press; 1977:1-16.

100 Makinodan T. Immunity and aging In *Biology of Aging*. Finch CE, Hayflick L, Eds. New York:Van Nostrand-Reinhold; 1977:399.

101 Everitt AV, Burgess JA. *Hypothalamus, Pituitary and Aging*. Everitt A, Ed. Springfield, III Charles C Thomas; 1976.

102 Bearn JG. The thymus and tire pituitary adrenal axis. In *Anencephaly Brit J Exp Pathol* 1968;49:136-144.

103 Papaikonomou E. Biocybernetics, biosystems analysis and the pituitary adrenal system. Nooy's Drukkery Purmerend, The Netherlands, 1974.

104 Price GB, Makinodan T, Immunologic deficiencies in senescence-1-characterization of intrinsic deficiencies. *J Immunol* 1972;108:403-412.

105 Robinson S. Experimental Studies of Physical Fitness with Relation to Age Arbeits. *Physiologic* 10:251-323.

106 Carlson LA, Mossfeldt F. *Acta Physiol Scand* 1964;62:51.

107 Chebotarev DF, et al. Physical Culture—A Source of Longevity. Publishing House of Physical Culture and Sport Moscow; 1965.

108 Encyclopaedie of Sport Sciences and Medicine. The American College of Sports Medicine. Larson LA, Herrmann DE, Eds. *Growth Development and Aging* 1971;1101-1228.

109 Wood PD, Haskell W, Klein H, Lewis S, Stern MP, Farquehar J. *Metabolism* 1976;25:12-49.

110 Kidera GJ, Smith JW. Exercise aids in converting ECG to normal. *JAMA* 1968;204:31.

111 Pritikin N. Diet and Exercise as a Total Therapeutic Vascular Disease. 37th Annual Assembly of Amer Acad Physical Medicine and Rehabilitation Atlanta, Ga Nov 19, 1975.

112 Pritikin N, McGrady PM Jr. *The Pritikin Program for Diet and Exercise*. Grosset and Dunlap; 1979:62-105.

113 *Nikkilä* Diabetes No: 1968:209-218.

114 Bjorksten J, Yaeger LL, Schenk RU. In vitro study of focused chelating techniques for metal-contained aggregates implicated in senile dementia. *Rejuvenation* Oct, 1978;6 No 4.

115 Rönnemaa T, Lehtonen A, Tammi M, Vihersalmi T, Viikari J. Running, HDL, Cholesterol and Atherosclerosis. *Lancet* Dec 9, 1978;1261.

116 Bjorksten J. A common molecular basis for the aging syndrome. *J Amer Geriatrics Soc* 1958;6:742.

117 Bjorksten J. The crosslinkage theory of aging. *J Amer Geriatr Soc* April, 1968;23.

118 Bjorksten J. Aging, the primary mechanism. *Gerontologia* 1963;8:179-192.

119 Kehoe RA, Cholak J, Story RV. Spectrochemical Study of Normal Ranges of Concentration of Certain Trace Metals.*J Nutrition* 1940;19:579-592.

120 Ri K. Influence of various kinds of nutrition on the formation of acetaldehyde in liver.*J Biochem Japan* 1940;31:215-241.

121 Bjorksten J. Cross-linkages in protein chemistry. In *Advances in protein chemistry* Anson, Edsall and Bailey, Eds. Acad Press: 1951;6:343.

122 Cutler RG. Cross-linkage hypothesis of aging: DNA adducts in chromatin as a primary aging process. In *Aging, Carcinogenesis and Radiation Biology*. Kendruck C Smith Editor. New York: Plenum Press; 1976:443-492.

123 Bjorksten J. Some therapeutic implications of the cross-linkage theory of aging. In *Protein Cross-linking-B-Nutritional and Medical Consequences*. Mendel Friedman Ed. 579-602.

124 Ingold KU. Inhibition of the autoxidation of organic substances in the liquid phase. *Chemical Reviews* 1961;61:563.

125 Pansini R, Fersini C, Ripa R. Nozioni e Quisiti sul Ruolo dell Acetaldeide nel Ricambio Intermedio. *l'Arcospedale S Anna di Ferrara* 1960;13:1147-1192.

126 Milch RA, Jude JR, Knaack J. Effects of collagen reactive aldehyde metabolites on the structure of the canine aorta wall and their possible role in atherogenesis. *Surgery* 1963;54:104-123.

127 Milch RA. Reaction of certain aliphatic aldehydes with gelatin. Gerontologia 1964;10:117-136.

128 Bjorksten J. A Unifying Concept for Degenerative Diseases. *Comprehensive Therapy* Jan, 1978;4(1).

129 Wolinsky H. A new look at atherosclerosis. *Cardiovasc Med Sept* 1976:41-54.

130 Izumida H, Yasugi T, Kobayashi J, Konno H, Mizuno G, Hatano M. Abstract No 147. In *Fifth International Symposium on Atherosclerosis*, Houston, Texas Nov 6-9, 1979.

131 Gottlieb H. Personal communication. 1955.

132 Bjorksten J. Thirteen year report of the studies on aging by Bjorksten Research Foundation, Madison, Wisconsin Jan, 1965:7.

133 Friedman FJ, Moore S, Singal DP. Repeated endothelial injury and the induction of atherosclerosis in normolipemic rabbits by human serum. *Lab Invest* 1975;30:404.

134 Fishman JA, Graeme BR, Karnovsky MJ. Endothelial denudation in the pathogenesis of myointimal thickening.*Lab Invest* 1975;32:339.

135 Constantinides P, Wiggers KD. Direct visual evidence of impermeability of

arterial endothelium to lipoprotein molecules-but permeable following insults. Autoradiographic methodology. *Am J Pathol* 1973;70:81a.

136 Bjorksten J. Pathways to the decisive extension of the human specific life-span. *Journal of the American Geriatrics Society* 1977;25(9).

137 Skanse B, Sundblad L. Oxidatice Breakdown of Hylauronic and Chondroitin Sulphuric Acid Acta. *Physiol Scandinav* 1943;6:37.

138 Daubenmerkl W. A new spreading factor, dehydroxymaleic acid. *Acta Pharmacol & Toxicol* 1953;9:1.

139 Daubenmerkl W. On the spreading effect of ascorbic acid. *Acta Pharmacol & Toxicol* 1951;7:153.

140 Pigman W, Rimi S, Holley HL. Depolymerization of hyaluronic acid by the ORD reaction. *Arthritis Rheum* 1961;4:240.

141 Pigman W, Matsumura G, Herp A. Factors affecting the rheological behavior of hyaluronic acid. *Proc 4th International Congress of Rheology, Symposium on Biorheology* (Providence 1963) New York: Wiley; 1963:505-519.

142 Matsumura G, Pigman W. Catalytic role of copper and iron ions in the depolymerization of hyaluronic acid by ascorbic acid. *Arch Biochem & Biophys* 1965;110:526.

143 Herp A, Rickards T. Oxidative-reductive depolymerization of polysaccha-rides. In *The Carbohydrates*. Pigman W, Horton D, Eds. New York; Academic Press, 1977: Vol 1B.

144 Orr CWM. Studies on ascorbic acid 11. Physical changes in catalase following incubation with ascorbate or ascorbate and copper (11). *Biochemistry* 1967;6:3000.

145 Herp A, Rickards T, Matsumura G, et al. Depolymerization of some polysac-charides and synthetic polymers by 1-ascorbicacid. *Carbohyd Res* 1967;4:63.

146 Robinson AB, Irving K, McCrea M. Acceleration of the rate of deamidation of GlyArgAsnArgGly and of human transferring by addition of 1-ascorbic acid. *Proc Naf Acad Sci USA* 1973;70:2122.

147 Westall FC, Thompson M, Robinson AB. Degradation of encephalitogenic protein in aerobic ascorbic acid solutions. *Experimenthia* 1976;32:848.

148 Richheimer SL, Robinson AB. Degradation of transferrin in the presence of ascorbic acid and oxygen. Contribution No 65 from Linus Pauling Res. Inst. Menlo Park, California.

149 Wilson CWM. Vitamin C, tissue saturation and desaturation. In *The Practitioner*, London; 1974:487.

150 Wilson CWM, Loh HS. Ascorbic acid and upper respiratory inflammation. *Acta Allergologica* 1969;24:367-380.

151 Wilson CWM, Loh HS, Odomosu A. Factors influencing the metabolic availability of ascorbic acid. *Clin Pharmacol Therapeut* 1974;16(2):390-408.

152 Babior BM. Oxygen-dependent microbial killing by phagocytes Parts 1and 2, *New England J of Med* 1978;298(12):659-668 and (13):721.

153 Still J. Are organismal aging and aging death necessarily the result of death of vital cells in the organism? A cybernetic theory of aging. *Med Annuals Districts of Columbia* 1956;25:199.

154 Harman D. Aging. A theory based on free radical and radiation chemistry. *J Geront* 1956;11:298.

155 Walford RL. Auto-immunity and aging. *J Geront* 1962;17:281.

156 Walford RL. Further considerations towards an immunologic theory of aging. *Experimental Gerontology* 1964;1:73.

157 Walford RL. *The immunologic theory of aging*. Baltimore: Williams and Wilkins; 1969.

158 Carpenter DG. Diffusion theory of aging. *J Geront* 1965;20:192-195.

159 Verzar F. Biological problems in experimental research into the process of aging. Triangle Ⅲ Das Altern des Bindegewebes, *Aktuelle Geriatrie* 1959:41.

160 Verzar F. Aging of the Collagen Fiber. *Internat Revue of Connective Tissue Research* 1964;2:243.

161 Tanzer ML. Cross-linking of collagen. *Science* 1973;180:561-566.

162 Martyn CN, Barker DJP, Osmond C, Harris EC, Edwardson A, Lacey RE Geographical relation between Alzheimer's Disease and Aluminium in drinking water. *Lancet* 1989;1:59-62.

163 Ganrot PO. Metabolism and possible health effect of aluminum. *Environ health perspect* 1986;65:363-441.

164 Staudinger H, Heuer W. Über hochpolymere Verbindungen, 94. Mitteilung: Über ein unlösliches Poly-Styrol. *Ber Dtsch Chem Ges* 1934;67:1164-1172.

165 Staudinger H, Husemann E. Ober hochpolymere, Verbindungen, 116. Mitteilung: über das begrentzt quellbare, Poly-Styrol. *Ber Dtsch Chem Ges* 1935;68:1618-1634.

166 Bjorksten J. The role of aluminum and age-dependent decline. Environ. *health perspect* 1989;81:241-242.

167 Bjorksten J, Yaeger LL, Wallace T. Control of aluminium ingestion and its relation to longevity. *Internat J Vit Nufr Res* 1988;58:462-465.

168 Markesbery WR, Ehmann WD, Alauddin M, Hossain TIM. Brain trace element

concentrations in aging. *NeurobiolAging* 1984;5:49-57.

169 Lione A. The prophylactic reduction of aluminum intake. *Food Chem Toxicol* 1983;21:103-109.

4. 수명 연장 방법으로서 킬레이션의 가능성과 제한 사항

1 Kshirsager SG. Effects of compounds used for radiostrontium removal on 85St distribution in diffusible and non-diffusible forms in rat tissues. *Indian J Exp Biol* 1977;15,6:447.

2 Szot Z, et al. Removal of 239Pu internally deposited in mice by means of diethylene triaminepentamethylene phosphonates. *Int J Radiat Biol* 1978;34,2:187.

3 Schubert J et al. Mixed ligand chelate therapy for Pu and Cd poisoning. *Nature* 275, 1978;5678:311.

4 Harbison RD, Jones MM, Macdonald JS, Pratt TH, Coates RL. Synthesis and Pharmacological Study of a polymer which selectively binds mercury. *Toxicol Appl Pharmacol* 1977;42,3:445.

5 Kiyozumi M, et al. Studies of poisonous metals. V Excretion of cadmium through bile and gastrointestinal mucosa and effect of chelating agents on its excretion in cadmium pretreated rats. *Chem Pharm Bull* (Tokyo) 1978;2611:3410.

6 Jones MM, et al. The relative effectiveness of some chelating agents as antidotes in acute cadmium poisoning. *Res Commun Chem Pathol Pharmacol* 1978;22,3:581.

7 Matthew H, Lawson AA. Treatment of common acute poisonings. Edinburgh, 1975.

8 Anonymous. (Editorial) *Lancet* 1977;2,8049:1167.

9 Chekman IS, et al. K-strophantin beta complexing with Ca, Mg and Dysprosium ions. *Farmakol Toksikol* 1978;41,5:564.

10 Clark NE, et al. Treatment of angina pectoris with disodium EDTA. *Am J Med Sc* 1956;232:654.

11 Lamar CP. Calcium chelation in atherosclerosis-9 years clinical experience-new modus operandi. Paper at 14th annual meeting of Amer College *Angiology*, San Juan, Puerto Rico, Dec 1968.

12 Evers HR. Judgment, Civil Action No. 89-93-N, US District Court for the Middle District of Alabama, Northern Division, United States of America, Plaintiff, VS H. Ray Evers, MD, Etc., Defendant, June 27, 1978, U.S. District Judge Robert E. Varner, 1978.

13 Pitt CG, Gupta G, Estes WE, Rosenkrantz H, Metterville JJ, Crumbliss AL, Palmer

RA, Nordquest KW, Sprinkle Hardy KA, Whitcomb DR, Byers BR, Arceneaux JEL, Gaines CG and Sciortino CV. The selection and evaluation of new chelating agents for the treatment of iron overload. *J Pharmacol Exp Ther* 1979;208, 1:12.

14 Cleton F, Turnbull A and Finch CA. Synthetic chelating agents in iron metabolism. *J Clin Invest* 1963;42:327.

15 Meyer-Brunot HG and Keberle H. The metabolism of deferroxamine and ferrioxamine B. *Biochem Pharmacol* 1967;16:527.

16 Bothwell T and Finch C. *Iron Metabolism*. Boston: Little, Brown and Co.; 1962-63, 351.

17 Propper RD, Churin SB, Nathan DG. Reassessment of deferrioxamine B in iron overload. *New Eng J Med* 1976;294:1421.

18 Hershko C, Grady RW and Cerami A. Mechanism of iron chelation in the hyper-transfused rat. Definition of two alternate pathways of iron mobilization. *J Lab Clin Med* 1978;92, 2:144.

19 Fairbanks VF. Chronic iron overload. New chelators and new strategies (Editorial). *J Lab Clin Med* 1978;92, 2:141.

20 Grady RW, Graziano JH, Akers HA, and Cerami A. The development of new iron chelating drugs. *J Pharm Exp Ther* 1976;196:478.

21 Grady RW, Graziano JH, White GP, Jacobs A, and Cerami A. The development of new iron chelating drugs. *J Pharm Exp Ther* 1978;205, 3:757.

22 Crapper DR, Karlik S, and DeBoni U. *Alzheimer's Disease. Senile Dementia and Related Disorders*. New York: Raven Press; 1978.

23 Crapper DR. Frontiers in Neurology and Neuroscience Research 1974. First International Symposium on the Neuroscience Institute. Toronto. University of Toronto Press, 1974:97.

24 Crapper DR, Krishnan SS, and Quittkat S. Aluminum, Neurofibrillary Degeneration, and Alzheimer's Disease. *Brain* 1976;99:67.

25 Crapper DR and DeBoni LI. *The Aging Brain and Senile Dementia*. New York. Plenum Press, 1977:229.

26 Alfred A. Paper presented at Conference of Academy of Medical Preventics, Denver, CO, Nov. 2, 1979, Cassette No. 4, Uni-Mar Sound Recording, POB 19216, Sacramento, CA 95819.

27 Gambetti P, Velasco ME, Dahl D, Bignami A, and Roessmann U. Neurofibrillary tangles in Alzheimer Disease. An immunohistochemical study.

28 Perl DP and Brody AR. *J Neuropath and Exper Neurology* 1979;38:355.

29 Duckett S and Galle P. X-ray Microanalysis of Pallidal arteries in Parkinson's

Disease. 6th European Congress on Electron Microscopy. Jerusalem; 1976: 210.

30 Biorksten J. A common molecular basis for the Aging syndrome. *J Am Geriatrics Soc* 1958;6:745.

31 Zinsser HH, Butt EM, and Leonard J. Metal content correlation in aging aorta. *J Amer Geriatrics Soc* 1957;5:20.

32 Zinsser H, Bjorksten J, Bruck EM, Baker RF, Kaeburn L, Kinnear J, Cohen A, Andrews E Sarfati I, and Light I. *Medical and Clinical Aspects of Aging*. New York and London: Columbia University Press, 1962.

33 Riddick TM. *Control of Colloid Stability through Zeta Potential*. Wynnewood, Pa: Livingston Publ Co; 1968: 274.

34 Biorksten J, Yaeger L, and Schenk RU. In vitro study of focused chelating techniques for metal-containing aggregates implicated in senile dementia. *Rejuvenation E*, 1978;4:73.

35 Nikkild et al. *Diabetes 1*, 1968: 209.

36 Saltin B and Karlsson J. *Muscle Metabolism During Exercise*. New York: Plenum Publishing Co; 1971,395.

37 Pritikin N and McGrady PH Jr. *The Pritikin Program for Diet and Exercise*. New York: Grosset and Dunlap Publ. Co.;1979.

38 Lansing AL. Some effects of the hydrogen ion concentration, total salt concentration, calcium and citrate on longevity and fecundity of the rotifer. *J Exper Zool* 1942;91:195.

39 Lansing AI. A nongenic factor in the longevity of rotifers. *Ann New York Acad Sc* 1954;57:455.

40 Sincock AM. Life extension in the rotifer Mytilina brevispina var. redunca by the Application of Chelating agents. *J Gerontol* 1975;30,3:289.

41 Tyler A. Prolongation of Life-Span of Sea Urchin Spermatozoa, and Improvement of the Fertilization-Reaction, by Treatment of Spermatozoa and Eggs with Metal-chelating Agents (Amino Acids, Versene, DEDTC, Oxine, Cupron). *Biol Bull* 1953;104:224.

42 Tyler A. Longevity of gametes: *Histocompatibility-Gene Loss and Neoplasia In Aging and Levels of Biochemical Organization* (A.M. Bruder and G.A. Sacher, eds) Univ. of Chicago Press; 1965 Sect. II, Part II, 50-86.

43 Kipling R. *Collected Poems*.

5. 심장혈관 질환의 영양적 요인

1 One million CV deaths expected this year. *Family Practice News* 1983;13(6):9.

2 Neurath O. Why don't they read the old books? *Am Heart J* 1979;97:680.

3 Oliver MF, Heady JA, Morris JN, Cooper J. WHO cooperative trial on primary prevention of ischaemic heart disease using clofibrate to lower serum cholesterol: Mortality followup. *Lancet* 1980;2:379.

4 Rose GA, Thomson WB,Williams RT. Corn oil in treatment of ischemic heart disease. *Br Med J* 1965;1:1531.

5 Multiple Risk Factor Intervention Trial Research Group. Multiple risk factor intervention trial: Risk factor changes and mortality results. *JAMA* 1982;248:1465.

6 Lowenstein FW. Epidemiologic investigations in relation to diet in groups who show little atherosclerosis and are almost free of coronary heart disease. *Am J Clin Nutr* 1964;15:175.

7 Mann GV, Spoerry A, Gray M, Jarashow D. Atherosclerosis in the Masai. *Am J Epidemiol* 1972;95:26.

8 Cohen AM. Fats and carbohydrates as factors in atherosclerosis and diabetes in Yemenite Jews. *Am Heart J* 1963;65:291.

9 Paul O, et al. A longitudinal study of coronary heart disease. *Circulation* 1963;23:20.

10 Nichols AB, et al. Daily nutritional intake and serum lipid levels. The Tecumseh study. *Am J Clin Nutr* 1976;29:1384.

11 Reiser R. Oversimplification of diet: Coronary heart disease relationships and exaggerated diet recommendations. *Am J Clin Nutr* 1978;31:865.

12 Mann GV. A factor in yogurt which lowers cholesteremia in man. *Atherosclerosis* 1977;26:335.

13 Robertson J, Brydon WG, Tadesse K, Wenharn P, Walls A, Eastwood MA. The effect of raw carrot on serum lipids and colon function. *Am J Clin Nutr* 1979;32:1889.

14 Anderson JW, Kirby RW, Rees ED. Oat-bran ingestion selectively lowers serum low-density lipoprotein cholesterol concentrations in men. *Am J Clin Nutr* 1980;33:915.

15 Sirtori CR, Gatti E, Mantero 0, Conti F, Agradi El Tremoli E, Sirtori M, Fraterrigo L, Tavazzi L, Kritchevsky D. Clinical experience with the soybean protein diet in the treatment of hypercholesterolemia. *Am J Clin Nutr* 1979;32:1645.

16 Sharma KK, Sharma AL, Dwivedi KK, Sharma PK. Effect of raw and boiled garlic

on blood cholesterol in butter fat lipemia. *Ind J Nutr Dietet* 1976;13:7.

17 McCullagh KG. Revised concepts of atherogenesis. *Cleve Clin Q* 1976;43(4):247.

18 Taylor CB, Peng S-K, Werthessen NT, Tharn P, Lee KT. Spontaneously occurring angiotoxic derivatives of cholesterol. *Am J Clin Nutr* 1979;32:40.

19 Yudkin J. Evolutionary and historical changes in dietary carbohydrates. *Am J Clin Nutr* 1967;20:108.

20 Schroeder HA. Losses of vitamins and trace minerals resulting from processing and preservation of foods. *Am J Clin Nutr* 1971;24:562.

21 Collipp PJ, Chen SY. Cardiomyopathy and selenium deficiency in a two-year-old girl. *N Eng J Med* 1981;304:1304.

22 Addonizio VP, Wetstein L, Fisher CA, Feldman P, Strauss JF, Harken AH. Mediation of cardiac ischemia by thromboxanes released from human platelets. *Surgery* 1982;92:292.

23 Braunwald E. Coronary vasospasm and acute myocardial infarction-new possibility for treatment and prevention. *N Eng J Med* 1978;299:1301.

24 Bajusz E, Selye H. The chemical prevention of cardiac necroses following occlusion of coronary vessels. *Can Med Assoc J* 1960;82:212.

25 Willis GC. An experimental study of the intimal ground substance in atherosclerosis. *Can Med Assoc J* 1953;69:17.

26 Novakova V, Hurba F, Mrhova 0, Ginter E, Masek J. The effect of vitamin C deficiency on the aorta of the guinea pig. Atherosclerosis 1982;43:139.

27 Willis GC. The reversibility of atherosclerosis. *Can Med Assoc J* 1957;77:106.

28 Willis GC, Light AW, Gow WS. Serial arteriography in atherosclerosis. *Can Med Assoc J* 1954;71:562.

29 Horsey J, Livesley B, Dickerson JWT. Ischaemic heart disease and aged patients: Effects of ascorbic acid on lipoproteins. *J Hum Nutr* 1981;35:53.

30 Lopez A, Yates B, Hardon C, Mellert H. Effects of ascorbic acid on platelet aggregation and serum lipids and lipoproteins. *Am J Clin Nutr* 1978;31:712.

31 Krumdieck C, Butterworth CE. Ascorbate-cholesterol-lecithin interactions: factors of potential importance in the pathogenesis of atherosclerosis. *Am J Clin Nutr* 1974;27:866.

32 Ginter E. Decline of coronary mortality in United States and vitamin C. *Am J Chn Nutr* 1979;32:511.

33 Seelig M. The requirement of magnesium by the normal adult. *Am J Clin Nutr* 1964;14:342.

34 White HS. Inorganic elements in weighted diets of girls and young women. *J Am*

Diet Assoc 1969;55:38.
35 McCollister RJ, Flink EB, Lewis MD. Urinary excretion of magnesium in man following the ingestion of ethanol. *Am J Clin Nutr* 1963;12:415.
36 Magnesium deficiency and diuretics. *Br Med J* 1982;285:1377.
37 Vitale JJ, White PL, Nakamura M, Hegsted DM, Zamcheck N, Hellerstein EE. Interrelationships between experimental hypercholesterolemia, magnesium requirement and experimental atherosclerosis. *J Exp Med* 1957;106:757.
38 Hughes A, Tonks RS. Magnesium adenosine diphosphate and blood platelets. *Nature* 1966;210:106.
39 Neff MS, Mendelssohn S, Kim DE, Banach S, Swartz C, Seller RH. Magnesium sulfate in digitalis toxicity. *Am J Cardiol* 1972;29:377.
40 Turlapaty P, Altura BM. Magnesium deficiency produces spasms of coronary arteries; relationship to etiology of sudden death ischemic heart disease. *Science* 1980;208:198.
41 Parsons RS, Butler T, Sellars EP. The treatment of coronary artery disease with parenteral magnesium sulfate. *Med Proc* 1959;5:487.
42 Malkiel-Shapiro B, Bersohn I, Terner PE. Parenteral magnesium sulfate therapy in coronary heart disease. *Med Proc* 1956;2:455.
43 Malkiel-Shapiro B. Further observations on parenteral magnesium sulfate therapy in coronary heart disease: A clinical appraisal. *S Afr Med J* 1958;32:1211.
44 Dyckner T. Ventricular extrasystoles and intracellular electrolytes before and after potassium and magnesium infusions in patients on diuretic treatment. *Am Heart J* 1979;97:12.
45 Schroeder HA. The role of chromium in mammalian nutrition. *Am J Clin Nutr* 1968;21:230.
46 Kumpulainen J, Vuori E, Makinen S, Kara R. Dietary chromium intake of lactating Finnish mothers: Effect on the Cr content of their breast milk. *Br J Nutr* 1980;44:257.
47 Schroeder HA. Cadmium, chromium, and cardiovascular disease. *Circulation* 1967; 35:570.
48 Abraham AS, Sonnenblick M, Eini M. The action of chromium on serum lipids and on atherosclerosis in cholesterol-fed rabbits. *Atherosclerosis* 1982;42:185.
49 Elwood JC, Nash DT, Streeten DHP. Effect of high-chromium brewer's yeast on human serum lipids *J Am Coll Nutr* 1982;1:263.
50 Anderson RA, Polansky MM, Bryden NA, Roginski EE, Mertz W, Glinsman WH. Effect of chromium supplementation on subjects with marginally elevated or

depressed blood glucose following a glucose load. *Am J Clin Nutr* 1982;35:840.
51 Shamberger RJ, Willis CE. Epidemiological studies on selenium and heart disease. *Fed Proc* 1976;35:578(Abstract #2061).
52 Cawley GD, Bradley R. Sudden death in calves associated with acute myocardial degeneration and selenium deficiency. *Vet Rec* 1978;103:239.
53 Keshan Disease Research Group. Epidemiologic studies on the etiologic relationship of selenium and Keshan disease. *Chinese Med J* 1979;92:477.
54 Keshan Disease Research Group. Observations on effect of sodium selenite in prevention of Keshan disease. *Chinese Med J* 1979;92:471.
55 Szent-Gyorgi A. Selenium. Nutr Today 1981;16(5):31.
56 Welsh SO, Holden JM, Wolf WR, Levander OA. Selenium in self-selected diets of Maryland residents. *J Am Dietet Assoc* 1981;79:277.
57 Rhinehart JF, Greenberg LD. Vitamin B6 deficiency in the rhesus monkey, with particular reference to the occurrence of atherosclerosis, dental caries, and hepatic cirrhosis. *Am J Clin Nutr* 1956;4:318.
58 Mulvaney DA, Seronde J. Electrocardiographic changes in vitamin B6 deficient rats. *Cardiovasc Res* 1979;13:506.
59 Dam H, Kristensen G, Nielsen GK, Sondergaard E. Effect of pyridoxine deficiency on cholesterol and polyenoic fatty acids in chicks. *Acta Physiol Scand* 1958;44:67.
60 Lupien PJ, Migicovsky BB. Pyridoxine deficiency and cholesterogenesis in the chick. *Can J Biochem* 1964;42: 1161.
61 Lupien PJ. Some biochemical aspects of vitamin B6 administration to rabbits fed dietary cholesterol. *J Atheroscler Res* 1968;8:77.
62 Anonymous. Is vitamin B6 an antithrombotic agent? *Lancet* 1981;1:1299.
63 Subbarao K, Kuchibhotia J, Green D. Pryidoxine-induced inhibition of platelet aggregation and the release reaction. *Circulation* 1977;56(4):11177.
64 Levene CI, Murray JC. The aetiological role of maternal vitamin B6 deficiency in the development of atherosclerosis. Lancet 1977;1:628.
65 Schroeder HA. Is atherosclerosis a conditioned pyridoxine deficiency? *J Chronic Dis* 1955;2:28.
66 Witting A, Nishida T, Johnson OC, Kummerow F. The relationship of pyridoxine and riboflavin to the nutritional value of polymerized fats. *J Am Oil Chem Soc* 1957;34:421.
67 Toth B. Synthetic and naturally occurring hydrazines as possible cancer causative agents. *Cancer Res* 1975;35:3693.
68 Toth B, Erickson J. Reversal of the toxicity of hydrazine analogues by pyridoxine

hydrochloride. *Toxicology* 1977;7:31.

69 Hove EL, Hickman K, Harris PL. The effect of tocopherol and of fat on the resistance of rats to anoxic anoxia. *Arch Biochem* 1945;8:395.

70 Haeger K. Long-time treatment of intermittent claudication with vitamin E. *Am J Clin Nutr* 1974;27:1179.

71 Steiner M, Anastasi. Vitamin E: An inhibitor of the platelet release reaction. *J Clin Invest* 1976;57:732.

72 Hermann WJ, Ward K, Faucett J. The effect of tocopherol on high-density lipoprotein cholesterol. *Am J Clin Pathol* 1979;72:848.

73 Howard DR, Rundell CA, Batsakis, JG. Vitamin E does not modify HDL-cholesterol. *Am J Clin Pathol* 1982;77:86.

74 Witting LA, Lee L. Recommended dietary allowance for vitamin E: Relation to dietary, erythrocyte, and adipose tissue linoleate. *Am J Clin Nutr* 1975;28:577.

75 Wolf WR, Holden J, Greene FE. Daily intake of zinc and copper from self selected diets. *Fed Proc* 1977;36:1175.

76 Hunt CE, Carlton WW. Cardiovascular lesions associated with experimental copper deficiency in the rabbit. *J Nutr* 1965;87:385.

77 Carlton WW, Henderson W. Cardiovascular lesions in experimental copper deficiency in chickens. *J Nutr* 1963;81:200.

78 Klevay LM. Hyperuricemia in rats due to copper deficiency. *Nutr Rep Internat* 1980;22:617.

79 Allen KGD, Klevay LM. Hyperlipoproteinemia in rats due to copper deficiency. *Nutr Rep Internat* 1980;22:295.

80 Viestenz KE, Klevay LM. A randomized trial of copper therapy in rats with electrocardiographic abnormalities due to copper deficiency. *Am J Clin Nutr* 1982;35:258.

81 Spencer JC. Direct relationship between the body's copperlzinc ratio, ventricular premature beats, and sudden coronary death. *Am J Clin Nutr* 1979; 32:1184.

82 Bedi HK, Bomb BS, Kimawat DC, Saifee A, Surana SS, Bedi T, Bomb P. Preventive effect of zinc on cholesterol atherosclerosis in rabbit. *J Assoc Physicians India* 1981;29:813.

83 Prasad AS, Brewer GJ, Schoomaker EB, Rabbani P. Hypocupremia induced by zinc therapy in adults. *JAMA* 1978;240:2166.

84 Hunt CE, Landesman J, Newberne PM. Copper deficiency in chicks: Effects of ascorbic acid on iron, copper, cytochrome oxidase activity, and aortic mucopolysaccharides. *Br J Nutr* 1970;24:607.

85 Finley EB, Cerklewski FL. Influence of ascorbic acid supplementation on copper status in young adult men. *Am J Clin Nutr* 1983;37:553.

86 Vergroesen AJ, et al. The influence of dietary linoleate on essential hypertension in man. *Acta Biol Med Ger Band* 1978;37:879.

87 Fleischman Al, Bierenbaum ML, Justice D, Stier A, Sullivan A, Fleischman M. Titrating dietary linoleate to in vivo platelet function in man. *Am J Clin Nutr* 1975;28:601.

88 Nazir Dl, Moorecroft BJ, Mishkel MA. Fatty acid composition of margarines. *Am J Clin Nutr* 1976;29:331.

89 Holman RT, Aaes-Jorgensen E. Effects of trans fatty acid isomers upon essential fatty acid deficiency in rats. *Proc Soc Exp Biol Med* 1956;93:175.

90 Hill EG, Johnson SB, Holman RT. Intensification of essential fatty acid deficiency in the rat by dietary trans fatty acids. *J Nutr* 1979; 109:1759.

91 Kummerow FA, Mizuguchi T, Arima T, Yeh SC, Cho B, Tracy R. Seine as an animal model in studies on atherosclerosis. *Fed Proc* 1975;33:235.

92 Kritchevsky D, Tepper SA. Cholesterol vehicle in experimental atherosclerosis, part 9. Comparison of heated corn oil and heated olive oil. *J Atherosclerosis Res* 1967;7:647.

93 Kaunitz H, Johnson RE. Exacerbation of heart and liver lesions in rats by feeding of various mildly oxidized fats. *Lipids* 1973;8:329.

94 Dyerberg J, Bang HO, Stoffersen E, Moncada S, Vane JR. Eicosapentaenoic acid and prevention of thrombosis and atherosclerosis. *Lancet* 1978;2:117.

95 Siess W, Scherer B, Bohlig B, Roth P, Kurzmann I, Weber PC. Platelet-mem- brane fatty acids, platelet aggregation, and thromboxane formation during a mackerel diet. *Lancet* 1980;1:441.

96 Bang HO, Dyerberg J, Hjorne N. The composition of food consumed by Greenland Eskimos. *Acta Med Scand* 1976;200:69.

97 Ahrens RA, Demuth P, Lee MK, Majkowski JW. Moderate sucrose ingestion and blood pressure in the rat. *J Nutr* 1980;110:725.

98 Yudkin J. Dietary factors in atherosclerosis: Sucrose. *Lipids* 1978;13:370.

99 Yudkin J, Kang SS, Bruckdorfer KR. Effects of high dietary sugar. *Br Med J* 1980;281:1396.

6. 동맥폐색 질환을 치료하기 위한 EDTA 킬레이션 요법의 현황

1 Halstead BW. *The Scientific Basis of EDTA Chelation Therapy*. Colton, California: Golden Quill Publishers, P.O. Box 1278, Colton, California, 92324, 1979.
2 Clarke NE, Clarke CN, Mosher RE. The in "vivo" dissolution of metastatic calcium. An approach to atherosclerosis. *Am J Med Sci* 1955;229:142-9.
3 Clarke NE, Clarke CN, Mosher RE. Treatment of angina pectoris with disodium ethylenediaminetetraacetic acid. *Am J Med Sci* 1956;232:654-6.
4 Clarke NE Sr. Atherosclerosis, occlusive vascular disease and EDTA. *Am J Cardiol* 1960;6:233-6.
5 Meltzer LE, Ural ME, Kitchell JR. The treatment of coronary artery disease with disodium EDTA. In: Seven MJ, Johnson LA, (eds.): *Metal Binding in Medicine*. Philadelphia: J.B. Lippincott Co., 1960:132-6.
6 Kitchell JR, Palmon F, Aytan N, Meltzer LE. The treatment of coronary artery disease with disodium EDTA, a reappraisal. *Am J Cardiol* 1963;11:501-6.
7 Craven PC, Morrelli HE Chelation therapy. *Wes J Med* 1975;122:277-8.
8 Soffer A, Chenoweth M, Eichhorn G, Rosoff B, Rubin M, Spencer H. *Chelation Therapy*. Springfield, Illinois: Charles C Thomas, 1964:15-31.
9 Gordon GB, Vance RB. EDTA chelation therapy for arteriosclerosis: history and mechanisms of action. *Osteopathic Annals* 1976;4:38-62.
10 Ericson JE, Shirahata H, Patterson CC. Skeletal concentrations of lead in ancient Peruvians. *N Eng J Med* 1979;300:946-51.
11 Wissler RW, Vesselinovitch D. Regression of atherosclerosis in experimental animals and man. *Mod Concepts Cardiovasc Dis* 1977;46:28.
12 Peng CF, Kane JJ, Murphy ML, Straub KD. Abnormal mitochondrial oxydative phosphorylation of ischemic myocardium reversed by calcium chelating agents. *J Mol Cel Cardiol* 1977;9:897-908.
13 Swenton H, Hurley LS. Tetratogenic effects of a chelating agent and their prevention by zinc. *Science* 1971;173:62-64.
14 Emmerson BT. Chronic lead nephropathy. *Kidney Int* 1973;4:1.
15 Bjorksten J. The cross-linkage theory of aging as a predictive indication. *Rejuvenation* 1980;8:59-66.
16 Bjorksten J. Possibilities and limitations of chelation as a means for life extension.

Rejuvenation 1980;8:67-72.

17 *MedicalWorldNews* Dec 24, 1979:6.

18 Casdorph HR. EDTA chelation therapy, efficacy in arteriosclerotic heart disease. J Holistic Med 1981;3(1):53-9.

19 Casdorph HR. EDTA chelation therapy 11, efficacy in brain disorders. *J Holistic Med* 1981;3(2):101-17.

20 McDonagh EW, Rudolph CJ, Cheraskin E. An oculocerebrovasculometric analysis of the improvement in arterial stenosis following EDTA chelation therapy. *J Holistic Med* 1982;4(1):21-23.

21 Soloff LA. Effects of coronary bypass procedures. *N Engl J Med* 1973;288:1302-1303.

22 "Protocol for the Use of EDTA" American Academy of Medical Preventics, 8383 Wilshire Blvd., Suite 922, Beverly Hills, California, 90211.

23 Dreyfus J. *A Remarkable Medicine Has Been Overlooked*. New York: Simon and Schuster, 1981:113-4.

24 Roe BB. UCR boondogle, a death knell for private practice. *N Engl J Med* 1981;305:41-5.

25 Olwin JH, June 1981, American Holistic Medical Association Workshop, University of Wisconsin, La Crosse, Wisconsin, Emeritus Professor of surgery at Rush Medical College, University of Illinois School of Medicine. (Available on audio cassette, AHMI, 6932 Little River Turnpike, Annandale, Virginia, 22003.)

26 Brucknerova O, Tulacek J. Chelates in the treatment of occlusive arteriosclerosis. *Vnitr Lek* 1972;18:729-36 (Czechoslovakian).

27 Aronov DM. First experience with the treatment of atherosclerosis patients with calcinosis of the arteries with trilon B (disodium salt of EDTA). *Klin Med* (Moskva) 1963;41:19-23 (Russian).

28 Kitchell JR, Meltzer LE, Seven MJ. Potential uses of chelation methods in the treatment of cardiovascular diseases. *Prog Cardiovasc Dis* 1961;3:338-49.

29 Meltzer LE, Kitchell JR, Palmon F. The long term use, side effects, and toxicity of disodium ethylenediaminetetraacetic acid (EDTA). *Am J Med Sci* 1961;242:51-7.

30 Friedel W, Schulz FH, Schroder L. Therapy of atherosclerosis through mucopolysaccarides and EDTA (ethylenediaminetetraacetic acid). *Deutsch Gesundh* 1965;20:1566-70 (German).

31 Lamar CP. Chelation endarterectomy for occlusive atherosclerosis. *J Am Geriatr Soc* 1966;14:272-94.

32 Clarke NE Sr, Clarke NE Jr, Moher RE. Treatment of occlusive vascular

disease with disodium ethylenediaminetetraacetic acid (EDTA). *Am J Med Sci* 1960;239:732-44.

33 Needleman HL, Gunnoe C, Leviton A. Deficits in psychologic and classroom performance of children with elevated dentine lead levels. *N Engl J Med* 1979;300:689-95.

34 David 0,Clark J, Voeller K. Lead and hyperactivity. *Lancet* 1972;2:900-3.

35 David 0,Hoffman SP, Sverd J, Clark J, Voeller K. Lead and hyperactivity, behavioral response to chelation: a pilot study. *Am J Psychiatry* 1976;133:1155-8.

36 Blumer W, Reich T. Leaded gasoline—a cause of cancer. *Environmental International* 1980;3:465-71.

37 Watts MSM. Scientific methods in medicine. *West J Med* 1980;133:512-3.

7. EDTA 킬레이션 요법: 죽상동맥경화 심장 질환 치료 효과

1 Bigger JT. *A Primer on Calcium Ion Antagonists*. Whippany, New Jersey, Knoll Pharmaceutical Co, 1980.

2 Bonow RO, Leon MB, Rosing DR, Kent KM, Lipson LC, Bacharach SL, Green MV, Epstein SE. Effect of propanolol and verapamil on left ventricular diastolic filling in patients with coronary artery disease. *Circulation* Oct, 1980;62:III-85 (Abstr).

3 Honrath P, Kremer P, Mathey D, Bleifeld W. Effect of nifedipine on left ventricular performance at rest and during exercise on patients with coronary artery disease. *Circulation* 1980 Oct;62:III-85 (Abstr).

4 Allen JW. Deltiazem in patients unresponsive to conventional anti-anginal therapy. *Circulation* 1980 Oct;62:III-28 (Abstr).

5 Zelis R, Schroeder JS, (Editorsof symposium). Calcium, calcium antagonists, and cardiovascular disease. *Chest* 1980 (supplement);78:121-247.

6 Constricting arteries expand views of ischemic heart disease (Medical News). *JAMA* 1980;243:309-316.

7 Nowak FG, Cocco G, Chu D, Gasser DF. Antiarrhythmic effect of the calcium antagonist triapamil (RO 11-1781) by intravenous administration in patients with coronary heart disease. *Clinical Cardiology* 1980;3:371-376.

8 Calcium antagonists value in cardiomyopathy shown. *Internal Medicine News* Oct 1, 1980;1.

9 Bessman ST, Doorembos NJ. Editorial, Chelation. *Ann Intern Med* 1957;47:1036-1041.

10 Halstead BW. *Scientific Basis of EDTA Chelation Therapy*. Colton, Calif: Golden Quill Publishers, 1979.

11 Clarke NE, Clarke CN, Mosher RE. The in vivo disolution of metastatic calcium, an approach to atherosclerosis. *Am J Med Sci* 1955;229:142-149.

12 Clarke NE, Clarke CN, Mosher RE. Treatment of angina pectoris with disodium ethylenediaminetetraacetic acid. *Am J Med Sci* 1956;232:654-666.

13 Faber M. *Arch Pathol Lab Med* 1949;48:342.

14 The Coronary Drug Project Research Group: Clofibrate and niacin in coronary heart disease. *JAMA* 1975;231:360.

15 Lorell BH, Paulus WJ, Grossman W, Wynne J, Kohn PF, Braunwald E. Improved diastolic function and systolic performance in hypertrophic cardiomyopathy after nifedipine. *N Engl J Med* 1980;303:801-803.

16 Gabel FJ. *de Physiol et de Path Gen* 1932;30:340.

8. EDTA 킬레이션 요법: 뇌질환 치료 효험

1 Per1 DP, Brody AR. Alzheimer's disease: X-ray spectrometric evidence of aluminum accumulation in neurofibrillary tangle-bearing neurons. *Science* 1980;208-18.

2 Crapper DR, Krishnan SS, Quittkat S. Aluminum, neurofibrillary degeneration, and Alzheimer's disease. *Brain* 1976;99:68-80.

3 Lerick SE. Dementia from aluminum pots? *N Engl J Med* 1980;303-164.

4 Crapper, DR, Krishnan SS, Dalton AJ. Aluminum distribution in Alzheimer's disease and experimental neurofibrillary degeneration. *Science* 1973;180-511-13.

5 McDermott JR, Smith AE, Iqbal K, Wisniewski HW. Brain aluminum in aging and Alzheimer disease. *Neurology* 1979;29:809-14.

6 Casdorph HR. EDTA chelation therapy, efficacy in arteriosclerotic heart disease. *Journal of Holistic Medicine* 1981;3:53-9.

7 Mosher RE, Clarke NE, Clarke CN. The in vivo dissolution of metastatic calcium, an approach to atherosclerosis. *Am J Med Sci* 1955;299:654-66.

8 Bigger JT. *A Primer on Calcium Ion Antagonists*. Whippany, NJ, Knoll Pharmaceutical, 1980.

9 Bonow RO, Leon MB, Rosing DR, et al. Effect of propranolol and verapamil on left ventricular diastolic filling in patients with coronary artery disease. *Circulation* 1980 Oct;62:III-85 (Abstr).

10 Honrath P, Premer P, Mathey D, Bleifeld W. Effect of nifedipine on left ventricular performance at rest and during exercise in patients with coronary artery disease.

Circulation Oct, 1980;62:Ⅲ-85 (Abstr).

11 Allen JW, Shah AA, Tanabe J, Hemberger J, Walker SD. Diltiazim in patients unresponsive to conventional anti-anginal therapy. *Circulation* Oct, 1980;62:Ⅲ-28 (Abstr).

12 Zelis R, Schroeder JS, editors of symposium. Calcium, calcium antagonists, and cardiovascular disease. *Chest* 1980, supplement;78:121-247.

13 Anonymous. Constricting arteries expand views of ischemic heart disease (Medical News) *JAMA* 1980;243:309-16.

14 Nowak FG, Cocco G, Chu D, Gasser DF. Antiarrhythmic effect of the calcium antagonist triapamil (RO 11-1781)by intravenous administration in patients with coronary heart disease. *Clin Cardiol* 1980;3:371-76.

15 Anonymous. Special report on new calcium antagonists from the 53rd scientific session of the American Heart Association. *Prim Cardiol* 1981;7:145-59.

16 Waxman HL, Myerburg RJ, Appel R, Sung RJ. Verapamil for control of ventricular rate in paroxysmal supraventricular tachycardia and atrial fibrillation of flutter. *Ann Intern Med* 1981;94:1-6.

17 Check WA. Calcium antagonists: Long-awaited new therapy for heart disease. *JAMA* 1981;245:807-16.

18 Grumbles LA. Radionuclide studies of cerebral and cardiac arteriography before and after chelation therapy. New Horizons in Holistic Health II (a symposium), May 27, 1979, Chicago, IL (Verbal presentation available on audio cassette, Insta-Tape, Inc., P.O. Box 2926-D, Pasadena, CA 91165).

Note: The handwritten notations in Figures 2B-9C were left exactly as provided by the Nuclear Medicine Department of the Long Beach Community Hospital, where measurements of blood brain flow were performed completely independently of the author. These notations were left unchanged.

9. 동맥협착증 치료를 위한 EDTA 킬레이션 요법의 안구뇌혈관 효과 분석

1 Fisher M. Occlusion of the internal carotid artery. *Arch Neurol Psychiatr* 1951;65: 346-377.

2 Ackerman RH. *Cerebrovascular Survey Report: noninvasive diagnosis of carotid disease*. Washington, Joint Council Subcommittee on Cerebrovascular Disease. National Institute of Neurological and Communicative Disorders and Stroke and National Heart and Lung Institute; 1980:190-210.

3 Langham ME. A new procedure for the analysis of intraocular dynamics in human

subjects. *Exp Eye Res* 1963;2:314-324.

4 Langham ME, Tomey KE A clinical procedure for the measurement of the ocular pulse-pressure relationship and the ophthalmic arterial pressure. *Exp Eye Res* 1978;27:17-25.

5 Tomey KF, Langham ME: in press.

10. 종합비타민 및 미량무기물 보충과 EDTA 요법의 혈관역학적 효과: 발목/상완 도플러 수축 혈압비

1 Bernstein EF. *Noninvasive Diagnostic Techniques in Vascular Disease* (2nd ed.), Saint Louis, CV Mosby, 1982.

2 Bollinger A, Barras JP, Mahler F. Measurement of foot artery blood pressure by micromanometry in normal subjects and in patients with arterial occlusive disease. *Circulation* 1976;53:506-512.

3 Nielsen PE, Barras JP, Holstein P. Systolic pressure amplification in the arteries of normal subjects. *Scand J Clin Lab Invest* 1974;33:371-377.

4 Stegall HF, Kardon MB, Kemmerer WT. Indirect measurement of arterial blood pressure by Doppler ultrasonic sphygmomanometry. *J Appl Physiol* 1968;25:793-798.

5 McDonagh EW, Rudolph CJ, Cheraskin E. An oculocerebrovasculometric analysis of the improvements in arterial stenosis following EDTA therapy. J Holistic Med 1982;4:21-23.

6 Thulesius 0. Systemic and ankle blood pressure in patients with arterial insufficiency. *Angiology* 1978;29:374-378.

7 Carter SA. Indirect systolic pressures and pulse waves in arterial occlusive disease of the lower extremities. *Circulation* 1968;37:624-630.

8 Carter SA. Clinical measurement of systolic pressures in limbs with arterial occlusive disease. *JAMA* 1969;207:1869-1894.

9 Yao ST, Hobbs JT, Irvine WT. Ankle systolic pressure measurements in arterial disease affecting the lower extremities. *Brit J Surg* 1969;56:676-679.

10 Gaskell P. The rate of blood flow in the foot and calf before and after reconstruction by arterial grafting of an occluded main artery to the lower limb. *Clin Sc* 1956; 15:259-269.

11 Lewis JD, et al. Simultaneous blood flow and pressure measurements in intermittent claudication. *Brit J Surg* 1972;59:418-422.

12 Lassen NA, Tonnesen KH, Holstein P. Distal blood pressure. *Scand J Clin Lab Invest* 1976;36:705-709.

13 Postlethwaite JC, Dormandy JA. Results of ankle systolic pressure measurements in patients with intermittent claudication being treated with clofibrate. *Ann Surg* 1975;181:799-802.
14 McDonagh EW, Rudolph CJ, Cheraskin E. Serum cholesterol and the aging process. *Med Hypotheses* 1981;7:685-694.
15 McDonagh EW, Rudolph CJ, Cheraskin E. The effect of intravenous disodium ethylenediaminetetraacetic acid (EDTA) upon blood cholesterol in a private practice environment. *J Int Acad Prevent Med* 1982;7:5-12.
16 McDonagh EW, Rudolph CJ, Cheraskin E. The homeostatic effect of EDTA with supportive multivitamin-trace mineral supplementation upon high-density lipoproteins (HDL). *J Osteopath Physicians &Surg Calif* 1982;8:34.
17 McDonagh EW, Rudolph CJ, Cheraskin E. The influence of EDTA salts plus multivitamin-trace mineral therapy upon total serum cholesterol/high-density lipoprotein cholesterol. *Med Hypotheses* 1982;9:643-646.
18 McDonagh EW, Rudolph CJ, Cheraskin E. The effect of EDTA salts plus multivitamin-trace mineral supplementation upon renal function: A study in serum creatinine. *J Holistic Med* 1982;4:146-151.
19 McDonagh EW, Rudolph CJ, Cheraskin E. The effect of intravenous disodium ethylenediaminetetraacetic acid (EDTA) plus supportive multivitamin-trace mineral supplementation upon fasting serum calcium. *Med Hypotheses* 1983;11:431-438.
20 McDonagh EW, Rudolph CJ, Cheraskin E. The effect of EDTA chelation therapy plus supportive multivitamin-trace mineral supplementation upon renal function: A study in blood urea nitrogen (BUN). *J Holistic Med* 1983;5:163-171.

11. EDTA 킬레이션 요법의 효과: 절단수술 대체 말초동맥폐색 치료

1 Casdorph HR. EDTA chelation therapy, efficacy in arteriosclerotic heart disease. *Journal of Holistic Medicine* 1981;3:53-59.
2 Casdorph HR. EDTA chelation therapy 11, efficacy in brain disorders. *Journal of Holistic Medicine* 1981;3:101-117.
3 Walker F. The effects of EDTA chelation therapy on plaque, calcium, and mineral metabolism in arteriosclerotic rabbits. PhD thesis. Texas State University, 1980; University Microfilm International, Ann Arbor, MI 48016.
4 Grant W. New treatment of corneal opacities. *Arch Ophthalmol* 1952;48:6-81.
5 Bolic LE, Blankenhorn DH. A quantitative study of coronary artery calcification. *Am J Path* 1961;39:511-517.

6 Koen A, McCann DS, Boyle AJ. Some in vitro effects of chelation-Ⅱ animal experimentation. Journal of Chronic Diseases 1963;16:329-333.

7 Clark NE. Atherosclerosis, occlusive vascular disease, and EDTA. *Am J Cardiol* 1960;6:233-236.

8 Nikitina EK. Treatment of atherosclerosis with Trilan B (EDTA). *Kardiologiia* 1972;12:137.

9 Brucknerova O, Tulachek J. Chelates in the treatment of occlusive atherosclerosis. *Vnitr Lek* 1972;18:729.

12. EDTA 킬레이션 치료 후 암 사망률 90% 감소

1 Blumer W, Jaumann R, Reich T. Motorisierungwichtigste ursache fur krebsentstehung? *Praxis* 1972;61:514-518.

2 Blumer W. Newose Storungen durch autoabgase. *Praxis* 1970;59:1809-1816.

3 Blumer W, Reich T. Gesundheitsschadigung durch bleibenzin. *Praxis* 1975;64:261-265.

4 Blumer W, Reich T. Bleibenzin und krebsmortalitat. *Schweiz med Wschr* 1976;106:503-506.

5 Blumer W, Reich T. Leaded gasoline-a cause of cancer. *Environmental International* 1980;3:465-71.

6 Moeschlin S. Klinik und Therapie der Vergiffungen,Stuttgart, *George Thieme Verlag*, 1965.

7 Blumer W. Bleidepots bei anwohnern einer autostrasse. *Med Neuheiten* June, 1969;75:3-8.

8 Roosels D. An atomic absorption determination of lead in urine after extraction with dither. *Atom Abscam Newsweek* 1968;7:9-10.

9 Doss M, Schmidt A. Quantitative bestimmung von 5-aminolavulinsaure und porphobilinogen im urin mit ionenaustauschchromatographie-fertigsaulen. *Z klin Chem klin Biochem* 1971;9:99-102.

10 Blumer M, Blumer W, Reich T. Polycyclic aromatic hydrocarbons in soils of a mountain valley: Correlation with highway traffic and cancer incidence. *Envir Sci Technol* 1977;11:1082-1084.

11 Knutti R, Schlatter C. Motorisierung und Krebsgefahrdung. Schweiz med Wschr 1977;107:312-315.

12 Balmus G, Nastac E, Sandulesco T. L'action d'un produit chelateur. Le calciethylam inediaminetetracetate disodique sur I'evolution du carcinome T8 Cuerin chez le rat.

Rev Path gen 1961;61:423-433.

13 Apffel CA, Walker JE, Issarescu S. Tumor rejection in experimental animals treated with radioprotective thiols. *Cancer Res* 1975;35:429-437.

14 Kallistratos G. Verhinderung der 3,4-Benzopyren-Kanzerogenese durch naturliche und synthetische Verbindungen. *Munch med Wschr* 1975;117:391-394.

15 Leuchtenberger C, Leuchtenberger R, Zbinden I, Schleh E. SH reactivity of cigarette smoke and its correlation with carcinogenic effects on hamster lung cultures. *Z Soz Prav med* 1976;21:47-50.

16 Mizrahi IJ, Emmelot P. The effect of cysteine in the metabolic changes produced by two carcinogenic n-nitrosodialkylamines in rat liver. *Cancer Res* 1962;22:339-351.

17 Furst A. Chelation and cancer-a speculative review, in Seven MJ, Johnson LA (eds). *Metal Binding in Medicine*. Philadelphia; JB Lippincott; 1960:336-344.

18 Dehnen W, Monch W, Brockhaus A. Beeinflussung des Abbaus von Benz(a) pyren in der Lunge durch Schwermetalle, in Girardet W (ed) *Lufthygiene und Silikoseforschung*. Jahresbericht 1976, Band 9, W Girardet, Ed., Essen, 231.

19 Demopoulos HB, Peitronigro DD, Flamm ES, Seligman ML. The possible role of free radical reactions in carcinogenesis. *Journal of Environmental Pathology and Toxicology* 1980;3:273-303.

20 Demopoulos HB, Peitronigro DD, Seligman ML. The development of secondary pathology with free radical reactions as a threshold mechanism. *Journal of the American College of Toxicology* 1983;2(3):173-84.

21 Cranton EM, Frackelton JP. Free radical pathology in age-associated diseases: Treatment with EDTA chelation, nutrition, and antioxidants. *Journal of Holistic Medicine* 1984;6(1):6-37.

22 McDonagh EW, Rudolph CJ, Cheraskin E. The "clinical change" in patients treated with EDTA chelation plus multivitamin/trace mineral supplementation. *Journal of Orthomolecular Psychiatry* 1985;14(1):61-65.

23 Stevens RG, Jones DY, Micozzi MS, et al. Body iron stores and the risk of cancer. *N Engl J Med* 1988;319:1047-1052.

24 Stevens RG, Beasley RP, Blumberg BS. Iron binding proteins and risk of cancer in Taiwan. *JNCI* 1986;76:605-610.

25 Selby JV, Friedman GD. Epidemiologic evidence of an association between body iron stores and risk of cancer. *Int J Cancer* 1988;41:677-682.

26 Sullivan JL. Iron and the sex difference in heart disease risk. *Lancet* 1981;1:1293-1294.

13. EDTA 킬레이션 치료와 종합비타민/미량무기물 보충을 받은 환자의 '임상적 변화'

1 Casdorph HR, EDTA chelation therapy, efficacy in arteriosclerotic heart disease. *J Holistic Med* 1981;3:53.

2 McDonagh EW, Rudolph CJ, and Cheraskin E. An oculocerebrovasculometric analysis of the improvement in arterial stenosis following EDTA chelation therapy. *J Holistic Med* 1982;4:21.

3 McDonagh EW, Rudolph CJ and Cheraskin E. The nutrition-prevention connection. *Osteopath Ann* 1983;11:109.

4 Wussow DG, Rudolph CJ, McDonagh EW, and Cheraskin E. Effect of EDTA chelation and supportive multivitamin/trace mineral supplementation with and without physical activity upon heart rate. *J Int Acad Prevent* 1984;8:5.

5 McDonagh EW, Rudolph CJ, and Cheraskin E. The effect of intravenous disodium ethylenediaminetetraacetic acid (EDTA) upon blood cholesterol in a private practice environment. *J Int Acad Prevent Med* 1982;7:5.

6 McDonagh EW, Rudolph CJ, and Cheraskin E. Serum cholesterol and the aging process. *Med Hypotheses* 1981;7:685.

7 McDonagh EW, Rudolph CJ, and Cheraskin E. The homeostatic effect of EDTA with supportive multivitamin-trace mineral supplementation upon high-density lipoproteins (HDL). *J Osteopath Phys &Surg Calif* 1982;8:34.

8 McDonagh EW, Rudolph CJ, and Cheraskin E. The influence of EDTA salts plus multivitamin-trace mineral therapy upon total serum cholesterol/high-density lipoprotein cholesterol. *Med Hypotheses* 1982;9:643.

9 McDonagh EW, Rudolph CJ, and Cheraskin E. The effect of EDTA chelation therapy plus supportive multivitamin-trace mineral supplementation upon renal function: A study in serum creatinine. *J Holistic Med* 1982;4:146.

10 McDonagh EW, Rudolph CJ, and Cheraskin E. The effect of EDTA chelation therapy plus supportive multivitamin-trace mineral supplementation upon renal function: A study in blood urea nitrogen (BUN). J Holistic Med 1983;5:163.

11 McDonagh EW, Rudolph CJ, and Cheraskin E. The effect of intravenous disodium ethylenediaminetetraacetic acid (EDTA) plus supportive multivitamin/trace mineral supplementation upon fasting serum calcium. *Med Hypotheses* 1983;11:431.

12 Brodman K, Erdmann Jr AJ, and Wolff HG. *Manual: Cornell Medical Index Health Questionnaire*. New York: Cornell University Medical Center; 1949.

13 Brodman K, Erdmann AJ, Lorge I, and Wolff HG. The Cornell Medical Index: An

adjunct to medical interview. *JAMA* 1949;140:530.

14 Brodman K, Erdmann AJ, Lorge I, et al. The Cornell Medical Index Health Questionnaire. Ill. The evaluation of emotional disturbances. *J Clin Psychol* 1952;8:119.

15 Brodman K, Erdmann Jr AJ, Lorge I, et al. The Cornell Medical Index Health Questionnaire. IV. The recognition of emotional disturbances in a general hospital. *J Clin Psychol* 1952;8:289.

16 Erdmann Jr AJ, Brodman K, Lorge I, et al. Cornell Medical Index Health Questionnaire. V. Outpatient admitting department of a general hospital. *JAMA* 1952;149:550.

17 Brodman K, Erdmann Jr AJ, Lorge I, et al. The Cornell Medical Index Health Questionnaire. VI. The relation of patients' complaints to age, sex, race, and education. *J Gerontol* 1953;8:339.

18 Brodman K, Erdmann Jr AJ, Lorge I, et al. The Cornell Medical Index Health Questionnaire. VII The prediction of psychosomatic and psychiatric difficulties in Army training. *Amer J Psychiat* 1954;111:37.

19 Brodman K, Deutschberger J, Erdmann Jr AJ, et al. Prediction of adequacy for military service. Use of the Cornell Medical Index Health Questionnaire. *US. Armed Forces Med Journ* 1954;5:1802.

20 Erdmann Jr AJ, Brodman K, Deutschberger J, et al. Health questionnaire used in an industrial medical department. *Indust Med Surg* 1953;22:355.

21 Daus AT and Templer DI. The prediction of college football perseverance by the use of the Cornell Medical Index. *J Sports Med Phys Fitness* 1976;16:227.

22 McDonagh EW, Rudolph CJ, and Cheraskin E. The psychotherapeutic potential of EDTA chelation therapy. (In preparation).

14. EDTA 킬레이션 요법: 환자 2,870명에 대한 후향적 연구

1 Clarke NE, Clarke C, Mosher R. Treatment of angina pectoris with disodium ethylenediaminetetraacetic acid. *Am J Med Sci* Dec, 1956:654-666.

2 Clarke NE. Treatment of occlusive vascular disease with disodium ethylenediaminetetraacetic acid (EDTA). *Am J Med Sci* Jun, 1960:732-744.

3 Clarke NE. Atherosclerosis, occlusive vascular disease, and EDTA. *Am J Cardiol* Aug, 1960;1(2):233-236.

4 Historical Background Statement By AAMP and Protocol for use of EDTA Chelation Therapy in Arteriosclerosis for Members of the American Academy

of Medical Preventics. Available from the American College for Advancement in Medicine, 23121 Verdugo Drive, Suite 204, Laguna Hills, California 92653. Rubin M, et al. Successful detoxification of workers suffering from lead poisoning in a battery factory in Michigan, in the early 1950s.

5 Poschal J, Wilhelm C. Verbal communication on the First Double Blind Study of EDTA Chelation Therapy in Peripheral Vascular Disease; done in Heidelberg, West Germany, and completed in 1985. Communicated in a Verbal Report given to and recorded by Dr. Charles Edmund Peres in New Orleans, Saturday, August 10,1985.

6 Demopoulos HB, Pietronigro DD, Seligman ML. The development of secondary pathology with free radical reactions as a threshold mechanism. *Journal of the American College of Toxicology* 1983;2(3):173-184.

7 Malinovska V, Zechmeister A, Malinovska L, Brucknerova O, Hadasove E, Matonoha P. The therapeutic effect of glucagon and chelation Ⅲ on the arterial wall after experimental lipidosis and calcification. *Scripta Medica* 1983;56(7):391-400.

8 Clusin WT, Buchbinder J, Harrison DC. Calcium overload, injury current, and early ischaemic cardiac arrhythmias-a direct connection. *Lancet* 1983;Feb 5:272-274.

9 Arfors KE, Del Maestro RF. Free radicals in microcirculation. *Acta Physiologica Scandinavica* 1986;126(suppl 548).

10 Wilder WL. Mobilization of atherosclerotic plaque calcium with EDTA utilizing the isolation-perfusion principles.*surgery* 1962;Nov:793-795.

11 Zechmeister A, Malinovska V, Hadasova E, Malinovska L, Rysanek K. Effect of glucagon on lipid and calcium deposition in arterial wall. *Folia Morphologica* 1979; 27(1).

12 Zechmeister A, Gulda 0.Subcellular metabolism of Ca+Z in smooth muscle and myocardium (an ultrahistochemical study). *Folia Morphologica* 1981;25.

13 Cranton EM, Frackelton JP. Free radical pathology in age-associated diseases: Treatment with EDTA chelation, nutrition, and antioxidants.*J Holistic Med* 1984;6(1):6-37.

14 Harman D. The aging process. *Proc Natl Acad Sci USA* 1981;78:7124-7128.

15 Brucknerova O, Malinovska V. First clinical experience with combined treatment with chelation III and glucagon in ischaemic disease of the lower extremities. *Cas Lek ces* 1980;119(29-30):814-815.

16 Kramsch DM, Aspen AJ, Rozler LJ. Atherosclerosis: Prevention by agents not affecting abnormal levels of blood lipids.*Science* 1981 Sept 25;312:1511-1512.

17 Rouleau JL, Parmley WW, Stevens J, Wikman-coffelt J, Sievers, Mahley RW, Havel RJ. Verapamil suppresses atherosclerosis in cholesterol-fed rabbits. *J Am Coll Cardiol* 1983;1(6):1453-1460.

18 Morel DW, Hessler JA, Chisolm GM. Low density lipoprotein cytotoxicity induced by free radical peroxidation of lipid. Journal of Lipid Research 1983;24:1070-1076.

19 Brucknerova O, Tulacek J. Chelates in treatment of occlusive atherosclerosis. *Internal Medicine* (Vnitrni Lekarstri) Aug, 1972;18:729-735.

20 Cranton EM, Frackelton JP. Current status of EDTA chelation therapy in occlusive arterial disease. *J Holistic Medicine* 1982;4(1):24-33.

21 Casdorph HR, Farr CH. EDTA chelation therapy 111: Treatment of peripheral arterial occlusion: An alternative to amputation. *J Holistic Med* 1983;5(1):3-15.

22 Goodwin JS, Goodwin JM. The tomato effect: Rejection of highly efficacious therapies. *JAMA* May, 1984;11:251(18).

23 Olszewer E. Principios basicos de quelacao. *Ed Baliero* 1985.

24 Porter JM, Cutler BS, Lee BY, Reich T, Reighle FA, Scogin JT, Strandness DE. Pentoxifylline efficacy in the treatment of intermittent claudication: Multicenter controlled double-blind trial with objective assessment of chronic occlusive arterial disease patients. *American Heart Journal* Jul, 1982:104(1).

25 Gordon R. Unpublished observations using venous plethysmography, 1983.

26 Lisa PJ. *The Great MedicalMonopoly Wars*. International Institute of Natural Health Sciences, Inc., Huntington Beach, California, 1986.

27 Novo S. Calcium channel blockers and peripheral arterial flow in normal and hypertensive subject. *Am J Nephrol* 1986;6(suppl 1):87-90.

15. EDTA 킬레이션의 죽상동맥경화 치료 효과: 환자 470명에 대한 후향적 연구

1 Craboys TB, Headly A, Lown B, et al. Results of a second opinion program for coronary artery bypass graft surgery. *JAMA* 1987;258:1611-1614.

2 Svendsen JH, Host NB, Hanuso S. Reperfusionsskade i myocardiet-betydningen of oxygen-deriverede frie radikaler. *Ugeskrl aeger* 1991;153/24:1717-1720.

3 Grech J, Dodd NJF, Bellamy CM, et al. Free radical generation during angioplasty reperfusion for acute myocardial infarction. *Lancet* 1993;341:990-991.

4 Diehm C. Wonder remedy chelation-claims and actuality. *Zeitschrift der Deutachen Herwtiftung* 1986;10:1-15.

5 Gutteridge J. Ferro-salt promoted damage to deoxyribose and benzoate. The increased effectiveness of hydroxyl radical scavengers in the presence of EDTA.

Biochem J 1987;243:709-714.
6 Lamb DJ, Leaks DS. The effect of EDTA on the oxidation of low density lipoprotein.*Atherosclerosis* 1992;94:35-42.
7 Soffer A. Chelation therapy for arteriosclerosis.*JAMA* 1975;233:1206-1207.
8 Pang CF, Kane JJ, Murphy ML, et al. Abnormal mitochondrial oxidative phosphorylation of ischemic myocardium reversed by Ca2-chelation agents. *J Molecular Cellular Cardiol* 1977;9:897-908.
9 Zylke J. Studying oxygen's life-and-death roles.*JAMA* 1988;259:960-965.
10 Salonen JT, Nyysonen K, Korpela H, et al. High stored iron levels are associated with excess risk of myocardial infarction in Eastern Finnish men. *Circulation* 1992;86:803-811.
11 Cranton EM, Frackelton JP. Free radical pathology in age-associated disease: treatment with EDTA chelation, nutrition, and antioxidants.*J Holist Med* 1984;6:6-37.
12 Olazewer E, Carter JP. EDTA chelation therapy in chronic degenerative disease. *Med Hypoth* 1988;27:41-49.
13 Kaman RL, Rudolph CJ, McDonagh EW, Walker FM. Effect of EDTA chelation therapy on aortic calcium in rabbits on atherogenic diets: Quantitative and histochemical studies.*J Adu Med* 1990;3:13-21.
14 Rudolph CJ, McDonagh EW, Barber RK. A nonsurgical approach to obstructive carotid stenosis using EDTA chelation.*J Adu Med* 1991;4:157-166.
15 Olszewer E, Sabbag FC, Carter JP. A pilot double blind study of sodium-magnesium EDTA in peripheral vascular disease.*J National Med Assoc* 1990;82:173-177.
16 Olszewer E, Carter JP. EDTA chelation therapy: a restrospective study of 2,870 patients.*J Adv Med* 1989;2:197-211.
17 Guldager B, Jelnes R, Jorgensen SJ, et al. EDTA-treatment of intermittent claudication: a double blind, placebo-controlled study. *J Int Med* 1992;231: 261-267.
18 Guldager B, Jelnes R, Jorgensen SJ, et al. EDTA-versus placebo behandling of claudication intermittens.*Ugeskr Laeger* 1992;154/23:1618-1621.
19 Sloth Nielsen J, Guldager B, Mouritzeen C, et al. Arteriographic findings in EDTA chelation therapy on peripheral arteriosclerosis.*Am J Surg* 1991; 162:122-125.
20 Cranton EM, Frackelton JP. Negative study of EDTA chelation biased. *Townsend Letter for Doctors* July, 1992:604-605.
21 Hancke C, Flythe K. EDTA manipuleret.*Ugeskr Laaeger* 1992;154:2213-2215.
22 Cranton EM. Protocol of the American College for Advancement in Medicine for

the safe and effective administration of EDTA chelation therapy. Cranton E. M, ed: In: A textbook on EDTA chelation therapy. *J Adv Med* 1989;2:269-305.

23 Casdorph HR. EDTA chelation therapy, efficacy in arteriosclerotic heart disease. *J Holist Med* 1981;3:53-59.

24 Casdorph HR. EDTA chelation therapy 11: efficacy in brain disorders. *J Holist Med* 1981;3:101-117.

25 Casdorph HR, Farr CH. EDTA chelation therapy 111: treatment of peripheral arterial occlusion, an alternative to amputation. *J Holist Med* 1983;5:3-15.

26 McDonagh EW, Rudolph CJ, Cheraskin E. An oculo-cerebro-vasculometric analysis of the improvement in arterial stenosis following EDTA chelation. *J Holist Med* 1982:421-423.

16. EDTA 킬레이션과 종합비타민 및 미량무기물 보충 요법을 사용한 황반변성 역전의 시야 징후

1 McDonagh EW, Rudolph CJ, Cheraskin E. An oculocerebrovasculometric analysis of the effect of EDTA chelation upon vascular stenosis. *J Holist Med* 1982;4:21-23.

2 Rudolph CJ, McDonagh EW. Effect of EDTA chelation and supportive multivitamin-trace mineral supplementation on carotid Circulation: case report. *J Adv Med* 1990;3:5-11.

3 Rudolph CJ, McDonagh EW, Barber RK. A nonsurgical approach to carotid stenosis using EDTA chelation. *J Adu Med* 1991;4:157-166.

4 McDonagh EW, Rudolph CJ, Cheraskin E. The effect of EDTA chelation therapy plus multivitamin/trace mineral supplementation upon vascular dynamics (ankletbrachial systolic blood pressure). *J Holist Med* 1985;7:16-22.

5 McDonagh EW, Rudolph CJ, Cheraskin E, Wussow DG. The effect of EDTA and supportive multivitamidtrace mineral supplementation with and without physical activity upon systolic blood pressure. *J Orthomol Psych* 1984;13:1-9.

6 Cheraskin E, Wussow DG, McDonagh EW, Rudolph CJ. Effect of EDTA chelation and supportive multivitamidtrace mineral supplementation with and without physical activity on heart rate. *J Int Acad Prev Med* 1984;8:5-9.

7 McDonagh EW, Rudolph CJ. Noninvasive treatment for sequella of failed coronary blood circulation, 100 percent occlusion of left anterior descending coronary artery, and 30 percent stenosis of right coronary artery and left ventricular contractility deficit. *J Neuro Orthoped Med Surg* 1993;14:169-173.

8 Starck T, Hersh PS, Kenyon K. Corneal dysgenesis dystrophies and degenerations.

In: Albert DM, Jakobiec FA, eds. *Principles and Practice of Ophthalmology*, vol 1, Philadelphia, W B Saunders Company 1994;26.

9 Mandel E, Wagoner MD. *Atlas of corneal disease*. Philadelphia, WB Saunders Company 1989;3.

10 Duke-Elders, ed. System of Ophthalmology. London, Henry Kimpton 1966; 609616.

11 Kahn HA, Leibowitz HM, Ganley JP, et al. The Framingham eye study, I, Outline and major prevalence findings. *Am J Epidem* 1977;106:17-32.

12 Cranton EM. Protocol of the American College for Advancement in Medicine for the safe and effective administration of EDTA chelation therapy. *J Adv Med* 1989;2:269-306.

13 Lovie-Kitchin J, Bowman KJ. *Senile Macular Degeneration-Management and Rehabilitation*. Stoneham, Mass. Butterworth Publishers 1985:19-52.

14 Bressler S, Bressler N, Gragoudas ES. Age-related macular degeneration: Drusen and geographic atrophy. In: Albert DM, Jakobiec FA, eds. *Principles and Practice of Ophthalmology*, vol 2, Philadelphia, W B Saunders 1994:826-833.

15 Sahel J, Brini A, Albert D. Pathology of the retina and vitreous. In: Albert DM, Jakobiec FA, eds. *Principles and Practice of Ophthalmology*, vol 4, Philadelphia W B Saunders 1994:2251-2254.

16 Green WR, Key SN. Senile macular degeneration. a histopathological study. *Trans Am Opth Soc* 1977;75:180-250.

17 Ferris FL. Senile macular degeneration: Review of epidemiological features. *Am J Epidemiol* 1983;118:132-151.

18 Gregor Z, Joffe L. Senile macular changes in the black African. *Br J Opth* 1978;62:547-550.

19 van der Schaft TL, de Bruijin WC, Mooy CM, et al. Element analysis of the early stages of age related macular degeneration. *Arch Opth* 1992;110:389-394.

20 Cranton EM, Liu ZX, Smith IM. Urinary trace and toxic elements and minerals in untimed urine specimens relative to urinary creatinine. Part I: Concentrations of elements in fasting urine. *J Adv Med* 1989;2:331-349.

21 Cranton EM, Liu ZX, Smith IM. Urinary trace and toxic elements and minerals in untimed urine specimens relative to urinary creatinine. Part Ⅱ: Provoked increase in excretion following intravenous EDTA. *J Adv Med* 1989;2:351397.

22 Alexander LJ. Ocular vitamin therapy-a review and assessment. *Optometry Clinics*, vol 2, 1992;4:1-34.

17. EDTA 킬레이션을 사용한 폐쇄성 경동맥협착증의 비수술적 치료 방법

1 McDonagh EW, Rudolph CJ, Cheraskin E. The effect of EDTA salts plus supportive multivitamin/trace mineral supplementation upon renal function-a study of serum creatinine *J Holist Med* 1982;4:146-151.

2 McDonagh EW, Rudolph CJ, Cheraskin E. The effect of EDTA chelation therapy plus supportive multivitamin/mineral supplementation upon renal function: A study in blood urea nitrogen (BUN). *J Holist Med* 1982;4:21-23.

3 McDonagh EW, Rudolph CJ, Wussow DG. The effect of intravenous disodium ethylenediaminetetraacetic acid (EDTA) upon bone density levels. *J Adv Med* 1989;1:79-85.

4 McDonagh EW, Rudolph CJ, Barber RK. Effect of chelation and supportive multivitamin mineral supplementation on chronic lung disorders A study of FVC and FEV1. *J Adu Med* 1989;2:553-561.

5 McDonagh EW, Rudolph CJ, Cheraskin E. Serum cholesterol and the aging process. *Med Hypoth* 1981;7:685-694.

6 McDonagh EW, Rudolph CJ, Cheraskin E. The effect of ethylenediaminetetraacetic acid (EDTA) upon blood cholesterol in a private practice environment. *J Znt Acad Prev Med* 1982;7:5-12.

7 McDonagh EW, Rudolph CJ, Cheraskin E. The homeostatic effect of EDTA with multivitamin trace mineral supplementation upon high density lipoproteins (HDL). *J Osteo Phys Surg Calif* 1982;8:34.

8 McDonagh EW, Rudolph CJ, Cheraskin E. The influence of EDTA salts plus multivitamin mineral therapy upon total serum cholesterol/high density lipoprotein cholesterol. *Med Hypoth* 1982;9:643-646,

9 McDonagh EW, Rudolph CJ, Cheraskin E. The effect of intravenous ethylenediaminetetraacetic acid (EDTA) plus supportive multivitamin/trace mineral supplementation upon fasting serum calcium. *Med Hypoth* 1983;11:431458,

10 McDonagh EW, Rudolph CJ, Cheraskin E, Wussow DC. The effect of EDTA and supportive multivitam/trace mineral supplementation with and without physical activity upon systolic blood pressure. *Orthomol Psychiat* 1984;13:1-9

11 McDonagh EW, Rudolph CJ, Cheraskin E. The effect of EDTA chelation therapy plus multivitamidtrace mineral supplementation upon vascular dynamics brachial systolic blood pressure). *J Holist Med* 1985;7[(1)]:16-22.

12 McDonagh EW, Rudolph CJ, Cheraskin E. An oculocerebrovasculometric analysis of the effect of EDTA chelation upon vascular stenosis. *J Holist Med* 1982;4:21-23.

13 McDonagh EW, Rudolph CJ, Barber RK. An observation of the effect of chelation and supportive multivitamin mineral supplementation on blood volume: A brief communication. *J Adv Med* 1990;3[(3)]:179-184.
14 Cranton EW, Frackelton JP. Free radical pathology in age associated diseases Treatment with EDTA chelation, nutrition, and antioxidants. *J Holist Med* 6:6-37.
15 Cranton EM, Brecher A. *Bypassing Bypass Surgery*. Yelm, Washington: Medex Publishers; To be released 2001.
16 McDonagh EW. *Chelation can cure*. Kansas City: Platinum Pen Publisher
17 Horizons Research Laboratories, Inc. Scannex-sv the HRL advanced imaging owners manual. Fort Lauderdale: Horizons Research Laboratories; 1979.
18 Cranton EM. Protocol of the American College for Advancement in Medicine for the safe and effective administration of EDTA chelation therapy. *J Adv Med* 21(1,2)1:269-306.
19 Cuyton, AC. *Textbook of Medical Physiology*. Philadelphia: WB Saunders Company 212-213.
20 Wyngaarden JB, Smith LH et al: Cecil textbook of medicine. Philadelphia: WB Saunders Company 1988;2:2159-2166.
21 Adams HP, Feussner JR, Gosink BE, Trout HH. Management dilemmas in coronary artery disease. *Patient Care* 1990;12:14-16.
22 Health and Public Policy Committee, American College of Physicians. Indications for carotid endarterectomy. *Ann Inter Med* 1989;111:675-677.
23 Winslow CM, Solomon DH, Chassin MR et al. The appropriateness of carotid endarterectomy. *N Engl J Med* 1988;318:721-727.

18. 골밀도 지수에 대한 정맥주사 이나트륨 EDTA의 효과

1 Smith EL, Serfass RC. *Exercise and Aging: The Scientific Basis.* Enslow Publishers Inc; 1981:48-50.
2 Budiansky S. New snake oil—old pitch. *US. News and World Report* Dec, 1986:858-71.
3 National Dairy Council. *Osteoporosis* 1985.
4 Raymond JP, Merceron R, Isaac R, Wahbe F. Effects of EDTA and hypercal-cemia on plasma prolactin, parathyroid hormone, and calcitonin in normal and parathyroidectomized individuals. Read before the Frances and Anthony D'Anna International Memorial Symposium, Clinical Disorder, of Bone and Mineral Metabolism, May 8, 1983. (Abstract available from Henry Ford Hospital, Dearborn,

Michigan.)

5 Frost HB. Coherence treatment of osteoporosis. *Orthop Clin North Am* 1981;12:649-669.

6 Deluca HF, Frost HM, Jee WSS, et al(eds). *Osteoporosis: Recent Advances in Pathogenesis and Peatment*. Baltimore, MD: University Park Press; 1981.

7 Frost HM. Treatment of osteoporosis by manipulation of coherent bone cell populations, *Clin Orthop* 1979;143:227-244.

8 Rasmussen H, Bordier P. *Physiological and Cellular Bass of Metabolic Bone Disease*. Baltimore: William and Wilkens; 1974:265.

9 Nord RH. Performance Characterization of the Norland Model 278-a Bone Densitometer. Norland Corporation; 1983:722

10 McDonagh EW, Rudolph CJ, Cheraskin E. An oculocerebrovasculometric analysis of the improvement in arterial stenosis following EDTA chelation therapy. *J of Holistic Med* 1982;4(1):21-23.

11 McDonagh EW, Rudolph CJ, Cheraskin E. Effect of EDTA chelation therapy plus multivitamin trace mineral supplementation upon vascular dynamics: Anklehrachial doppler systolic blood pressure ratio. *J of Holistic Med* 1985;7(1):16-22.

19. EDTA 킬레이션과 종합비타민과 미량무기물 보충 요법을 사용한 고혈압 환자의 신동맥협착증의 역진

1 McDonagh EW, Rudolph CJ, Cheraskin E. An oculocerebrovasculometric analysis of the effect of EDTA chelation upon vascular stenosis. *J Holist Med* 1982;4:21-23.

2 Rudolph CJ, McDonagh EW. Effect of EDTA chelation and supportive multivitamin trace mineral supplementation on carotid Circulation: case report. *J Adv Med* 1990;3:5-11.

3 Rudolph CJ, McDonagh EW, Barber RK. A nonsurgical approach to carotid stenosis using EDTA chelation. *J Adv Med* 1991;4:157-166.

4 McDonagh EW, Rudolph CJ, Cheraskin E. The effect of EDTA chelation therapy plus multivitamin trace mineral supplementation upon vascular dynamics (anklel brachial systolic blood pressure). *J Holist Med* 1985;7:16-22.

5 Cheraskin E, Wussow DG, McDonagh EW, et al. Effect of EDTA chelation and supportive multivitamidtrace mineral supplementation with and without physical activity on heart rate. *J Int Acad Prev Med* 1984;8(6):5-9.

6 McDonagh EW, Rudolph CJ. Non-invasive treatment for sequella of failed coronary blood Circulation,100 percent occlusion of left anterior descending

coronary artery, and 30 percent stenosis of right coronary artery and left ventricular contractility deficit. *J Neuro Orthoped Med Surg* 1993;14:169-173.

7 Rudolph CJ, McDonagh EW, Samuels R. Visual field evidence of macular degeneration reversal using EDTA chelation therapy and combined multivitamin trace mineral therapy. *J Adv Med* 1994;7:231-240.

8 McDonagh EW, Rudolph CJ, Cheraskin E, et al. The effect of EDTA and supportive multivitamin/trace mineral supplementation with and without physical activity upon systolic blood pressure. *J Orthomol Psych* 1984;13:1-9.

9 Cranton EM. Protocol of the American College for Advancement in Medicine for the safe and effective administration of EDTA chelation therapy. *J Adv Med* 1989;2:269-306.

10 Avasti PS, Voyles WF, Green ER. Noninvasive diagnosis of renal artery stenosis by echo doppler velocities. *Kidney Int* 1984;25:824-829.

11 Kohler TR, Zierler RE, Martin RL, et al. Noninvasive diagnosis of renal artery atenosis by ultrasonic duplex scanning. *J Vasc Surg* 1986;4:450-456.

12 Wyngaarden JB, Smith LH, eds. Cecil's Textbook of Medicine, 18th edition, 1988:280-291.

13 Conn RB, ed. Current Diagnosis. Philadelphia: W.B. Saunders;1991:409-411.

14 Batuman V, Landy E, Maesaka JK, et al. Contribution of lead to hypertension with renal impairment. *N Engl J Med* 1983;390:17-21.

15 Perry H. Hypertension and the geochemical environment. *Ann NY Acad Sci* 1972;199:202-206.

16 Friberg L, ed. *Cadmium in the Environment*. Cleveland: CRC Press; 1971.

17 Pier SM. The role of heavy metals in human health. *Tex Rep Biol Med* 1975;33:85-106.

18 Cranton EM. Kidney effects of ethylenediaminetetracetic acid: a literature review. *J Holist Med* 1982;4:152-167.

19 McDonagh EW, Rudolph CJ, Cheraskin E. The effect of EDTA chelation therapy plus supportive multivitamin-trace mineral supplementation upon renal function: a study in serum creatinine. *J Holist Med* 1982;4:146-151.

20 McDonagh EW, Rudolph CJ, Cheraskin E. The effect of EDTA chelation therapy plus supportive multivitamin-trace mineral supplementation upon renal function a study in blood urea nitrogen (BUN). *J Holist Med* 1983;5:163-171.

21 Kannel WB. Some lessons in cardiovascular epidemiology from Framingham. *Am J Cardiol* 1976;37:269-282.

22 Kannel WB, Wolf PA, Verter J, et al. Epidemiologic assessment of the role of blood

pressure in stroke. The Framingham study. *JAMA* 1970;214:301-310.

20. 자각 피로도에 대한 종합비타민/미량무기물 보충과 EDTA 킬레이션 치료의 효과

1 United States Department of Health and Human Services. Parents' reasons for visiting physicians: National ambulatory medical care survey, United States, 1977-1978. 1981. DHHS Publication No. (PHs) 82-1717.

2 Brodman, K, Erdmann AJ Jr, and Wolff, HG. Manual: Cornell Medical Index Health Questionnaire. New York, NY: Cornell University Medical Center; 1949.

3 Brodman, K, Erdmann AJ Jr, Lorge, I and Wolff, H.G. The Cornell Medical Index: An Adjunct to Medical Interview. *JAMA* 1949;140:#6:530-534.

21. 코넬의학지수 설문조사에 의한 EDTA 킬레이션 치료 환자의 임상적 개선 평가

1 Wyngaarden JB. *Cecil Textbook of Medicine. Philadelphia*: WB Saunders Company; 1985:256-280.

2 Isselbacher KJ, Adams RD, Braunwald E, Peterdorf RG, Wilson JD. *Harrison's Principles of Internal Medicine*. New York: McGraw-Hill; 1980:179-181, 1167-1178.

3 Riordan HD, Cheraskin EC, Dirks MJ, Schultz MA, Brizendine PJ Another look at renal function and the EDTA treatment process. *J Orthomolec Med* 1987;2:3,185-188.

4 Brodman K, Erdmann Jr, AJ and Wolff HG: Manual Cornell medical index health questionnaire. New York: Cornell University Medical Center; 1949.

5 Brodman K, Erdmann Jr AJ, Lorge I, and Wolff HG. The Cornell medical index: an adjunct to medical interview. *JAMA* 1949;140:530.

6 Erdmann AJ Jr, Brodmann D, Lorge I, and Wolff HG. Cornell medical index health questionnaire. V. Outpatient admitting department of the general hospital. *JAMA* 1952;149:550.

7 Brodman K, Erdmann AJ Jr, Lorge I, and Wolff HG. Cornell medical index health questionnaire. VI. The relation of patients' complaints to age, sex, race, and education. *J Gerontol* 1953;8:359.

8 Brodman K, Deutschberger J, Erdmann AJ Jr, Lorge I, and Wolff HC. Prediction of adequacy for military service. Use of the Cornell medical index health questionnaire.

U.S.Amed Forces Med Journ 1954;5:1802.
9 Erdmann AJ Jr, Brodman K, Deutschberger J, and Wolff HG. Health questionnaire used in an industrial medical department. *Indust Med Sug* 1953;22:355.
10 Daus AT and Templer DI. The prediction of college football perseverence by the use of the Cornell medical index. *J Sports Med Phys Fitness* 1976;16:227.

22. 말초혈관 질환에 대한 나트륨-마그네슘 EDTA의 예비 이중맹검법 연구

1 Perry, JR. Chelation therapy in circulatory and sclerosing diseases. *Fed Proc* 1961;20:254-57.
2 Casdorph R, Farr C. EDTA chelation therapy 111, treatment of peripheral arterial occlusion, an alternative to amputation. *J Holist Med* 1983;5:3-15.
3 Casdorph R. EDTA chelation therapy I, efficacy in arteriosclerotic heart disease. *J Holist Med* 1981;3:53-59.
4 Casdorph R. EDTA chelation therapy Ⅱ, efficacy in brain disorders. *J Holist Med* 1981;3:101-117.
5 Olszewer E, Carter J. Disodium magnesium EDTA chelation therapy in chronic degenerative disease: A retrospective study. *Med Hypoth* 1988;27:41-49.
6 Clarke NE, Clark C, Mosher R. Treatment of angina pectoris with disodium ethylenediaminetetraacetic acid. *Am J Med Sci* 1956;232:654-666.
7 Clarke NE. Treatment of occlusive vascular disease with disodium ethylenediaminetetraacetic acid (EDTA). *Am J Med Sci* 1960;239:732-744.
8 Mitchell M. The Treatment of Coronary Heart Disease with EDTA. In: *Metal Binding to Medicine*. In: Marvin J. Seven, ed. Proceedings of a Symposium Held May 6-8, 1956. Philadelphia: J.B. Lippincott; 1960:43-47.
9 Lamar CP. Chelation endarterectomy for occlusive atherosclerosis. *J Am Geriatr Soc* 1966;14:272-294.
10 American College for Advancement In Medicine. Protocol of the American College for Advancement In Medicine for Safe and Effective Administration of EDTA Chelation Therapy. 1989; Laguna Hills. CA.
11 Klevay LM. Coronary heart disease: The zinclcopper hypothesis. *Am J Clin Nutr* 1975:764-774.
12 Van Der Schaar Jr PJ, Van Der Schaar PJ. Some in vivo effects of EDTA on platelets. Presented at meeting of the American Academy of Medical Preventics: May 25, 1988: Washington, DC.
13 Peerscke EI, Grant RA, Zucker MB. Decreased association of 45 calcium with

platelets unable to aggregate due to thrombasthenia or prolonged calcium deprivation. *Br J Haematol* 1980;46:247-256.

14 Olszewer E. Radicals libres a isquemia poi reperfusao. Gac Med Bol 1988;12:2:74-77.

15 Tappel AI. Lipid peroxidation damage to cell components. *Fed Proc* 1973;32:1870-74.

16 McCord JM. Oxygen-derived free radicals in post ischemic tissue injury. *New Engl J Med* 1985;312(3):159-163.

17 Peng CF, Murphy ML, Straub KID. Divalent cation-activated ATP hydrolysis by mitochondrial ATPase-mechanism for energy depletion in ischemic reperfused myocardium. *Cell Calcium* 1982;3(3):227-241.

18 Peng CF, Davis JL, Murphy ML, Straub KD. Effects of reperfusion on myocardial wall thickness, oxidative phosphorylation, and Ca2+ metabolism following total and partial myocardial ischemia. *Am Heart J* 1986;112(6):1238-44.

19 Zechmeister A, Malinovska V, Hadasova E, et al. Effect of glucagon on lipid and calcium deposition in arterial wail. *Folia Morphol* 1979;27:23-26.

20 Zechmeister A, Gulda O. Subcellular metabolism of Ca2+ in smooth muscle and myocardium (an ultrahistochemical study). *Folia Morphol* 1981;29:333-335.

21 Malinovska V, Zechmeister A, Malinovska L, et al. The therapeutic effect of glucagon and chelation III on the arterial wall after experimental lipidosis and calcification. *Scripta Medica* 1983;56:391-400.

22 Brucknerova O, Tulacek J. Chelates in treatment of occlusive atherosclerosis. *Vnitr Lek* 1972;18:729-735.

23 Brucknerova O, Malinovska V. First clinical experience with combined treatment with chelation III and glucagon in ischaemic disease of the lower extremities. *Cas Lek Cesk* 1980;119:814-815.

24 Peng CF, Kane JJ, Straub KD, Murphy ML. Improvement of mitochondrial energy production to ischemic myocardium by in vivo infusion of ruthenium red. *Cardiovasc Pharmacol* 1980;2(1):45-54.

25 Murphy ML, Peng CF, Kane JJ Jr, Straub KD. Ventricular performance and biochemical alteration of regional ischemic myocardium after reperfusion in the pig. *Am J Cardiol* 1982;50(4):821-828.

23. EDTA 킬레이션 요법과 심장혈관 기능 개선과의 상관관계: 메타분석

1 Editorial: Diagnostic and therapeutic technology assessment: chelation therapy.

JAMA 1983;250:672.

2 Editorial: EDTA chelation therapy for arteriosclerotic heart disease. *Med Lett Drugs Ther* 1981;23:51.

3 Soffer A. Chelation therapy for arteriosclerosis. *JAMA* 1975;233:1206-1207.

4 McGillem MJ, Mancini GBJ. Inefficacy of EDTA chelation therapy for atherosclerosis. *NEJM* 1988;318:1618-1619.

5 Patterson R. Chelation therapy and Uncle John. *CanMedAsJ* 1989;140:829-831.

6 Cranton EM. The current status of EDTA chelation therapy *JHolMed* 1985;7:3-7.

7 Cranton EM, Frackelton JP. Free radical pathology in age-associated diseases: treatment with EDTA chelation, nutrition, and antioxidants. *J Hol Med* 1984;6:6-37.

8 Lau J, Antman EM, Jimenez-Silva J, Kupelnick B. Cumulative meta-analysis of therapeutic trials for myocardial infarction. *NEnglJMed* 1992;327:248-255.

9 Muldoon MF, Manuck SB, Mathews KA. Lowering cholesteral concentrations and mortality: a quantitative review of primary intervention trials. *Br Med J* 1990;301:309-314.

10 Chelation bibliography-a collection of 80 articles. American College for Advancement in Medicine, 23121 Verdugo Dr, suite 204, Laguna Hills, California 92653; 1979.

11 ACAM compilation of EDTA abstracts and references. American College for Advancement in Medicine, 23121 Verduga Dr, suite 204, Laguna Hills, California 92653; 1990.

12 Uhl HS, Dysko RC, St. Clair RW. EDTA reduces liver cholesteral content in cholesterol fed rabbits. *Atherosclerosis* 1992;96:181-188.

13 McDonagh EW, Rudolph CJ. A collection of published papers showing the efficacy of EDTA chelation therapy. McDonagh Medical Center, Gladstone, MO;1989.

14 Rudolph CJ, McDonagh EW, Barber RK. A non-surgical approach to obstructive carotid atheromatous stenosis: an independent study. *JAdvMed* 1991;4:157-166.

15 Riordan HD, Cheraskin E, Dirks M, Schultz M, Brizendine P. Electrocardiographic changes associated with EDTA chelation therapy. *JAdvMed* 1988;1:191-194.

16 Riordan HD, Cheraskin E, Dirks M, et al. EDTA chelationlhypertension study: clinical patterns as judged by the Cornell Medical Index questionaire. *J Ortho Med* 1989;4:91-95.

17 Guldager B, Jelnes R, Jorgensen SJ, et al. EDTA treatment of intermittent claudication-a double-blind, placebo-controlled study. *J Int Med* 1992; 231:261-267.

18 Robinson DM. Chelation therapy. *NZ Med J* 1982;95:750.

19 Magee HR. Reply to Gibson TJB: Chelation therapy for atherosclerosis. *Med J Aust* 1985;143:127.

20 Wirebaugh SR, Geracts DR. Apparent failure of edetic acid chelation therapy for the treatment of coronary atherosclerosis. *DICP Ann Ph* 1990;24:22-25.

21 Rahko PS, Salerni R, Uretsky BE Successful reversal by chelation therapy of congestive cardiomyopathy due to iron overload. *J Am Coll Card* 1986;8:436-440.

22 Rudolph CJ, McDonagh EW, Barber RK. Effect of EDTA chelation on serum iron. *J Adu Med* 1991;4:39-45.

23 Lamar CP. Chelation endarterectomy for occlusive atherosclerosis. *J Am Ger Soc* 1966;14:272-294.

24 Lamar CP. Chelation therapy of occlusive arteriosclerosis in diabetic patients. *Angiology* 1964;15:379-394.

25 Clarke NE, Clarke CN, Mosher RE. The "in vivo" dissolution of metastatic calcium: an approach to atherosclerosis. *Am J Med Sci* 1955;229:142-149.

26 Clarke NE. Arteriosclerosis, occlusive vascular disease and EDTA. *Am J Cardiology* 1960;2:233-236.

27 Clarke NE. Treatment of occlusive vascular disease with disodium ethylenediamine tetraacetic acid (EDTA). *Am J Med Sci* Jun, 1960:732-744.

28 Boyle AJ, Clarks NE, Mosher RE, McCann DS. Chelation therapy in circulatory and sclerosing diseases. *Fed Proc* 1961;29:243-251.

29 Evers R. Chelation of vascular atheromatous disease (experience with 3000 patients). Private communication 1975; see ref. 10.

30 Olwin JH, Koppel JR. Reduction of elevated plasma lipid levels in atherosclerosis following EDTA therapy. *Soc Exp Biol &Med-Proc* 1968;128:1137-1140.

31 Langhof H, Zanbel H. Voelkner E. Treatment of arteriosclerosis with Na ethylenediaminetetraacetate (EDTA). *Metab Parietis Vasorum*, Papers Intern Congr Angio l5th 1961; 1021-1024.

32 Surawicz B, MacDonald MG, Kaljot V, Bettinger JC. Treatment of cardiac arrhythmias with salts of ethylenediarninetetraacetic acid. *Am Heart J* 1959;58:493-503.

33 Lerner N, Blei F, Bierman F, Johnson L. Chelation therapy and cardiac statue in older patients with thalassemia major. *Am J Ped Hem Our* 1990;12:56-60.

34 Olszewer E, Sabbag FC, Carter JP. A pilot double-blind study of sodium-magnesium EDTA in peripheral vascular disease. *J Nat Med As* 1990;82:173-177.

35 Sloth-Nielsen J, Guldager B, Mouritzen C, et al. Arteriographic findings in EDTA

chelation therapy on peripheral arteriosclerosis. *Am J Surg* 1991;162:122-125.

36 Editorial: EDTA chelation: a rebuttal. *J Adu Med* 1992;5:3-5.

37 Cranton EM, Frackelton JP. Negative Danish study of EDTA chelation biased. *Townsend Letter for Doctors* July, 1992:604-605.

38 Hancke C, Flythe K. Manipulation with EDTA. Ugeskar Laeger 1992;154:2213-2215.

39 Diehm C. "Wonder remedy chelation"—claims and actuality. *Zeitschrift der Deutschen Herzstiffung* 1986;10:11-15.

40 Olszewer E, Carter JP. EDTA chelation therapy in chronic degenerative disease. *Med Hypoth* 1988:27:4149.

41 Hoekstra PP 111, Gedye JL, Hoekstra P, et al. Serial infusion; of magnesium disodium ethylenediaminetetraacetic acid enhance perfusion in human extremities. Pre-publication draft, Therma-Scan, Inc, 26711 Woodward Ave, Huntington Woods, MI 48070; 1993.

42 Kitchell JR, Palmon F, Aytan N, Meltzer L. The treatment of coronary artery disease with disodium EDTA: a reappraisal. *Am J Cardiol* 1963;11:501-506.

43 Clarke NE, Clarke C, Mosher R. Treatment of angina pectoris with disodium ethylene tetraacetic acid. *Am J Med Sci* Dec, 1956:654-666.

44 Casdorph HR. EDTA chelation therapy, efficacy in arteriosclerotic heart disease. *J Hol Med* 1981;3:53-59.

45 Casdorph HR. EDTA chelation therapy H, efficacy in brain disorders. *J Hol Med* 1981;3:101-117.

46 Casdorph HR, Farr CH. EDTA chelation therapy HI: treatment of peripheral arterial occlusion, an alternative to amputation. *J Hol Med* 1983;5:3-15.

47 Godfrey ME. EDTA chelation as a treatment of arteriosclerosis. *NZ Med J* 1990;103:162-163.

48 Morgan K. Myocardial ischemia treated with nutrients and intravenous EDTA chelation. Report of two cases. *J Adv Med* 1991;4:47-56.

49 Brucknerova O, Malinovska V. First clinical experience with combined treatment with chelation 111 and glucagon in ischaemic disease of the lower extremities. *Cas Lek Ces* 1980;119:814-815.

50 Hancke C, Flythe K. Benefits of EDTA chelation therapy on arteriosclerosis. Prepublication draft, presented in 1992 in Frankfort, Germany and Milano, Italy. Testcenter Kredslobsklinik, Lyngby Hovedgade 17, DK-2800-Lyngby 45 42 88 09 00 (Denmark).

51 Rudolph CJ, McDonagh EW. Effect of EDTA chelation and supportive

multivitamin/trace mineral supplementation on carotid Circulation: case report. *J Adv Med* 1990;3:5-12.

52 McDonagh EW, Rudolph CJ, Cheraskin E. An oculocerebrovasculometric analysis of the improvement in arterial stenosis following EDTA chelation therapy. *J Hol Med* 1982;4:21-23.

53 McDonagh EW, Rudolph CJ, Cheraskin E. The effect of EDTA chelation therapy plus multivitamin/trace mineral supplementation upon vascular dynamics (ankle1brachial systolic blood pressure). *J Hol Med* 1985;7:16-22.

54 Van der Schaar P. Exercise tolerance in chelation therapy. *J Adv Med* 1989;2: 563-566.

55 Hinkle DE, Wiersma W, Jurs SG. *Applied Statistics for the Behavioral Sciences. Boston*, MA: Houghton Mifflin; 1979:85-101.

56 Wolf FM. *Meta-analysis Quantitative Methods for Research Synthesis*. Newberry Park, CA: Sage Publications; 1986:31-33.

57 Scheafler RL, McClave JT. *Probability and Statistics for Engineers*. Boston, MA: PWS Publishers; 1986:363-371.

58 Gordon GB, Vance RB. EDTA chelation therapy for atherosclerosis: history and mechanisms of action. *Ost Ann* 1976;4:38-62.

59 Halstead BM. *The Scientific Basis of EDTA Chelation Therapy*, Colton, Calif: Golden Quill Publishers; 1979.

60 Bjorksten J. Possibilities and limitations of chelation as a means for life extension. J Adv Med 1989;2:77-78.

61 Deucher DP. EDTA chelation therapy: an antioxidant strategy. *J Adv Med* 1988;1:182-190.

62 Gutteridge, JMC. Ferrous-salt-promoted damage to deoxyribose and benzoate, the increased effectiveness of hydroxyl-radical scavengers in the presence of EDTA. *Biochem J* 1987;243:709-714.

63 Zylke J. Studying oxygen's life-and-death roles if taken from or reintroduced into tissue. *JAMA* 1988;259:964-965.

64 Kaman RL, Rudolph CJ, McDonagh EW, Walker FM. Effect of EDTA chelation therapy on aortic calcium in rabbits on atherogenic diets: quantitative and histochemical studies. *J Adu Med* 1990;3:13-22.

65 Kindness G,Frackelton JP. Effect of ethylenediaminetetraacetic acid (EDTA) on platelet aggregation in human blood. *J Adu Med* 1989;2:519-530.

66 Lamb DJ, Leake DS. The effect of EDTA on the oxidation of low density lipoprotein. *Atherosclerosis* 1992;94:35-42.

67 Cranton EM; ed. Atextbook on EDTA chelation therapy. *J Adu Med* 1989;2:1416.
68 Lugo-Miro VI, Green M, Mazur L. Comparison of different metronidazole therapeutic regimens for bacterial vaginosis. JAMA 1992; 268:92-95.
69 Glass G, McGaw B, Smith M. *Meta-analysis in Social Research Newberry Park*, CA: Sage Publications; 1981:123-125,218.
70 Oliver LD, Mehta R, Sarles HE. Acute renal failure following administration of ethylenediaminetetraacetic acid (EDTA). *Tex Med* 1984;80:40-42.
71 Dudley HR, Ritchie AC, Schilling A, Baker WH. Pathologic changes associated with the use of sodium ethylenediaminetetraacetate in the treatment of hypercalcemia. *N Engl J Med* 1955;252:331-337.
72 Cranton EM, Brecher A. *Bypassing Bypass surgery* New York: Stein and Day; 1984.
73 Chappell LT, Kienow NT. The cost effectiveness of alternative medicine in the workplace. Chicago, Great Lakes Association of Clinical Medicine, Jack Hank, Executive director, 70 W. Huron St, Chicago, Illinois 60610; 1993.

24. 혈관 질환의 EDTA 킬레이션 치료: 미발표 데이터를 사용한 메타분석

1 Chappell LT, Stahl JP. The correlation between EDTA chelation therapy and improvement in cardiovascular function: a meta-analysis. *J Adv Med* 1993;6:139-160.
2 Rosenthal R. The "File Drawer Problem" and tolerance for null results. *Psychological Bulletin* 1979;86:638-641.
3 Cook DJ, Guyatt GH, Ryan G, et al. Should unpublished data be included in meta-analyses? *JAMA* 1993;269:2749-2753.
4 Wolf FM. *Meta-analysis: Quantitative Methods For Research Synthesis*. Newberry Park, Calif: Sage Publications; 1986:55.
5 Cranton EM. Protocol of the American College for Advancement in Medicine for the safe and effective administration of EDTA chelation therapy. *J Adv Med* 1989;2:269-306.
6 Olzsewer E, Carter JP. EDTA chelation therapy in chronic degenerative disease. *Med Hypoth* 1988;27:41-49.

25. EDTA 킬레이션의 효과가 좋다면 왜 널리 인정받지 못하는 것일까?

1 *Assessing the Efficacyand Safety of Medical Technologies*. Washington, DC, Congress of the United States, Office of Technology Assessment, Publication No.

052003-00593-0. Government Printing Office, Washington, DC, 20402, 1978.
2 Preston TA. Marketing an operation: Coronary artery bypass surgery. *J Holistic Med* 1985;7(1):8-15.
3 Luchi RJ, Scott SM, Deupree RH, et al. Comparison of medical and surgical treatment for unstable angina pectoris. *N Engl J Med* 1987;316(16):977-984.
4 CASS Principal Investigators and Their Associates. Coronary artery surgery study (CASS): A randomized trial of coronary artery bypass surgery. *Circulation* 1983;68(5):951-960.
5 CASS Principal Investigators and Their Associates. Myocardial infarction and mortality in the coronary artery surgery study (CASS) randomized trial. *N Engl J Med* 1984;310(12):750-758.
6 Glagov S, Weisenberg E, Zarins CK, et al. Compensatory enlargement of human atherosclerotic coronary arteries. *N Engl J Med* 1987;316(22):1371-1375.
7 Paulin S. Assessing the severity of coronary lesions with angiography. *N Engl J Med* 1987;316(22):1405-1407.
8 Cashin LW, Sanmarco ME, Nessim SA, Blankenhorn DH. Accelerated progression of atherosclerosis in coronary vessels with minimal lesions that are bypassed. *N Engl J Med* 1984;311(13):824-828.
9 Winslow CM, Kosecoff JB, Chassin M, et al. The appropriateness of performing coronary artery bypass surgery. *JAMA* 1988;260:505-509.
10 Lisa PJ. *The Great Medical Monopoly Wars*, International Institute of Natural Health Sciences, Inc., Huntington Beach, California; 1986.
11 Cranton EM. Limitations of the Index Medicus and Medline computer program. *J Holistic Med* 1982;4(2):103-104.

3장 안전성

26. EDTA 신장 효과: 문헌 검토

1 Craven PC, Morrelli. Chelation therapy. *West J Med* 1975;122:277-278.
2 McDonagh EW, Rudolph CJ, Cheraskin E. The effect of EDTA chelation therapy plus supportive multivitamin-trace mineral supplementation upon renal function: A study in serum creatinine. *Journal of Holistic Medicine* 1982;4(2):146-151.
3 Holland JF, Danielson E, Sahagian-Edwards A. Use of ethylenediaminetetraacetic

acid in hypercalcemia patients. *Proc Soc Exp Biol Med* 1953;84:350-364.

4 Case records of the Massachusetts General Hospital. Case 40361. *N Engl J Med* 1954;251:442-448.

5 Arnport M. Untersuchungen uber die nephrotoxixche dosis des Ca EDTA's (CaNa2 aethylenediarnintetra-essigsauer) bei gesunden und merengeschadigten meerschweinchen. Inaugural dissertation zur erlangung der doktonvurde der medizinischen fakultdt der Universitat Zurich. Winterhur, P.G. Keller, 1960.

6 Maunsbach AB. Observations on the segmentation of the proximal tubule in the rat kidney. Comparison of results from phase contrast, fluorescence, and electron microscopy. *J Ultrastruct Res* 1966;16:239-258.

7 Ahrens FA, Aronson AL. Toxicity of calcium ethylenediaminetetraacetate in dogs. *Fed Proc* 1968;27:1401.

8 Ahrens FA, Aronson AL. A comparative study of the toxic effects of calcium and chromium chelates of ethylenediaminetetraacetate in the dog. *Toxicol Appl Phamacol* 1971;18:10-25.

9 Aronson AL, Hammond PB, Strafuss AC. Studies with calcium ethylenediaminetetraacetate in calves; toxicity and use in bovine lead poisoning. *Toxicol Appl Pharmacol* 1968;12:337-349.

10 Catsch A, Harmuth-Hoene AE. Pharmacology and therapeutic applications of agents used in heavy metal poisoning. *Phamacol Ther* (A) 1976;1:1-118.

11 Schwartz SL, Johnson CB, Doolan PD. Study of the mechanism of renal vacuologenesis induced in the rat by ethylenediaminetetraacetate. *Mol Phamacol* 1970;6:54-60.

12 Schwartz SL, Johnson CB, Hayes JR, Doolan PD. Subcellular localization of EDTA in the proximal tubular cell of the rat kidney. *Biochem Phamacol* 1967;16:2413-2419.

13 Altman J, Wakin KG, Winkelmann RK. Effects of edathamil disodium on the kidney. *J Invest Dematol* 1962;38:215-218.

14 Shibata S. The toxicological studies of EDTA salt (disodium ethylenediamine tetra acetate). *Folia Phamacol Japonica* 1956;52:113.

15 Reuber MD. Calcium disodium edetate nephrosis in female rats of varying ages. *J Pathol* 1969;97:335-338.

16 Reuber MD, Lee CW. Calcium disodium edetate nephrosis in inbred rats. Variation in Marshall, Buffalo, Fischer and ACI strains. *Arch Environ Health* 1966;13:554-557.

17 Doolan PD, Schwartz SL, Hayes JR, Mullen JC, Cummings NB. An evaluation

of the nephrotoxicity of ethylenediaminetetraacetate and diethylenetriamine-pentaacetate in the rat. *ToxicolApp Phannacol* 1967;10:481-500.

18 Halstead BW. *The Scientific Basis of EDTA Chelation Therapy*. Colton, Calif: Golden Quill Publishers, Inc.; 1979:73-86.

19 Dudley HR, Ritchie AC, Schilling A, Baker WH.Pathologic changes associated with the use of sodium ethylenediaminetetra-acetate in the treatment of hypercalcemia. *NEnglJMed* 1955;252:331-337.

20 Vogt W, Cottier H. Nephrotisierende mephrose nach behandlung einer subakutchronischen bleivergiftung mit versenat in hohen dosen. *Schweiz Med Wochenschr* 1957;87:665-667.

21 Reuber MD, Bradley JE. Acute versenate nephrosis occurring as the result of treatment for lead intoxication. *JAMA* 1960;174:263-268.

22 Weinig E, Schwerd W. Nil nocere! gefahren bei der behandlung der bleiin-toxikation mit calciumversenat ("mosatil", "komplexon"). *Munch Med Wochenschr* 1958;100:1788-1789.

23 Moeschlin S. *Poisoning Diagnosis and Reatment*. New York: Grune & Stratton; 1965:64.

24 Moeschlin S. Zurklinik und therapie der bleivergiftung mit bericht iiber eine todliche toxische nephrose durch Ca-EDTA (calcium versenate). *Schweiz Med Wochenschr* 1957;87:1091-1096.

25 Spencer H, Greenberg J, Berger E, Perrone M, Laszlo D. Studies on the effect of ethylene-diaminetetraaceticacid in hypercalcemia. *J Lab Clin Med* 1956;47:29-41.

26 Foreman H, Finnegan C, Lushbaugh CC. Nephrotoxic hazard from uncontrolled edathamil calcium-disodium therapy. *JAMA* 1956;160:1042-1046.

27 Peters HA, Eichman PL, Reese HH. Therapy of acute, chronic and mixed hepatic porphyria patients with chelating agents. *Neurology* 1958;8:621-632.

28 Seven MJ. Observations on the toxicity of intravenous chelating agents, in Seven MJ, Johnson LA (eds.). *Metal Binding in Medicine*. Philadelphia, PA: J.B. Lippincott Co; 1960:95-103.

29 Seven MJ. Observations on the dosage of intravenous chelating agents. *Antibiotic Medicine* 1958;5:251.

30 Meltzer LE, Kitchell JR, Palmon F. The long term use, side effects, and toxicity of disodium ethylenediamine tetraacetic acid (EDTA). *Am J Med Sci* 1961;242:11-17.

31 Casdorph HR. EDTA chelation therapy Ⅱ, efficacy in brain disorders. *Journal of Holistic Medicine* 1981;3:101-117.

27. 종합비타민-미량무기물 보충 EDTA 킬레이션 요법이 신장 기능에 미치는 효과: 혈청 크레아티닌 연구

1 Lapides J. F*undamentals of Urology*. Philadelphia: W.B. Saunders Company; 1976.
2 Duarte CG. *Renal Function Tests*. Boston: Little, Brown and Company; 1980.
3 Casdorph, HR. EDTA chelation therapy Ⅱ, Efficacy in brain disorders. *Journal of Holistic Medicine* 1981;3:101-117.

28. 종합비타민-미량무기물 보충 EDTA 킬레이션 요법이 신장 기능에 미치는 효과: 크레아티닌 제거율 연구

1 Terrell W, LINE, Inc. Personal Communication, December 1983.
2 *Federal Register*, January 13, 1970:586.
3 Walker M. *Chelation Answer*. New York: M. Evans; 1982:89.
4 Emmerson BT. Chronic lead nephropathy. *Kidney Znt* 1973;4:1.
5 Casdorph HR. EDTA Chelation Therapy 11, Efficacy in Brain Disorders. *J of Holistic Med* 1981;3:115.
6 McDonagh EW, Rudolph CJ, and Cherskin E. The effect of EDTA chelation therapy plus supportive multivitamin-trace mineral supplementation upon renal function: A study in serum creatinine. *J of Holistic Med* 1982;4:146.
7 McDonagh EW, Rudolph CJ, and Cheraskin E. The effect of EDTA chelation therapy plus supportive multivitamin trace mineral supplementation upon renal function: A study in blood urea nitrogen. *J of Holistic Med* 1983;5:163.
8 Jones RJ. Chelation therapy. *JAMA* 1983;250:672.
9 Halstead BW. *The Scientific Basis of EDTA Chelation Therapy* Colton, Calif: Golden Quill Publishers; 1979:84.
10 *International Classification of Diseases*, 9th Revision DHHS Publication No. (PHs) 80-1260, Superintendent of Documents, Government Printing Office, Washington, D.C. 20402.
11 *Clinical Protocols*, Science Committee, American College for Advancement in Medicine 23121 Verdugo Dr., Suite 204, Laguna Hills, CA 92653, 1983.

29. 종합비타민-미량무기물 보충 EDTA 킬레이션 요법이 신장 기능에 미치는 효과: 혈중요소질소(BUN) 연구

1 Cranton EM. Kidney effects of ethylenediaminetetraacetic acid (EDTA):A literature review. *J Advancement in Medicine* 1989;2(1&2):227-234.

2 McDonagh EW, Rudolph CJ, Cheraskin E. The effect of EDTA chelation therapy plus supportive multivitamin-trace mineral supplementation upon renal function: A study in serum creatinine. *J Advancement in Medicine* 1989;2(1&2):235-244.
3 Duarte CG. *Renal Function Tests*. Boston, MA: Little, Brown & Company; 1980.

30. 신장 기능과 EDTA 킬레이션 치료 방법

1 Halstead BW. *The scientific basis of EDTA chelation therapy*. Colton, Calif: Golden Quill Publishers Inc.; 1979.
2 Cranton EM. Kidney effects of ethylenediaminetetraacetic acid(EDTA). A literature review. *J Holistic Med Fall/Winter* 1982;4:2:152-156.
3 Batuman V, Landy E, Maseka JK, and Wedeen RP. Contribution of lead hypertension with renal impairment. *N Engl J Med* 1983;309:1,17-21.
4 Duarte CG. *Renal firnction tests*. Boston, MA: Little, Brown and Co.; 1980.
5 McDonagh EW, Rudolph CJ, Cheraskin E. The effect of EDTA chelation therapy plus supportive multivitamin-trace mineral supplementation upon renal function: A study in serum creatinine. *J Holistic Med* 1982;4:2:146-151.
6 Choi SC, Wette RA. A test for the homogeneity of variances among correlated variables. *Biometrics* 1972;27(2):589-591.

4장 내력과 치료 프로토콜

31. 죽상동맥경화증 EDTA 킬레이션 치료의 개요와 현황 그리고 역사적 배경

1 Halstead BW. *The Scientific Basis of EDTA Chelation Therapy*. Colton, Calif: Golden Quill Publishers, Inc.; 1979.
2 Morgan GT, Drew HDK. Researches on residual affinity and coordination. Pt Ⅱ. Acetylacetones of selenium and tellurium. *J Chem Soc* (London) 1920;117:1456-1465.
3 Popovici A, Rubin M. EDTA as an anticoagulant in clinical laboratory studies. *Soc Exper Biol Med* 1950;74:415-417.
4 Peters RA, Stocken LA, Thompson RHS. British Anti-Lewisite (BAL). *Nature* 1945;156(3969):616-619.
5 Kety SS, Letnoff TV. Treatment of lead poisoning with sodium citrate. *Proc Soc Exp*

Biol Med 1941;46:476.
6 Belknap EL. EDTA in the treatment of lead poisoning. *Indust Med Surg* 1952;21:305-306.
7 Butler AM. Use of calcium ethylenediaminetetraacetate in treating heavy-metal poisoning. *Arch Indust Hyg Occupat Med* 1952;7:136-147.
8 Rubin M, Gignac S, Bessman SP, et al. Enhancement of lead excretion in humans by disodium calcium ethylenediaminetetraacetate. *Science* 1953;117:659-660.
9 Foreman H, Hardy HL, Shipmen TL, et al. Use of calcium ethylenediamine-tetraacetate in cases of lead intoxication. *Arch Indust Med* 1953;7:148-151.
10 Sidbury Jr. JB, Bynum JC, Fetz LL. A comparison of the effects of oral and intravenous chelation agents in removing lead from the human body. *Proc Soc Exp Biol Med* 1953;82:226-228.
11 Foreman H. Use of chelation agents in treatment of metal poisoning (with special emphasis on lead). *Fed Proc* 1961;20 (Part II Supp)10:191-196.
12 Kehoe RA. Value of calcium disodium ethylenediaminetetraacetate and British Anti- lewisite in therapy of lead poisoning. *Fed Proc* 1961;20 (Part II Supp) 10:196-199.
13 Hardy HL. Clinical experience with the use of calcium disodium ethylenediaminetetraacetate in the therapy of lead poisoning. *Fed Proc* 1961;20(Part II Supp)10:199-202.
14 Spencer H, Vankinscott V, Lewin I, et al. Removal of calcium in man by ethyl-enediamine tetra-acetic acid: a metabolic study. *J Clin Invest* 1952;31:1023-1027.
15 Dudley HE, Richie AC, Schilling A. Pathologic changes associated with the use of disodium EDTA in the treatment of hypercalcemia. *N Engl J Med* 1955;252:331-337.
16 Spencer H, Greenberg J, Berger E, et al. Studies on the effect of ethylenediaminetetraaccetic acid in hypercalcemia. *J Lab Clin Med* 1956;47:29-41.
17 Spencer H. Studies of the effect of chelating agents in man. *Ann NY Acad Sci* 1960;88:435-449.
18 Hart H, Lazlo D. Modification of the distribution and excretion by radioisotopes by chelating agents. *Science* 1953;11:56-61.
19 Cohen SH, Gong JK, Fishler MC. Ethylenediaminetetraacetic acid (EDTA) treatment of internal radioactive contamination. *Nucleonics* 1953;11:56-61.
20 Foreman H. The use of chelating agents for accelerating excretion of radioelements. *J Pharmac Assoc* 1953;42:629-632.
21 Schubert J. Radioelement removal by chelating agents: application of mass action

laws and other factors. *Fed Proc* 1961; 20(Part II Supp)10:219-222.

22 Catsch A. Radioactive metal mobilization. *Fed Proc* 1961;20(Part II Supp)10:206-218.

23 Foreman H, Trujillo T. Metabolism of carbon 14 labeled ethylenediaminetetraacetic acid in human beings. *J Lab Clin Med* 1954;43:566-571.

24 Clarke NE, Clarke CN, Mosher RE. The "in vivo" dissolution of metastatic calcium: and approach to atherosclerosis. *Am J Med Sci* 1955;229:142-149.

25 Clarke NE, Clarke CN, Mosher RE. Treatment of angina pectoris with disodium ethylenediaminetetraacetic acid. *Am J Med Sci* 1956;232:654-666.

26 Clarke Sr. NE. Atherosclerosis, occlusive vascular disease and EDTA. *Am J Cardiol* 1960;6:223-236.

27 Uhl HSM, Brown HH, Zlatkis A, et al. Effect of ethylenediaminetetraacetic acid on cholesterol in rabbits. *Am J Clin Path* 1953;23:1226-1233.

28 Saunders JF, Princiotto JV, Rubin M. Effect of calcium disodium ethylenediamine tetraacetate on hypercholesterolemic rabbits (22374). *Soc Exp Biol Med* 1956;92:29-31.

29 Rosenman RH, Smith MK. The effect of certain chelating substances (EDTA) upon cholesterol metabolism in the rat. *J Clin Invest* 1956;35:11-19.

30 Perry Jr. HM, Schroeder HA. Depression of cholesterol levels in human plasma following ethylenediaminetetraacetate and hydralazine. *J Chron Dis* 1956;2:520-523.

31 Perry HM, Camel GH. Some effects of CaNa, EDTA on plasma cholesterol and urinary zinc in man. In: Seven MJ (Ed) *Metal-Binding in Medicine* 1960; Philadelphia, J. B. Lipincott, 209-215.

32 Bauer RO, Rullo FR, Spooner C, et al. Acute and subacute toxicity of ethylene diaminetetraacetic acid (EDTA) salts. *Fed Proc* 1952;11:321-327.

33 Dudley HR, Ritchie A, Schilling A, et al. Pathologic changes associated with the use of sodium ethylenediaminetetraacetate in the treatment of hypercalcemia. *N Engl J Med* 1955;252:331-334.

34 Foreman H, Finnegan C, Lushbaugh CC. Nephrotoxic hazard from uncontrolled edathamil calcium-disodium therapy. *J Am Med Assoc* 1956;160:1042-1046.

35 Foreman H. Toxic side effects of ethylenediaminetetraacetic acid. *J Chron Dis* 1963;16:319-323.

36 Vogt W. A case of necrotizing nephrosis after treating a man for chronic lead poisoning with large doses of EDTA. Dosen Schweiz Med Wchnschr 1957;87:665.

37 Brugsch HG. Fatal cases involving EDTA (Edathamil) therapy for lead poisoning.

AMA Arch Indust Health 1959;20:285-292.

38 Reuber MD, Bradley JE. Acute versenate nephrosis occurring as a result of treatment for lead intoxication. *J Am Med Assoc* 1960;174:263-269.

39 Schwartz SL, Hayes JR, Ide RS, et al. The nephrotoxicity of ethylenediaminetetraacetic acid. *Biochem Phamacol* 1966;15:377-389.

40 Schwartz SL, Johnson CB, Hayes JR, et al. Subcellular localization of EDTA in the proximal tubular cell of the rat kidney. *Biochem Phamacol* 1967;16:2413-2419.

41 Schwartz SL, Johnson CB, Doolan PD. Study of the mechanism of renal vacuologenesis induced in the rat by ethylenediaminetetraacetate. *Molecular Phamacol* 1970;6:54-60.

42 Seven MJ. Observations on the toxicity of intravenous chelating agents. In: Seven Johnson LA (Eds). *Metal-Binding in Medicine*. Philadelphia: J.B. Lippincott Co.; 1960:95-103.

43 Cranton EM. Kidney effects of ethylenediaminetetraacetic acid (EDTA):a literature review. *J Holistic Med* 1982;4:152-157.

44 Sehnert KW, Clague AF, Cheraskin E. The improvement in renal function following EDTA chelation and multivitamin-trace mineral therapy; a study in creatinine clearance. *Med Hypoth* 1984;15:307-310.

45 Perry HM. Lesions resembling vitamin B complex deficiency and urinary loss of zinc produced by ethylenediaminetetraacetate. *Am J Med* 1957;22:168-172.

46 Perry HM, Perry EF. Normal concentrations of some trace minerals in human urine changes produced by EDTA. *J Clin Invest* 1959;38:1452-1455.

47 Seven MJ, Johnson LA (Eds). *Metal-Binding in Medicine*. Philadelphia: J.B. Lippincott Co.; 1960.

48 Surawicz B, MacDonald, MG, Kaljot V, et al. The effect of intravenous administration of disodium and dipotassium EDTA on cardiac arrhythmias. In: Seven MJ, Johnson LA (Eds). *Metal-Binding in Medicine*. Philadelphia: J.B. Lippincott Co.; 1960.

49 Rosenbaum JL, Mason D, Seven MJ. The effect of disodium EDTA on digitalis intoxication. *Am J Med Sci* 1960;240:111-118.

50 Jick S, Karsh R. The effect of calcium chelation on cardiac arrhythmias and conduction disturbances. *Am J Cardiol* 1959;4:287-293.

51 Surawicz B, MacDonald MG, Kaljot V, et al. Treatment of cardiac arrhythmias with salts of ethylenediaminetetraacetic acid (EDTA). *Am Heart J* 1959;58:493-503.

52 Surawicz B. Use of the chelating agent, EDTA, in digitalis intoxication and cardiac arrhythmias. *Prog Cardiovasc Dis* 1959;60:432-443.

53 Szekely P, Wynne NA. Effects of calcium chelation of digitalis-induced cardia arrhythmias. *Brit Heart J* 1963;25:589-594.
54 Eliot RS, Blount Jr. SG. Calcium, chelates, and digitalis, a clinical study. *Am Heart J* 1961;62:7-21.
55 Meltzer LE, Ural ME, Kitchell JR. The treatment of coronary artery disease with disodium EDTA. In: Seven JJ, Johnson LA (Eds). *Metal Binding in Medicine*. Philadelphia, PA: J.B. Lippincott Co.; 1960:132-136.
56 Kitchell JR, Meltzer LE. The potential uses of EDTA chelation therapy in the treatment of cardiovascular diseases. *Prog Cardiovasc Dis* 1961;3:338-349.
57 Meltzer LE, Kitchell JR, Palmon F. The long term use, side effects, and toxicity of disodium. ethylenediaminetetraacetic acid (EDTA). *Am J Med Sci* 1961;242:51-57.
58 Foreman H. Toxic side effects of EDTA. *J Chron Dis* 1963;16:319-323.
59 Kitchell JR, Palmon A, Meltzer LE. The treatment of coronary artery disease with disodium EDTA-a reappraisal. *Am J Cardiol* 1963;11:501-506.
60 Cranton EM, Frackelton JP. The current status of EDTA chelation therapy in the treatment of occlusive arterial disease. *J Holist Med* 1982;4:24-33.
61 Craven PC, Morellii HY. Chelation therapy. *Western J of Med* 1975;122:277-278.
62 Soffer A. EDTA chelation therapy for arteriosclerosis. *JAMA* 1975;11:1206-1207.
63 Soffer A. Chihuahuas and laetrile, chelation therapy, and honey from Boulder, Colorado. *Arch Int Med* 1975;136:865-866.
64 Stevenson JG, Covington TR. Chelation therapy in atherosclerosis. *Ann Int Med* 1982;5:89-90.
65 Soffer A. Chelation clinics-an abuse of the physician's freedom of choice. *Chest* 1986;2:157-158.
66 Monaco GP, Green S. Recognizing deception in the promotion of untested and unproven medical treatments. *New York State J Med* 1993;2;88-91.
67 Schachter MB. Health fraud versus innovation-a letter to the editor. *J Adv Med* 1993;6:198-200.
68 Lamar CR. Chelation therapy of occlusive arteriosclerosis in diabetic patients. *Angiology* 1964;15:379-394.
69 Lamar CR. Chelation endarterectomy for occlusive atherosclerosis. *J Am Geriat Soc* 1966;14:272-294.
70 Lamar CE. Calcium chelation of atherosclerosis. Nine years' clinical experience-new modus operandi. Presented to the Fourteenth Annual Meeting of the American College of Angiology, San Juan, P.R., Dec. 8, 1968 (Transcript available from ACAM. 23121 Verdugo Dr., Suite 204, Laguna Hills, CA 92653).

71 Wilder LW, DeJode LR, Milstein SW, et al. Mobilization of atherosclerotic plaque calcium with EDTA utilizing the isolation-perfusion principle. *Surgery* 1962;52:793-795.

72 Blankenhorn DH. Calcium deposits in the plaque. In: Jones RJ (Ed) *Evolution of the Plaque*. Chicago: University of Chicago Press; 297-314.

73 Boyle AJ, McCann DS. New Concept relating parathyroids to atherosclerotic plaque reversal. *Circulation* Suppl 1967;2:35-36.

74 Wartman A, Lempe TL, McCan DS, et al. Plaque reversal with magnesium EDTA in experimental atherosclerosis; elastin and collagen metabolism. *J Atherosclerotic Res* 1967;7:331.

75 Aronov DM. The treatment of atherosclerotic patients with calcification of the arteries with Trilon-B (disodium salt of EDTA). *Klin Med* 1963;41:19-23.

76 Nikitina EK. The treatment of atherosclerosis with Trilon B. *Kardiologica* 1972;12:137.

77 Brucknerova O, Tulacek J. Chelates in the treatment of occlusive arteriosclerosis. *Vnitrlek Lekarstri* 1972;18:29-736.

78 Soffer A, Toribara T. Changes in serum and spinal fluid calcium affected by disodium ethylenediaminetetraacetate. *J Lab Clin Med* 1961;58:542-547.

79 Soffer A. Clinical applications and untoward reactions of chelation in cardiac arrhythmias. *AMA Arch Int Med* 1961;106:524-534.

80 Soffer A. (Ed.). *Chelation Therapy*. Springfield, IL: Charles C Thomas, 1964.

81 Birk RE, Rupe CE. Systemic sclerosis. *Henry Ford Hospital Med Bull* 1962;10:522-523.

82 Birk RE, Rupe CE. The treatment of systemic sclerosis with disodium EDTA, pyridoxine, and reserpine. *Henry Ford Hospital Med Bull* 1966;14:109-118.

83 Birk RE. Treatment of systemic sclerosis. *Modem Peatment* 1966;3:1286-1301.

84 Boyle AJ, Clark NE, Mosher RE, et al. Chelation therapy in circulatory and sclerosing diseases. *Fed Proc* 1961;20 (Part II Supp) 10:243-251.

85 Neldner KE. Winkelmann RK, Perry H. Scleroderma. Arch Dermatol 1962;86:95-99.

86 Boyle AJ, Mosher RE, McCann DS. Some in vivo effects of chelation-I (rheumatoid arthritis). *J Chron Dis* 1963;16:325-328.

87 Leipzig LJ, Boyle AJ, McCan DS. Case histories of rheumatoid arthritis treated with sodium or magnesium EDTA. *J Chron Dis* 1970;22:553-563.

88 Peters H, Eichman P, Reese H. Therapy of acute, chronic, and mixed hepatic porphyria patients with chelating agents. *Neurol* 1958;8:621-625.

89 Peters HA. Trace minerals, chelating agents, and the porphyrias. *Fed Proc* 1961;20 (Part II Supp) 10:227-234.

90 Woods SM, Peters HA, Johnson SAM. Chelation therapy in cutaneous porphyria. *Arch Dermatol* 1961;84-89.

91 Perry Jr. HM. Chelation therapy in circulatory and sclerosing diseases (discussion). *Fed Proc* 1961;20 (Part Ⅱ Supp) 10:793-795.

92 Tamburino G, Fiore CE, Petralito A. Comparison of effects of EDTA (Versenate) infusion on plasma calcitonin levels in senile osteoporotic and age matched healthy subjects. *IRCS Med Sci Libr Compend* 1976;4:362.

93 Gordon GB, Vance RB. EDTA chelation therapy for atherosclerosis; history and mechanisms of action. *Osteopathic Annals* 1976;4:38-62.

94 Demopoulos HB. The basis of free radical pathology. *Fed Proc* 1973;32:1859-1861.

95 Demopoulos HB. Control of free radicals in the biologic systems. *Fed Proc* 1973;32:1903-1908.

96 Harper HW, Gordon GF. Reprints of Medical Literature on Chelation Therapy 1975.

97 Sincock A. Life extension in the rotifer by application of chelation agents. *J Gerontol* 1975;30:289-293.

98 Bjorksten J. Cross-linking—key to aging? *Chemical and Engineering News* 1955;33:1957.

99 Bjorksten J. Pathways to the decisive extension of the human specific lifes-pan. *J Am Geriat Soc* 1977;25(9).

100 Peng CF, Kane JJ, Murphy ML, et al. Abnormal mitochondrial oxidative phosphorylation of ischemic myocardium reversed by ionic calcium chelating agents. *J Mol Chem Cardiol* 1977;9:897-908.

101 Brucknerova O, Malinovska V. The first clinical experience with combined chelation and glucagon in ischemic disease of the lower extremities. *Cas Lek Ces* 1980;119:814-815.

102 Sullivan JL. Iron and the sex difference in heart disease risk. *Lancet* 1981;1:1293-1294.

103 Sullivan JL. The sex difference in ischemic heart disease. *Perspectives in Biolog Med* 1983;26:657-671.

104 Sullivan JL. Sex, iron, and heart disease. *Lancet* 1986;2:1162.

105 Sullivan JL. The iron paradigm of ischemic heart disease. *Am Heart J* 1989;117:1177-1188.

106 Suvorov A, Marksoyan RA. The mechanisms of action of EDTA on reducing

platelet aggregation. *J Mol Cell Cardiol* 1981;9:897-908.
107 Casdorph HR. EDTA chelation therapy: efficacy in arteriosclerotic heart disease. *J Holistic Med* 1981;3:53-59.
108 Casdorph HR. EDTA chelation therapy: efficacy in brain disorders. *J Holistic Med* 1981;3:101-117.
109 McDonagh EW, Rudolph CJ, Cheraskin E. The homeostatic effect of EDTA with supportive multivitamin trace mineral supplementation upon high-density lipoproteins (HDL). *J Osteopath Physicians Surgeons of California* 1982;8:34.
110 McDonagh EW, Rudolph CJ, Cheraskin E. The effect of intravenous disodium ethylenediaminetetraacetic acid (EDTA) upon blood cholesterol levels in a private practice environment. *J Internat Acad Prev Med* 1982;7:5-12.
111 McDonagh EW, Rudolph CJ, Cheraskin E. The influence of EDTA salts plus multivitamin mineral therapy upon total serum cholesterohigh density lipoprotein cholesterol. *Med Hypoth* 1982;9:643-646.
112 McDonagh EW, Rudolph CJ, Cheraskin E. The effect of EDTA salts plus supportive multivitamins-trace mineral supplementation upon renal function: a study of serum creatinine. *J Holist Med* 1982;4:146-151.
113 McDonagh EW, Rudolph CJ, Cheraskin E. The effect of EDTA chelation therapy plus supportive multivitamin mineral supplementation upon renal function: a study in blood urea nitrogen (BUN). J Holist Med 1982;5:21-23.
114 McDonagh EW, Rudolph CJ, Cheraskin E. The effect of intravenous disodium ethylenediaminetetraacetic acid (EDTA) plus supportive multivitamin mineral supplementation upon fasting serum calcium. *Med Hypoth* 1983;11:431-458.
115 McDonagh EW, Rudolph CJ, Cheraskin E. The glycohemoglobin (HbAlc) distribution in EDTA-chelation-eligible patients. *J Orthomol Psychiat* 1983;12:72-74.
116 McDonagh EW, Rudolph CJ, Cheraskin E. The effect of EDTA chelation therapy with multivitamin/trace mineral supplementation upon reported fatigue. J *Orthomol Psychiat* 1984;13:1-3.
117 Cheraskin E, Wussow DG, McDonagh EW, et al. Effect of EDTA chelation and supportive multivitamin/trace mineral supplementation with and without physical activity on the heart rate. *J Intemat Acad Prev Med* 1984;8:5-9.
118 McDonagh EW, Rudolph CJ, Cheraskin E, et al. The effect of EDTA chelation and supportive multivitamin/trace mineral supplementation with and without physical activity upon systolic blood pressure. *J Orthomol Psychiat* 1984;13:1-9.
119 McDonagh EW, Rudolph CJ, Cheraskin E. The psychotherapeutic potential of

EDTA chelation *J Orthomol Psychiat* 1985;14:214-217.
120 McDonagh EW, Rudolph CJ, Cheraskin E. The "clinical change" in patient treated with EDTA chelation plus multivitamidtrace mineral supplementation. *J Orthomol Psychiat* 1985;14:61-65.
121 McDonagh EW, Rudolph CJ, Cheraskin E. An oculocerebrovasculometric analysis of the improvement in vascular stenosis following EDTA chelation therapy. *J Holist Med* 1982;4:21-23.
122 McDonagh EW, Rudolph CJ, Cheraskin E. The effect of EDTA chelation therapy plus multivitamidtrace mineral supplementation upon vascular dynamics: anklebrachial doppler systolic blood pressure ratio. *J Holist Med* 1985;7: 16-22.
123 Rudolph CJ, McDonagh EW, Barber RK. Effect of EDTA chelation and supportive multivitamidtrace mineral supplementation on chronic lung disorders: a study of FVC and FEV1. *J Adu Med* 1989;2:553-561.
124 Rudolph CJ, McDonagh EW, Wussow DG. The effect of intravenous disodium ethylenediaminetetraacetic acid (EDTA) upon bone density levels. *J Adv Med* 1988;1:79-85.
125 Cranton EM, Frackelton JR. Free radical pathology in age associated diseases; treatment with EDTA chelation, nutrition, and antioxidants. *J Holist Med* 1984;6:1.
126 Cranton EM, Brecher A. Bypassing Bypass. New York: Stein and Day; 1984.
127 Casdorph HR, Farr CH. Treatment of peripheral arterial occlusion, an alternative to amputation. *J Holist Med* 1983;5:3-15.
128 Olszewer E, Carter JP. EDTA chelation therapy: a retrospective study of 2,870 patients. *Med Hypoth* 1988;27:41-49.
129 Kindness G, Frackelton JP. Effect of ethylenediaminetetraacetic acid (EDTA) on platelet aggregation in human blood. *J Adu Med* 1989;2:519-529.
130 Van der Schar PJ. Brief communication: exercise tolerance tests in chelation therapy. *J Adv Med* 1989;2:563-566.
131 Blumer W, Cranton EM. Ninety percent reduction in cancer mortality after chelation therapy with EDTA. *J Adv Med* 1989;2:183-188.
132 Scott PJ. Chelation therapy for degenerative vascular disease. *NZ Med J* 1982;95:538-539.
133 Gibson TJB. Letter to the editor-chelation therapy. *NZ Med J* 1982;95:653.
134 Shaw D. Letter to the editor on the benefits of EDTA chelation therapy. *NZ Med J* 1983;96:144-145.
135 Scott J. Chelation therapy-evolution or devolution of a nostrum? *NZ Med J* 1988;9:109-110.

136 Gibson TB. Letter to the editor-chelation therapy. *NZ Med J* 1988;9:182.
137 Magee R. EDTA chelation therapy for arteriosclerosis. *Med J Australia* 1982;142:514-515.
138 Gibson TW. The benefits of EDTA chelation therapy for atherosclerosis. *Med J Australia* 1985;143:127.
139 Kaman RL, Rudolph CJ, McDonagh EW, et al. Effect of EDTA chelation therapy on aortic calcium in rabbits on atherogenic diets: quantitative and histochemical studies. *J Adu Med* 1990;3:13-21.
140 Rudolph CJ, McDonagh EW. Effect of EDTA chelation and supportive multivitamin/trace mineral supplementation on carotid circulation: case report. *J Adv Med* 1990;3:5-11.
141 Rudolph CJ, McDonagh EW, Barber RK. A nonsurgical approach to obstructive carotid stenosis using EDTA chelation. *J Adv Med* 1991;4:157-168.
142 Olszewer E, Sabbag FC, Carter JR. A pilot double-blind study of sodium-magnesium EDTA in peripheral vascular disease. *J Nat Med Assoc* 1990;82:171-173.
143 Rudolph CJ, McDonagh EW, Barber RK. An observation of the effect of EDTA chelation and supportive multivitamin/trace mineral supplementation on blood platelet volume: a brief communication. *J Adv Med* 1990;3:179-184.
144 Rudolph CJ, Samuels RT, McDonagh EW. Visual field evidence of macular degeneration reversal using a combination of EDTA chelation and multiple vitamin and trace mineral therapy. *J Adu Med* 1994;7:203-212.
145 McDonagh EW, Rudolph CJ. Noninvasive treatment for sequellae of failed coronary Circulation: 100 percent occlusion of left anterior descending coronary artery, 30 percent stenosis right coronary artery, and left ventricular contractility deficit. *J Neurol Orthop Med Surg* 1993;14:169-173.
146 Adams WJ, McGee CT. Chelation therapy: a survey of treatment outcomes and selected sociomedical factors. *J Adv Med* 1992;5:189-197.
147 Salonen J, Nyyssonen K, Korpela H, et al. High stored iron levels are associated with excess risk of myocardial infarction in Eastern Finnish men. *Circulation* 1992;86:803-811.
148 Sloth-Nielsen J, Guldager B, Mouritzen C, et al. Arteriographic findings in EDTA chelation therapy on peripheral arteriosclerosis. *Am J Surg* 1991;162:122-125.
149 Guldager B, Jelnes R, Jorgensen SJ, et al. EDTA treatment of intermittent claudication-a double-blind, placebo-controlled study. *J Int Med* 1992;231:261-267.
150 The Committee on Scientific Dishonesty (WW). Conclusion concerning

complaints in connections with trial of EDTA versus placebo in the treatment of arteriosclerosis. Danish Research Councils.

151 EDTA chelation: a rebuttal. *J Adv Med* 1992;5:3-5.

152 Cranton EM, Frackelton JR Negative Danish study of EDTA chelation biased. *Townsend Letter for Doctors* July, 1992:604-605.

153 Hancke C, Flythe K. Manipulation with EDTA. *Ugeskar Laeger* 1992;154:2213-2215.

154 Flythe K, Hancke C. EDTA manipulated. *J Adv Med* 1993;6:53-56.

155 Van Rij A, Solomon C, Packer S, et al. Chelation therapy for intermittent claudication: a double-blind, randomized, controlled trial. *Circulation* 1994;90:1194-1199.

156 Schachter MB. Chelation Therapy. *Circulation* 1995;91:2291.

157 Chappell LT, Miranda R, Rubin M, et al. Chelation Therapy. *Circulation* 1995;92:1350-1351.

158 Godfrey MD, Chappell LT. Chelation Therapy for intermittent claudication-a re-appraisal. *NZ Med J* 1996;109:83.

159 Chappell LT, Margolis S. Point-counterpoint on EDTA chelation therapy. *Alternative Therapies* 1994;1:53-57.

160 Hancke C, Flythe K. Benefits of EDTA chelation therapy in arteriosclerosis: a retrospective study of 470 patients. *J Adv Med* 1993;6:161-170.

161 Chappell LT, Stahl JR. The correlation between EDTA chelation therapy and improvement in cardiovascular function: a meta-analysis. *J Adv Med* 1993;6:139-160.

162 Chappell LT, Stahl JP, Evans R. EDTA chelation treatment for vascular disease: a meta-analysis using unpublished data. *J Adv Med* 1994,7:131-142.

163 Cranton EM. Protocol of the American College for Advancement in Medicine for the safe and effective administration of EDTA chelation therapy. *J Adv Med* 1989;2:269-305.

32. EDTA와 기타 킬레이트제의 안전하고 효과적인 혈관 및 퇴행성 질환 치료를 위한 프로토콜

1 Agerty HA. Lead poisoning in children. *Medical Clinics of North America* 1952;(36):1587.

2 Belknap EL. EDTA in the treatment of lead poisoning. *Indust Med & Surg* 1952;(21):305.

3 Bessman SP, Ried H, and Rubin M. Treatment of lead encephalopathy with calcium disodium versenate. *Ann Med Soc DC* 1952;21:312.

4 Chisolm JJ Jr. Chelation therapy in children with subclinical plumbism. *Pediatrics* 1974;53:441.

5 Chisolm JJ Jr. The use of chelating agents in the treatment of acute and chronic lead intoxication in childhood *J Pediat* 1968;73:1.

6 Clarke NE Sr, Clarke NE Jr, and Mosher RE. Treatment of occlusive vascular disease with disodium ethylenediaminetetraacetic acid (EDTA). *Amer J Med Sci* 1960;732:110.

7 Clarke NE, Clarke CN, and Mosher RE. Treatment of angina pectoris with disodium ethylenediaminetetra-acetic acid. *Am J Med Sci* 1956;232:654.

8 Clarke NE Sr. Atherosclerosis, occlusive vascular disease, and EDTA. *Am J Cardiol* 1960;6(2):233.

9 Clarke NE, Clarke CN, and Mosher RE. The "in vivo" dissolution of metastatic calcium: An approach to atherosclerosis. *Am J Med Sci* 1955;229:142.

10 Foreman H. Pharmacology of some useful chelating agents. In Seven MJ and Johnson LA (eds): *Metal-Binding in Medicine*. Philadelphia: JB Lippincott; 1960.

11 Halstead BW. *The Scientific Basis of EDTA Chelation Therapy*. Colton, Calif: Golden Quill Publishers, Box 1278, Colton, CA 92324;1979.

12 Popovici A, Geschecter C, Reinovsky A et al. Experimental control of calcium levels in vivo. *Proc Soc Exp Biol Med* 1950; (74):415.

13 Spencer H, Greenberg J, Berger E et al. Studies on the effect of ethylenediaminetetraacetic acid in hypercalcemia. *J Lab Clin Med* 1956; (47):29.

14 Seven MJ. Observations on the dosage of intravenous chelating agents. *Antibiotic Med* 1958;5:251.

15 Chen IW, Park HM, King LR et al. Radioimmunoassay of parathyroid hormone: peripheral plasma immunoreactive parathyroid hormone response to ethylenediaminetetraacetate *J Nucl Med* 1974;15:763.

16 Jones KH and Fourman P. Edetic-acid test of parathyroid insufficiency. *Lancet* 1963;2:119.

17 Wong G. The chemistry of EDTA (a brief treatment). H Harper and G Gordon (Eds.). Reprints of Medical Literature on Chelation Therapy. Amer Acad Med Prev Los Angeles; 1974.

18 Ghiringhelli L and Respighi E. The tubular reabsorption of phosphorus during the test of parathyroid stimulation by versenate (test of Kaiser & Ponsold). *Atti Acad Med Lombarda* 1963;18:191.

19 Ghiringhelli L, Marinoni E, and Respighi E. Study of the parathyroid function by means of the Kaiser & Ponsold test in a group of thyroidectomized patients. *Minerva Med* 1963;54:2829.

20 Konradi MG. Use of the disodium ethylenediaminetetraacetate for diagnosing latent forms of hypoparathyroidism. *Prob Endokrinol* (Russ.) 1977;(23)3:46.

21 Tsang RC, Chen I-W, and McEnerg P. Parathyroid function tests with EDTA infusions in infancy and childhood. *J Pediatr* 1976;88:250.

22 Rassmussen H and Bordier P. *The Physiological and Cellular Basis of Metabolic Bone Disease*. Baltimore: Williams and Wilkins; 1974.

23 Rudolph CJ, McDonagh EW and Wussow, DG. The effect of intravenous ethylenediaminetetraacetic acid (EDTA) upon bone density levels. *J Advancement Med* 1988;1(2):79.

24 Spencer H, Vankinscott V, Lewin I et al. Removal of calcium in man by ethylenediaminetetraacetic acid. (EDTA). *J Clin Invest* 1952;(31):1023.

25 Perry HM and Perry EF. Normal concentrations of some trace minerals in human urine, changes produced by EDTA. *J Clin Invest* 1959;(38):1452.

26 Perry H and Schroeder HA. Lesions resembling Vitamin B complex deficiency and urinary loss of zinc produced by EDTA. *Am J Med* 1957;(22):168.

27 Demopoulos HB. Molecular oxygen in health and disease. Presented AAMP Tenth Annual Spring Meeting May 21, 1983, Los Angeles, California.

28 Deucher DP. EDTA chelation therapy: an antioxidant strategy. *J Adv Med* 1988;1:182.

29 Frackelton JP and Cranton EM. Iron and copper supplementation with EDTA chelation therapy. *J Holistic Med* 1986;8(1):63.

30 Klevay L. Interactions of copper and zinc in cardiovascular disease. In: OA Levander and L. Cheng. Micro-Nutrient Interactions: Vitamins, Minerals, and Hazardous Elements. *Ann NY Acad Sci* 1980;(355):18.

31 Kindness G and Frackelton JP. Effect of ethylenediaminetetraacetic acid (EDTA) on platelet aggregation in human blood. *J Adu Med* 1989;2(4):519.

32 Suvorov A and Markosyan RA. Some mechanisms of EDTA on platelet aggregation. (All Union Cardiol. Res. Cent. Moscow, Russia.) *Byall Eksp Biol Med* 1981;(1)5:587.

33 Kozlov VA and Novikova VM. Calcium ion-dependent immunosuppressive effect of ethylenediaminetetraacetic acid (EDTA). *Zh Mikrobiol, Epidemiol Immunobiol* (Russ.) 1978;(1):69.

34 McDonagh EW, Rudolph CJ, and Cheraskin E. The effect of intravenous disodium ethylenediaminetetraacetic acid (EDTA) upon blood cholesterol levels in a private

practice environment. *J Intern Acad of Prev Med* 1982;7:5.

35 Perry HM Jr and Schroeder HA. Depression of cholesterol levels in human plasma following ethylenediaminetetraacetate and hydralazine. *J Chron Dis* 1955;2:520.

36 Schroeder HA. A practical method for the reduction of plasma cholesterol in man. *J Chron Dis* 1956;4:461.

37 Brachet P and Klein C. Cell response to CAMP during aggregation phase of Dictyostelium discoideum. Comparison of the inhibitory effects of progesterone and the stimulatory action of EDTA and ionophore A23187. *Differention* 1977;(8)1:1.

38 Goodman and Gillman's Pharmacological Basis of Therapeutics: Heavy Metals and Heavy Metal Antagonists. 1980;6:1615.

39 Flynn DM. 5-year controlled trial of chelating agents in treatment of thalassaemia major. *Arch Dis Child* 1973;48:829.

40 Sidbury JB Jr, Bynum JC, and Fetz LL. Effect of Chelating Agent on Urinary Lead Excretion. Comparison of Oral and Intravenous Administration. Proceedings of the Society of Experimental Biology and Medicine, 1953;82:266.

41 Singal PK, Kapur N, Dhillon KS, et al. Role of free radicals in catecholamine-induced cardiomyopathy. *Can J Physiol Pharmacol* 1982;60(11):1340.

42 Foreman H and Trujillo T. Metabolism of carbon 14 labeled ethylenediaminetetraacetic acid in human beings. *J Lab Clin Med* 1954;(43):566.

43 Casdorph HR EDTA chelation therapy, efficacy in arteriosclerotic heart disease. *J Holistic Medicine* 1981;3(1):53.

44 McDonagh EW and Rudolph CJ. Non-invasive treatment for sequellae of failed coronary circulation: 100 percent occlusion of left anterior descending coronary artery, 30 percent stenosis right coronary artery and left ventricular contractility deficit. *J Neurol Orthop Med Surg* 1993;12:169.

45 McDonagh EW and Rudolph CJ. A collection of published papers showing the efficacy of EDTA chelation Therapy. Gladstone, MO, McDonagh Medical Center, 1991.

46 Casdorph HR EDTA chelation therapy Ⅱ, efficacy in brain disorders. *J Holistic Medicine* 1981;3(2):101.

47 Grumbles LA. Radionuclide studies of cerebral and cardiac arteriography before and after chelation therapy. New Horizons in Holistic Health Ⅱ (Symposium). Chicago, May 27, 1979.

48 Olszewer E and Carter JP. Chelation therapy: a retrospective study of 2,870 patients. *J Adv Med* 1989;(2,5):197.

49 Hancke C and Flythe K. Benefits of EDTA chelation therapy in arteriosclerosis: a

retrospective study of 470 patients. *J Adv Med* 1993;6(3):161.

50 Casdorph HR and Farr CH. EDTA chelation therapy Ⅲ: Treatment of peripheral arterial occlusion, an alternative to amputation. *J Hol Med* 1983;3(1):3.

51 McDonagh EW, Rudolph CJ, and Cheraskin E. The effect of EDTA chelation therapy plus multivitamin/trace mineral supplementation upon vascular dynamics: anklebrachial doppler systolic blood pressure ratio. *J Hol Med* 1985;7(1):16.

52 Olszewer E, Sabbag FC and Carter JP: A pilot double-blind study of sodium magnesium EDTA in peripheral vascular disease. *J Natl Med Assoc* 1989;82:173.

53 Chappell LT, Janson M, and Whitaker J. A challenge to cardiovascular surgeons. *J Adv Med* 1996;9(3):153.

54 Birk RE and Rupe CE. The treatment of systemic sclerosis with disodium EDTA, pyridoxine, and reserpine. *Henry Ford Hosp Med Bull* 1966;14:109.

55 Birk RE. Treatment of systemic sclerosis. *Mod neatment* 1966;3(6):1286.

56 Fuleihan FJD, Kurban AK, Abboud RT et al: An objective evaluation of the treatment of systemic scleroderma with disodium EDTA, pyridoxine, and reserpine. *Brit J Derm* 1968;80:184.

57 Hosli P. Therapy of scleroderma with the disodium salt of ethylenediaminetetraacetic acid; a contribution to the toxicology of versenate. Part I. *Arzneimittelforschung* 1960;10:65.

58 Hösli P. Therapy of scleroderma with the disodium salt of ethylenediaminetetraacetic acid; a contribution to the toxicology of versenate. Part Ⅱ. *Arzneimittelforschung* 1960;10:177.

59 Klein R and Harris SB. Treatment of scleroderma, sclerodactylia, and calcinosis by chelation (EDTA). *Am J Med* 1955;19:798.

60 Mongan ES. The treatment of progressive systemic sclerosis with disodium edetate. *Arthitis Rheum* 1965;8:1145.

61 Miiller SA, Brunstig LA, and Winkelmann RK. The treatment of scleroderma with the new chelating agent edathamil. *Arch Derm* 1962;3:305.

62 Neldner KH, Winklemann RK, and Perry HO. Scleroderma. An evaluation of treatment with disodium edetate. *Arch Derm* 1962;86:305.

63 Perry HM Jr. Chelation therapy in circulatory and sclerosing diseases. *Fed Proc* 1961;20 (Suppl 10):254.

64 Winder PR and Curtis AC. Edathamil in the treatment of scleroderma and calcinosis cutis. *Arch Derm* 1960;82:732.

65 Lamar CP. Chelation therapy of occlusive arteriosclerosis in diabetic patients. *Angiology* 1964;15:379.

66 Davis H and Moe PJ. Favorable response of calcinosis universalis to edathamil disodium. *Pediatriacs* 1959;24:780.

67 Herd JK and Vaughan JH. Calcinosis universalis complicating dermato-myositis, its treatment with disodium EDTA. Report of two cases in children. *Arthritis Rheum* 1964;7:259.

68 Fink CW and Baum J. Treatment of calcinosis universalis with chelating agents. *Am J Dis Child* 1963;105:390.

69 Kruck TPA, and Crapper McLachlan DR. *Alzheimers disease and related disorders*. New York: Alan R. Liss Inc.; 1989.

70 Leipzig LS, Boyle AJ, McCann DS. Case histories of rheumatoid arthritis treated wiith sodium or magnesium EDTA. *J Chronic Dis* 1970;22:553.

71 Davis FA, Becker FO, Michael JA, and Sorensen E. Effect of intravenous sodium bicarbonate, disodium EDTA, and hyperventilation on visual and oculomotor signs in multiple sclerosis. *J Neurol Neuro-surg Psychiat* 1970;33:723.

72 Painter JT and Morrow EJ. Porphyria. Its manifestations and treatment with chelating agents. *Texas State J Med* 1959;55:811.

73 Peters H, Bichinan P, and Reese H. Therapy of acute, chronic, and mixed hepatic porphyria patients with chelating agents. *Neurology* 1958;(8):621.

74 Peters HA Trace minerals, chelating agents, and the porphyrias. *Fed Proc* 1961;20(3) Part Ⅱ Supp#10:793.

75 Peters HA, Johnson SAM, Cam S, Oral S, Muftu Y, and Ergene T. Hexachlorobenzene-induced porphyria: Effect of chelation on the disease, porphyrin, and metal metabolism. *Am J Med Sci* 1966;251:314.

76 Peters HA. Trace minerals, chelating agents, and the porphyrias. *Fed Proc* 1961;20 (Suppl 10):227.

77 Rotota MC and Sanowski R Acute intermittent porphyria. *J Med Soc New Jersey* 1964;61:101.

78 Woods SM, Peters HA, and Johnson SAM. Chelation therapy in cutaneous porphyria. A review and report of a five-year recovery. *Arch Derm* 1961;84:920.

79 Rosenbaum JL, Mason D, and Seven MJ. Effect of disodium ethylenediaminetetraacetic acid on digitalis intoxication. *All J Ed Sci* 1960;(240):77.

80 Surawicz B. Use of chelating agent, ethylenediaminetetraacetic acid, in digitalis intoxication and cardiac arrhythmias. *Prog in Cardiovascular Dis* 1960:432.

81 Szekely P and Wynne NA Effects of calcium chelation on digitalis-induced cardiac arrhythmias. *Brit Heart J* 1963;25:589.

82 Klassen CD. Heavy metals and heavy metal antagonists. Goodman and Gilman's:

The Pharmacological Basis of Therapeutics. 6th Ed.: 1615,1980.

83 Preventing lead poisoning in young children: A statement by the Centers for Disease Control, U.S. Department of Health and Human Services, Public Health Service. 1991:55.

84 Mehbod H. Treatment of lead intoxication. Combined use of peritoneal dialysis and edetate calcium disodium. *JAMA* 1967;201:972.

85 Bauer RO, Rullo FR, Spooner C, et al. Acute and subacute toxicity of ethylene diaminetetraacetic acid (EDTA) salts. *Federation Proc* 1952;(11):321.

86 Vogt W and Cottier 11. Necrotizing nephrosis after treatment of a case of subacute-chronic lead poisoning with CaEDTA in high doses. *Schweizerische Medizinische Wochenschriff* 1957;87(22):665.

87 Boyle AJ, Clarke NE, Mosher RE, et al. Chelation therapy in circulatory and sclerosing diseases. *Fed Proc* 1961;20(3)(Part II)(suppl 10):243-257.

88 Dudley HR, Ritchie A, Schilling A, et al. Pathologic changes associated with the use of sodium ethylenediaminetetraacetate in the treatment of hyper-calcemia. *NEJM* 1955;(252):331.

89 Reuber MD and Bradley JE. Acute versenate nephrosis occurring as the result of treatment for lead intoxication. *JAMA* 1960;(174):263.

90 Brugsch HG. Fatal cases involving EDTA (Edathamil) therapy for lead poisoning. *Arch Ind Health* 1959;20:285.

91 Craven PC and Morelli HF. Chelation therapy. *West J Med*, 1975;122:277.

92 Foreman H. Toxic side effects of ethylenediaminetetraacetic acid. *J Chron Dis* 1963;(16):319.

93 Seven MJ. Observations on the toxicity of intravenous chelating agents. In: MJ Seven and LA Johnson (Eds). *Metal Binding in Medicine*. Philadelphia, PA: JP Lippincot; 1960.

94 Schwartz SL, Johnson CB, and Coolan PD. Study of the mechanism of renal vacuologenesis induced in the rat by ethylenediaminetetraacetate. *Mol Pharm* 1970;6:54.

95 Maunsbach AB, Madden S, and Latta H. Light and electron microscope-changes in proximal tubules of rats after administration of glucose, mannitol, sucrose, or dextran. *Lab Invest* 1962;(11):421.

96 Reuber MD and Lee CW. Calcium disodium edetate nephrosis in inbred rats. *Arch Environ Health* 1966;(13):544.

97 Schwartz SL, Hayes JR, Ide RS, et al. The nephrotoxicity of ethylenediaminetetraacetic acid. *Biochem Pharmacol* 1966;(15):377.

98 Schwartz SL, Johnson CB, Hayes JR, et al. Subcellular localization of ethylenediaminetetraacetate in the proximal tubular cell by the rat kidney. *Biochem Pharmacol* 1967;16:2413.
99 Altmann J, Wakim KC, and Winkelmann RK. Effects of edathamil disodium on the kidney. *J Invest Dermatol* 1962;(38):215.
100 McDonagh EW, Rudolph CJ, and Cheraskin E. The effect of EDTA chelation therapy plus supportive multivitamin-trace mineral supplementation upon renal function: A study in serum creatinine. *J Hol Med* 1982;4:146.
101 Cockcroft DW and Gault MH. Prediction of creatinine clearance from serum creatinine. *Nephron* 1976;16:31.
102 Riordan HD, Cheraskin E, Dirks M, et al. Another look at renal function and the EDTA treatment proces. *J Othomol Med* 1987;2(3):185.
103 Sehnert KW, Clague AF, and Cheraskin E. The improvement in renal function following EDTA chelation and multivitamin-trace mineral therapy: A study in creatinine clearance. *Med Hyp* 1984;15(3):307.
104 Cranton EM. Kidney effects of ethylenediaminetetraacetic acid (EDTA): A literature review. *J Hol Med* 1982;4:152.
105 Castellino N and Aloj S. Effects of calcium sodium ethylenediaminetetraacetate on the kinetics of the distribution and excretion of lead in the rat. *Brit J Indust Med* 1965;22:172.
106 Emmerson BT and Thiele BR Calcium versenate in the diagnosis of chronic lead nephropathy. *Med J Aust* 1960;(1):243.
107 Foreman H. Use of chelating agents in treatment of metal poisoning with special emphsis on lead. *Fed Proc* 1961;20(Suppl 10):191.
108 Morgan JM. Chelation therapy in lead nephropathy. *South Med J* 1973;68:1001.
109 Rozema TC. Metabolic responses during magnesium disodium EDTA administration. *Plzen.lek.Sborn* 1990;Suppl.62:177.
110 Rudolph CJ, McDonagh EW. The chelation carrier solution: An analysis of osmolarity and sodium content. *J Int Acad of Prev Med* 1983;8(1):26.
111 Fine SD. Calcium disodium edetate and disodium edetate. Drugs for human use; Drug efficacy study implementation. *Fed Reg* 1970;(35)8.
112 Idaho Code Sec. 39-4305, 1975.
113 Perry HM Jr and Camel CH. Some effects of CaNa2 EDTA on plasma cholesterol and urinary zinc in man. In: MJ Seven and LA Johnson (Eds). *Metal Binding In Medicine*. Philadelphia: JP Lippincott; 1960.
114 McDonagh EW, Rudolph CJ, and Cheraskin E. The glycohemoglobin (HbAlc)

distribution in EDTA chelation eligible patients.*J Orthomol Psych* 1983;12:72.
115 Rutman JZ, Melttzer LE, Kitchell JR, et al. Effect of metal ions on in vitro gluconeogensis in rat kidney cortex slices. *Am J Physiol* 1965;208:841.
116 Lockefeer JH, Hackeng WHL, and Birkenhager JC. Parathyroid hormone secretion in disorders of calcium metabolism studied by means of EDTA. *Act Endocr* 1974;75:286.
117 Burckhardt P, Boillat AM, Reudi B, et al. Effect of parathyroid hormone immunoheterogeneity. *Schweiz Med Wochenschr* 1975;(105)50:1692.
118 Parfitt AM. Study of parathyroid function in man by EDTA. *J Clin Endocr* 1969;29:569.
119 Tamburino G, Fiore CE, and Petralito A Comparison of effects of EDTA (versonate) infusion on plasma calcitonin levels in senile osteoporotic and age matched healthy subjects. *Ircs Med Sci: Libr Compend* 1976;4(8):362.
120 Peart WS, Quesada T and Tenyi T. The effects of EDTA and EGTA on renin secretion. *Br J Pharmacol* 1977;(59)2:247.
121 Yukimura T. Effects of EDTA and verapamil on renin secretion. *Osaka-Shiritsu Daigaku Igaku Zasshi* 1979;28(3):309.
122 Kimmel CA. Effect of route of administration on the toxicity and teratogenicity of EDTA in the rat. *Toxicol Appl Pharmacol* 1977;(40)2:299
123 Swenerton H and Hurley LS. Teratogenic effects of chelating agents and their prevention by zinc. *Science* 1971;Vol 173-3991:62.
124 Foreman H, Finnegan C, and Lushbaugh CC. Nephrotoxic hazard from uncontrolled edathamil calcium-disodium therapy. *JAMA* 1956;160:1042
125 McDonagh EW, Rudolph CS, Cheraskin E. The effect of EDTA chelation therapy plus supportive multivtamin-trace mineral supplementation upon renal function: A study in blood urea nitrogen (BUN). *J Hol Med* 1983;5(2):163.
126 Bhat KR, Arunachalam J, Yegnasubramanian S, et al. Trace elements in hair and environmental exposure. *Sci Total Environ* 1982;22(2):169.
127 Cranton EM. Critique of the American Medical Association's published position on hair analysis. *J Hol Med* 1986;8(1);47.
128 Cranton EM, Bland JS, Chatt A, Krakovitz R, Wright JV. Standardization and interpretation of human hair for elemental concentrations. *J Hol Med* 1982;4:10.
129 Cranton EM. Update on hair analysis in clinical medicine. *J Hol Med* 1986;7(2):120.
130 Schoenthaler SJ. Commercial hair analysis: Lack of reference norms and high reliability within and between seven selected laboratories for seventeen trace minerals. *Int J Biosoc Res* 1986;8(1):84.

131 Parry GL Sensory Neuropathy with low dose Pyridoxine. *Neurology* 1985;35:1466.
132 Bates GW, Billups C, and Saltman P. The kinetics and mechanism of iron (111) exchange between chelates and transferrin. 11. The presentation and removal with ethylenediaminetetraacetate. *J Biol Chem* 1967;242:2816
133 Cook JD, Finch CA, Smith NJ. Evaluation of the iron status of a population. *Blood* 1976;48(3):449.
134 Sullivan JL Iron and the sex difference in heart disease risk. *Lancet* 1981;1(8233):1293.
135 Sullivan JL Vegetarianism, ischemic heart disease, and iron, editorial, Burr ML Reply to letter by Sullivan, editorial. *Am J Clin Nutr* 1983;37:882.
136 Willson RL. Iron, zinc, free radicals and oxygen tissue disorders and cancer control, in Iron Metabolism. Ciba Foundn Symp 51 (new series). Amsterdam, Elsevier, 1977:331.
137 Klevay LM et al. Evidence of dietary copper and zinc deficiencies. *JAMA* 1979;241:1916.
138 Prohaska JR, and Lukaseqycz OA Copper deficiency suppresses the immune response in mice. *Science* 1981;213:559.
139 Cordano A, et al. Hypocupremia and neutropenia in copper deficiency. *Blood* 1966;28:280.
140 Butterfield JD, McGraw CP. Free radical pathology. *Stroke* 1978;9(5):443.
141 Cranton EM and Frackelton JP. Free radical pathology in age associated diseases; treatment with EDTA chelation, nutrition, and antioxidants. *J Hol Med* 1984;6:1.
142 Del Maestro RF. An approach to free radicals in medicine and biology. *Acta Physiol Scand* 1980;492(suppl):153.
143 Demopoulos HB. The basis of free radical pathology. *Fed Proc* 1973;32:1859.
144 Demopoulos, HB. Control of free radicals in the biologic systems. *Fed Proc* 1973;32:1993.
145 Demopoulos HB, Pietronigro DD, Flamm ES, et al. The possible role of free radical reactions in carcinogenesis. J*ournal of Environmental Pathology and Toxicology* 1980;3:273.
146 Demopoulos HB, Flamm ES, Pietronigro DD, et al. The free radical pathology and the microCirculation in the major central nervous system disorders. *Acta Physiol Scand* 1980;492(suppl):91.
147 Demopoulos HB, Peitronigro DD, Seligman ML. The development of secondary pathology with free radical reactions as a threshold mechanism. *J Am Coll Tox* 1983;2(3):173.

148 Rozovsky FA. *Consent to treatment, a practical guide*. Sec 1.10.2 :2nd ed., 1990.
149 Annotation, Physicians duty to inform of risks: 88 ALR 3d 1008.
150 Zofkova I, Lambert-allardt C, Kancheva RL et al. Effect of hypermagnesemia on the adenohypophyseal-gonadal function, parathyroid hormone secretions and some other hormonal indicators. *Horm Metab Res* 1993;(1):29.
151 Zofkova I and Kancheva RL The relationship between magnesium and calciotropic hormones. *Magnes Res* 1995;(1):77.
152 Adams WJ and McGee CT. Chelation therapy. A survey of treatment outcomes and selected socio-medical factors. *J Adv Med* 1992;5(3):189.
153 Ahrens FA and Aronson AL. A comparative study of the toxic effects of calcium and chromium chelates of ethylenediaminetetraacetate in the dog. *Toxic Appl Pharmac* 1971;18:10.
154 Tandon SK. Combination therapy: a better approach to chelation in metal intoxication. *Plzen.lek.Sborn.* Suppl. 1988;56:187.
155 Ornish D. Dr. Dean Ornish's Program for Reversing Heart Disease. New York: Random House, Inc.; 1990.
156 Pritikin N and McGrady P. The *Pritikin Program for Diet and Exercise*. New York: Grosset & Dunlap; 1979.
157 Robbins J. *Diet for a New America*. Walpole, NH: Stillpoint Publishing; 1987.
158 Atkins RC. *The Diet Revolution*., Inc. New York: M. Evans & Co; 1992.
159 Sears B and Lawren B. *Enter the Zone*. New York: Regan Books: An Imprint of Harper Collins; 1995.
160 Schachter MB. Overview, historical background and current status of EDTA chelation therapy for atherosclerosis. *J Adv Med* 1996;9:159.

33. EDTA 킬레이션 치료와 철과 구리 보충

1 Cranton EM, Frackelton JP. Free radical pathology in age-associated diseases: Treatment with EDTA chelation, nutrition, and antioxidants. *J of Advancement in Medicine* 1989;2(1&2):17-5.
2 Blake DR, Hall ND, Bacon PA, et al. The importance of iron in rheumatoid disease. *Lancet* 1981:1142-1144.
3 Gutteridge JMC. Fate of oxygen free radicals in extracellular fluids. *Biochemical Society Transactions* 1982;10:72-73.
4 Gutteridge JMC, Rowley DA, Halliwell B. Superoxide-dependent formation of hydroxyl free radicals and lipid peroxidation in the presence of iron salts. *Biochem J*

1982;206:605-609.
5 Blake DR, Hall ND, Bacon PA, et al: Effect of a specific iron chelating agent on animal models of inflammation. *Ann Rheum Dis* 1983;42:89-93.
6 Boyle AJ, Mosher RE, McCann DS. Some in vivo effects of chelation-I: Rheumatoid arthritis. *J Chronic Dis* 1963;16:325-328.
7 Leipzig LJ, Boyle AJ, McCann DS. Case histories of rheumatoid arthritis treated with sodium or magnesium EDTA. *J Chronic Dis* 1970;22:553-563.
8 Willson RL. Iron, zinc, free radicals, and oxygen tissue disorders and cancer control. In *Iron Metabolism*, Ciba Found Symp 51 (new series) Amsterdam: Elsevier, 1977:331-354.
9 Editorial: Metal chelation therapy, oxygen radicals, and human disease. *Lancet* Jan 19, 1985;143-145.
10 Sullivan JL. Iron and the sex difference in heart disease risk. *Lancet* 1981;1:1293-1294.
11 Casale G, Bignamini M, de Nicola P. Does blood donation prolong life expectancy? *Vax Sang* 1983;45:398-399.
12 Hatano S, Nishi Y, Usui T. Copper levels in plasma and erythrocytes in healthy Japanese children and adults. *Am J Clin Nutr* 1982;35:120-126.

5장 실험 평가

34. 혈장 EDTA 수치를 측정하는 방법

1 Cranton EM. Introduction, In: Cranton EM, ed. A Textbook on EDTA Chelation Therapy. *J Adv Med* 1989;2:9-15.
2 Frackelton JR. Monitoring renal function during EDTA chelation therapy, In: Cranton EM ed. A Textbook on EDTA Chelation Therapy. *J Adv Med* 1989:2:327-330.
3 Lucy CA, Ye L. Formation of lanthanide/aminopolycarboxylate/8-hydroxyquinoline-5-sulfonate ternary complexes and their application in the selective determination of hexadentate chelating agents. *Anal Chem* 1995;67:79-82.
4 Bonazzi P, Lanzoni J, Marcucci F, Mussini E. Pharmacokinetic studies of ethylenediaminetetraacetic acid (EDTA) in rats. *Eur J Drug Metab Pharmacokinet* 1981;6:21-26.

5 Darbey A. Colorimetric determination of the sodium salts of ethylenediaminetetraacetic acid. *Anal Chem* 1952;24:373-378.

6 Chemey PJ, Crafts B, Hagermoser HH, et al. Determination of ethylenediarninetetraacetic acid as the chromium complex. *Anal Chem* 1954;26:1806-1809.

7 Brady GWF, Gwilt JR. Colorimetric determination of EDTA. *J Appl Chem* 1962;12:79-81.

8 Smith DC, Tompsett SL. The determination of ethylenediaminetetraacetic acid (EDTA) in urine and serum. *J Clin Path* 1958;11:365-366.

9 Mosher RE, Burcar PJ, Boyle AJ. Zinc as masking agent in the spectrophotometric determination of (ethylene dinitrilo) tetraacetic acid in urine. *Anal Chem* 1963; 35:403-404.

10 Lavender AR, Pullman T, Goldman D. Spectrophotometric determination of ethylenediaminetetraacetic acid in plasma and urine. *J Lab Clin Med* 1964;63:299-305.

11 Stahlavska A, Malat M. Quantitative gehaltsbestimmung von ADTE und von weiteren aminopolyessigsauren im harn und blutserum. *Clin Chim Acta* 1972;41:181-186.

12 Qureshi SZ, Bansal R. Detection and spectrophotometric determination of EDTA in human urine by means of 4-aminoantipyrine. *Fresenius Z Anal Chem* 1981;308:32.

13 Parkash R, Bansal R. Detection and spectrophotometric determination of microgram quantities of ethylenediaminetetraacetic acid with phospho-molybdic acid. *Anal Lett* 1990;23:1159-1166.

14 Bonati F. Un semplice metodo di determinazione dell'acido etilendiaminotetracetico nei liquidi biologici. *Ateneo pamense* 1956;27:681-691.

15 Hladka A, Zboril V, Peskova A. Determination of ethylenediaminetetraacetic, diethylenetiiaminepenta-acetic and diaminobutanetetra-acetic acids in blood plasma. *Pracovni Lekar* 1964;16:447-451.

16 Vasil'ev VP, Shorokhova VI, Katrovtseva AV, et al. Determination of total and non-complexed ethylenediaminetetraacetate in technologically important electroplating solutions. *Zh Anal Khim* 1991;46:989-992.

17 Dean J, ed. *Lange's Handbook of Chemistry*, 13th edition, New York: McGraw-Hill; 1985:5-811-82.

35. EDTA 킬레이션 치료 동안 신장 기능 모니터링

1 Payne RB. Creatinine clearance. A redundant clinical investigation. *Ann Clin Biochem* 1986;23:243-250.

2 Cockcroft DW, Gault MH. Prediction of creatinine clearance from serum creatinine. *Nephron* 1976;16:31-41.

3 Reidenberg MM. Kidney function and drug action. *N Eng J Med* 1985;313:816-817.

4 Cranton EM. Kidney effects of ethylenediaminetetraacetic acid (EDTA): A literature review. *J Holistic Med* 1982;4:152-157.

5 McDonagh EW, Rudolph CJ, Cheraskin E. The effect of EDTA chelation therapy plus supportive multivitamin-trace mineral supplementation upon renal function: A study in serum creatinine. *Journal of Advancement in Medicine* 1989;2(1&2):235-244.

6 Oliver LD, Mehta MB, Sarles HE. Acute renal failure following administration of ethylenediaminetetraacetic acid (EDTA). *Texas Medicine* 1984;80:40-41.

36. 시간 무제한 샘플의 소변 크레아티닌 수치, 미량 및 유해 원소와 무기물 (1): 공복 배뇨에서 성분의 농도

1 Bunker VW, Lawson MS, Stansfield MF, Clayton BE. Trace element nutrition in the elderly-a review of zinc, copper, manganese, and chromium. *Clinical Nutrition Review* 1988;8(3):111-126.

2 Mertz W (ed). *Trace Elements in Human and Animal Nutrition*, ed 5. New York: Academic Press; 1987, vol 1 and 1986, vol 2.

3 Skerfving S. Toxicology of inorganic lead, in Prasad AS (ed): *Essential and Toxic Elements in Human Health and Disease* New York: Alan R Liss Inc; 1987:619.

4 Cockcroft DW, Gault MH. Prediction of creatinine clearance from serum creatinine. *Nephron* 1976;16:31-41.

5 Seven MJ, Johnson LA (eds): *Metal-Binding in Medicine*. Philadelphia: J B Lippincott Co; 1960.

6 Tietz NW (ed). *Textbook of Clinical Chemistry*. Philadelphia: W B Saunders Co; 1986.

7 Kaplan LA, Pesce AJ (eds). *Clinical Chemistry*. St. Louis: The C V Mosby Co; 1984.

8 Bournans PWJM (ed). *Inductively Coupled Plasma Emission Spectroscopy*. New York: John Wiley & Sons; 1978, vol 2.

9 Perkin Elmer Company. Analytical Methods for Atomic Absorption Spectroscopy; 1982.

10 Brown SS, Savory J (eds). *Chemical Toxicology and Clinical Chemistry of Metals*. London: Academic Press; 1983.

11 IFCC Expert Panel on Theory of Reference Values: Part 5, Statistical treatment of collected reference values, determination of reference limits. *J Clin Chem Clin Biochem* 1983; 21:749-760.

37. 시간 무제한 샘플의 소변 크레아티닌 수치, 미량 및 유해 원소와 무기물 (2): 정맥주사 EDTA로 유발된 증가

1 Isselbacher KJ, Adams RD, Braunwald E, et al. *Harrison's Principles of Internal Medicine*. ed 9. New York: McGraw-Hill Book Company; 1976:967.

2 Mertz W (ed). *Trace Elements in Human and Animal Nutrition*, ed 5. New York: Academic Press; 1987, vol. 1 and 1986, vol. 2.

3 Tietz NW (ed). *Textbook of Clinical Chemisty*. Philadelphia: W B Saunders Co; 1986.

4 Kaplan LA, Pesce AJ (eds). *Clinical Chemisty*. St. Louis: The C V Mosby Co; 1984.

5 Boumans PWJM (ed). *Inductively Coupled Plasma Emission Spectroscopy*. New York: John Wiley & Sons; 1978, vol. 2.

6 Perkin Elmer Company. Analytical Methods for Atomic Absorption Spectroscopy; 1982.

7 Brown SS, Savory J (eds). *Chemical Toxicology and Clinical Chemistry of Metals*. London: Academic Press, 1983.

8 Seelig MS. *Magnesium Deficiency in the Pathogenesis of Disease*. New York: Plenum Medical Book Company; 1980:367-370.

9 IFCC Expert Panel on Theory of Reference Values: Part 5, Statistical treatment of collected reference values, determination of reference limits. *J Clin Chem Clin Biochem* 1983;21:749-760.

38. 유해원소 검사와 수은 킬레이션

1 Cockcroft DW, Gault MH. Prediction of creatinine clearance from serum creatinine. *Nephron* 1976;16:31-41.

2 Skerfving S. Toxicology of inorganic lead. In: Prasad AS, ed. *Essential and Toxic Elements in Human Health and Disease*. New York: Alan R Liss Inc; 1987:619.

3 IFCC Expert Panel on Theory of Reference Values. Part 5, Statistical treatment of

collected reference values, determination of reference limits. *J Clin Chem Clin Biochem* 1983;21:749-760.

4 Aaseth J, Jacobsen D, Andersen O, Wickstrom E. Treatment of mercury and lead poisonings with dimercaptosuccinicacid (DMSA) and sodium dimercaptopropanesulfonate (DMPS). *Analyst* 1995;120:853ff. (Presented at the fifth Nordic Symposium on Trace Elements in Human Health and Disease, Loen, Norway, June 19-20, 1994.)

찾아보기

ⓔ

ⓟ

ⓗ